DEUTSCHE DEMOKRATISCHE REPUBLIK
DEUTSCHE AKADEMIE DER LANDWIRTSCHAFTSWISSENSCHAFTEN ZU BERLIN
INSTITUT FÜR LANDWIRTSCHAFTLICHE INFORMATION UND DOKUMENTATION

Landwirtschaftliches Zentralblatt

ABTEILUNG IV

VETERINÄRMEDIZIN

8. JAHRGANG

1963

AKADEMIE-VERLAG · BERLIN

LZ. IV VETERINÄRMEDIZIN · JG. 1963 · NR. 12 · SEITE 2465—2688 · BERLIN · DEZEMBER 1963

LANDWIRTSCHAFTLICHES ZENTRALBLATT

ABTEILUNG VETERINÄRMEDIZIN

DEUTSCHE DEMOKRATISCHE REPUBLIK
DEUTSCHE AKADEMIE DER LANDWIRTSCHAFTSWISSENSCHAFTEN ZU BERLIN
INSTITUT FÜR LANDWIRTSCHAFTLICHE INFORMATION UND DOKUMENTATION

Landwirtschaftliches Zentralblatt

ABTEILUNG IV

VETERINÄRMEDIZIN

8. JAHRGANG – 1963

SEITE 1–1344

REDAKTIONSAUSSCHUSS

REDAKTION

AKADEMIE-VERLAG · BERLIN

LZ. IV VETERINÄRMEDIZIN · 8. JAHRGANG — 1963 · BERLIN · JUNI 1963

LANDWIRTSCHAFTLICHES ZENTRALBLATT

ABTEILUNG VETERINÄRMEDIZIN

1. HALBJAHR 1963

Seitenzahlen der Hefte

Nr. 1	1– 224
Nr. 2	225– 448
Nr. 3	449– 672
Nr. 4	673– 896
Nr. 5	897–1120
Nr. 6	1121–1344

Herausgeber: Deutsche Demokratische Republik · Deutsche Akademie der Landwirtschaftswissenschaften zu Berlin, Institut für Landwirtschaftliche Information und Dokumentation, Berlin W 8, Krausenstraße 38/39; Chefredakteur: Dr. Ursula Wittbrodt, stellvertretender Chefredakteur: Dr. Werner Kleeberg, Berlin W 8, Krausenstraße 38/39; Fernsprecher: 225161. Redaktion der Abteilung IV-Veterinärmedizin: Oberveterinärrat Dr. Kurt Reinhardt und Prof. Dr. Ekkehard Wiesner, Berlin W 8, Krausenstraße 38/39; Fernsprecher 225151. Verlag: Akademie-Verlag GmbH, Berlin W 8, Leipziger Straße 3–4; Fernsprecher: 220441. Telex-Nr. 011773, Postscheckkonto: Berlin 35021. Bestellnummer dieser Hefte: 1030 IV – VIII/1–6. Das Landwirtschaftliche Zentralblatt, Abt. Veterinärmedizin, erscheint monatlich. Einzelheft DM 16,–; einseitig bedruckte Ausgabe DM 20,–. Jahresbezugspreis DM 192,–; einseitig bedruckte Ausgabe DM 240,– einschl. Register, zuzüglich Porto- und Versandkosten. Gesamtherstellung: VEB Druckerei „Thomas Müntzer" Bad Langensalza. Veröffentlicht unter der Lizenznummer 1292 des Presseamtes beim Vorsitzenden des Ministerrates der Deutschen Demokratischen Republik.

DEUTSCHE DEMOKRATISCHE REPUBLIK
DEUTSCHE AKADEMIE DER LANDWIRTSCHAFTSWISSENSCHAFTEN ZU BERLIN
INSTITUT FÜR LANDWIRTSCHAFTLICHE INFORMATION UND DOKUMENTATION

Landwirtschaftliches Zentralblatt

ABTEILUNG IV

VETERINÄRMEDIZIN

8. JAHRGANG – 1963

SEITE 1345 – 2688

AKADEMIE-VERLAG · BERLIN

LZ. IV VETERINÄRMEDIZIN · 8. JAHRGANG – 1963 · BERLIN · DEZEMBER 1963

LANDWIRTSCHAFTLICHES ZENTRALBLATT

ABTEILUNG VETERINÄRMEDIZIN

2. HALBJAHR 1963

Seitenzahlen der Hefte

Herausgeber: Deutsche Demokratische Republik · Deutsche Akademie der Landwirtschaftswissenschaften zu Berlin, Institut für Landwirtschaftliche Information und Dokumentation, Berlin W 8, Krausenstraße 38/39; Chefredakteur: Dr. Ursula Wittbrodt, stellvertretender Chefredakteur: Dr. Werner Kleeberg, Berlin W 8, Krausenstraße 38/39; Fernsprecher: 225161. Redaktion der Abteilung IV-Veterinärmedizin: Oberveterinärrat Dr. Kurt Reinhardt und Prof. Dr. Ekkehard Wiesner, Berlin W 8, Krausenstraße 38/39; Fernsprecher 225151. Verlag: Akademie-Verlag GmbH, Berlin W 8, Leipziger Straße 3–4; Fernsprecher: 220441. Telex-Nr. 011773, Postscheckkonto: Berlin 35021. Bestellnummer dieser Hefte: 1030 IV – VIII/7–12. Das Landwirtschaftliche Zentralblatt, Abt. Veterinärmedizin, erscheint monatlich. Einzelheft DM 16,–; einseitig bedruckte Ausgabe DM 20,–. Jahresbezugspreis DM 192,–; einseitig bedruckte Ausgabe DM 240,– einschl. Register, zuzüglich Porto- und Versandkosten. Gesamtherstellung: VEB Druckerei „Thomas Müntzer“ Bad Langensalza. Veröffentlicht unter der Lizenznummer 1292 des Presseamtes beim Vorsitzenden des Ministerrates der Deutschen Demokratischen Republik.

DEUTSCHE DEMOKRATISCHE REPUBLIK
DEUTSCHE AKADEMIE DER LANDWIRTSCHAFTSWISSENSCHAFTEN ZU BERLIN
INSTITUT FÜR LANDWIRTSCHAFTLICHE INFORMATION UND DOKUMENTATION

Landwirtschaftliches Zentralblatt

ABTEILUNG IV

VETERINÄRMEDIZIN

8. JAHRGANG – 1963

SEITE 1345 – 2688

REDAKTIONSAUSSCHUSS

REDAKTION

AKADEMIE-VERLAG · BERLIN

LZ. IV VETERINÄRMEDIZIN · 8. JAHRGANG – 1963 · BERLIN · DEZEMBER 1963

LANDWIRTSCHAFTLICHES ZENTRALBLATT

ABTEILUNG VETERINÄRMEDIZIN

2. HALBJAHR 1963

Seitenzahlen der Hefte

Herausgeber: Deutsche Demokratische Republik · Deutsche Akademie der Landwirtschaftswissenschaften zu Berlin, Institut für Landwirtschaftliche Information und Dokumentation, Berlin W 8, Krausenstraße 38/39; Chefredakteur: Dr. Ursula Wittbrodt, stellvertretender Chefredakteur: Dr. Werner Kleeberg, Berlin W 8, Krausenstraße 38/39; Fernsprecher: 22 51 61. Redaktion der Abteilung IV-Veterinärmedizin: Oberveterinärrat Dr. Kurt Reinhardt und Prof. Dr. Ekkehard Wiesner, Berlin W 8, Krausenstraße 38/39; Fernsprecher 22 51 51. Verlag: Akademie-Verlag GmbH, Berlin W 8, Leipziger Straße 3–4; Fernsprecher: 22 04 41. Telex-Nr. 01 17 73, Postscheckkonto: Berlin 350 21. Bestellnummer dieser Hefte: 1030 IV – VIII/7–12. Das Landwirtschaftliche Zentralblatt, Abt. Veterinärmedizin, erscheint monatlich. Einzelheft DM 16,–; einseitig bedruckte Ausgabe DM 20,–. Jahresbezugspreis DM 192,–; einseitig bedruckte Ausgabe DM 240,– einschl. Register, zuzüglich Porto- und Versandkosten. Gesamtherstellung: VEB Druckerei „Thomas Müntzer“ Bad Langensalza. Veröffentlicht unter der Lizenznummer 1292 des Presseamtes beim Vorsitzenden des Ministerrates der Deutschen Demokratischen Republik.

INHALTSVERZEICHNIS

LZ. IV/12/63

NAMENVERZEICHNIS

Seitenzahl in [Klammern] bedeutet Bibliographie, mit * bedeutet Buchbesprechung

LANDWIRTSCHAFTLICHES ZENTRALBLATT
ABTEILUNG VETERINÄRMEDIZIN

1963 NR. 12 DEZEMBER

I. ALLGEMEINES

Skupas, Michael; Berlin, Friedrich-Wilhelm-Univ., Veterinärhistor. Seminar. **Altgriechische Tierkrankheitsnamen und ihre Deutungen.** Diss. Hannover 1962 71 S. – 84 Lit. 1.

Bederke, Ottomar; Berlin, Friedrich-Wilhelm-Univ., Veterinärhistor. Seminar. **Liber de Cura equorum. Bearbeitungen von Albertus Magnus und Jordanus Ruffus aus dem Deutschen Ritterorden (1408).** Diss. Hannover 1962 101 S. – 68 Lit. 1.

Giani, G. und Sommain, G. de; Pescara, Italie, Inst. Exp. pour l'Hyg. et le Contrôle Vétérin. des Produits de la Pêche. Premiers résultats d'une enquête sur l'enseignement concernant la production, l'industrie, le commerce et le contrôle sanitaire des poissons dans les écoles de médecine vétérinaire des états européens. **(Erste Ergebnisse einer Untersuchung über den Unterricht betr. Produktion, Industrie, Handel und sanitäre Kontrolle der Fische in den Tierärztlichen Hochschulen der europäischen Länder.)** Bull. Office int. Épizooties **59** (1963) Nr. 1/2. S. 239–257. – Zus. in Engl., Ital.

Eine Umfrage bei den verschiedenen europäischen Ländern, Tierärztlichen Hochschulen und Universitäten hat ergeben, daß die Möglichkeiten betr. der Lehre über Fischkunde, Krankheiten, Konservierung, Handel usw. ganz verschieden gelagert sind. Nur die Universitäten in München, Wien und Bukarest besitzen ein Institut für Fischkunde. In Dänemark, Norwegen, Irland und Holland bestehen keinerlei Einrichtungen, in denen Unterricht oder Kurse über diese Gebiete abgehalten werden. In Griechenland besteht ein Institut für Ichthyopathologie. In Italien existiert in Turin ein zoo-prophylaktisches Institut als Zentrum für die Erforschung der Fischkrankheiten, in Pescara ein experimentelles Institut für Hygiene und Veterinärkontrolle von Fischprodukten. In den übrigen europäischen Ländern werden Vorlesungen und Kurse im Rahmen anderer Institute, insbesondere der Lebensmittelhygiene abgehalten. E. Tempel. 20.

Schlegel, W. und Sauer, I.; Leipzig, Karl-Marx-Univ., Veterinärmed. Fak., Abt. Marxismus-Leninismus. **Zu ökonomischen Problemen der Tätigkeit des Tierarztes.** Mh. Veterinärmed. **17** (1962) Nr. 23/24. S. 915–918.

In der Produktion tritt der Mensch sowohl in Beziehung zur Natur als auch in wechselseitige gesellschaftliche Verhältnisse ein. Die Beziehung zur Natur ist in der Produktion tierischer Erzeugnisse inniger als in der Industrie, da es sich im Gegensatz zur Industrie um lebende Organismen handelt, in denen biologische, chemische und physikalische Prozesse ablaufen. Zu berücksichtigen ist ferner, daß es sich beim Tier und seinen Erzeugnissen einmal um Produktionsmittel (Zucht- und Nutztiere) und zum anderen um Produkte (Schlachttiere) handelt. Unter sozialistischen Produktionsverhältnissen gewinnt die tierische Produktion und ihr Anteil an der Gesamtproduktion eines Großbetriebes immer mehr an Bedeutung. Die tierärztliche Tätigkeit unterliegt ökonomischen Faktoren, die allgemein eine Leistungsverbesserung der

Tierbestände verlangt. Die Behandlung eines Einzeltieres ist immer im Zusammenhang mit dem Gesundheitszustand der Herde zu betrachten. Der wissenschaftlich-technische Höchststand, der ökonomische Wettbewerb und die Anwendung einer aktiven Mitarbeit des Tierarztes, kann nur dann erfolgreich sein, wenn er das Betriebsgeschehen bis in's einzelne kennt. Die Veterinär-Ökonomie sollte als Teildisziplin der Agrarökonomie entwickelt werden, wobei die Bezeichnung fraglich erscheint, da die tierärztliche Tätigkeit nicht vom Produktionsprozeß der sozialistischen Tierhaltung zu trennen ist. Die Nutzanwendung der Veterinärmedizin umfaßt alle die Produktion' beeinflussenden Faktoren, wobei über den Maßnahmen mit unmittelbarem ökonomischen Erfolg die langfristigen Probleme nicht zu vergessen sind. In Lehre und Ausbildung müssen die neuen Anforderungen entsprechend berücksichtigt und eingebaut werden. E. Gehrke. 100.

Baxter, J. T.; Dublin, Trinity Coll., School of Veterin. Med. Trends in veterinary preventive medicine. **(Richtungen in der vorbeugenden Veterinärmedizin.)** Irish veterin. J. **17** (1963) Nr. 5. S. 81–86. 100.

Anonym. The veterinary aide. **(Die tierärztliche Assistenz.)** Mod. veterin. Pract. **44** (1963) Nr. 4. S. 33-37. 100.

Andrino, L. R. und Kingrey, B. W. Veterinary medicine in Guatemala. **(Die Veterinärmedizin in Guatemala.)** Iowa State Univ. Veterinarian **25** (1962/63) Nr. 2. S. 63–65. 120.

Anonym. The Royal Veterinary College East Africa expedition, 1962. **(Die Ostafrika-Expedition der Kgl. Veterinärhochschule, London, im Sommer 1962.)** Veterin. Rec. **75** (1963) Nr. 11. S. 308-311. 140.

II. ANATOMIE, HISTOLOGIE, EMBRYOLOGIE

Kovács, Gy. und Fehér, Gy. **Deskriptiv- und röntgenanatomische Untersuchungen am Sternum von Haussäugetieren.** Acta veterin. Acad. Sci. hung. **12** (1962) Nr. 2. S. 165–176. – Aus: Ung. Agrar-Rdsch. **1963** Nr. 2.

In der Nomenklatur des Sternums wird eine Änderung vorgeschlagen: für das Prästernum wäre Prosternum, für das Xiphosternum wäre Metasternum der genauere Name. Die Bezeichnungen Prosternum, Mesosternum und Metasternum deuten auf die Lage, während die Benennungen Manubrium sterni, Corpus sterni und Xiphosternum auf morphologische Eigentümlichkeiten gegründete Unterscheidungen darstellen. Betrachtet man das Prosternum und das Metasternum – obgleich sie in der Form wesentlich von den anderen Sternebrae abweichen – als gleichwertige Segmente der Sternebrae des Mesosternums, so hat das Sternum des Pferdes und der Wiederkäuer 7, das der Schweine 6 und das der Hunde 8 Sternebrae. Bei sämtlichen Haussäugetieren bestehen Prosternum und Metasternum aus zwei Teilen, einem knorpligen und einem knöchernen: diese sind am Prosternum die Cartilago und das Os prosterni, am Metasternum die Cartilago xiphoidea und der Processus xiphoideus; letzterer ist im Gegensatz zu den Literaturangaben auch beim Pferd zu finden. Die bilateralen ersten Rippenknorpel artikulieren mit dem Prosternum – außer beim Hund – in einem gemeinsamen Gelenk. Prosternum und Mesosternum hängen bei Rind, Schaf und Schwein artikulär, bei Pferd, Ziege und Hund knorplig miteinander zusammen. Die letzten beiden sternalen Rippenknorpel derselben Seite artikulieren – außer beim Pferd – zwischen Mesosternum und Metasternum in einem gemeinsamen Gelenk. Beim Pferd fügt sich lediglich der vorletzte Rippenknorpel zwischen Meso- und Metasternum ein, der letzte Rippenknorpel artikuliert mit der hinteren Hälfte des Processus xiphoideus. Die Bezeichnung Cartilago intersternebralis ist genauer als Cartilago intersternalis. Dieser Knorpel ist bei Pferd und Hund im allgemeinen breiter, beim Rind, Schaf und Schwein schmaler. In don Sternebrae des Mesosternums der Wiederkäuer, vor allem des Rindes, befindet sich eine winzige Markhöhle. Am Sternum vollentwickelter Schweine kommt an einigen Sternebrae des Mesosternums eine sagittal gerichtete Verdopplung vor, die für die Richtigkeit der Costaltheorie zeugt. Die Röntgenuntersuchung des Sternums erbrachte genaue Angaben über Form und Zahl der Sternebrae, über den intersternebralen Umfang der Cartilago, über das Rippen-Sternalgelenk, über die in den einzelnen Sternebrae vorkommenden winzigen Markhöhlen und den Verknöcherungsprozeß, insbesondere aber über die postfetale Entwicklung des Sternums. In dieser Beziehung führte die Röntgenuntersuchung des Sternums von Tieren verschiedener Art und unterschiedlichen Alters zu wertvollen Ergebnissen. 280.

Krawitz, Leonard; Philadelphia, Pa. Practical anatomy and physiology of the canine eye. **(Praktische Anatomie und Physiologie des Hundeauges.)** J. Amer. veterin. med. Assoc. **142** (1963) Nr. 7. S. 770–775. 340.

Steinbeck, Hermann; Berlin-Dahlem, Univ., Veterinärmed. Fak., Klin. und Poliklin. für Kleine Haustiere. **Röntgenanatomische Untersuchungen am Hundeschädel.** Diss. Berlin-Dahlem **1962** 47 S. – 14 Abb., 43 Lit.
Die zunehmende Verwendung der Röntgendiagnostik bereitet dem Tierarzt mitunter bei der Auswertung von Schädelaufnahmen Schwierigkeiten, weil er bei der anatomisch richtigen Einordnung der auf der Röntgenaufnahme erscheinenden Linien, Schatten und Aufhellungen weitgehend auf seine eigene Erfahrung angewiesen ist. Vf. hat aus diesem Grunde versucht, die Anatomie des Hundeschädels im Röntgenbild zu untersuchen. Da jedoch gerade bei dieser Tierart infolge der Rassenmannigfaltigkeit (z. B. Barsoi – Pekinese) die vielfältigsten Abwandlungen in den Schädelformen zu beobachten sind, beschränkt sich die Untersuchung auf den Schädel des Airedale-Terriers, der in seiner Form etwa zwischen den Extremen stehen dürfte. Die Aufnahmen erfolgten in dorso-ventralen und im bilateralen Strahlengang, wobei sich zur Darstellung des Schädelinneren nur die letztere Aufnahme eignet. Zur besseren Orientierung werden Photographien und Röntgenaufnahmen des mazerierten Schädels mit Röntgenbildern des unversehrten Kopfes verglichen.
E. Wiesner. 385.

Scholtysik, Günter; Berlin-Dahlem, Univ., Veterinärmed. Fak., Inst. für Veterin.-Anatomie. **Die normale Zwischenwirbelscheibe des Hundes normaler und chondrodystropher Rassen.** Diss. Berlin-Dahlem **1962** 40 S. – 12 Abb., 7 Tab., 38 Lit.
Für die Klinik sind die genauen metrischen Daten der Zwischenwirbelscheiben des Hundes von Interesse. Insbesondere interessiert eine Abgrenzung des normalen Baues und der Altersveränderungen gegenüber pathologischen Erscheinungen. Vf. hat aus diesem Grunde die Zwischenwirbelscheiben von 17 Hunden chondrodystropher und 35 Tieren nonchondrodystropher Rassen röntgenologisch, anatomisch und histologisch untersucht. Mit steigendem Alter erhöht sich bei beiden Rassengruppen die Dicke der Zwischenwirbelscheiben an der Halswirbelsäule und an L7. An der Brust-Lendenwirbelsäule ist zuerst ein Abfall der Maße der Disci gegeben, danach aber ein Anstieg. Die Disci bei alten Tieren beider Rassengruppen sind dicker als bei jungen Tieren. Bei der chondrodystrophen Gruppe steigt im Alter die Zahl der Abweichungen von der Norm. Im Vergleich zur Länge der Wirbelkörper haben chondrodystrophe Hunde relativ dickere Zwischenwirbelscheiben als die anderen. Röntgenologisch unveränderte Zwischenwirbelscheiben können durchaus hochgradige, altersbedingte Degenerationserscheinungen zeigen.
E. Wiesner. 385.

Malinovský, Lubomír; Brno, Purkyně Univ., Inst. of Anatomy. The nerve supply of the stomach in the domestic pigeon (Columba domestica). **(Inner-**

vation des Magens der Haustaube [Columba domestica].) Československ. Morfol. **11** (1963) Nr. 1. S. 16–27. — 6 Abb., 22 Lit. Zus. in Russ., Tschech.

Bei 30 Haustauben wurde die Innervation des Magens nach Imprägnierung und Färbung mikroskopisch untersucht und man stellte folgendes fest. Der Plexus myogastricus superior des Drüsenmagens wird von feinen Zweigen beider Nn. vagi während ihres Verlaufs auf der Ventralseite des Magens und auf der Doralseite von den Rr. ventriculi glandularis, die von den Nn. recurrentes oder von Nn. vagi abtreten, gebildet. Dort wo die Nerven sich verbinden, befinden sich Ganglien verschiedener Form. Beide Nn. vagi sind während ihres Verlaufes auf der Ventralfläche des Drüsenmagens selbständig und zugleich miteinander verbunden. Plexus myogastricus inferior des Muskelmagens wird von beiden Nn. vagi und Rr. ventriculi glandularis gebildet. Zwischen N. vagus und N. sympathicus befinden sich nicht allzu zahlreiche Anastomosen, so daß der N. sympathicus verhältnismäßig schwach an den beiden Nervengeflechten des Magens beteiligt ist. Die Einordnung der Nn. vagi auf dem Drüsenmagen ist den Verhältnissen beim Haushuhn ähnlich. ČSSR/ÚVTI. 585.

Malhotra, S. K.; Oxford, Univ., Dep. of Zool., Cytol. Lab. Fixation for electron microscopy. **(Fixierung für die Elektronenmikroskopie.)** Nature [London] **198** (1963) Nr. 4880. S. 611–612.

Zur Vermeidung von Artefakten wird vielfach eine Pufferung der Fixationsmittel vorgenommen. So findet zur Pufferung der für die Fixierung elektronenoptischer Objekte verwendeten Osmiumtetroxydlösung vielfach Michaelis' Natriumacetat-Veronal-Natrium-Puffer Verwendung. Auf den pH-Wert von 7,2—7,5, der für die für elektronenoptische Zwecke gebräuchlichen Fixationsmittel erforderlich ist, hat jedoch Natriumacetat praktisch keinen Einfluß, da es nur im Raume von pH 3—6,5 zur Wirkung kommt. Vergleichende elektronenmikroskopische Untersuchungen an exokrinen Pankreasdrüsen und Tubuli convoluti der Niere zeigten, daß sich bei sorgfältiger Einstellung des pH-Wertes und bei einfacher Alkalisierung der Lösung durch kleine Mengen von Calciumacetat (pH 7,2–7,5) keine morphologischen Unterschiede ergaben. Darüber hinaus ergab sich, daß sogar nicht gepufferte oder alkalisierte Fixationsmittel, wie einfache Aquadest.-Lösungen von Osmiumtetroxyd oder Kaliumpermanganat nach Einbettung in Araldit, Epikot 812 oder teilweise vorpolymerisiertes Methacrylat ausgezeichnete Ergebnisse lieferten. Sie waren elektronenmikroskopisch von mit gepufferten Lösungen fixiertem Organgewebe nicht unterscheidbar. C.-H. Becker. 710.

Echave Llanos, J. M. und Piezzi, R. S.; Mendoza, Argentina, Univ. Nac. de Cuyo, Fac. de Ci. Méd., Inst. de Patol. Gen. y Exp. Twenty-four hour rhythm in the mitotic activity of normal mammary epithelium on normal and inverted lighting regimens. **(24-Stunden-Rhythmus der Mitoseaktivität des normalen Milchdrüsenepithels unter normalem und umgekehrtem Lichteinfluß.)** J. Physiol. [London] **165** (1963) Nr. 3. S. 437–442. — 1 Abb., 1 Tab., 30 Lit.

In der Mitoseaktivität des Alveolarepithels der Milchdrüse trächtiger Mäuse besteht ein 24-Stunden-Rhythmus. Bei den Untersuchungen konnte festgestellt werden, daß dieser nicht von der Tageszeit, sondern von dem Lichteinfluß abhängig ist. Das Maximum der Mitoseaktivität findet sich stets in dem hellen Zeitraum (Ruhezeit der Tiere), das Minimum dagegen in dem dunklen Zeitraum (Aktivitätszeit der Tiere). Die Ergebnisse werden vor allem in Verbindung zur hormonalen Steuerung kurz erörtert. G. Michel. 730.

Sohval, Arthur R.; New York, Mount Sinai Hospital, Dep. of Med., Clin.; Endocrine Res. Lab. Sex chromatin, chromosomes, and male infertility. **(Geschlechtschromatin, Chromosomen und männliche Unfruchtbarkeit.)** Fertility and Sterility **14** (1963) Nr. 2. S. 180–207. — 3 Abb., 2 Tab., 134 Lit.

Im Hinblick auf die Feststellung von Fruchtbarkeitsstörungen bei phänotypisch normalen Männern untersuchte Vf. die Beziehungen zwischen Chromosomen und Fruchtbarkeit mit Hilfe des Geschlechtschromatintests und der Chromosomenanalyse. Für die Bestimmung des genotypischen Geschlechts besitzt die chromosomale Geschlechtsbestimmung hohe Sicherheit. Nach neueren Ansichten stammt das Geschlechtschromatin (Barr-Körper) von einem einzelnen X Chromosom her. Chromatinnegative Kerne, die einen XY Geschlechtschromosomenkomplex besitzen, werden bei normalen Männern, bei männlichen Pseudohermaphroditen, beim Turner-Syndrom des Mannes und vereinzelt auch beim Klinefelter-Syndrom usw. angetroffen. Abweichende Geschlechtschromatinkomplexe wie XYY oder Chromatinmosaike wie XO/XY/XXY usw. wurden teils bei fruchtbaren, teils bei unfruchtbaren Männern festgestellt. Chromatinpositive Kerne, die einen XX Chromosomenkomplex besitzen, kommen bei normalen Frauen vor. Chromatinpositive Kerne bei phänotypisch normalen Männern lassen auf Klinefelter-Syndrom schließen. Mehrfach chromatinpositive Kerne wurden bei Mikrorchie gefunden. Bei gleichzeitiger Anwendung der Chromosomenanalyse wird die Sicherheit des Geschlechtschromatintests erhöht. Die Chromosomenanalyse erfolgt nur an in Teilung befindlichen Kernen, da die Chromosomen nur in dieser Phase des Lebens einer Zelle (Metaphase) sichtbar gemacht werden können. Die normale Chromosomenzahl beim Menschen beträgt 46 (22 Autosomenpaare, 1 XX oder XY Geschlechtspaar). Während das Y Chromosom gut erkannt werden kann, stößt die Feststellung des X Chromosoms auf Schwierigkeiten. Hierzu gibt Vf. Erläuterungen und behandelt sodann ausführlich Sexualstörungen, die auf anomale Geschlechtschromosomen zurückzuführen sind. Ein Teil der männlichen Unfruchtbarkeit ist auf chromosomal bedingte Entwicklungsfehler der Gonaden zurückzuführen. Bei allen unklaren Fällen männlicher Unfruchtbarkeit sollte deshalb die chromosomale Geschlechtsbestimmung routinemäßig durchgeführt werden. W. Rommel. 730.

Fuchs, U., Wudke, E. und Eisenreich, G.; Leipzig, Karl-Marx-Univ., Inst. für Pathol.; Inst. für Mathematik. **Die Häufigkeit von Mitosen in der Leber trächtiger Mäuse und Ratten.** Zbl. allg. Pathol. pathol. Anatom. **104** (1963) Nr. 5/6. S. 225–227. — 12 Lit.
Bei trächtigen Ratten (kurz vor dem Werfen) konnte eine Steigerung des Mitoseindex von 2,0 ± 0,4 (10 Kontrolltiere) auf 5,3 ± 0,3 (10 Ratten), d. h. um 265% festgestellt werden. Bei den Mäusen erhöht sich der Index von 2,2 ± 0,5 (43 Kontrolltiere) auf 5,1 ± 0,5 (31 Mäuse). Schließt man die Tiere mit Gruppennekrosen in der Leber aus, liegen die Werte niedriger. Jedoch steigt dabei die Mitosenzahl bei den trächtigen Tieren sogar auf das 4,3fache des Kontrollwertes. Die gefundene Steigerung des Mitoseindex der Leberzellen bei den trächtigen Tieren ist reproduzierbar, schon in frühen Stadien der Trächtigkeit nachzuweisen und läßt sich nach den vorliegenden Untersuchungen nicht auf etwa gleichzeitig bestehende krankhafte Einflüsse zurückführen. G. Michel. 730.

Castro, Salvador, Vontz, F. K. und Foraker, Alvan G.; Jacksonville, Fla. Effect of Eck fistula on the dog liver. **(Die Wirkung der Eckschen Fistel auf die Leber des Hundes.)** Arch. Pathol. **75** (1963) Nr. 4. S. 350–359. — 8 Abb., 37 Lit.
Zum Studium des Verhaltens des Nucleolus im Stoffwechselgeschehen der Leberzellen, deren Morphologie sowie der Verteilung von Amylophosphorylase und gewisser oxydativer Enzyme wurde bei 6 Hunden eine Ecksche Fistel angelegt und die Tiere 6 Wochen danach getötet. Je eine vor der Operation und nach der Tötung der Hunde entnommene Leberprobe wurden untersucht. Das Lebergewicht der operierten Hunde, die bei Versuchsende einen unterschiedlichen Grad von allgemeinem Verfall zeigten, war beträchtlich niedriger als

das gesunder Kontrollhunde. Histologisch ließen die Lebern der Versuchshunde keine Veränderungen im feingeweblichen Aufbau erkennen. In den Gebieten um die Zentralvene und in der Läppchenmitte war Hämosiderin in den Kupfferschen Sternzellen abgelagert. Die Amylophosphorylase-Reaktion war bei den Versuchshunden schwächer. Die Reaktion der oxydativen Enzyme war gegenüber gesunden Hunden unverändert. Bei der Interferenzmikroskopie waren keine Unterschiede zwischen gesunden und Versuchshunden in bezug auf Brechungsindex, effektive Dicke oder Trockenmasse der Nucleoli der Leberzellen festzustellen. Aus den Versuchsergebnissen geht hervor, daß das Blut der Pfortader für die Funktion und Regeneration der Leber nicht unbedingt erforderlich ist. D. Matthias. 832.

Adebahr, Gustav; Lund, Schweden, Univ., Inst. für Gerichtl. Med. **Morphologische Besonderheiten an der arteriellen Strombahn der juxtamedullären Glomerula in der Niere von Ratte und Kaninchen.** Z. Zellforsch. mikroskop. Anatom. **59** (1963) Nr. 4. S. 577–581. — 4 Abb., 16 Lit.
An der Abgangsstelle der Vasa afferentia der juxtamedullären Glomerula aus der A. radiata finden sich bei der Ratte trichterförmige, aus Muskelzellen und epitheloiden Zellen bestehende Gebilde, die als Sperren aufgefaßt werden können. Beim Kaninchen fehlen diese Sperren, es finden sich aber in der Wand des Vas efferens der marknahen Nierenkörperchen an der Teilungsstelle in die Büschelarterien epitheloide Zellen. Trotz dieser Unterschiede ist bei beiden Tieren die Sonderstellung der marknahen Nierenkörperchen zu erkennen. G. Michel. 850.

Björkman, Nils; Seattle, Univ. of Washington, Dep. of Anatomy. A study of the ultrastructure of the granulosa cells of the rat ovary. **(Untersuchungen der Ultrastruktur der Granulosazellen der Rattenovarien.)** Acta anatom. [Basel] **51** (1962) Nr. 1/2. S. 125–147. — 17 Abb., 36 Lit. Zus. in Franz., Dtsch.
Die Granulosazellen der Follikel des Rattenovariums wurden bei 14 Tieren verschiedenen Alters und in verschiedenen Phasen des Sexualzyklus licht- und elektronenmikroskopisch untersucht. Die Anordnung und Struktur der Granulosazellen in Primärfollikeln, in Follikeln mit Höhlungen verschiedener Größe und in den Cumuli oophori von Eiern nach der Ovulation wurden studiert. Die Granulosazellen der Follikel mit Hohlräumen enthalten viele stäbchenförmige Mitochondrien mit parallelen Cristae. Die Mitochondrien sind während der Umbildung der Granulosa- zu Luteinzellen rundlicher und besitzen röhrenförmige Cristae. Das endoplasmatische Reticulum der Granulosazellen ist im allgemeinen schwach entwickelt und besteht aus einigen verhältnismäßig weiten Zisternen. Das Cytoplasma ist sehr reich an Ribosomen. Einige sind an die Membranen gebunden, die meisten aber im Cytoplasma verstreut. Der Sinn dieser Anordnung wird diskutiert. Bei Umbildung der Granulosa- zu Luteinzellen treten die Zisternen stärker hervor und erscheinen röhrenförmig. Gleichzeitig vermindert sich die Zahl der Ribosomen. Die wandständigen Granulosazellen der Tertiärfollikel zeigen vor der Ovulation Ähnlichkeit mit den Luteinzellen, während die Zellen des Cumulus oophorus Degenerationserscheinungen erkennen lassen. Diese Degeneration wird nach der Ovulation noch deutlicher. Die Anordnung der Mikrovilli, der Desmosomen, der Lipoidtröpfchen, der Centriolen usw. wird beschrieben. E. Grün. 870.

Titlbach, M.; Lab. Elektronové Mikroskopie a Exp. Morfol. ČSAV. Langerhansovy ostrůvky u Gallus domesticus L. **(Langerhanssche Inseln bei Gallus domesticus L.)** Českoslov. Morfol. **11** (1963) Nr. 1. S. 91–101. — 27 Abb., 21 Lit. Zus. in Russ., Dtsch.
Es werden die Ergebnisse des Studiums von Langerhansschen Inseln im Pankreas einiger Hennen und Hähne (*Gallus domesticus L.*) mit Hilfe des optischen und Elektronenmikroskops beschrieben. Mit diesem Mikroskop wurde bei Vögeln zum ersten Mal die Ultrastruktur aller drei Zellengrundtypen (A, B

und D) demonstriert, aus denen die Langerhansschen Inseln bestehen. Die Strukturunterschiede zwischen den einzelnen Zellarten von sog. lichten und dunklen Inseln bei verschiedener Färbung werden beschrieben. In den dunklen Inseln findet man ein reiches Netz von Kapillaren, die in den lichten Inseln verhältnismäßig schwach vertreten sind. In den B-Zellen wurden in den Kernen Spezialformen von unbekannter Bedeutung gefunden und vorläufig als kolloide Tröpfchen bezeichnet. Der Insulinnachweis ist nur in den lichten Inseln positiv und zeugt für eine Analogie der meisten lichten Inseln mit den B-Zellen der Säugetiere. ČSSR/ÚVTI. 920.

Goller, Hermann; München, Univ.; Tieranatom. Inst. **Kerngebiete des Rinderrückenmarkes.** Zbl. Veterinärmed., R. A **10** (1963) Nr. 1. S. 51–66. – 4 Abb., 5 Tab., 18 Lit. Zus. in Engl., Franz., Span.
Bei diesen Untersuchungen standen Schnitte von mindestens 6 verschiedenen Tieren für jedes Rückenmarkssegment zur Verfügung. Der Nucleus motorius cornu ventralis erstreckt sich als ununterbrochene, verschieden stark entwickelte Zellsäule durch das ganze Rückenmark. Seine Zellen verteilen sich auf die ventrale Hälfte des Ventralhorns. Der Nucleus proprius cornu ventralis liegt größtenteils im Zentrum der basalen Hälfte des Ventralhorns. Er setzt sich beim Rind aus vorwiegend 40–60 μ großen, meist polygonalen Zellen zusammen. Der Nucleus cornu-commissuralis ventralis liegt ventral des Zentralkanals in der Commissura grisea ventralis und reicht mitunter bis zur Mitte des medialen Ventralhornrandes nach ventral. Er besteht aus durchschnittlich 3–8 kleinen länglichen Zellen. Zur Pars intermedia gehört der Nucleus intermediolateralis, der ausschließlich im Seitenhorn und an dessen Basis liegt. Er tritt erstmals im 2. Brustsegment auf und läßt sich bis zum 4. Lendensegment verfolgen. Der Nucleus intermedio-medialis ist in allen Rückenmarksegmenten anzutreffen. Er setzt sich im Hals-, Lenden- und Kreuzbereich aus 2 Komponenten zusammen, die mehr oder weniger deutlich sind. Innerhalb des Dorsalhorns werden die vorkommenden Zellen nach ihrer Funktion in zwei Gruppen geteilt. Zu der einen werden alle Strangzellen gerechnet, die durch den Nucleus proprius cornu dorsalis und durch die Clarksche Säule repräsentiert werden. In der zweiten Gruppe werden alle Binnenzellen zusammengefaßt, die entweder als Cellulae disseminatae dorsales oder als Nucleus cornucommissuralis dorsalis auftreten. Der Nucleus proprius cornu dorsalis ist in den oberen Halssegmenten, der Intumescentia cervicalis und der Intumescentia lumbosacralis am stärksten entwickelt. Der Nucleus dorsalis oder Clarksche Säule ist beim Rind relativ kurz. Sie tritt erstmals als Kern im 12. Brustsegment auf und läßt sich bis zum 4. Lendensegment verfolgen. Der Nucleus cornu commissuralis dorsalis erstreckt sich dorsal vom Zentralkanal am medialen Rand des Dorsalhorns entlang. R. Berg. 1010.

Bartha, F. H.; Mödling. **Pigmentationsformen im Haar des Dobermanns.** Festschr. Wiener tierärztl. Mschr. **1963** S. 440–448. 1080.

Bürger, M.; Leipzig. **Bimorphose der Säugetierlinsen.** Klin. Mbl. Augenheilkunde **142** (1963) Nr. 1. S. 22. 1110.

Purtscher, E. und Hager, G.; Wien, Tierärztl. Hochschule, Inst. für Histol. und Embryol.; 1. Universitätsaugenklin. **Zur anatomischen und funktionellen Struktur der Iris des Hundes.** Zbl. Veterinärmed., R. A **10** (1963) Nr. 3. S. 227–244. – 12 Abb., 14 Lit. Zus. in Engl., Franz., Span.
Zur Untersuchung gelangten in Zenkerscher Flüssigkeit fixierte Hundeaugen. Endothel und Grenzschicht bedecken die ganze Irisvorderfläche vom Pupillarrand bis zum Kammerwinkel. Das Vorderblatt des Irisstromas besteht aus einem dichten Geflecht von Bündeln kollagener Fasern. Im Gegensatz zum Vorderblatt enthält das hintere Stromablatt viele Chromatophoren, Gefäße, Nerven und auch elastische Fasern. Auch beim Hund findet man die beim

Menschen zwischen vorderem und hinterem Stromablatt vorkommende Fuchs'sche Spalte. Die Iris des Hundes besitzt aber noch eine zweite Spalte, die an der Vorderfläche des Sphinkters verläuft und sich oft mit der Gefäßspalte (Fuchs'sche Spalte) im Pupillarbereich zu einem größeren, fast gewebefreien Raum, dem Sinus iridis, vereinigt. Die Gefäße der Iris bestehen aus den Aa. ciliares post. longae, die aus der A. ophthalmica entspringen. In der Iris teilt sich jede Arterie in einen oberen und unteren Ast, die in einen zirkulären Verlauf umbiegen und so die kräftigen Ringarterien bilden. Diese verlaufen im allgemeinen im äußeren Drittel der Irisbreite, etwa in der Projektion des Linsenrandes. Elastische Fasern findet man in der Iris einerseits in den Wänden bestimmter Gefäße, andererseits auch frei im Gewebe des Hinterblattes. Netzförmig verfilzte Gitterfasern finden sich vor allem in 2 Irisschichten, in der vorderen Grenzschicht und an der Grenze des Hinterblattes gegen den Dilatator. Die durch Gewebsflüssigkeit aufgelockerten Schichten des Irisstromas stehen durch feine Öffnungen mit der Vorderkammer in Verbindung. Diese Poren liegen beim Hund besonders in der Pupillarzone. Die Lichtundurchlässigkeit der Iris ist vor allem durch das ektodermale Pigmentepithel an der Hinterfläche gegeben. Das Stromapigment in der Grenzschicht und im Hinterblatt des Irisstromas ist für die Lichtabschirmung von untergeordneter Bedeutung. Während das Stromapigment in Korrelation zur Pigmentierung der Haut und der Haare steht, ist das Pigmentepithel in normalen Augen niemals lichtdurchlässig. Das Kammerwasser fließt vom Ciliarkörper durch die Hinterkammer, Pupille und Vorderkammer in die Kammerbucht, von wo es durch die Fontana'schen Räume in den Sinus venosus Hovii abgeleitet wird.

R. Berg. 1110.

Hollmann, Peter; München, Univ., Tieranatom. Inst. **Über Herkunft und Bedeutung der gliösen Elemente in der Epiphysis cerebri. Untersuchungen an Haussäugetieren.** Zbl. Veterinärmed., R. A **10** (1963) Nr. 3. S. 203–226. – 17 Abb., 54 Lit. Zus. in Engl., Franz., Span.

Zur Auswertung gelangten die Präparate von 52 Embryonen beiderlei Geschlechts in einer lückenlosen Altersfolge von SSL 3–98 cm. Eine sichere Aussage zur Anlage der Epiphysis cerebri ist ab SSL = 3 cm möglich. Im III. Ventrikel beginnt sich in diesem Stadium vor der späteren Vierhügelplatte die Commissura caudalis mit einem 6–8 stufigem Ependymzellwulst abzuzeichnen. Cranial davon sind die Anfänge des Diverticulum pineale angedeutet. Aus dem Verband um den Recessus pinealis lösen sich die Ependymabkömmlinge und beginnen sich rasch zu verändern. Um den 6. Monat des embryonalen Lebens stellen sie die Hauptmasse des Parenchyms dar. Sie treten später in den Hintergrund und sind beim Neugeborenen verschwunden. Die Übereinstimmung in der Entwicklung der Glia des ZNS und der Glandula pinealis lassen den Schluß zu, daß das Epiphysenparenchym zunächst aus Spongioblasten bzw. primitiven Astrocyten besteht. Für das Rind ergibt sich aus den Untersuchungen, daß die Pineocyten ein Differenzierungsprodukt von Spongioblasten sind, also ihrer ganzen Entwicklung nach gliöse Elemente darstellen: Ependymzellen → Spongioblasten → Pineocyten. Über die Makroglia wird festgestellt, daß sie über 2 Vorstufen mit derjenigen der Pineocyten einhergeht, die der Ependymzellen und die der primitiven Astrocyten. Über die Entwicklung der Oligodendrogliazellen gibt es keine Anhaltspunkte. Es wird angenommen, daß sie mit den Nervenfasern in die Epiphyse einwandern. Die Frage der Gliaflecken und Cysten bleibt hinsichtlich ihrer Bedeutung ungeklärt, wenngleich nachgewiesen werden konnte, daß ihr Ursprung mit Sicherheit schon während der embryonalen Entwicklung zu suchen ist. In der Epiphyse kommt es zur Ausbildung gliöser Grenzmembranen. Um die Gefäße sind diese deutlich ausgebildet, während sie für die Organkapsel nur bei Embryonen mit Sicherheit darzustellen waren.

R. Berg. 1150.

Šmidt, G. A. (Schmidt, G. A.); Moskau, Sewerzow-Inst. für Tiermorphol. der Akad. der Wiss. der UdSSR. Fazy blastocisty i trofoblastičeskogo puzyŕka u karakul'skoj ovcy. **(Blastocysten und Trophoblastenphase bei Karakulschafen.)** Doklady Akademii nauk SSSR, Moskva **147 (30)** (1962) Nr. 4. S. 989–991. – 2 Abb., 11 Lit.
Bei Karakulschafen währt die Phase der Blastocysten von der Mitte des 6. Tages bis zum Ende des 10. Tages, d. h. 4½ Tage, bei der Kuh von Ende des 7. bis Mitte des 14. Tages, d. h. 6½ Tage. Am Ende des 9. Tages bildet sich im Embryonalknoten ein Lumen, das nach 1–1½ Tagen nach außen dringt; nunmehr ist die Anlage der Embryonalscheibe direkt mit dem Medium verbunden. Nach Reißen der äußeren Wand, die das Lumen etwa von der Mitte des 11. Tages an begrenzt, wölbt sich die äußere Fläche der Embryonalscheibe. Während des 11. und 12. Tages vergrößert sich die trophoblastische Blase (1,3 × 0,8 mm). Im Laufe des 13. Tages tritt ein starkes Längenwachstum ein, so daß am Ende des Tages eine Länge von 7,5 mm ermittelt wird. Am 14. Tag erreicht die trophoblastische Blase eine Größe von 20 cm.
G. Pose. 1150.

Bunkina, L. S.; Moskau, Lomonossow-Univ., Lehrstuhl für Physiol. der Tiere. Ob izmenii soderžanija ionov kalija i natrija v gladkomyšečnych ėlementach amniona kurinogo zarodyša v različnye stadii ego ritmičeskoj aktivnosti. **(Über die Änderung des Kalium- und Natriumgehaltes in den glatten Muskelelementen des Amnions von Hühnerembryonen in verschiedenen Stadien seiner rhythmischen Aktivität.)** Bjulleteń ėksperimental'noj biologii i mediciny, Moskva **55 (28)** (1963) Nr. 2. S. 28–30. – 3 Abb., 10 Lit. Zus. in Engl.
In einer vorangegangenen Mitteilung wurde die Feststellung getroffen, daß die Amplitudengröße der langsamen Kontraktionen des Amnions vom 5. bis 9. Inkubationstag zunimmt, dann aber wieder bis zum 12. Tag abnimmt. Gleichzeitig vergrößern sich die Amplituden der schnellen Kontraktionen bis zum 11. Tag und verkleinern sich anschließend bis zum 14. Tag. Der flammenphotometrisch bestimmte Gehalt an Natrium und Kalium steigt bis zum 7. Incubationstag an, sinkt am 8. Tag auf den Ausgangswert, um dann gleich zu bleiben und nur am 9. und 11. Tag geringgradig anzusteigen. In Auswertung der Ergebnisse und der Literatur wird darauf verwiesen, daß diese Änderungen im Kalium-Natrium-Gehalt von einer Verschiebung der Cholinesteraseaktivität im Amnionmuskelgewebe begleitet werden und mit den unterschiedlichen Kontraktionsrhythmen des Amnions in Verbindung zu bringen sind.
H. Mielke. 1150.

Schinz, H. R.; Zürich, Univ., Röntgendiagnost. Zentralinst. **Bemerkungen zur Ossifikationsreife des neugeborenen Ren (Rangifer tarandus).** Fortschr. Röntgenstrahlen Nuklearmed. 98 (1963) Nr. 2. S. 239. 1150.

III. PHYSIOLOGIE, PHYSIOLOGISCHE CHEMIE

Machold, O.; Gatersleben, Inst. für Kulturpflanzenforsch. der Dtsch. Akad. der Wiss. zu Berlin. **Über Bau und Einrichtungen eines Isotopenlaboratoriums für chemisch-biologische Untersuchungen.** Isotopentechnik 2 (1962) Nr. 12. S. 364–368. – 8 Abb. Aus: Dok.-Dienst Kernforsch. u. Kerntechn.
Beschreibung der Raumaufteilung und Einrichtung eines Laboratoriums für das Arbeiten mit stabilen und radioaktiven Isotopen und eines daran angeschlossenen Gewächshauses für Versuche mit Radioisotopen.
H. Hart. 1220.

Pfeiffer, C. J. und Gass, G. H.; Carbondale, Southern Illinois Univ., Dep. of Physiol., Endocrinol. Pharmacol. Res. Lab. A simple, inexpensive metabolism cage for small mammals. **(Ein einfacher und billiger Stoffwechselkäfig für Kleintiere.)** Canad. J. comparat. Med. veterin. Sci. 27 (1963) Nr. 3. S. 69–70. – 1 Abb.

Der beschriebene Stoffwechselkäfig besteht aus einem zylindrischen Oberteil aus Drahtnetz, in das die Tiere verbracht werden, sowie einem darunter befindlichen trichterförmigen Kot-Harn-Separator, der in ein Sammelgefäß mündet. Er kann aus eigenen Mitteln bei geringen Kosten selbst gebaut werden. Er besitzt gegenüber käuflichen Käfigen die Vorteile, daß eine vollständige Trennung von Harn und Kot erzielt wird sowie keine Verdunstung von Harn – infolge der unmittelbaren Nähe des Sammelgefäßes – erfolgen kann. Außerdem kann eine ständige Beobachtung der Tiere, eine Messung der Flüssigkeitsaufnahme sowie die Sammlung von Harn und Kot zu jeder Zeit vorgenommen werden. Der Käfig ist leicht zu reinigen und gut zu sterilisieren.

E. Grün. 1220.

Pérès, G. und Zwingelstein, G. Contribution à l'étude du dosage du magnésium dans les tissus animaux. **(Ein Beitrag zur Untersuchung des Magnesiumgehaltes in tierischen Geweben.)** Bull. Soc. Sci. vétérin. Méd. comparée Lyon **64** (1962) Nr. 3. S. 347–351. – 1 Abb., 1 Tab., 19 Lit.

Das Magnesium gilt als Aktivator und Begleitfaktor einer Fülle sich im tierischen und pflanzlichen Organismus abspielender enzymatischer Prozesse. So nimmt das Mg-Ion an der Phosphorylierung der Adenosin-Diphosphorsäure, an der Fermentation der Alkohole und am Glykogenabbau im Muskel teil. Die quantitative Bestimmung des Mg-Ions hat erstrangige Bedeutung, wenn man die Stoffwechselleistung bestimmter Zellverbände unter bestimmten physiologischen Bedingungen kennenlernen will. Die bisher bekannten volumimetrischen und calorimetrischen Methoden zur Mg-Bestimmung sind ungenau. Im allgemeinen ist bei ihrer Anwendung die vorherige Eliminierung des Ca in Form des Oxalates notwendig. In der vorliegenden Arbeit wird eine Methode der Mg-Bestimmung in Konzentrationen von 6–15 μg je ml besprochen. Die Feststellung der Gehaltswerte des Elementes basiert auf der einfachen Mineralisation von Schwefel-Perchlorsäure (35 Vol.% Schwefelsäure, 65 Vol.% Perchlorsäure). Die Gehaltswerte in der Trockensubstanz und im frischen Substrat von Muskeln, Leber, Herz und Nieren sind tabellarisch gegenübergestellt.

H. Busse. 1220.

Starzi, T. E.; Denver, Univ. of Colorado, Med. School. A multiple catheter technique for studies of hepatic metabolism and blood flow in dogs with portocaval transposition. **(Eine technische Mehrzwecksonde für Studien über den Leberstoffwechsel und die Blutung bei Hunden mit portocavaler Verlagerung.)** Surgery **52** (1962) Nr. 4. S. 654.

1220.

Krnjević, K., Mitchell, J. F. und Szerb, J. C.; Babraham, Cambridge, A.R.C. Inst. of Animal Physiol. Determination of iontophoretic release of acetylcholine from micropipettes. **(Die Bestimmung der iontophoretischen Abgabe von Acetylcholin aus Mikropipetten.)** J. Physiol. [London] **165** (1963) Nr. 3. S. 421–436. – 4 Abb., 18 Lit.

Mit Hilfe des biologischen Testes wurde die Abgabe von Acetylcholin aus Mikropipetten bei Anwendung von elektrischen Strömen untersucht. Bei Füllung der Pipetten mit einer 3 m Acetylcholinlösung und bei Anwendung iontophoretischer Ströme betrug die durchschnittliche Transportzahl 0,42 (n = 65). Ähnliche Werte wurden bei Anwendung kurzer Stromimpulse erhalten. Die genannte Transportzahl ist geringfügig höher als nach Leitfähigkeitsmessungen in gewöhnlichen Lösungen zu erwarten gewesen wäre. Es wurde gezeigt, daß die Abgabe von Acetylcholin durch einen geringen Druck auf die Mikropipetten gefördert werden kann, wobei kein Strom zur Anwendung gebracht werden braucht.

E. Kolb. 1220.

Blinkova, T. P. und Bogdanov, O. V. (Blinkowa, T. P. und Bogdanow, O. W.); Inst. für Exp. Med. der Akad. der Med. Wiss. der UdSSR. Formirovanio častotnoj charakteristiki serdečnoj dejatel'nosti kak otraženie biologičeskogo prisposoblenija u kur v émbriogeneze. **(Die Entwicklung der Frequenz der Herztätigkeit als Beispiel der biologischen Adaptation bei Hühnern in der Embryogenese.)** Doklady Akademii nauk SSSR, Moskva **149(31)** (1963) Nr. 4. S. 988–990 — 1 Abb., 13 Lit.

In akuten Versuchen an 350 und in chronischen Versuchen an 39 (3–20 Tage alten) Hühnerembryonen wurde die Entwicklung der Herztätigkeit verfolgt. In den akuten Versuchen wurden am 3. Tag 90–100 Herzkontraktionen beobachtet; in den nächsten Tagen stieg die Frequenz an, blieb vom 6.–9. Tag etwa konstant und veränderte sich wellenförmig vom 10. Tag bis zum Ende der Embryonalentwicklung. In den chronischen Versuchen an einzelnen Embryonen lag die Frequenz der Herztätigkeit während der ganzen Embryonalentwicklung um 40–50 Schläge/Std. höher als unter akuten Bedingungen. Die Kurven der Herzfrequenzbildung unter beiden Versuchsbedingungen entsprechen einander am Tag vor dem Schlupf. Ein Vergleich mit den Ergebnissen an anderen Vogelarten zeigt einen ähnlichen Weg der Entwicklung der Herzfrequenz. Diese wird als Ausdruck der Adaptation des Organismus an die Umweltbedingungen, die bei den Vögeln innerhalb der Eischale nahezu gleich sind, gewertet. G. Pose. 1310.

Ingrand, Jacques; Saclay, Centre d'Études Nucléaires, Dép. des Radioéléments. La localisation dans la moëlle osseuse du chrome 51 après autotransfusion d'hématies marquées chez la souris. **(Über die Verteilung von Chrom 51 im Knochenmark nach Autotransfusion markierter Erythrocyten bei Mäusen.)** C.R. hebd. Séances Acad. Sci. **254** (1962) Nr. 25. S. 4378–4380. — 3 Abb., 5 Lit. Aus: Dok.-Dienst. Kernforsch. u. Kerntechn.

3 Wochen alten männlichen Mäusen (11–13 g) wurde Blut aus dem Bulbus retroorbitalis entnommen; die in isotoner NaCl-Lösung gewaschenen Erythrocyten wurden 45 min lang bei 37 °C mit 50 μc $Na_2\,^{51}CrO_3$ incubiert – in dieser Zeit ist die gesamte Aktivität von den Zellen aufgenommen – und autolog. i. v. in 0,5 ml physiol. NaCl reinfundiert. Die Verteilung von ^{51}Cr wurde in den verschiedenen Organen bis zum 90. Tag nach der Verabfolgung der markierten Zellen autoradiographisch untersucht. 2 Phasen der Verteilung wurden festgestellt; ab 30 min bis zum 20. Tag befindet sich eine beträchtliche Aktivität in den Blutgefäßen, Herzkammern, Lungen, subcapsularen Fettpolstern, Leber, Knochenmark und Milz; ab dem 30. Tag bis 90. Tag ähneln sich die Befunde weitgehend, und die größte Aktivität wird dann im Knochenmark und in der roten Milzpulpa bzw. verringert in der Leber gefunden. Die von pharmakologischen und klinischen Gesichtspunkten aus durchgeführten Untersuchungen zeigen, daß die Aktivitätsverteilung von der Vascularisierung eines Organes und seiner Fähigkeit der Bildung und des Abbaues von Erythrocyten abhängig ist. R. Huber. 1310.

Geyer, Günther; Jena, Friedrich-Schiller-Univ., Anatom. Inst., Histochem. Abt. **Histochemische Reduktion von Aldehyden mit Natriumborhydrid.** Acta histochem. [Jena] **15** (1963) Nr. 1/4. S. 1–5. — 1 Tab., 19 Lit. Zus. in Russ., Engl., Franz.

Vf. arbeitete ein Verfahren für die histochemische Reduktion von Aldehyden aus und erprobte dessen Leistungsfähigkeit bei verschiedenen histochemischen Reaktionen. Die durch Vorbehandlung mit Salz-, Perjodsäure, Bleitetraacetat, Chromsäure, Ninhydrin oder Sublimat in verschiedenen Organen der weißen Ratte (Leber, Speicheldrüsensekret, Magen-, Dünndarm-, Dickdarmschleimhaut, hyalinen Knorpel, Muskulatur u. a.) erzeugten Aldehyde werden schnell und vollständig durch Natriumborhydrid ($NaBH_4$) reduziert. Nach Oxydation mit N-Bromsuccinimid oder Perameisensäure bleiben nach anschließender Reduktion noch reaktionsfähige Gruppen zurück, deren Natur noch unbekannt ist. $NaBH_4$ ist daher geeignet, unter milden Bedingungen bei mehreren histochemischen Reaktionen eine vollständige Reduktion von Aldehyden zu vollbringen. E. Grün. 1365.

Tchacarof, Emmanuel und Pósalary, Zoltán; Budapest, Hung. Acad. of Sci., Inst. of Exp. Med., Morphol. Dep. Critical studies on the use of polyethylene glycols in lipid histochemistry. **(Kritische Studien über den Gebrauch von Polyaethylenglykolen in der Histochemie der Lipoide.)** Acta histochem. [Jena] **15** (1963) Nr. 1/4. S. 27–36. 1365.

Mondovi, B., Tentori, L., Marco, C. de und Cavallini, D.; Roma, Ist. Superiore di Sanità, Lab. di Biol.; Modena, Inst. of Biol. Chem. Distribution of cystamine-^{35}S in the sub-cellular particles of the organs of the rat. **(Verteilung von ^{35}S-Cystamin in den intracellularen Partikeln von Rattenorganen.)** Int. J. Radiation Biol. **4** (1962) Nr. 4. S. 371–378. — 2 Tab., 38 Lit. Aus: Dok.-Dienst Kernforsch. u. Kerntechn.

Vff. injizierten 150–200g schweren Albinoratten (Wistar-Glaxo) i. v. (Schwanzvene) nach 24stündiger Nahrungskarenz 0,5 mc ^{35}S-Cystamin/100 g Kgw. und töteten die Tiere 15 min später. Leber, Milz, Nieren, Gehirn, Testes, Dünndarmschleimhaut, Thymus, Knochenmark, Muskulatur, Herz, Lungen, Nebennieren, Pankreas, Linsen, Speicheldrüsen und Lymphknoten wurden in 0,25 m Zuckerlösung homogenisiert und 1 Std. bei 105400 g zentrifugiert (Spinco, Modell L, Rotor Nr. 40). Das Sediment wurde auf der Zentrifuge gewaschen, in den vereinigten Überständen Eiweiß mit TCE gefällt und gewaschen; in aliquoten Teilen aller Fraktionen wurden Aktivitätsmessungen (Geiger-Müller-Zählrohr) vorgenommen. In einer zweiten Versuchsreihe ermittelten Vff. den ^{35}S-Gehalt der Zellkern-, Mitochondrien- und Mikromenfraktionen von Leber und Milz (Gewinnung nach Eichel bzw. Gianetto, Wattianux und Appelmans, De Duve, Pressmann, Aufarbeitung als Bariumsulfatfällung nach Walkenstein und Knebel). 11–39% der Aktivität des Homogenates in toto wurden in je nach Organ unterschiedlichen Mengen in den Intracellularpartikeln gefunden, wobei Zellkern- und Mikrosomenfraktion den höchsten Anteil aufwiesen. Im Eiweiß fanden sich 1,5–15% und in dem Überstand 58–87% der Gesamtaktivität.

H.-W. Nitschke. 1365.

Waterlow, J. C. und Stephen, Joan M. L.; London, St. Mary's Hospital, Dep. of Chem. Pathol., Med. Res. Council Trop. Metabolism Res. Unit. The free lysine and amino-nitrogen content of liver, muscle and serum in normal and protein-depleted rats. **(Der Gehalt von Leber, Muskulatur und Serum normaler und eiweißerschöpfter Ratten an freiem Lysin und Amino-Stickstoff.)** Proc. Nutrit. Soc. **22** (1963) Nr. 1. S. VIII–IX. 1366.

Naškova, O. (Naschkowa, O.) Metaboličen aspekt na alergijata. III. Izučavane chistaminaznata aktivnost na černija drob na alergizirani morski svinčeta. **(Metabolischer Aspekt der Allergie. 3. Mitt. Studium der Histaminaseaktivität der Leber allergisierter Meerschweinchen.)** Izvestija na Centralnija veterinaren institut za zarazni i parazitni bolesti, Sofija **6** (1962) S. 19–22. — 2 Tab., 11 Lit. Zus. in Russ., Engl.

Die Histaminaseaktivität (aus 1 g Frischgewebe innerhalb von 2 Stunden bei 37 °C abgebauter γ-Ammoniakstickstoff) der von mit BCG allergisierten Meerschweinchen entnommenen Leber ist um 12,3% niedriger als diejenige der Leber normaler Meerschweinchen. Die Erniedrigung ist von der Größenordnung der individuellen Abweichungen und hat keine statistische Bedeutung. Während die Histaminaseaktivität der Leber allergisierter Meerschweinchen in Anwesenheit von Tuberkulin stark sinkt, bleibt diese Aktivität der normalen Leber in Anwesenheit von Tuberkulin unverändert.

Z. Tomow. 1366.

Serebrenikova, T. P. (Serebrenikowa, T. P.); Leningrad, Setschenow-Inst. für Evolut.-Physiol. der Akad. der Wiss. der UdSSR. Količestvennyo sootnošenija različnych frakcij sokratitel'nych belkov poperečnopolosatoj, serdečnoj i gladkoj myšc. **(Quantitative Verhältnisse verschiedener Fraktionen kontraktiler Proteine von quergestreifter, Herz- und glatter Muskulatur.)** Biochimija, Moskva 28 (1963) Nr. 1. S. 36–44. – 5 Abb., 2 Tab., 12 Lit. Zus. in Engl.

Die Proteine der Herz-, Magen- und Schenkelmuskulatur von Hunden und Schweinen werden mit kaliumchloridhaltigen Lösungen im pH-Bereich von 7–9 extrahiert und durch Aussalzen fraktioniert. Die quantitative Bestimmung der Fraktionen auf Grund ihrer UV-Absorption nach Fällung mit Ammoniumsulfat erweist sich wegen der Abhängigkeit von der Aminosäurezusammensetzung als ungünstig. Deshalb wird der Fraktionierung mit Natriumsulfat der Vorzug gegeben, die ähnlich verläuft, jedoch die quantitative Bestimmung aus dem Stickstoffgehalt ermöglicht. In der Herzmuskulatur des Hundes werden nach Extraktion mit neutraler Kaliumchloridlösung 42% Actomyosin und 17% Myosin gefunden. Ähnliche Werte von 46% Actomyosin und 18% Myosin zeigt die quergestreifte Muskulatur des Hundes nach grober Zerkleinerung und Extraktion in neutralem Milieu. Nach Homogenisierung mit Sand und Extraktion bei pH 8 wird in der quergestreiften Muskulatur auch actinähnliches Protein gefunden, nach Extraktion bei pH 9 fast ausschließlich Actomyosin (83%). Bei verschiedenen pH-Werten aus der glatten Muskulatur des Hundes gewonnene Extrakte enthalten neben 10–20% actinähnlichem Protein Actomyosin und Myosin. J. Müller. 1372.

Skulačev, V. P., Maslov, S. P. Sivkova, V. G., Kaliničenko, L. P. und Maslova, G. M. (Skulatschew, W. P., Maslow, S. P., Siwkowa, W. G. Kalinitschenko, L. P. und Maslowa, G. M.); Moskau, Lomonossow-Univ., Lehrstuhl für Biochem. der Tiere. Cholodovoe razobščenie okislenija i fosforiliravanija v myšcach belych myšej. **(Kältebedingte Entkupplung der oxydativen Phosphorylierung in den Muskeln weißer Mäuse.)** Biochimija, Moskva 28 (1963) Nr. 1. S. 70–79. – 2 Abb., 5 Tab., 20 Lit. Zus. in Engl.

Weiße Mäuse werden 2 Stunden lang einer Temperatur von –15 °C ausgesetzt und anschließend decapitiert. Die aus der homogenisierten Skelettmuskulatur durch Zentrifugieren zwischen 600 und 9000 g isolierten Mitochondrien werden 40 min bei 25 °C in einem Reaktionsgemisch von pH 7,4 incubiert, das neben Bernsteinsäure Kaliumphosphat, Kaliumchlorid, Glukose, Magnesiumchlorid, Adenosintriphosphorsäure und Hexokinase enthält. Nach erfolgter Incubation wird die Geschwindigkeit der Oxydation aus der Sauerstoffaufnahme berechnet, die Geschwindigkeit der Phosphorylierung aus der Verringerung des Gehaltes an anorganischem Phosphat. Die einmalige Kältebehandlung der Tiere bewirkt ein Absinken des P/O-Koeffizienten der Bernsteinsäureoxydation. Werden die Mitochondrien von Tieren gewonnen, die durch 7–8maliges Abkühlen im Laufe von 2–3 Wochen kälteadaptiert sind, so fällt der P/O-Koeffizient weiter. Durch Zusätze von Calcium-Ionen wird der P/O-Koeffizient noch stärker erniedrigt, durch Zusätze von Serumalbumin dagegen normalisiert. Die Ergebnisse zeigen eine reversible wärmeregulatorische Entkupplung der oxydativen Phosphorylierung an. J. Müller. 1372.

Bloch, René, Walters, D. H. und Kuhn, Werner; Basel, Switzerland, Univ., Inst. of Physical Chem. Structurally caused freezing point depression of biological tissues. **(Strukturbedingte Gefrierpunktserniedrigung biologischer Gewebe.)** J. gen. Physiol. 46 (1963) Nr. 3. S. 605–615. – 3 Abb., 21 Lit.

Beim glycerinextrahierten M. adductor der Molluske *Mytilus edulis* wurde das Verhalten beim Gefrieren untersucht. Dabei wurde festgestellt, daß der Gefrierpunkt des Muskelgewebes um 1,5 °C niedriger lag als bei der Extraktionslösung (einer 0,25 n KCl-Lösung vom pH 4,9), in welche der Muskel vor dem Gefrieren verbracht wurde. Eine geringere Gefrierpunktserniedrigung wurde festgestellt, wenn der pH-Wert der KCl-Lösung über oder unter 4,9 lag. Dieses Verhalten konnte anhand früherer analoger Versuche mit künstlichen Gelen erklärt werden. Durch das Bestehen eines Gel-Netzwerkes wird bei der normalen Gefriertemperatur die Bildung regelmäßiger makroskopischer Eiskristalle verhindert. Die erniedrigte Temperatur, bei der nun tatsächlich das Gefrieren eintritt, ist durch die Größe der Mikroprismen, die sich in die Maschen des Netzwerkes einlagern, bestimmt. Es kommt dabei also zur Bildung eines Eisblocks mehr oder weniger regelmäßiger Struktur, in welche die Muskelfasern eingelagert sind. Die Voraussetzung für die Hemmung der normalen Eiskristallbildung ist ein ausreichender Spannungszustand des Fasernetzwerkes. Durch diese Feststellung einer strukturbedingten Gefrierpunktserniedrigung in biologischen Geweben werden Schlußfolgerungen zur Osmolarität der Muskulatur, die in der früheren Literatur aus kryoskopischen Daten gezogen wurden, in Frage gestellt. E. Grün. 1372.

Shanthaveerappa, T. R. und Bourne, G. H.; Atlanta, Ga., Emory Univ., Anatomy Dep. Histochemical studies of the distribution of dephosphorylating and oxidative enzymes and lipids in the facial and trigeminal nerves of rat. **(Histochemische Untersuchungen über die Verteilung dephosphorylierender und oxydativer Enzyme sowie von Lipoiden im N. trigeminus der Ratte.)** Acta anatom. [Basel] **51** (1962) Nr. 1/2. S. 112–124. — 36 Abb., 23 Lit. Zus. in Franz., Dtsch.

In den facialen und infraorbitalen Ästen des N. trigeminus der Ratte wurde die Verteilung dephosphorylierender (saure und alkalische Phosphatase, 5-Nucleotidase, ATPase, Kreatinphosphatase) und oxydierender Enzyme (Cytochromoxydase, Succinatdehydrogenase) sowie verschiedener Fettfraktionen (Neutralfette, Phospolipoide, zusammengesetzte Fettstoffe u. a.) untersucht. Die Myelinscheide enthält alle Fermente außer der sauren Phosphatase. Sie scheinen an das Neurokeratin gebunden zu sein und zeigen eine netzartige, bandförmige und granuläre Verteilung. Die Axone enthalten alle dephosphorylierenden Fermente, reagieren jedoch nur schwach positiv auf oxydative Enzyme. Die Myelinscheiden reagieren positiv auf Phospholipoide, Neutralfette und Komplexlipoide, während die Axone nur schwach positive Reaktionen ergeben. Die Autoren schließen aus diesen Untersuchungen, daß die Verteilung dieser Fermente und Fettstoffe in allen peripheren Nerven (Spinal- oder Cranialnerven, sensible, motorische) immer dieselbe ist. E. Grün. 1372.

Csillik, B. und Sávay, G.; Szeged, Hungary, Univ. Med. School, Dep. of Anatomy. Release of calcium in the myoneural junction. **(Freisetzung von Calcium in der neuromuskulären Verbindung.)** Nature [London] **198** (1963) Nr. 4878. S. 399–400. — 2 Abb., 7 Lit.

Es erscheint ziemlich sicher, daß Calcium (Ca) ein Bindeglied zwischen dem bioelektrischen Ereignis an der Muskelzellmembran und der myofibrillären Kontraktion darstellt. Andererseits ist es bekannt, daß intracelluläres Ca in fest gebundener Form vorliegt. Neueste Ergebnisse, wonach Muskelaktivität nur nach Freisetzung von Ca möglich ist, sollen daher histochemisch bestätigt werden. Die Kontraktion wird durch 1 mg/kg Prostigmin bei der Ratte ausgelöst und an den Nervenendplatten der Zwerchfells- und Plantarmuskulatur, d. h. dem postsynaptischen Cytoplasma der motorischen Endplatten, tatsächlich Ca mit Alizarinrot nachgewiesen. Das Ca ist stets nur nach der Aktion vorhanden, Acetycholinesterase findet sich an der postsynaptischen Membran der Endplatten. Die Herstellung der 20–30 μ dicken Gefrierschnitte gelingt nur nach Fixierung in Aceton oder anderen Fettlösungsmitteln (30 Min.). Danach folgt Spülung mit Aqua dest. bei pH 8. C.-H. Becker. 1372.

Sullivan, T. W. und Al-Ubaidi, Y. Y.; Lincoln, Univ. of Nebraska, Dep. of Poultry Husbandry. Linear growth and mineralization of bones in broad breasted bronze turkeys. **(Lineares Wachstum und Mineralisation von Knochen der breitbrüstigen Bronze-Puten.)** Poultry Sci. **42** (1963) Nr. 1. S. 46–49. – 1 Abb., 2 Tab.
An Puten weiblichen und männlichen Geschlechts wurde das Körpergewicht, die Schienbeinlänge und dessen Aschegehalt von 0 bis 24 Wochen bestimmt. Das Körpergewicht nahm bei weiblichen Tieren von 50 g auf 7,52 kg zu und bei männlichen auf 9,25 kg. Die Schienbeinlänge erhöhte sich bei den Weibchen von 3,69 cm auf 18,70 cm, bei Männchen von 3,65 cm auf 23,56 cm; nach 10 Wochen war die Schienbeinlänge bei den Männchen gegenüber den Weibchen signifikant erhöht. Der Aschegehalt der Schienbeine steigerte sich von 0,041 g = 35,80% auf 12,265 g = 59,35% (Weibchen) und von 0,038 g = 35,47% auf 20,542 g = 61,21% (Männchen); ab 10 Wochen lag ebenfalls zwischen Weibchen und Männchen Signifikanz vor. H. Schmandke. 1374.

Bernick, Sol und Ershoff, Benjamin H.; Los Angeles, Univ. of Southern California, School of Med., Dep. of Anatomy; Culver City, Calif., Western Biol. Lab. Histochemical study of bone in cortisone-treated rats. **(Histochemische Untersuchung von Knochen bei mit Cortison behandelten Ratten.)** Endocrinology **72** (1963) Nr. 2. S. 231–237. 1374.

Kawiak, Jerzy; Warszawa, Poland, Med. School, Dep. of Histol. and Embryol. Presence of chondroitin sulphate in chondrocytes. I. Histochemical and autoradiographic observations. **(Vorhandensein von Chondroitinsulfat in den Knorpelzellen. 1. Mitt. Histochemische und autoradiographische Untersuchungen.)** Acta histochem. [Jena] **15** (1963) Nr. 1/4. S. 153–160. 1374.

Matsumura, G., Salegui, M. de, Herp, A. und Pigman, Ward; New York, Med. Coll., Dep. of Biochem. The preparation of hyaluronic acid from bovine synovial fluid. **(Hyaluronsäurepräparat aus der Synovial-Flüssigkeit der Rinder.)**. Biochem. biophysica Acta [Amsterdam] **69** (1963) Nr. 3. S. 574 bis 576. 1374.

Brik, I. L. und Jakovlev, V. A. (Brik, I. L. und Jakowlew, W. A.); Leningrad, Setschenow-Inst. für Evolut.- Physiol. der Akad. der Wiss. der UdSSR. Sravnitel'noe izučenie svojstv cholinėsteraz nervnoj sistemy pozvonočnych i nasekomych. **(Vergleichende Untersuchung der Eigenschaften von Cholinesterasen der Nervensysteme von Wirbeltieren und Insekten.)** Biochimija, Moskva **27** (1962) Nr. 6. S. 993–1003. – 5 Abb., 4 Tab., 22 Lit. Zus. in Engl.
Die Eigenschaften der Acetylcholinesterasen im Nervengewebe von Wirbeltieren und Insekten werden verglichen. Untersuchungsobjekte sind das Gehirn der weißen Maus, Gehirn und Rückenmark vom Frosch (*Rana temporaria*) und Neunauge (*Petromyzon fluviatilis*) und die Köpfe von Schmeißfliegen (*Calliphora erythrocephala* Meig.). Die gefundenen Acetylcholinesterase-Aktivitäten der Homogenate unterscheiden sich beträchtlich. Die von 1 g Frischgewebe pro Stunde hydrolysierte Menge Acetylcholin beträgt bei der Maus 570, beim Frosch 840, beim Neunauge 74 und bei der Schmeißfliege 2240 μMol. Die kinetischen Charakteristiken des Fermentes sind für die untersuchten Tiere jedoch sehr ähnlich. Die Aktivitätskurven als Funktion der Substratkonzentration haben für alle Tiere ähnliche pS-Optima, die zwischen 3,0 und 3,25 liegen. Auch die pH-Optima unterscheiden sich kaum; sie liegen zwischen 7,8 und 8,5. Die Wechselzahlen befinden sich in der Größenordnung von 10^5/min. Bei der Einwirkung verschiedener Phosphor-organischer Inhibitoren ergeben sich ebenfalls keine nennenswerten Unterschiede zwischen den einzelnen Tieren. Diese Stabilität der Eigenschaften der Acetylcholinesterase des Nervengewebes im Verlauf der Evolution wird mit der Unveränderlichkeit der Eigenschaften des Substrates erklärt. J. Müller. 1376.

Turolla, Enrico und Martinazzi, Massimo; Pavia, Italy, Univ., Dep. of Pathol. Anatomy. Histochemical studies on the submaxillary gland of the rat. **(Histochemische Untersuchungen der Glandula submaxillaris der Ratte.)** Acta histochem. [Jena] **15** (1963) Nr. 1/4. S. 16–26. 1378.

Abdullaev, V. M. (Abdullajew, W. M.); Inst. für Radiol. und Onkol. der Akad. der Wiss. der Aserbaidshan.SSR. Izmenija mežutočnogo veščestva setčatoj oboločki i nektorye gistochimičeskie sdvigi v nem pri lučevoj bolezni. **(Veränderungen der Interzellularsubstanz der Netzhaut und einige histochemische Verschiebungen bei der Strahlenkrankheit.)** Doklady Akademii nauk Azerbajdžanskoj SSR, Baku **18** (1962) Nr. 11. S. 81–85. – 6 Abb., 17 Lit. Orig.: russ., Ausz.: aserbaidshan.

Die Intercellularsubstanz liegt in Form eines eigengearteten Systems in den Gefäßen einerseits und zwischen den Zellelementen andererseits und bildet eine physikalisch-chemische Schranke, die die Prozesse des intermediären Stoffwechsels reguliert. Vom Zustand dieser Schranke, von der Qualität der Stoffe aus denen sie gebildet wird, hängt die Ernährung der anliegenden Parenchymzellen ab. Es wurde der Zustand der Intercellularsubstanz der Netzhaut von 35 Kaninchen, 20 Hunden und 10 Kontrolltieren untersucht. Die Strahlenkrankheit wurde durch Dosen von 792 r bei Kaninchen und 692 r bei Hunden ausgelöst. Die Diagnosestellung der Strahlenkrankheit wurde auf Grund der klinisch-hämatologischen Untersuchungen und der pathologisch-anatomischen Befunde ermöglicht. Zur Feststellung der Intercellularsubstanz wurde jeder 11. Schnitt nach Foot gefärbt. Zu den Bestandteilen der Intercellularsubstanz der Netzhaut gehören Glykogen und Ascorbinsäure. Bei der Strahlenkrankheit gehen, abhängig vom Stadium, sinnfällige Veränderungen der Intercellularsubstanz und Verschiebungen im Vitamin C-Gehalt und Glykogengehalt vor sich, die ungleichmäßig über die Netzhaut verteilt sind. Augenfällig ist ihre ungleichmäßige Verdickung, besonders im hinteren Teil und den Seitenteilen. Der Schichtaufbau der Netzhaut ist gestört. In den Schichten, besonders in der äußeren, tauchen destruktiv veränderte Klümpchen und Granula der Intercellularsubstanz von verschiedener Größe und Argyrophilie auf. In schweren Fällen der Strahlenkrankheit werden in der äußeren Schicht große kugelförmige Klümpchen festgestellt. Gleichzeitig ist der Gehalt an Ascorbinsäure und Glykogen vermehrt. Nicht selten wird auch eine ungleichmäßige Verdickung der Nervenfaser- und Ganglienzellschichten an den Stellen festgestellt, an denen eine große Menge Granula des Glykogens und der Ascorbinsäure auftritt. Die ausgeprägtesten Veränderungen der Intercellularsubstanz sind im Gebiet der Sehnervenscheibe und in den Seitenteilen der Netzhaut vorhanden. Die Untersuchungen zeigten, daß während des Höhepunktes der Strahlenkrankheit, gleichzeitig mit der destruktiven Veränderung der Intercellularsubstanz, ein Anstieg des Glykogens und der Ascorbinsäure zu verzeichnen ist. Diese Anhäufung führt offensichtlich auch zu einer Verdichtung der Intercellularsubstanz, wobei dadurch Störungen des Säure-Alkali-Gleichgewichtes mit nachfolgender Hypoxie der anliegenden Zellen auftreten und dystrophische Veränderungen hervorrufen. Solche Veränderungen in den Zellstrukturen wurden bei H-E gefärbten Schnitten festgestellt.

G. Mehlhorn. 1378.

Likar, Lydia J., Mason, Marcus M. und Rosenkrantz, Harris; Worcester, Mass., Mason Res. Inst. Reponse of the level of acid mucopolysaccharides in the rat granulation tissue to cortisol. **(Reaktion des Mucopolysaccharid-Spiegels im Granulationsgewebe der Ratte auf Cortisol.)** Endocrinology **72** (1963) Nr. 3. S. 393–396. 1378.

Jesypenko, B. Je. und Kostromina, A. P. (Jessypenko, B. Je. und Kostromina, A. P.); Kiew, Bogomolez-Inst. für Physiol. der Akad. der Wiss. der Ukrain. SSR, Lab. für Physiol. von Ausscheidungen. Sekrecija slynnych zaloz

pry riznomu stani vodnogo obminu organizmu. **(Speicheldrüsensekretion bei verschiedenem Zustand des Wasserhaushaltes im Organismus.)** Fiziologičnyj žurnal, Kyïv 8 (1962) Nr. 6. S. 735–741. – 3 Abb., 4 Tab., 10 Lit. Orig.: ukrain., Ausz.: russ., engl.
In chronischen Versuchen an Mehrfistelhunden wurde die Beziehung zwischen der sekretorischen Aktivität der Parotis und dem Wasserhaushalt des Organismus untersucht. Die Sekretion der Parotis hängt vom Gesamtwassergehalt des Organismus ab. Verringert sich der Wassergehalt des Organismus, so sinkt auch die Speichelsekretion und der Gehalt an festen Stoffen im Speichel. Steigt der Wassergehalt des Organismus, so steigen auch die Speichelsekretion und der Gehalt an festen Stoffen im Speichel. G. Pose. 1380.

Tozzini, F. und Ascani, E. d'; Lazio, Toscana, Ist. Zooprofilattici Sperimentali. L'uso della tripsina purificata nella preparazione di sospensioni di cellule renali tripsinizzate di vitello. **(Der Gebrauch von gereinigtem Trypsin zur Präparation von trypsinierten Nierenzellsuspensionen des Kalbes.)** Zooprofilassi [Rom] **17** (1962) Nr. 11. S. 825–831. 1400.

MacGillivray, A. J. und Robertson, H. A.; Aberdeen, Univ., Dep. of Biol. Chem., Div. of Agric. Biochem. Total gonadotrophic activity in the urine of the ovariectomized, normal and pregnant ewe and in that of the ram. **(Die Gonadotropin-Gesamt-Aktivität im Harn des ovarektomierten, normalen und trächtigen Schafes sowie des Schafbockes.)** J. Endocrinol. [London] **26** (1963) Nr. 1. S. 125–132. – 1 Abb., 3 Tab., 19 Lit.
Die Gonadotropin-Gesamt-Aktivität des Harns wurde im Mäuse-Uterus-Test bestimmt. Beim ovarektomierten Schaf konnte eine niedrige Gonadotropin-Aktivität festgestellt werden, bei der – trotz der beobachteten Schwankungen – keine Beziehungen zwischen Exkretion und Decksaison während des Beobachtungszeitraumes von 16 Mon. bestanden. Beim normalen Schaf konnte während der Jahreszeit, in der üblicherweise keine Bedeckung erfolgt (April – August), keine Gonadotropin-Aktivität gefunden werden. In der Deckzeit konnte keine Gonadotropin-Aktivität während einer Periode bis zu 5 Tagen nach der Brunst sowie in der Mitte des Zyklus ermittelt werden. Auch im Harn eines Schafbocks war im letzten Teil der Deckzeit keine Gonadotropin-Aktivität nachweisbar. Beim trächtigen Schaf wurde im Anfangsstadium der Gravidität ebenfalls die Gonadotropin-Aktivität des Harns kontrolliert, jedoch war im Zeitraum vom 20.–40. Tag p. concept. keine derartige Aktivität nachzuweisen. E. Grün. 1400.

Kochakian, Charles D., Hill, John und Aonuma, Shigeru; Birmingham, Univ. of Alabama, Med. Center. Regulation of protein biosynthesis in mouse kidney by androgens. **(Regulierung der Proteinbiosynthese in der Mäuseniere durch Androgene.)** Endocrinology **72** (1963) Nr. 3. S. 354–363. 1400.

Gunn, Samuel A., Gould, Thelma Clark und Anderson, W. A. D.; Coral Gables, Fla., Univ. of Miami, School of Med., Dep. of Pathol. Zinc in rat testis. Distribution and movement. **(Zink in Rattentestes. Verteilung und Bewegung.)** Arch. Pathol. **75** (1963) Nr. 1. S. 21–27. – 3 Abb., 33 Lit.
Zur Untersuchung der Lokalisation von Zink in den Testes geschlechtsreifer Ratten wurde diesen Tieren ^{65}Zn in Form von $^{65}ZnCl_2$ intracardial verabreicht. Ungefähr 5 Tage nach der Applikation zeigte das Hodengewebe eine maximale Radioaktivität. Ca. 10 Tage nach der Injektion trat ein Maximum der radioaktiven Strahlung im Caput epididymis auf, während sich die Zn-Konzentration des Hodengewebes verringert hatte. Mit dem Absinken der Radioaktivität im Caput stieg dieselbe in der Cauda epididymis an. Zur Untersuchung des Zn-Transportes in den nichttubulären Elementen der Testes wurden Ratten mit Cadmiumchlorid behandelt. In den nur aus interstitiellem Gewebe bestehenden Testes der Versuchsratten fand sich 24 Std. nach einer Zn-Gabe

nur 30% der Zn-Menge im Vergleich zu den Hoden der Kontrolltiere. Nach den Ergebnissen dieser Untersuchungen ist das Zn in Form von mindestens 2 Komponenten im Hoden vorhanden. Die mit den Tubuli verbundene Zn-Komponente verläßt die Testes mit den Spermatozoen über das Nebenhodentransportsystem, während die mit den nichtubulären Elementen (Leydig-Zellen, Blutgefäße usw.) in Beziehung stehende Zn-Komponente die Hoden wahrscheinlich durch den Plasmaaustausch verläßt. H. Richter. 1450.

Herberg, L. J.; Oxford, Univ., Inst. of Exp. Psychol. A hypothalamic mechanism causing seminal ejaculation. **(Ein die Ejakulation auslösender hypothalamischer Mechanismus.)** Nature [London] **198** (1963) Nr. 4876. S. 219–220.

Bei Selbststimulationsversuchen an männlichen Ratten mittels identischer Elektroden hinter dem Hypothalamus wurden bei Beginn der Selbststimulation innerhalb von 2 bis 3 Min. Spermaabsonderungen beobachtet. Die mikroskopische Untersuchung der Absonderungen ergab bei 10 von 12 weiteren mit gleichartigen Elektroden versehenen Ratten bewegliche Spermien. Die Ejakulation erfolgte stets ohne Erektion des Penis und tropfenweise; manchmal wurde eine Krümmung des Rückens und ein oder zwei krampfartige Bewegungen sowie spontane Ejakulation beobachtet, nach der die Tiere 2 bis 3 Min. teilnahmslos verharrten. Die Ejakulation konnte auch durch Ketten von 0,5 Sek. dauernden Impulsen, erzeugt mittels eines automatischen Stimulators, hervorgerufen werden. Die Kontaktstellen der Elektroden befanden sich 1,5 mm hinter dem Schnittpunkt der Sutura coronaria und Sutura sagittalis, 1 mm lateral und 9,5 mm unter der Oberfläche des Craniums. Histologische Untersuchungen ergaben, daß die Elektrodenspitzen in den medialen Fasern des medialen Vorderhirnstranges lokalisiert waren. K. Renatus. 1450.

Hayashida, T.; San Francisco, Univ. of California, School of Med., Dep. of Anatomy. Inhibition of spermiogenesis, prostate and seminal vesicle development in normal animals with anti-gonadotrophic hormone serum. **(Die Hemmung der Spermiogenese sowie der Entwicklung der Prostata und der Samenblasendrüse bei normalen Tieren durch antigonadotropes Hormon-Serum.)** J. Endocrinol. [London] **26** (1963) Nr. 1. S. 75–83. – 6 Abb., 2 Tab., 13 Lit.

Männliche, nocht nicht geschlechtsreife Ratten (Anfangsalter 30 Tage) erhielten für 9 Tage tägliche Injektionen von Kaninchen-Antiserum gegen Schaf-ICSH, während Kontrolltieren normales Kaninchen-Serum verabreicht wurde. Bei den mit Anti-ICSH-Serum behandelten Tieren trat eine Verminderung des Hodengewichtes um 79% im Vergleich zu den Kontrollen sowie eine Hemmung des Descensus testiculorum ein und war begleitet von einer vollständigen Hemmung der Spermiogenese. Die Verabreichung des Anti-ICSH-Serums an junge, erwachsene männliche Ratten resultierte in einer Verringerung des Hodengewichts um 45% sowie des Prostata- und Samenblasengewichts um 86%. Die Spermatozoen aus dem Vas deferens der Hoden dieser Tiere waren unbeweglich, während bei den Kontrolltieren aktive Spermatozoen vorgefunden werden konnten. Weiterhin waren bei beiden Altersgruppen der Versuchstiere die Interstitialzellen der Hoden in gleichem Maße atrophiert wie nach Hypophysektomie. Keinerlei toxische Effekte konnten bei den Versuchstieren beobachtet werden. Das Antiserum gab mit weniger als 1–2 μg Schaf-ICSH eine deutliche Präzipitationsreaktion im Agargel, jedoch keine derartige Reaktion mit anderen gereinigten HVL-Hormonen in Mengen bis zu 200 μg.
E. Grün. 1450.

Rahlmann, D. F. und Cupps, P. T.; Davis, Univ. of California, Dep. of Animal Husbandry. Effects of estradiol and dehydroepiandrosterone on the reproductive cycle of the cow. I. Estrous cycle length, ovulation, temperature

changes, vaginal mucus flow, initiation and maintenance of pregnancy. **(Die Wirkungen von Oestradiol und Dehydroepiandrosteron auf den Fortpflanzungszyklus der Kuh. 1. Mitt. Zykluslänge, Ovulation, Temperaturänderungen, Vaginalsekret, Zustandekommen und Aufrechterhaltung der Trächtigkeit.)** J. Dairy Sci. **45** (1962) Nr. 8. S. 1003–1010. – 8 Tab., 22 Lit.
Die Applikation östrogener Stoffe zieht mannigfaltige Auswirkungen auf Brunstzyklus und Trächtigkeit nach sich. Um zu genauen Dosisgrenzwerten zu gelangen, verabreichen Vff. Oestradiol (O") und Dehydroepiandrosteron (DHA) in verschiedenen kleinen Dosierungen über längere Zeit täglich an Kühe und Färsen und kontrollierten deren Zyklus bzw. Trächtigkeit bezüglich des Auftretens von Störungen. Im Ergebnis dieser Untersuchungen wird festgestellt, daß 50–150 μg O" pro Tag keinen Einfluß auf Zykluslänge, Ovulationstermin, Vaginalsekretbildung und Rectaltemperatur haben. Dosierungen von 200–300 μg pro Tag verkürzen die Zykluslänge, verhindern die Ovulation, vermehren die Vaginalsekretion und Fließelastizität in der Zyklusmitte und erhöhen die Rectaltemperatur. Bei 350 μg O" bildeten sich bei den meisten Kühen nur Follikel von maximal 2 mm Durchmesser aus. Mit 3,5 mg O" wurde das Follikelwachstum unterdrückt. Der Eintritt der Trächtigkeit wurde verhindert, wenn 150 μg O" tägl. vom 3.–16. Tag nach dem Deckakt injiziert wurden. In späteren Trächtigkeitsstadien kam es bei 250–350 μg Dosierungen gelegentlich zum Abort. Während DHA in Tagesdosen von 5 bis 10 mg keine nennenswerten Wirkungen auf den Zyklus zeigte, wurde bei 15–20 mg Dosen der Ovulationstermin verkürzt. Höhere Dosierungen (bis 80 mg/die) zogen in keinem Falle Follikelvergrößerung nach sich.
W. Rommel. 1450.

Rahlmann, D. F. und Cupps, P. T.; Davis, Univ. of California, Dep. of Animal Husbandry. Effects of estradiol and dehydroepiandrosterone on the reproductive cycle of the cow. II. Histology of primary and accessory reproductive organs, pituitary, thyroid, and adrenal glands. **(Die Wirkungen von Oestradiol und Dehydroepiandrosteron auf den Fortpflanzungszyklus der Kuh. 2. Mitt. Histologie der primären und accessorischen Geschlechtsorgane, Hypophyse, Schilddrüse und Nebennieren.)** J. Dairy Sci. **45** (1962) Nr. 8. S. 1011 bis 1014. – 1 Abb., 2 Tab., 18 Lit. 1. Mitt. vgl. vorst. Ref.
Hypophyse, Schilddrüse, Nebennieren, Ovarien, Eileiter, Uterus, Cervix und Scheide von Färsen, denen über längere Zeit kleine Mengen Oestradiol (O") und Dehydroepiandrosteron (DHA) täglich appliziert worden waren, wurden histologisch untersucht. Bei Färsen, die 250–350 μg O" erhalten hatten, war die Granulosaschicht der Follikel teils verändert, teils fehlte sie gänzlich; die Theka war verdickt und teilweise luteinisiert. In den Ovarien einer Färse, die tägl. 3,5 mg O" erhalten hatte, wurden nur Follikel von 1–10 mm Durchmesser angetroffen. Diese Follikel waren alle atretisch. Im Hypophysenvorderlappen solcher Färsen, die 350 μg O" erhalten hatten, war der Prozentsatz der granulierten kleinen β-Zellen in der basophilen Zone erhöht. Gelbkörperzysten sowie erhöhter Gehalt an hyalinisierten kleinen β-Zellen im Hypophysenvorderlappen wurden bei jenen Färsen angetroffen, die tägl. 20–80 mg DHA erhalten hatten. Die Epithelzellen in Schilddrüse und Genitaltrakt waren bei O"-Zufuhr höher als bei DHA-Zufuhr. W. Rommel. 1450.

Döcke, F. und Kauffold, P.; Dummerstorf, Inst. für Tierzuchtforsch. der Dtsch. Akad. der Landwirtsch.-Wiss. zu Berlin. **Untersuchungen über den Einfluß von Adrenalin und Acetylcholin auf die Kanincheneizelle.** Zuchthyg., Fortpflanzungsstör. Besam. Haustiere **7** (1963) Nr. 2. S. 102–110.
Nach der Auslösung von Superovulationen werden 72 Kaninchen belegt und in den nächsten 12 Std., also während des Aufenthaltes der Eier im Eileiter, mit hohen Dosen Adrenalin oder Acetylcholin behandelt. Nach der Tötung gelangen die Eier zur Untersuchung. – Bei einer weiteren Gruppe von

56 Spendern und 68 Empfängern erfolgen nach ebensolcher Vorbehandlung Transplantationen der befruchteten Eier. Insgesamt werden bei 2171 gezählten Gelbkörpern 1846 ausgespülte Eier, von denen 72% gefurcht sind, aufgefunden. Es ist festzustellen, daß insbesondere das Adrenalin die Eiwanderung durch die Tuben beschleunigt; Schädigungen treten hierbei jedoch nicht ein. Die Ergebnisse sagen aus, daß die Eizelle während ihres Aufenthaltes in der Tube unabhängig von Einflüssen bleibt, die vom vegetativen Nervensystem übertragen werden. F. Schaetz. 1450.

Vasin, A. D. (Wassin, A. D.); Staatl. Wiss. Inst. für Veterinärmed. Arzneimittelprüf. O stadijnosti razvitija jaičnikov tonkorunnych ovec. **(Stadienentwicklung der Eierstöcke bei Feinwollschafen.)** Ovcevodstvo, Moskva 9 (1963) Nr. 3. S. 25–26.
Aus Untersuchungen über die altersmäßigen Veränderungen, die in den Eierstöcken von der embryonalen bis zur klimakterischen Periode vor sich gehen, ergab sich, daß diese Entwicklungsprozesse „wellenförmig" ablaufen. Durch mikroskopische Untersuchungen der Eierstöcke wurde ferner festgestellt, daß es sich in der vorgenannten Periode um insgesamt drei spezifische Aufstiege und Rückläufe handelt, die im einzelnen näher beschrieben werden.
E. Kahn. 1450.

Mares, S. E. und Casida, L. E.; Madison, Univ. of Wisconsin. Effect of exogenous oxytocin on the progestogen content of the bovine corpus luteum. **(Die Wirkung von exogenem Oxytocin auf den Progestogengehalt des bovinen Corpus luteum.)** Endocrinology **72** (1963) Nr. 1. S. 78–82.
18 jungfräuliche Färsen erhalten am 12. und 13. Tag nach dem Oestrus zweimal täglich 100 IE Oxytocin i. v. 24 Std. nach der letzten Injektion werden mittels Supravaginalschnitt die Corpora lutea entfernt und deren Gehalte an Progesteron und 4-Pregnen-20β-ol-3-on nach Extraktion mit Alkohol, Säulenchromatographie an Aluminiumoxyd, Lösungsmittel-Verteilung und Papierchromatographie UV-spektrophotometrisch bestimmt. Die Oxytocinverabfolgung hat eine signifikante Erhöhung sowohl des Progesteron- als auch des 4-Pregnen-20β-ol-3-on-Gehaltes zur Folge. In Corpus luteum-Schnitten, die in vitro incubiert werden, bewirkt Oxytocin dagegen eine signifikante Verminderung der Synthese beider Stoffe. Eine sichere Erklärung für dieses Verhalten ist nicht möglich. Zugabe von Pregnenolon zum Incubationsmilieu verursacht eine signifikante Zunahme des Progesterongehaltes, wobei sich jedoch kein signifikanter Unterschied zwischen Versuchen mit und ohne Oxytocinzusatz zeigt. J. Müller. 1450.

Hilliard, Jessamine, Archibald, Donna und Sawyer, Charles H.; Los Angeles, Univ. of California, Dep. of Anatomy; Long Beach, Calif., Veterans Adm. Hospital. Gonadotropic activation of preovulatory synthesis and release of progestin in the rabbit. **(Gonadotropische Aktivierung der praeovulatorischen Synthese und Freigabe von Progestin im Kaninchen.)** Endocrinology **72** (1963) Nr. 1. S. 59–66.
1450.

Boria, Thomas, Mason, Marcus M. und Rosenkrantz, Harris; Worcester, Mass., Mason Res. Inst. A volumetric and biochemical study of canine prostatic fluid using mechanical and pharmacologic stimuli. **(Eine volumetrische und biochemische Untersuchung des Prostatasekrets von Hunden nach Anregung mit mechanischen und pharmakologischen Mitteln.)** Amer. J. veterin. Res. **24** (1963) Nr. 99. S. 343–347. – 4 Tab., 9 Lit. Zus. in Interlingua.
Von gesunden Hunden wurde Prostatasekret nach digitaler Massage sowie Pilocarpin-Injektion gewonnen und untersucht. Anschließend wurden die Tiere kastriert und eine Fistel durch Cystopräputiostomie angelegt sowie Prostatasekret durch elektrische Reizung bzw. Pilocarpin-Gabe gewonnen. Die biochemische Untersuchung des Sekretes, welches 10 Min. nach der

Reizung gesammelt wurde, ergab, daß nach mechanischer bzw. elektrischer Reizung eine größere Menge eines gehaltreicheren Sekretes gewonnen werden kann als nach Pilocarpin-Injektion. Nach mechanischer bzw. elektrischer Stimulation wurde folgende Beschaffenheit des Prostatasekrets ermittelt: Menge 9,7 bzw. 11,9 ml; Trockensubstanz 329 bzw. 375 mg; N-Gehalt 35,6 bzw. 36,1 mg; Kohlenhydrat-(KH-)Gehalt 11,6 bzw. 12,1 mg und Aktivität der sauren Phosphatase 39,4 bzw. 75 mg freigesetztes P. Die entsprechenden Werte nach Pilocarpin-Injektion bei gesunden und kastrierten Tieren betragen: Menge 11,6 bzw. 12,6 ml; Trockensubstanz 169 bzw. 201 mg; N-Gehalt 16 bzw. 20 mg; KH-Gehalt 4,6 bzw. 6,2 mg und Aktivität der sauren Phosphatase 24 bzw. 39 mg freigesetztes P. Der errechnete Prozentgehalt an Protein und Kohlenhydraten stimmte mit bekannten Werten gut überein.
E. Grün. 1450.

Hilscher, Werner und Maurer, Werner; Köln, Univ., Inst. für Med. Isotopenforsch.; Düsseldorf, Med. Akad., Pathol. Inst. **Autoradiographische Bestimmung der Dauer der DNS-Verdopplung und ihres zeitlichen Verlaufs bei Spermatogonien der Ratte durch Doppelmarkierung mit C-14- und H-3-Thymidin.** Naturwissenschaften 49 (1962) Nr. 15. S. 352. — 1 Tab., 5 Lit. Aus: Dok.-Dienst Kernforsch. u. Kerntechn.
Vff. beschreiben eine neue Methodik der Bestimmung der DNS-Verdopplung durch die Verwendung von markiertem ^{14}C- und ^{3}H-Thymidin. Hierzu erhielten 2 Ratten zunächst eine i. p.-Gabe von ^{14}C-Thymidin und 24 Std. später eine weitere i. p.-Gabe von ^{3}H-Thymidin. 1 Std. danach wurden die Tiere getötet. Von längsgeschnittenen Kanälchen wurden Autoradiogramme mit 30–50 μ dicken G_5- und K_2-Emulsionen hergestellt. Auf diesen Autoradiogrammen können durch die unterschiedlichen Bahnspuren der energiereicheren ^{14}C-β-Teilchen und der energieärmeren ^{3}H-β-Teilchen die ^{3}H- und ^{14}C-Teilchen unterschieden werden. Auf den Autoradiogrammen sieht man eine ununterbrochene Strecke von Spermatogonien mit ^{3}H-markierten Thymidinkernen und dagen weiter verschoben eine weitere ^{14}C-DNS-Strecke von ^{14}C-markierten Thymidinkernen. Die Verschiebung entspricht der Zeitdauer zwischen den beiden Injektionen. Man kann auf diese Art einen Zeitmaßstab im Gesamtbereich der Kanälchen aufprägen. Die ersten Ergebnisse dieser Bestimmungen bei einigen Zellarten der normalen Maus führten zu DNS-Verdopplungszeiten von 8 Std.
E. Magdon. 1450.

Niemi, Mikko und Ikonen, M.; Helsinki, Finland, Univ., Dep. of Anatomy. Histochemistry of the Leydig cells in the postnatal prepubertal testis of the rat. **(Histiochemie der Leydigschen Zellen in postnatalen präpubertalen Hoden der Ratte.)** Endocrinology 72 (1963) Nr. 3. S. 443–448. 1450.

Kiermeier, Friedrich und Johannsmann, Herbert; Weihenstephan bei Freising, Milchwirtsch. Inst. der TH München. **Über den Einfluß des Mangans auf die Aktivität der alkalischen Milchphosphatase.** Z. Ernährungswiss. 3 (1963) Nr. 3/4. S. 135–140. — 2 Abb., 26 Lit.
Untersuchungen über den Mangangehalt der Milch ergaben erhebliche Schwankungen, die nicht immer durch den wechselnden Mangangehalt des Futters bzw. die zusätzlich gefütterten Mangansulfatmengen zu erklären waren. Die Aktivität der alkalischen Phosphatase stand im deutlichen Zusammenhang mit dem Mangangehalt der Milch. Durch Zusätze von Mangansulfat wurde die Fermentaktivität in der Milch nicht signifikant beeinflußt. Zwischen dem Mangangehalt der Milch und der Aktivität der Xanthindehydrogenase und der sauren Phosphatase bestanden keine Beziehungen.
E. Kolb. 1470.

Adams, Eugene W. und Rickard, Charles G.; Tuskegee, Ala., School of Veterin. Med., Tuskegee Inst., Dep. of Pathol. and Parasitol.; Ithaca, N.Y., Cornell Univ., Coll. of Veterin. Med., Dep. of Pathol. and Bacteriol. The antistreptococcic activity of bovine teat canal keratin. **(Die Antistreptokokkenwirkung des Zitzenkanalkeratins beim Rinde.)** Amer. J. veterin. Res. 24 (1963) Nr. 98. S. 122–135. – 1 Abb., 6 Tab., 43 Lit. Zus. in Interlingua. Vff. führten eine Untersuchung des „Keratins" des Zitzenkanals bei Rindern durch, wobei sie feststellten, daß dieses Material hauptsächlich aus Lipoiden besteht. Mit Hilfe der chromatographischen Fraktionierung wurden die veresterten und freien Fettsäuren dieser Lipoide getrennt, wobei hauptsächlich Fettsäuren mit 12, 14, 16 und 18 C-Atomen gefunden wurden. Weil dieses Material sebumähnlich beschaffen ist, bezeichnen sie es als „Laktosebum". Es besitzt eine bakteriostatische Wirksamkeit, wie bei in vitro-Experimenten mit *Str. agalactiae* nachgewiesen werden konnte. Diese Antistreptokokken-Substanzen waren in der Fraktion der nicht veresterten Fettsäuren (NEFA) enthalten; es handelt sich um die langkettigen Fettsäuren: Myristin-, Palmitolein- und Linolensäure. „Keratin" aus Eutern, welche für künstliche Streptokokken-Infektion empfänglich waren, besaß eine geringere Antistreptokokken-Wirksamkeit als solches aus resistenten Vierteln. „Keratin" aus resistenten Vierteln zeichnet sich durch einen signifikant höheren Gehalt an veresterten Fettsäuren aus, während solches aus empfänglichen Eutern eine signifikante Erhöhung des NEFA- und deutliche Abnahme des Phospolipoid-Gehaltes zeigt. Die Beschaffenheit des „Keratins" des Zitzenkanals scheint daher bei der Entstehung von Euterinfektionen von großem Einfluß zu sein.

E. Grün. 1470.

Sadhu, D. P. und Chowdhury, D. Roy; Calcutta, Bengal Veterin. Coll., Dep. of Physiol. and Nutrit. Consumption of oxygen by sweat glands of Indian zebu cattle. **(Der Sauerstoffverbrauch von Schweißdrüsen des indischen Zebu-Rindes.)** Nature [London] **198** (1963) Nr. 4877. S. 311. – 2 Tab., 7 Lit. Der Sauerstoffverbrauch von Hautstücken mit einer großen Zahl von Schweißdrüsen sowie des isolierten Papillarkörpers, die aus dem Höcker, der Wamme sowie vom Rücken des indischen Zebu entnommen wurden, wurde in Krebs-Ringer-Phosphatpuffer pH 7,4 nach Zusatz von 0,5 M Na-Succinat und 0,114 M Na-Ascorbinat im Warburg-Apparat bestimmt. Nach Zugabe dieser Substrate kommt es zu einer 25–50% (Succinat) bzw. 450–580%igen (Ascorbinat) Steigerung der Sauerstoffaufnahme der Haut sowie zu einer 75–160% (Suc.) bzw. 400–620%igen (Asc.) Steigerung der O_2-Aufnahme des Papillarkörpers. Die größte Steigerung wurde in den Hautproben aus dem Höcker beobachtet. Es besteht eine direkte Beziehung zwischen dem O_2-Verbrauch des Papillarkörpers und der Dichte und dem Volumen der in ihm enthaltenen Schweißdrüsen sowie der Schweißbildungsrate. Da in den Hautstücken aus dem Höcker die höchsten Werte bestimmt werden konnten, wird angenommen, daß dieser als zusätzliche Verdunstungsfläche für die Thermoregulation des indischen Zebu-Rindes dient.

E. Grün. 1490.

Lecce, J. G. und Morgan, D. O.; Raleigh, North Carolina State Coll., Dep. of Animal Sci. Effect of dietary regimen on cessation of intestinal absorption of large molecules (closure) in the neonatal pig and lamb. **(Die Auswirkung der Art und Weise der Futterzufuhr auf die Beendigung der intestinalen Absorption von großen Molekülen [Verschluß] beim neugeborenen Schwein und Lamm.)** J. Nutrit. [Philadelphia] **78** (1962) Nr. 3. S. 263–268. – 4 Abb., 12 Lit. Unter Verwendung von Polyvinylpyrrolidon (PVP) wurde die Dauer der Fähigkeit zur enteralen Resorption großer Moleküle bei Ferkeln, die von der Sau gesäugt wurden, oder bei hungernden Tieren untersucht. Als Verschlußzeit gilt dabei derjenige Zeitpunkt, nach welchem das Tier nicht mehr in der Lage ist, PVP zu resorbieren. Zum Nachweis von PVP im Serum diente die Elektrophorese in Agar-Gel. Ferkel, die durch die Sau gesäugt wurden, vermochten PVP bis zu einem Alter von 24–36 Std. zu resorbieren, wogegen die entsprechende Grenze bei hungernden Tieren sich bis zu 86 Std. erstreckte.

Durch die Verabreichung von 300–400 ml Colostrum vom Rind konnte in 24 Std. der Verschluß ausgelöst werden. Untersuchungen an Lämmern ergaben, daß bei hungernden Tieren eine Resorption von PVP, Rindercolostralproteinen und Eiproteinen möglich war, wenn die Tiere 24 und 48 Std. keine Milch aufgenommen hatten. Lämmer, die 1500 ml Colostrum erhalten hatten, vermochten PVP und Eiproteine im Alter von 24 Std. nicht mehr zu resorbieren. Bei einem 5 Tage alten Lamm, das 2 Tage lang gehungert hatte, bestand keine Fähigkeit zur Resorption von PVP im Alter von 7 Tagen. Somit ist die Fähigkeit zur Resorption großer Moleküle aus dem Darminhalt nicht vom Alter der Tiere abhängig, sondern davon, ob die Tiere Futter aufgenommen haben und in welchen Mengen. H. Gürtler. 1505.

Faltova, E., Hahn, P. und Koldovský, O.; Prag, Physiol. Inst. der Akad. der Wiss. der ČSSR. Vsasyvanie gljukozy iz tonkoj kiški i ego ėndokrinnoe regulirovanie v tečenie postnatal'nogo razvitija u krys. **(Glykoseresorption im Dünndarm und ihre endokrine Steuerung in der postnatalen Entwicklung bei Ratten.)** Fiziologičeskij žurnal SSSR imeni I. M. Sečenova, Moskva-Leningrad 48 (1962) Nr. 10. S. 1392–1398. – 7 Abb., 24 Lit.

Während der postnatalen Entwicklung erhöht sich die Glykoseresorption im Dünndarm. Ihr Maximum findet sich um den 30. Lebenstag. Danach kommt es zur Senkung der Glykoseresorption. Bei erwachsenen Tieren hingegen liegt die Glykoseresorption auf einem konstanten, höheren Niveau. Die resorptiven Altersveränderungen laufen parallel dem Nahrungsbedürfnis. Phlorrhizin hemmt generell die Glykoseresorption, während Cortison, ACTH und STH zur Steigerung führen. Die Adrenalektomie hemmt bei 10 Tage alten Ratten die Glykoseresorption. Diese Beobachtung spricht dafür, daß in diesem Alter die Nebennierenrindenfunktion und die ACTH-Bildung in der Hypophyse noch unzureichend sind. H. John. 1505.

Moore jun., W. und Comar, C. L.; Ithaca, N.Y., Cornell Univ., New York State Veterin. Coll. Absorption of caesium 137 from the gastrointestinal tract of the rat. **(Die Resorption von Cäsium-137 aus dem Gastrointestinaltrakt der Ratte.)** Int. J. Radiation Biol. 5 (1962) Nr. 3. S. 247–254. – 4 Abb., 2 Tab., 9 Lit. Aus: Dok.-Dienst. Kernforsch. u. Kerntechn.

Zu den in vivo-Versuchen dienten männliche Albinoratten von 120–140 g Gewicht, die in drei Versuchsgruppen aufgeteilt wurden: 1) hungernde, 2) normal ernährte und 3) kaliumarm ernährte Tiere. Fütterungsbedingungen und Zeiten sind genauer beschrieben. Die Tiere erhielten 5 μc ^{137}Cs in 0,5 ml wäßriger Lösung durch eine Magensonde direkt in den Magen appliziert. In Gruppen zu je 4 Ratten wurden die Tiere im Abstand von 5; 10 und 30 Min.; 1; 2; 3; 4 und 24 Std. post applicationem getötet. Die Magen-Darmtrakte wurden entnommen und mit Inhalt mittels Szintillationszähler gemessen. Zur Bestimmung der Resorption in den einzelnen Darmabschnitten wurden Ligaturen an den entsprechenden Stellen gelegt und dann ^{137}Cs in die abgebundenen Segmente in das Lumen gegeben. Zum Studium der endogen Sekretion vom Blut ins Darmlumen wurden wiederum Ligaturen gelegt und der Ionenaustauscher Dowex 50 in die einzelnen Segmente eingebracht. Die Anwesenheit von Darminhalt beeinflußte die Resorption und auch die endogene Sekretion. Am schnellsten erfolgte die Resorption aus dem Dünndarm. Als Zeichen der endogenen Sekretion ließen sich 24,5% der i.v. verabreichten Aktivitätsmenge am Ionenaustauscher nachweisen. G. C. Schubert. 1505.

Kuseń, S. J. und Masljanko, N. F. (Kussen, S. J. und Masljanko, N. F.); Ukrain. Forsch.-Inst. für Physiol. und Biochem. Landwirtsch. Nutztiere. Do fiziologiï peredšlunkiv velykoï rogatoï chudoby. **(Zur Physiologie der Vormägen des Rindes.)** Visnyk sil'skogospodarskoï nauky, Kyïv 5 (1962) Nr. 4. S. 111–113. – 1 Tab., 5 Lit. Orig.: ukrain., Ausz.: russ.

In der vorliegenden Arbeit wurde das Gewicht der Vormagenwände und ihr prozentuales Verhältnis zur Epithel- und Muskelschicht bei erwachsenen und 1½ bis 2 Jahre alten Rindern ermittelt. Es konnte festgestellt werden, daß ungeachtet der absoluten Gewichtsunterschiede der Vormägen zwischen den einzelnen Tieren das prozentuale Verhältnis der erwähnten Wandschichten fast immer das gleiche war. Folglich kommt in erster Linie dem Netz- und dann dem Labmagen die eigentliche resorptive und fermentative Bedeutung zu. Der Labmagen erfüllt hauptsächlich die mechanische Funktion der Vormägen.

H. John. 1510.

Jaroslav, S. Ju., Jermolajeva, K. S., Naumenko, V. V., Bedrata, O. L., Nelypa, P. O., Suševyč, S. I. und Sviščova, G. V. (Jaroslaw, S. Ju., Jermolajewa, K. S., Naumenko, W. W., Bedrata, O. L., Nelypa, P. O., Schuschewytsch, S. I. und Swistschowa, G. W.); Ukrain. Akad. der Landwirtsch.-Wiss. Zmina temperatury ta skoročeń rubcja v žujnych tvaryn. **(Die Temperaturveränderungen und Pansenbewegungen bei Wiederkäuern.)** Visnyk sil'śkogospodarśkoï nauky, Kyïv 5 (1962) Nr. 4. S. 113–116. – 4 Abb. Orig.: ukrain., Ausz.: russ.

Es wurde an Ziegen mit Pansenfistel als Antwort auf Fütterung und Wassergaben die Pansenmotorik und Temperatur registriert. Hierbei zeigte sich, daß rectal die Temperatur niedriger lag als im Pansen. Heufütterung erhöhte die Pansentemperatur, die durch Futterrüben gesenkt werden kann. Erhitzte Bierhefe beeinflußt die Temperatur nur geringgradig. Nach Einführung von Sauerstoff und Stickstoff in den Pansen fällt die Temperatur ab. Nicht erwärmtes Futter, insbesondere kaltes Wasser senkt die Pansentemperatur für lange Zeit. Warmes Wasser ruft nur unbedeutende Temperaturrückgänge hervor. Die Pansenbewegungen sind arhythmisch, ungleichmäßig und schwächen sich während der Nachtzeit ab. Der Abfall der Pansentemperatur und die Abschwächung der Pansenbewegung verlaufen nicht immer parallel. Sauerstoff und Stickstoff intensivieren und beschleunigen die Pansenkontraktion.

H. John. 1510.

Rusev, V. (Russew, W.) Vlijanie na propionavata kiselina vŭrchu sirištnata sekrecija pri ovce. II. Izsledvane vlijanieto na natrievija propionat vŭrchu sekrecijata na stomašen sok i sŭdŭržanieto na krŭvnata zachar pri ovce. **(Einfluß der Propionsäure auf die Labmagensekretion beim Schaf. 2. Mitt. Untersuchung des Einflusses des Natriumpropionats auf die Magensaftsekretion und den Blutzuckergehalt bei Schafen.)** Izvestija na Instituta po sravnitelna patologija na domašnite životni. Bŭlgarska akademija na naukite, Sofija 9 (1962) S. 133–140. – 4 Abb., 19 Lit. Zus. in Russ., Engl.

Die Versuche wurden mit 9 Schafen und 6 Lämmern durchgeführt. Das Natriumpropionat wurde mittels Sonde (Schafe: 18 g in 500 ml Aqu.; Lämmer: 5–10 g in 250 ml Aqu.) verabreicht. Der Blutzucker wurde nach der Methode von Hagedorn und Jensen im venösen Blut vor und nach Verabreichung des Natriumpropionats und sodann stündlich bis zur 5. Stunde untersucht. Zwei der Versuchsschafe wurden vorher operiert; das eine mit Kleinmagen nach Pawlow und das andere nach Heidenhain. Bei beiden Versuchstieren wurde der Verlauf der Veränderungen im Blutzuckerspiegel und der Magensaftsekretion nach Einführung des Natriumpropionats im Pansen verfolgt. Es ergab sich, daß in den meisten Fällen eine 10–20%ige Steigerung des Blutzuckerspiegels eintritt. Bei den Lämmern waren die Ergebnisse nicht eindeutig. Das Natriumpropionat stimuliert die Magensaftsekretion im Labmagen. Unter den Versuchsbedingungen wurde festgestellt, daß zwischen der stündlich ermittelten Magensekretionshöhe und dem Blutzuckerspiegel keine bestimmte Abhängigkeit besteht.

Z. Tomow. 1510.

Sutton, J. D., McGilliard, A. D. und Jacobson, N. A.; Ames, Iowa State Univ., Dep. of Animal Sci. Technique for determining the ability of the reticulo-rumen of young calves to absorb volatile fatty acids at controlled pH. **(Technik zur Messung der Fähigkeit von Pansen und Haube junger Kälber zur Absorption flüchtiger Fettsäuren bei einem bestimmten pH-Wert.)** J. Dairy Sci. 45 (1962) Nr. 11. S. 1357–1362. — 2 Abb., 3 Tab., 19 Lit.

Vff. entwickelten ein Verfahren zur Ermittlung der Fähigkeit von Pansen und Haube zur Resorption flüchtiger Fettsäuren in verschiedenen Altersstufen beim Kalb. Dabei wird bei nicht narkotisierten Tieren zunächst ein Eintritt von Speichel in den Pansen durch das Einlegen eines Speiseröhrenkatheters unterbunden. Anschließend wird der Panseninhalt durch eine modifizierte Krebs-Ringer-Phosphat-Lösung ersetzt, die gleichzeitig flüchtige Fettsäuren und Polyaethylenglykoll als eine nicht resorbierbare Testsubstanz enthält. Der pH kann durch Zugabe von Phosphorsäure im Bereich von 5,0–7,4 und durch Zugabe von Natriumhydroxyd im Bereich 7,4–8,0 während einer Messung konstant gehalten werden. Aus der Änderung der Konzentration der flüchtigen Fettsäuren kann bei Berücksichtigung der Konzentrationsänderung von Polyaethylenglykoll die Resorption an flüchtigen Fettsäuren ermittelt werden.
H. Gürtler. 1510.

Lewis, T. R. und Emery, R. S.; East Lansing, Michigan State Univ., Dep. of Dairy Sci. Intermediate products in the catabolism of amino acids by rumen microorganisms. **(Zwischenprodukte des Abbaues von Aminosäuren durch Pansenmikroorganismen.)** J. Dairy Sci. 45 (1962) Nr. 11. S. 1363 bis 1368. — 3 Abb., 1 Tab., 22 Lit.

Die Zwischenprodukte des Abbaues verschiedener Aminosäuren durch Pansensaft und durch Suspensionen von gewaschenen Pansenbakterien wurden chromatographisch und spektrophotometrisch untersucht. Als Intermediärprodukte des Abbaues von L-Arginin konnten Ornithin, σ-Aminovaleriansäure und Putrescin, des Abbaues von L-Ornithin, σ-Aminovaleriansäure und Putrescin nachgewisen werden. L-Lysin ergab σ-Aminovaleriansäure und Cadaverin. σ-Aminovaleriansäure wird nur sehr langsam weiter abgebaut. Der Nachweis einer Aminbildung aus Caseinhydrolysat sowie aus Arginin, Lysin, Histidin, Tryptophan und Phenylalanin bei einem pH von 4,5, 5,5 und 6,5 war nur für Putrescin und Cadaverin positiv. Die Ammoniakbildung verlief am intensivsten bei einem pH von 6,5 und zeigte bei pH 4,5 den niedrigsten Wert. Die Pansensaftproben verschiedener Tiere variierten im Hinblick auf das Vermögen zur Aminbildung. Beim Abbau von DL-Tryptophan entstand Indol und Skatol, das letztere wurde von gewaschenen Bakteriensuspensionen nur bei Anwesenheit von Maltose in geringen Mengen gebildet. Indol und Skatol wurden auch quantitativ nachgewiesen und waren im Pansensaft in wesentlich größeren Mengen nachzuweisen als bei der Verwendung von gewaschenen Suspensionen von Pansenbakterien. H. Gürtler. 1510.

Wetterau, H. und Holzschuh, W.; Blösien, VEB Leuna-Werke „Walter Ulbricht“, Landwirtsch. Versuchsstat.; Halle-Lettin, LPG-Fütterungsberatungsstelle, Arbeitsgemeinsch. für Fütterungsberat. **Untersuchungen über den Abbau von Nicht-Protein-Stickstoff-Verbindungen im Pansen der Wiederkäuer. 2. Mitt. Untersuchungen in vitro zur Frage der Ureasewirkung aus Sojaextraktionsschrot auf den Harnstoffabbau.** Arch. Tierernähr. 13 (1963) Nr. 1. S. 21–35. — 8 Abb., 3 Tab., 16 Lit. 1. Mitt. vgl. LZ. Abt. IV 8 (1963) Nr. 5. S. 915.

In Untersuchungen am künstlichen Pansen wurde die Wirkung des Zusatzes von Sojaextraktionsschrot und die Auswirkung der Gewöhnung der Versuchstiere an eine Harnstofffütterung auf den Harnstoffabbau überprüft. Ein Einfluß der bei der Fütterung der Pansensaftspender verwendeten Grundfuttermittel auf den Harnstoffabbau in vitro konnte nicht festgestellt werden. Durch eine Gewöhnung der Kühe an die Aufnahme von Harnstoff wird die Ureaseaktivität des Pansensaftes erhöht, und durch Zugabe von Sojaextraktionsschrot steigt die Abbaurate des Harnstoffs in vitro unmittelbar nach Versuchsbeginn ebenfalls an. Durch eine vorherige Gewöhnung der Kühe an Harnstoff verringert sich die Erhöhung der Harnstoffhydrolyse durch Sojaextraktionsschrot. Bei Zugabe der 20–40fachen Menge an Sojaextraktionsschrot im Vergleich zur Harnstoffmenge stieg auch die Abbaugeschwindigkeit des Harnstoffs erheblich an. Bei einer gleichzeitigen Verabreichung von Harnstoff und Sojaextraktionsschrot besteht daher infolge des raschen Harnstoffabbaues die Gefahr des Auftretens von Vergiftungserscheinungen durch zu hohe Ammoniakkonzentrationen im peripheren Blut. Der Sojaextraktionsschrot sollte daher, wenn sich eine Ergänzung einer Kost, die Harnstoff enthält, als unbedingt notwendig erweist, getoastet verabreicht werden bzw. sollte die Menge die des Harnstoffs um nicht mehr als das 10fache übersteigen.

H. Gürtler. 1510.

Larson, Bengt Y.; Stockholm, Veterinärhochschule, Med. Abt. für Wiederkäuer. **Der Stärkeabbau im Pansen bei der Fütterung gekeimten Getreides. 1. Mitt. In vitro-Methodik zur Beurteilung des Abbauvermögens.** Z. Tierphysiol., Tierernähr. Futtermittelkunde **17** (1962) Nr. 6. S. 317–325. — 9 Abb., 1 Tab., 6 Lit.

Mit Hilfe einer halbquantitativen Methode wurde der Stärkeabbau durch Pansenflüssigkeit wie auch durch Extrakte aus gekeimtem bzw. ungekeimtem Getreide verschiedener Art sowie bei Zusatz von Pansenflüssigkeit zu Pflanzenextrakt in vitro untersucht. Danach enthält Pansensaft, der morgens vor der Fütterung entnommen wurde, keine oder nur unbedeutende Amylasemengen. Nach der Verfütterung von gekeimtem oder ungekeimtem Getreide lag ein deutlich nachweisbarer Amylasegehalt vor, der beim Aufbewahren der Proben noch anstieg. Als Ursache wird die Freisetzung von Amylase aus Keimstoffen angenommen. Es konnte nachgewiesen werden, ob eine äußerlich nicht wahrnehmbare Keimung bereits eingetreten war oder nicht. Pflanzenextrakt zeigte kein Stärkeabbauvermögen. Bei Zusatz zu einer Pansensaftprobe wird jedoch dessen Wirkung im Hinblick auf den Stärkeabbau erhöht. Im gekeimten Getreide findet sich der höchste Gehalt an α-Amylase im Roggen und in der Gerste, wogegen im Hafer bedeutend weniger nachzuweisen ist.

H. Gürtler. 1510.

Cordiez, E., Bienfait, J. M. und Mignon, J. L'amidon et ses produits d'hydrolyse dans l'alimentation du veau. **(Die Stärke und ihre Hydrolysate in der Ernährung des Kalbes.)** Ann. Méd. vétérin. [Bruxelles] **106** (1962) Nr. 4. S. 205–235. — 1 Abb., 9 Tab., 46 Lit.

Bei den Bemühungen, die Vollmilch in der Ernährung des Kalbes zunehmend einzusparen oder zu ersetzen, hat die Frage nach der Verwertung anderer geeigneter Futterstoffe bei den Jungtieren dieser Tierart stets das Interesse auf sich gezogen. Die ältesten Untersuchungen (Hanson, 1907, Fingerling, 1909 und Wellmann, 1914) hatten zumindestens bezüglich der Verträglichkeit der verschiedenen Stärkeerzeugnisse für den Verdauungstrakt des Kalbes unterschiedliche Ergebnisse gebracht. Verhältnismäßig günstig schnitten die Untersucher ab, die die Stärke einer enzymatischen Behandlung (Malz) oder sonst einem diastatischen Aufbereitungsprozeß unterwarfen, um dem beim Kalbe wahrscheinlich vorhandenen Mangel an Diastase und seiner dadurch geringen Fähigkeit, Stärkeerzeugnisse zu verdauen, zu begegnen. In neueren Untersuchungen (Huber, Jakobson, 1960 und Huber et al. 1961) wurden Kälbern verschiedenen Alters Maltose und Glukose in einer Dosis von 4,40 g/kg Kgw. in einer wäßrigen Lösung in den Psalter-Labmagen infundiert. Mit zunehmendem Alter trat eine Verschlechterung der Absorption ein. Wie bei der Maltose lag auch bei der Glykose der Zeitpunkt der optimalen Verwertung zwischen der 6. und der 8. Lebenswoche. Anscheinend ist in diesem Alter auch das Maltasebedürfnis des Kalbes am größten. Im Pansen finden zwar schon fermentative Vorgänge statt, aber ihre Leistung ist noch gering.

Daher gelangt stets ein Teil der Stärke nur unvollständig abgebaut vom Pansen in den Darm, wo er der vollständigen Hydrolyse anheimfällt. Diese Hypothese wird durch die Feststellung gestützt, daß bei der Verabreichung von Glukose an 7 bis 10 Wochen alte Kälber die Kurve des Blutzuckergehaltes zwei Gipfel aufweist; der erste ist eine Folge der Absorption durch die Pansenwand, der zweite entsteht durch die Resorption im Dünndarm. Bei älteren Wiederkäuern hat die besagte Kurve nur einen Gipfel, der ausschließlich bei der Absorption im Pansen zustande kommt. Die Zeitspanne zwischen der Stärkeingestion und der Absorption wird für Maltose mit 30 Min. und für Glukose mit 15 Min. angegeben. Darüber hinaus ist die Bedeutung der Umwandlung der Stärke und Fettsäuren im Pansen des Kalbes und der Einfluß dieses Phänomens auf die Verwertung der Glucide von Interesse. Auch die Frage der Bildung eines Adaptionsenzymes als Folge einer ständig zunehmenden Stärkegabe bedarf der sorgfältigen Beachtung. H. Busse. 1510.

Stojkov, D. (Stojkow, D.) Vlijanieto na njakoi mineralni dobavki, bogati na kalcievi soli, vključeni v dažbata vŭrchu chranosmilaneto, smilaemostta i belodrobnija gazoobmen pri ovce. **(Einfluß einiger in die Futterrationen eingebauter, calciumreicher Mineralstoffzusätze auf die Verdauung, die Verdaulichkeit und den Lungengasstoffwechsel bei Schafen.)** Naučni trudove. Visš veterinarnomedicinski institut „Prof. d-r G. Pavlov“, Sofija **10** (1962) S. 427 bis 442. — 5 Abb., 9 Tab., 30 Lit. Zus. in Russ., Dtsch.
Im Gegensatz zum Muschelmehl und zur Kreide bewirkt das der Futterration für Wiederkäuer zugesetzte Knochenmehl eine regelmäßige Resorption des Rohproteins, der Mineralstoffe und des Calciums. Knochen- und Muschelmehl beeinflussen die Verdauungskoeffizienten des Rohproteins, der Mineralsalze und des Calciums günstig, während die Kreide die Aufnahme dieser Stoffe negativ beeinflußt. Die Gasanalysen der von Schafen ausgeatmeten Luft zeigten, daß Futterrationen mit Muschelmehl eine größere Sauerstoffmenge (um 0,191 l mehr) absorbieren als Futterrationen mit Knochenmehl. Der niedrige Atmungskoeffizient bei Futterrationen mit Knochenmehl zeigt einen günstigeren Verlauf der Verdauungs- und Stoffwechselvorgänge im Organismus der landwirtschaftlichen Nutztiere. Z. Tomow. 1510.

Krzywanek, Hansdieter; Berlin-Dahlem, Univ., Inst. für Veterin.-Physiol. **Untersuchungen über diurnale Änderungen im Ruminationsverhalten aufgestallter und weidender Schafe.** Diss. Berlin-Dahlem **1963** 48 S. — 19 Abb., 5 Tab., 48 Lit.
Die Rumination als sichtbarer charakteristischer Teilprozeß der Verdauung der Wiederkäuer hängt in ihrem Ablauf von vielen Bedingungen ab. Vf. hat an im Stall und auf der Weide gehaltenen Schafen ermittelt, welche Zeit des Tages fressend bzw. wiederkauend verbracht wird und wie sich die Freß- und Wiederkauperioden über die 24 Stunden eines Tages verteilen. Zu diesem Zweck wurden die Kaugeräusche der Tiere mit einem Mikrophon an der Backe des Tieres aufgenommen und auf einen Direktschreiber übertragen, der sie bei einem Papiervorschub von 1 mm $\cdot$ sec^{-1} als Einzelausschlag pro Kieferbewegung fortlaufend registrierte. Im Stall (bzw. Weide) wurden 9,5 Std. (5,25) wiederkauend, 6,5 Std (7,5) fressend und 8 Std. (11,25) ohne Kautätigkeit verbracht. Der Anteil der Wiederkauzeit am Tage und in der Nacht betrug bei Stallhaltung 36:45%, bei bei Weidehaltung 15:29%. Das entsprechende Verhältnis der Freßzeiten betrug im Stall 37:14%, auf der Weide 55:10%. Die Länge der Wiederkauperioden schwankte zwischen einer und 74 Min. Die langen Perioden kamen meist bei Stallhaltung und hauptsächlich nachts vor. Die Zahl der Kieferschläge pro Minute (Wiederkaufrequenz) war am Tage größer als in der Nacht. Die Kieferschlagzahl für das tägliche Wiederkauen war im Stall (Heufütterung) mit 44060 fast doppelt so groß wie auf der Weide (22918). E. Wiesner. 1550.

Dingle, J. T., Sharman, I. M. und Moore, T.; Cambridge, Strangeways Res. Lab.; Univ.; Med. Res. Council, Dunn Nutrit. Lab. The influence of vitamin A status on the proteolytic activity of lysosomes from the livers and kidneys of rats. **(Der Einfluß des Vitamin A-Gehaltes auf die proteolytische Tätigkeit von Lysosomen aus den Lebern und Nieren von Ratten.)** Proc. Nutrit. Soc. **22** (1963) Nr. 1. S. X–XI. 1585.

Karlin, Rosalie; Lyon, Inst. Pasteur. Recherches préliminaires sur la synthèse de la vitamine B_{12} et autres vitamines du groupe B par une bactérie isolée du fromage. **(Voruntersuchungen über die Synthese von Vitamin B_{12} und andere Vitamine der B-Gruppe durch ein aus Käse isoliertes Bacterium.)** C. R. hebd. Séances Acad. Sci. **256** (1963) Nr. 5. S. 1164–1165. – 4 Lit.
Es handelt sich um ein gelbes, bewegliches gramnegatives Stäbchen, das in der Kultur anspruchslos ist und als neue Art der Gattung *Empedobacter* bestimmt wurde. Die synthetisierten Vitamine wurden teilweise ins Milieu abgegeben, verblieben aber hauptsächlich in den Zellen. Gesamtgehalt in 48 h-Kultur: 33 μg B_1, 135 μg B_2, 331 μg Nicotinsäure, 282 μg Pantothensäure, 0,17 μg Biotin, 119 μg B_6, 7,6 μg Folsäure, 1,6 μg Folinsäure, 4,17 μg B_{12}/l. Nach 96 h etwa die doppelte Menge. Bei Zugabe von Cobalt und einer Vorstufe von B_{12} (5,6-Dimethyl-benzimidazol) betrug der B_{12}-Gehalt nach 48 h 9,6 μg, nach 96 h 27 μg und nach 168 h 57 μg B_{12}/l. Die B_{12}-Bestimmung erfolgte mikrobiologisch mit *L. leishmanii*. Diskutiert wird die Bedeutung dieser Mikrobe für die Tierernährung. W. Goldbach. 1595.

Habel, Robert E.; Ithaca, N. Y., Cornell Univ., New York State Veterin. Coll., Dep. of Anatomy. Carbohydrates, phosphatases, and esterases in the mucosa of the ruminant forestomach during postnatal development. **(Kohlenhydrate, Phosphatasen und Esterasen in der Schleimhaut der Vormägen der Wiederkäuer während der postnatalen Entwicklung.)** Amer. J. veterin. Res. **24** (1963) Nr. 98. S. 199–211. – 14 Abb., 1 Tab., 33 Lit. Zus. in Interlingua.
Bei Rindern, Schafen und Ziegen im Alter von 1 Tag bis 3 Jahren wurden Schleimhautproben aus dem Pansen, der Haube und dem Labmagen histochemisch untersucht. Bei Tieren jeden Alters konnte im Stratum corneum und oberen Str. spinosum diastaseresistentes Material, welches bei der Perjodsäure-Schiff-Reaktion positiv reagierte, sowohl intra- als auch intercellulär festgestellt werden. Es handelt sich hierbei um einen Kohlenhydrat-Protein-Komplex. Das Str. corneum reagierte dabei saurer bei erwachsenen Tieren als bei Kälbern, färbte sich aber nicht unter pH 4 im Methylenblau-Extinktionstest. Das Glykogen verschwand aus dem Epithel im Alter von 1–4 Wochen. Eine Schicht von Glykogengranula erscheint in der Lamina propria mucosae bei 4 Wochen alten Kälbern beim Übergang zur Trockenfütterung; dagegen fehlt sie bei Tieren, die bis zu 1 Jahr Milch erhielten. Biopsieproben bei Tieren, deren Fütterung von Milch auf Rauhfutter umgestellt wurde, ergaben, daß diese Glykogenzone sich schnell entwickelt, während sie in anderen Körpergeweben völlig fehlt. Dies beweist, daß diese Schicht durch Resorption von Gärungsprodukten aus den Vormägen entsteht. Alkalische Phosphatase ist im Epithel vom oberen Str. spinosum bis zur Oberfläche nachweisbar. Sie tritt in allen Vormagenabteilungen auf, fehlt aber in anderen Geweben. Dies scheint ein Ausdruck der spezifischen resorptiven und Stoffwechselfunktion der Vormägen zu sein. 5-Nucleotidase, saure Phosphatase und nicht spezifische Esterasen konnten im gesamten Epithel nachgewiesen werden.
E. Grün. 1680.

Schütte, H. R., Steinbrecht, Ingeborg und Winder, K.; Halle/S., Inst. für Biochem. der Pflanzen der Dtsch. Akad. der Wiss. zu Berlin; Univ., Inst. für Org. Chem. **Untersuchungen über Rinderleberkatalase. II. Die Abhängigkeit der Enzymaktivität von tryptischer und pankreatischer Spaltung.** Hoppe-

Seyler's Z. physiol. Chem. **322** (1960) Nr. 3/6 S. 142–146. – 3 Abb., 18 Lit. Zus. in Engl. 1. Mitt. vgl. LZ. Abt. IV **5** (1960) Nr. 4. S. 599.
In vorliegender Arbeit wurde die Aktivität von Rinderleberkatalase in Abhängigkeit von tryptischer und pankreatischer Hydrolyse untersucht. Das Trypsin stammte von der Fa. Merck, das Fermentpräparat aus Pankreas vom VEB Berlin-Chemie. Dabei entstanden unter dem Einfluß der proteolytischen Fermente Spaltprodukte mit einem Molekulargewicht von 120000 bzw. 145000 (native Katalase: 225000). Die Spaltstücke enthalten noch Hämin und besitzen praktisch die volle Katalaseaktivität. Daraus wird geschlossen, daß das Katalasemolekül neben einem gegen proteolytische Enzyme beständigen und katalytisch aktiven Kernstück auch leicht abspaltbare Bezirke aufweist, die für die Aktivität des Enzyms ohne Bedeutung sind. E. Kolb. 1680.

Schütte, H. R. und Wolter, D.; Halle/S., Inst. für Biochem. der Pflanzen der Dtsch. Akad. der Wiss. zu Berlin; Univ., Inst. für Org. Chem. **Untersuchungen über Rinderleberkatalase. III. Die Kupplungsreaktion mit diazotierter Sulfanilsäure.** Hoppe-Seyler's Z. physiol. Chem. **327** (1962) Nr. 2/6. S. 182–185. – 3 Abb., 9 Lit. Zus. in Engl. 2. Mitt. vgl. vorst. Ref.
Durch die Kupplungsreaktion mit diazotierter Sulfanilsäure werden im Eiweiß phenolische Gruppen (Tyrosin) und Imidazolgruppen (Histidin) blokkiert; in geringem Umfange wird auch die Indolgruppe angegriffen. Die Behandlung kristallisierter Rinderleberkatalase mit diazotierter Sulfanilsäure ergab eine nahezu vollständige Inaktivierung des Enzyms. Das UV-Absorptionsspektrum gekuppelter Katalase läßt die Existenz einer Tyrosyl-Monoazoverbindung erkennen und macht die einer Histidylmonoazoverbindung wahrscheinlich. Die Aktivitätsabnahme ist 30 Min. nach Beginn der Incubation sehr stark ausgeprägt. Die Bildung eines Dikupplungsproduktes erfolgt offenbar nicht, wobei eine sterische Hinderung in dem globulären Protein möglicherweise beteiligt ist. Die charakteristischen Maxima reiner Katalase sind nicht mehr nachweisbar. Die Untersuchungen zeigen, daß kupplungsfähige Aminosäuren – insbesondere Tyrosin und Histidin – für die Enzymaktivität der Rinderleberkatalse von Bedeutung sind. E. Kolb. 1680.

Oliver, W. T. und Funnell, H. S.; Guelph, Ontario, Canada, Ontario Veterin. Coll., Dep. of Physiol. Sci. Some properties of serum cholinesterase of swine. **(Einige Eigenschaften der Serumcholinesterase des Schweines.)** Amer. J. veterin. Res. **24** (1963) Nr. 98. S. 32–38. – 8 Abb., 1 Tab., 14 Lit. Zus. in Interlingua.
Eine Methode zur Konzentration und Reinigung von Schweineserum-Cholinesterase wird beschrieben. Bei Verwendung von Benzoylcholinchlorid als Substrat liegt die maximale Aktivität des Enzyms bei einem pH von 7,4. Durch Zugabe von EDTA tritt eine Abnahme der Enzymaktivität auf einen konstanten Wert über 0 auf, was auf die Abbindung des Metallanteils des Enzyms zurückzuführen ist, denn durch bivalente Metalle, insbesondere Mg und Ca, kann eine Aktivierung erzielt werden. Eine Erhöhung der Metallkonzentration über das optimale Niveau hinaus führt dagegen zu einer Hemmung des Enzyms. Die optimale Substratkonzentration liegt bei $1{,}2 \times 10^{-3}$ M, wird aber in Gegenwart der bivalenten Metalle auf $1{,}67 \times 10^{-3}$ M erhöht. Die Substratkonstante K_S beträgt $1{,}35 \times 10^{-4}$ (Metall) und $6{,}8 \times 10^{-5}$ (EDTA), die Michaeliskonstante $1{,}9 \times 10^{-4}$ (gereinigt) bzw. $1{,}2 \times 10^{-4}$ (EDTA) und bei optimaler Mg-Konzentration $2{,}0 \times 10^{-4}$ (Metall) und das Geschwindigkeitsmaximum V_m liegt bei 2,4 (EDTA), 2,7 (gereinigt) und 3,1 (Metall). Die Gleichgewichtskonstanten, die Bindungsverhältnisse und der Einfluß der Substratkonzentration zeigen, daß die aktive Seite des Enzyms aus 2 Estergruppen besteht, die ihrerseits jede eine anionische Gruppe tragen. Die Beeinflussung dieser aktiven Gruppen durch Metall- und Substratkonzentration wird dargelegt. E. Grün. 1680.

Poljakova, N. M. und Malyševa, M. K. (Poljakowa, N. M. und Malyschewa, M. K.); Biochem. Inst. der Akad. der Wiss. der UdSSR. Lokalizacija fermentov v raznych frakcijach belkov mozga, razdelennych metodom ėlektroforeza na agare. **(Lokalisierung von Fermenten in verschiedenen durch Agar-Elektrophorese erhaltenen Gehirneiweißfraktionen.)** Doklady Akademii nauk SSSR, Moskva **144(30)** (1962) Nr. 6. S. 1394–1397. – 1 Abb., 1 Tab., 9 Lit.

Die Proteinase-, Adenosindesaminase-, Guanase-, Aldolase- und Phosphoglukomutase-Aktivitäten werden in elektrophoretischen Fraktionen aus Rinderhirn bestimmt. In den mit Wasser extrahierten Gehirnhomogenaten werden die Fermente durch Ammoniumsulfatfällung bei 0,4- bis 0,5-Sättigung angereichert. Die elektrophoretische Trennung erfolgt in Agar-Gel mit einem Veronalpuffer der Ionenstärke 0,025, pH 8,6, bei einer Temperatur von 5° unter einer Spannung von 105 V und einer Stromstärke von 30 mA. Sie dauert 8 Stunden. Danach wird die Agar-Agar-Platte in 17 Fraktionen zerschnitten. Fraktion 1 befindet sich auf der Seite der Anode, Fraktion 17 auf der Seite der Kathode. Die Startstelle fällt mit Fraktion 7 zusammen. Proteinase-Aktivität wird in den Fraktionen 6–12 gefunden mit einem Maximum in Fraktion 11; Adenosindesaminase-Aktivität in den Fraktionen 4–6, Maximum Fraktion 5; Guanase-Aktivität in den Fraktionen 5–7, Maximum Fraktion 7; Aldolase-Aktivität in den Fraktionen 3–6, Maximum Fraktion 5; Phosphoglukomutase-Aktivität in den Fraktionen 10–12, Maximum Fraktion 11.

J. Müller. 1680.

Westhead, E. W. und Boyer, P. D.; Minneapolis, Univ. of Minnesota, Dep. of Physiol. Chem. The incorporation of p-fluorophenylalanine into some rabbit enzymes and other proteins. **(Die Aufnahme von p-Fluorophenylalanin in einige Kaninchenenzyme und andere Proteine.)** Biochim. biophysica Acta [Amsterdam] **54** (1961) Nr. 1. S. 145–156. — Aus: Dok.-Dienst Kernforsch. u. Kerntechn.

Bei Kaninchen untersuchten Vff. die Wirkung von markiertem p-Fluoro-DL-phenylalanin (markiert mit ^{14}C in β-Position) auf das Wachstum sowie die Bindung an Eiweiße. Das Futter der Tiere enthielt pro 100 g 0,30–0,35 g ^{14}C-p-Fluorophenylalanin (2,25 mc/mmol). Es konnte festgestellt werden, daß diese Konzentration das Wachstum der Tiere um 50% vermindert. p-Fluorophenylalanin wird allgemein nach elektrophoretischen und chromatographischen Untersuchungen in die verschiedenen Gewebeproteine eingebaut. Ein Unterschied in der Enzymaktivität von kristallisierten p-Fluorophenylalaninhaltigen Enzymen (Aedolase und Glycerinaldehyd-3-phosphat-Dehydrogenase) und normalen konnte nicht beobachtet werden.

F. Gensicke. 1680.

Keiderling, W., Emrich, D., Hahnemann, S. und Hoffmann, G.; Freiburg/Br., Univ., Med. Klin. **Tierexperimentelle Jodstoffwechselstudien bei gesteigerter und gesenkter Schilddrüsenfunktion.** Nuclear-Med. 2 (1962) Nr. 4. S. 385–396. – 4 Abb., 2 Tab., 24 Lit. — Aus: Dok.-Dienst Kernforsch. u. Kerntechn.

Bei 30 mit TSH bzw. 1-Methyl-2-Mercaptoimidazol (M) vorbehandelten Kaninchen sowie bei Kontrolltieren wurden 2; 8, 24; 48; 72 und 96 Std. nach i.v. Applikation von 60 uc ^{131}J die Jodaufnahme der Schilddrüse sowie das anorganische ^{131}J im Plasma und das ^{131}J-markierte Thyroxin bestimmt. Diese am Kaninchen ermittelten Werte wurden mit denen beim Menschen verglichen. Die Jodspeicherung beträgt beim nicht vorbehandelten Kaninchen 80% (beim Menschen maximal 50%). Die biologische Halbwertszeit für ^{131}J wurde beim Kaninchen mit 2 Tagen berechnet, während sie beim Menschen 5–9 Tage beträgt. Nach thyreotropem Hormon bzw. nach M wird die Jodidphase verkürzt bzw. verlängert. Die anschließende Hormonphase tritt nach TSH früher und verstärkt auf, während nach M eine Verzögerung und Verringerung der Hormonproduktion eintritt. H.-J. Altenbrunn. 1730.

Basu, Subhas Ranjan, Lahiri, Sunil Kumar und Chaudhuri, Sukhen; Calcutta, India, Saha Inst. of Nuclear Physics. Variation in thyroid function with the variation in tracer dose of ^{131}J in the rat: selection of optimum tracer dose. **(Veränderungen in der Schilddrüsenfunktion mit der Variation der Tracerdosen von ^{131}J bei der Ratte: Die Wahl der optimalen Tracerdosis.)** Int. J. Radiation Biol. 5 (1962) Nr.3. S. 265–271. — 1 Abb., 1 Tab., 13 Lit. Aus: Dok.-Dienst Kernforsch. u. Kerntechn.

Gruppen zu je 6 männlichen Ratten von 70 g Kgw., die alle gleich ernährt worden waren, erhielten unterschiedliche Dosen (100; 50; 5; 10; 2,5; 1,0; 0,5; 0,1; 0,05; 0,025 und 0,91 μc) Na^{131}J intraperitoneal injiziert. Blutentnahmen von je 0,3 ml wurden 24 und 48 Std. nach der Applikation aus der Schwanzvene durchgeführt; nach der Messung der Aktivität wurde die Konversionsrate ermittelt. Vff. konnten zeigen, daß die Konversionsraten in Abhängigkeit von unterschiedlichen Tracerdosen verschiedene Werte zeigten. Als Menge, die keinen Einfluß auf das Meßergebnis ausübt, haben sie die Dosis von 0,05–0,01 μc pro Ratte angegeben. G. C. Schubert. 1730.

Kaplanskij, S. Ja. und Jusupova, S. A. (Kaplanski, S. Ja. und Jussupowa, S. A.); Moskau, Inst. für Biol. und Med. Chem. der Akad. der Med. Wiss. der UdSSR, Lab. für Pathochem. O vlijanii gormonov ščitovidnoj železy na soderžanie otdel'nych belkovych frakcij v strukturnych ėlementach kletok pečeni krys. **(Über den Einfluß von Schilddrüsenhormonen auf die einzelnen Eiweißfraktionen in den Strukturelementen der Leberzellen bei Ratten.)** Biochimija, Moskva 27 (1962) Nr. 5. S. 907–911. — 1 Abb., 3 Tab., 10 Lit. Zus. in Engl.

Bei Ratten mit experimenteller Hyperthyreose sind papierelektrophoretisch folgende Veränderungen in den Eiweißfraktionen der Leber zu finden: a) die Eiweißfraktionen der Mitochondrien mit einer Beweglichkeit, die zwischen den alpha- und beta-Fraktionen liegt (Fraktion B), sind im Vergleich zu den Mitochondrien normaler Rattenlebern stark vermehrt; entsprechend verringert sich jene Eiweißfraktion mit der geringsten elektrophoretischen Mobilität; b) in den Zellkernen erhöht sich jene Fraktion, mit geringster Mobilität, während sich die Eiweißfraktionen, die den beta-Globulinen entsprechen, vermindern; c) im Gesamtextrakt von Mikrosomen und Hyaloplasma der Leberzellen steigt der Albumingehalt an. Bei hypothyreotischen Ratten sind Veränderungen der einzelnen Eiweißfraktionen in den Strukturelementen der Leberzellen weniger ausgeprägt als bei der Hyperthyreose. In den Mitochondrienextrakten findet sich eine Vermehrung der Fraktion B und der beta-Globuline, während Eiweiße mit geringster elektrophoretischer Mobilität entsprechend vermindert sind. Im Mikrosomen- und Hyaloplasmaextrakt konnten keine Eiweißverschiebungen beobachtet werden. H. John. 1730.

Levčenko, M. N. (Lewtschenko, M. N.); Kiew, Bogomolez-Inst. für Physiol. der Akad. der Wiss. der Ukrain.SSR, Lab. für Endokrine Funktionen. Rol' funcional'noï vzajemodiï ščytovydnoï ta nadnyrkovych zaloz v reguljaciï bilkovogo skladu syrovatky krovi. **(Die funktionellen Wechselbeziehungen der Schilddrüse und Nebennierenrinde und ihr regulatorischer Einfluß auf die Bluteiweiße.)** Fiziologičnyj žurnal, Kyïv 8 (1962) Nr. 5. S. 630–637. — 4 Abb., 19 Lit. Orig.: ukrain., Ausz.: russ., engl.

In der vorliegenden Arbeit wird die ACTH-Wirkung auf die Zusammensetzung der Bluteiweiße bei thyreoidektomierten und hyperthyreotischen Kaninchen untersucht. Bei einmaliger ACTH-Applikation von 5 E/kg Kgw. steigt das Gesamteiweiß an. Hierbei erhöhen sich die Albumine, während die Globuline abfallen. Bei hyperthyreotischen Tieren (die Hyperthyreose wurde durch

Beifütterung von Thyreoidin erreicht) schwächt sich die Eiweißreaktion auf ACTH ab. Nach Thyreoidektomie steigt bei ACTH-Applikation der Gesamteiweißgehalt im Vergleich zur Norm wesentlich stärker an. Vf. schließt daraus, daß die funktionellen Wechselbeziehungen zwischen Schilddrüse und Nebennierenrinde eine bedeutende Rolle in der Regulation der Bluteiweißzusammensetzung spielen. H. John. 1730.

Shepard, Thomas H.; Gainesville, Univ. of Florida, Coll. of Med., Dep. of Anatomy and Pediatrics. Metabolism of thiourea S^{35} by the fetal thyroid of the rat. **(Schwefelharnstoff-^{35}S-Stoffwechsel durch die fetale Schilddrüse der Ratte.)** Endocrinology 72 (1963) Nr. 2. S. 223–230. 1730.

Gregerman, Robert I. und Crowden, Samuel E.; Bethesda, Dep. of Health, Education and Welfare, Nat. Inst. of Health; Nat. Heart Inst., Gerontol. Branch; Baltimore, Md., City Hospital. Estimation of thyroxine secretion rate in the rat by the radioactive thyroxine turnover technique: Influences of age, sex and exposure to cold. **(Schätzung der Thyroxin-Sekretionsrate bei der Ratte durch radioaktiven Thyroxin-Nachweis; Einfluß von Alter, Geschlecht und Aufenthalt in der Kälte.)** Endocrinology 72 (1963) Nr. 3. S. 382–392. 1730.

Nagataki, Shigenobu und Ingbar, Sidney H.; Boston, Mass., Boston City Hospital, Second and Fourth (Harvard) Med. Serv., Thorndike Memorial Lab.; Harvard Med. School, Dep. of Med. Observations on the separation and measurement of inorganic iodine in rat thyroid glands. **(Beobachtungen über die Trennung und Messung des anorganischen Jods in der Schilddrüse der Ratte.)** Endocrinology 72 (1963) Nr. 3. S. 480–487. 1730.

Cramer, Carl F.; Vancouver, Canada, Univ. of Brit. Columbia, Dep. of Physiol. Participation of parathyroid glands in control of calcium absorption in dogs. **(Anteil der Parathyreoidea an der Regulation der Calciumresorption beim Hund.)** Endocrinology 72 (1963) Nr. 2. S. 192–196. – 1 Abb., 2 Tab., 9 Lit.

Beobachtungen deuten darauf hin, daß bei Überfunktion der Parathyreoidea die Calciumresorption ansteigt, während nach Parathyreoidektomie diese zurückgeht. An Hunden wurde der Einfluß der Entfernung der Parathyreoidea und der Einfluß von Parathyreoidextrakten auf die Resorption von Calcium unter Verwendung von Dünndarmfisteln untersucht. Die Entfernung der Parathyreoidea hatte eine signifikante Reduktion der Calciumresorption auf etwa 70% der Vergleichstiere nach 24 Std. bzw. später zur Folge. Die Verabreichung von Extrakten aus Parathyreoidea hatte eine Normalisierung der Calciumresorption nach 24 Std. zur Folge. Auch bei Normaltieren hatte die Verabreichung von Extrakten eine Förderung der Calciumresorption über einen Zeitraum von etwa 48 Std. zur Folge. Es wird angenommen, daß der Einfluß des Parathormons auf die Calciumresorption für die Anpassung derselben an die Bedürfnisse des Körpers von Bedeutung ist, nachdem ein Calciumabfall im Serum eine Stimulierung der Sekretion von Parathormon zur Folge hat. E. Kolb. 1735.

Lengemann, F. W.; Ithaca, N.Y., Cornell Univ., New York State Veterin. Coll., Dep. of Physiol. Biol. Some effects of parathyroid hormone on the metabolism of Sr^{85} and Ca^{45} by embryonic chick bone cultured in vitro. **(Einige Wirkungen des Parathyroid-Hormons auf den Stoffwechsel von ^{85}Sr und ^{45}Ca durch in vitro kultivierte embryonale Kükenknochen.)** Endocrinology 72 (1963) Nr. 3. S. 364–369. 1735.

Gutkin, V. I. (Gutkin, W. I.); Leningrad, I. Med. Inst., Lehrstuhl für Normale Physiol. Vlijanie depankreatizacii na sostojanie chimičeskich komponentov cholinergičeskoj sistemy. **(Einfluß der Pankreatektomie auf die chemi-**

schen Komponenten des cholinergischen Systems.) Fiziologičeskij žurnal SSSR imeni I. M. Sečenova, Moskva – Leningrad **48** (1962) Nr. 9. S. 1085 bis 1090. – 2 Tab., 17 Lit.
Nach fast vollständiger Entfernung der Bauchspeicheldrüse kommt es bei Reizung parasympathischer Nerven zur beträchtlichen Ausscheidungsverminderung von Acetylcholin. Hiervon sind am 6. bis 8. Tag nach der Operation im gleichen Maße die Herzmuskulatur, der M. gastrocnemius und M. sartorius befallen. In der gleichen Zeit steigt nach der Operation die Empfindlichkeit der Herzmuskulatur gegenüber Acetylcholin an. Die Cholinesteraseaktivität des Herzmuskels, des M. gastrocnemius und des M. sartorius ist ebenfalls vermindert. Offensichtlich liegt den Veränderungen im cholinergischen System eine Störung der Acetylcholinsynthese zugrunde.
H. John. 1750.

Bogdanov, A. A., Antonovič, E. G., Terganova, G. V. und Prokof'ev, M. A. (Bogdanow, A. A., Antonowitsch, Je. G., Terganowa, G. W. und Prokofjew, M. A.); Moskau, Lomonossow-Univ., Chem. Fak., Lab. für Eiweißchem. Novye dannye o strukture nukleotidpeptidov, vchodjaščich v sostav ribonukleinovoj kisloty iz podželudočnoj železy. **(Neue Angaben über die Struktur von Nucleotidpeptiden, welche Bestandteile der Ribonucleinsäure des Pancreas sind.)** Biochimija, Moskva **27** (1962) Nr. 6. S. 1054–1060. – 2 Tab., 14 Lit. Zus. in Engl.
Bei einer elektrophoretisch einheitlichen Nucleotid-Peptidfraktion, die aus dem alkalischen Hydrolysat der Pancreas-RNS isoliert wurde, wurde die Struktur des Moleküls sowie die Art der Bindung zwischen Nucleotid und Peptid mit Hilfe der fermentativen Hydrolyse untersucht. Aus der Wirkung der verschiedenen Phosphatesterasen kann geschlossen werden, daß die Nucleotide Mono- oder kurze Oligonucleotide mit phosphorylierten C 3- und C 5- Endgruppen sind. Da sowohl aus dem alkalischen als auch aus dem perjodatoxydierten kombinierten alkalischen und enzymatischen Hydrolysat der hochpolymeren RNS N-Phosphopeptide isoliert werden konnten, ist die Phosphoamidnatur der Bindung zwischen Nucleotid und Peptid als erwiesen anzusehen.
E. Grün. 1750.

Meneghelli, V. und Scapinelli, R.; Padua, Italy, Univ., Dep. of Anatomy; Dep. of Orthopaedics. The site and time of onset of growth hormone production in the bovine adenohypophysis, determined by the fluorescent antibody method. **(Die Lokalisation und der Zeitpunkt des Beginns der Bildung von Wachstumshormonen in der Rinderadenohypophyse, nachgewiesen durch eine Fluoreszenz-Antikörper-Methode.)** Acta anatom. [Basel] **51** (1962) Nr. 3. S. 198–208. – 5 Abb., 57 Lit. Zus. in Franz., Dtsch.
An embryonalen und fetalen Rinderhypophysen und solchen ausgewachsener Tiere unterschiedlichen Alters wurde mit Hilfe der Fluoreszenz-Antikörpertechnik nachgewiesen, daß die Bildung des somatotropen Hormons in den acidophilen Zellen erfolgt, und zwar ungefähr vom 3. intrauterinen Lebensmonat ab. Nach Beendigung des Wachstums überwiegen die nichtfluoreszierenden acidophilen Zellen.
H. Gürtler. 1755.

Vasil'eva, V. F., Ginecinskij, A. G. und Sokolova, M. M. (Wassiljewa, W. F., Ginezinski, A. G. und Sokolowa, M. M.); Leningrad, Setschenow-Inst. für Evolut.-Physiol. der Akad. der Wiss. der UdSSR. Osobennosti reakcii na antidiuretičeskij gormon v filogeneze. **(Reaktionsbesonderheiten auf antidiuretisches Hormon in der Phylogenese.)** Fiziologičeskij žurnal SSSR imeni I. M. Sečenova, Moskva – Leningrad **48** (1962) Nr. 10. S. 1240–1245. – 3 Abb., 2 Tab., 14 Lit.
Die antidiuretische Aktivität von Hypophysenextrakten bei Fischen und Amphibien steht der Aktivität von Hypophysenpräparaten von Säugetieren sehr nahe. Hypophysenextrakte von Schildkröten und Hühnern besitzen eine

3–4mal geringere Aktivität. Die Reaktion der Säugetierniere auf Vasopressin und Vasotozin ist qualitativ und quantitativ gleich. Hühner reagieren hingegen auf Vasotozin aller Vertebratenklassen stärker als auf Vasopressin. Die Froschniere reagiert mit einer verminderten Diurese nur auf eigenes Vasotozin. Auf das Vasopressin und Vasotozin von Hühnern und Fischen reagieren Frösche mit Polyurie. H. John. 1755.

Tret'jakova, K. A. (Tretjakowa, K. A.); Moskau, Unions-Forsch.-Inst. für Exp. Endokrinol. O značenii gipofiza v reakcii uskorenija sinteza cholesterina v otvet na oblučenie. **(Über die Bedeutung der Hypophyse für die Cholesterinsynthese nach der Bestrahlung.)** Biochimija, Moskva **27** (1962) Nr. 5. S. 801 bis 804. – 2 Abb., 1 Tab., 13 Lit. Zus. in Engl.
Nach Hypophysektomie und Blockade der Hypophyse mit Desoxycorticosteron wird die Cholesterinsynthese in der Leber gehemmt. Nach Bestrahlung und blockierter Hypophysenfunktion wird die Cholesterinsynthese weniger schnell aktiviert als bei intakten Tieren. Die Bestrahlung hypophysektomierter Ratten ruft keine statistisch sichere Beschleunigung der Cholesterinsynthese in den frühen Stadien nach der Hypophysektomie hervor.
H. John. 1755.

Gul', A. P. (Gul, A. P.); Leningrad, Pawlow-Inst. für Physiol. der Akad. der Wiss. der UdSSR, Lab. für Physiol. Landwirtsch. Nutztiere. Éstrogennaja funkcija krupnogo rogatogo skota. **(Die Oestrogenfunktion bei Rindern.)** Fiziologičeskij žurnal SSSR imeni I. M. Sečenova, Moskva – Leningrad **48** (1962) Nr. 11. S. 1410–1414.
In der Ontogenese ist die oestrogene Funktion der Ovarien charakteristischen Altersschwankungen unterworfen. Im Alter von 1 Monat bis 3 Jahren sind 5 Stadien der inkretorischen Ovarialfunktion ermittelt worden. Im wesentlichen handelt es sich jeweils um Steigerungen der Oestrogenproduktion entsprechend den einzelnen Entwicklungsstadien. Hierbei finden sich Unterschiede bei Tieren verschiedener Rasse und Milchproduktivität; je größer die Milchproduktivität, um so höher die Oestrogenproduktion. Es wird diskutiert, die Oestrogenproduktion als Kriterium der potentiellen Milchleistung der Tiere heranzuziehen. Methodisch wurden die Oestrogene im Harn nach Jayle und Crepy, modifiziert nach Leibson, untersucht. H. John. 1765.

Siegel, Edward T., Dorfman, Ralph I., Brodey, Robert S. und Friedman, M. H. F.; Shrewsbury, Mass., Worcester Foundation for Exp. Biol.; Philadelphia, Univ. of Pennsylvania, School of Veterin. Med.; Jefferson Med. Coll., Dep. of Physiol. Conversion of 6,7-H^3-estradiol-17β into estrone and estradiol-17α in the mature male dog. **(Die Umwandlung von 6,7-H^3-17β-Oestradiol in Oestron und 17α-Oestradiol bei der trächtigen Hündin.)** Proc. Soc. exp. Biol. Med. **111** (1962) Nr. 3. S. 533–536. – 1 Abb., 2 Tab., 15 Lit.
Einer trächtigen Hündin wurde Tritium-markiertes 17β-Oestradiol i.v. verabreicht und die mit dem Harn ausgeschiedenen Metaboliten papierchromatographisch bestimmt. Als Ausscheidungsprodukte konnten markiertes Oestron, 17β- und 17α-Oestradiol isoliert werden, wobei letztere Verbindung das wichtigste Endprodukt darstellt. Die mit dem Harn ausgeschiedenen Oestrogene waren zum größten Teil an Glukuronsäure gebunden.
E. Grün. 1765.

Ramirez, Domingo V. und McCann, S. M.; Philadelphia, Univ. of Pennsylvania, School of Med., Dep. of Physiol. Comparison of the regulation of luteinizing hormone (LH) secretion in immature and adult rats. **(Vergleich der Regulierung der Sekretion des Luteinisierungshormons bei unreifen und bei erwachsenen Ratten.)** Endocrinology **72** (1963) Nr. 3. S. 452–464. 1765.

Joss, Etienne E., Zuppinger, Klaus A. und Sobel, Edna H.; New York City, Albert Einstein Coll. of Med., Dep. of Pediatrics. Effect of testosterone propionate and methyl testosterone on growth and skeletal maturation in rats. **(Die Wirkung von Testosteronpropionat und Methyltestosteron auf das Wachstum und die Knochenreifung bei Ratten.)** Endocrinology **72** (1963) Nr. 1. S. 123–130. 1765.

Gunhold, P., Kellner, G. und Frimmel, J.; Wien, Landwirtsch.-Chem. Bundesversuchsanst.; Univ., Histol.-Embryol. Inst. **Über das Wirkungsspektrum von Aminosäuren auf Gewebe. 1. Mitt. Der Einfluß einer Überdosierung verschiedener Aminosäuren auf Zellen in vitro.** Z. Tierphysiol., Tierernähr. Futtermittelkunde **17** (1962) Nr. 6. S. 332–342. – 7 Tab., 7 Lit. Zus. in Engl.

Unter Verwendung von Zellkulturen aus Mesenchymzellen von Extremitäten 11 Tage alter Hühnerembryonen wurde der Einfluß von überdosierten Mengen der Aminosäuren Threonin, Alanin und Serin sowie ihrer Racemate untersucht. Nach Selektion der Fibroblasten durch Vorkultivierung diente zur Kultivierung die von Parker angegebene synthetische Nährlösung M 199, der die genannten Aminosäuren in der 5-, 15- und 25fachen Originalmenge zugesetzt wurden. Nach 3 bzw. 6 Tagen wurden die Zellen ausgezählt. Im Ergebnis dieser Untersuchungen konnte festgestellt werden, daß weder die L- noch die DL-Form der genannten Aminosäuren einen wesentlichen Einfluß auf kultiviertes Gewebe ausübt. Es konnte auch keine Wirkung des Zusatzes auf den Verbrauch anderer Aminosäuren nachgewiesen werden. Es wird daher der Schluß gezogen, daß Überdosierungen der Aminosäuren Threonin, Alanin und Serin und ihrer Racemate weder primär noch sekundär das Milieu der Zelle beeinflussen. H. Gürtler. 1790.

Curtis, D. R. und Watkins, J. C.; Canberra, Austral. Nat. Univ., Dep. of Physiol. Acidic amino acids with strong excitatory actions on mammalian neurones. **(Saure Aminosäuren mit starken Erregungswirkungen auf Neuronen von Säugetieren.)** J. Physiol. [London] **166** (1963) Nr. 1. S. 1–14. – 2 Abb., 3 Tab., 14 Lit.

Glutaminsäure und -derivate üben eine depolarisierende Wirkung auf Neuronen aus, die bei Säugetieren der von „Überträgersubstanzen", etwa von Acetylcholin, ähnelt. In vorliegender Arbeit wurden der Einfluß der N-Alkylierung und der Ersatz der Omega-Carboxylgruppe durch Sulfogruppen usw. hinsichtlich der Erregungswirkung auf Zellen des zentralen Nervensystems von Katzen untersucht. Die Verbindungen wurden elektrophoretisch in die extracelluläre Nachbarschaft der einzelnen Neuronen gebracht. Dabei erwiesen sich N-Methyl-D-Asparaginsäure und D-Homocysteinsäure als besonders stark erregend. Auch andere N-Alkylderivate der D-Asparaginsäure hatten starke, zum Teil länger anhaltende Wirkungen, so die N-propyl-D-Asparaginsäure, die mehrere Sekunden lang wirksam war. Bei der N-Methyl-D-Asparaginsäure war die L-Isomere nur etwa $^1/_7$ bis $^1/_{12}$ so wirksam wie die D-Isomere. Die Wirkungen der Aminosäuren waren hinsichtlich des funktionellen Typs der Neuronen unspezifisch. E. Kolb. 1790.

Džafarova, Z. F. (Dshafarowa, S. F.); Sektor Physiol. der Akad. der Wiss. der Aserbaidshan.SSR. Vlijanie joda na azotistyj obmen u ptic. **(Der Einfluß von Jod auf den N-Stoffwechsel bei Hühnern.)** Doklady Akademii nauk Azerbajdžanskoj SSR, Baku **18** (1962) Nr. 10. S. 71–75. – 2 Abb., 2 Tab., 9 Lit. Orig.: russ., Ausz.: aserbaidshan.

Hühner erhielten im Verlaufe von 75 Tagen 3 mg KJ pro Tier und Tag, während gleichzeitig im Blut der Gesamtstickstoff und Reststickstoff, das Gesamteiweiß sowie das Albumin-Globulin-Verhältnis bestimmt wurden. Diese Untersuchungen wurden 4, 20, 30, 40, 53 Tage nach Beginn der Zufütterung vorgenommen und festgestellt, daß bis zum 30. Tage der Gesamtstickstoff abnimmt und bis zum Versuchsende bis fast auf den Ausgangswert wieder ansteigt, während der Reststickstoff ein umgekehrtes Verhalten zeigt. Der Gesamteiweißgehalt hat ebenfalls vom 30.–40. Tag seinen niedrigsten Wert erreicht. Im Verlaufe des Versuchs kommt es zu einer Verminderung der Globuline und gleichzeitigen Vermehrung der Albumine. Unter dem Einfluß von Jod kommt es also zunächst zu einer Verstärkung und dann zu einer Verminderung des Eiweißumsatzes. E. Grün. 1790.

Arnold, Aaron, Potts, Gordon O. und Beyler, Arthur L.; Rensselaer, N.Y., Sterling-Winthrop Res. Inst. Evaluation of the protein anabolic properties of certain orally active anabolic agents based on nitrogen balance studies in rats. **(Bewertung der anabolischen Eigenschaften des Proteins gewisser oral aktiver anabolischer Agentien auf Grund von Stickstoff-Gleichgewichtsstudien bei Ratten.)** Endocrinology 72 (1963) Nr. 3. S. 408–417. 1790.

Cordiez, E., Bienfait, J. M. und Mignon, J. Le lactose dans l'alimentation du veau. **(Die Lactose in der Ernährung des Kalbes.)** Ann. Méd. vétérin. [Bruxelles] **106** (1962) Nr. 6. S. 385–417. – 12 Tab., 66 Lit.

In jedem kg Milch ist sie mit 50 g enthalten. Bei einer täglichen Milchgabe von 7 kg verbraucht ein Kalb von 50 kg Gewicht 350 g dieses Zuckers. Ein g Lactose enthält energetisch 3,95 cal. Die Lactose ist ein aus einem Molekül D-Glukose und einem Molekül D-Galactose bestehendes Disaccharid. Ihre Süßkraft ist geringer als die anderer Zucker und beträgt nur $^1/_6$ der Süßkraft der Saccharose. Darin beruht ihre Bedeutung für die Ernährung des Kindes und der Kranken. Von den ausführlichen Erörterungen über die Verdauung der Lactose verdienen die Untersuchungen über das erste Vorkommen des Fermentes Lactase im Rinderfetus besonderes Interesse. Von einer Scheitelsteißlänge von 35 cm und einem Alter des Fetus von 5 Mon. an ist im Darm und im Darminhalt praktisch keine Lactase nachzuweisen. Danach erhöht sich die Konzentration ständig bis zu einer Länge des Fetus von 60 cm und einem Alter von 6,5–7 Mon. An physiologischen Daten sind von Wichtigkeit, daß zwischen dem Lactosegehalt der Milch der Mutter und dem Galactosegehalt des getrockneten Gehirnes eine positive Korrelation besteht. Daraus wird abgeleitet, daß die Galactocerebroside und das Cholin mit zunehmendem Lactosegehalt der Muttermilch im Gehirn zunehmen. Die Verabreichung einer Testmahlzeit von 60% Lactose, 25% Casein, 10% Schweineschmalz, 5% Mineralsalzen führte zu einer beträchtlichen Steigerung des Blutzuckergehaltes nach einer halben Stunde, die mit 140 mg% ihr Maximum 14 Std. nach der Testfütterung erreichte. Nur langsam trat danach eine Minderung des Blutzuckergehaltes ein, der nach 8 Std. immer noch 120 mg% betrug. Der Vergleichsversuch mit Glukose führte in den ersten 4 Std. zu einem gleichmäßigen Verlauf der Blutzuckerkurve. Danach setzte jedoch ein rapider Abfall des genannten Wertes ein, der nach 8 Std. 80 mg% erreichte. Mit zunehmendem Alter der Kälber ist bei Verabreichung einer wäßrigen Lactoselösung (4,4 g je kg Kgw.) per Nasenschlundsonde in den Pansen in Abhängigkeit von der Minderung des Lactasegehaltes im Darme auch ein Rückgang in der Steigerung des Blutzuckergehaltes zu verzeichnen.

H. Busse. 1810.

Blochina, V. D. (Blochina, W. D.); Moskau. Nekotorye sovremennye dannye o kletočnych lipoproteidach. **(Neue Angaben über zelluläre Lipoproteide.)** Uspechi sovremennoj biologii, Moskva **55** (1963) Nr. 1. S. 34–44. – 1 Abb., 109 Lit.

Lipoproteide in Zellmembranen, Mitochondrien, Mikrosomen und im Nucleus. Die Lipoproteide sind nicht nur Strukturelemente, ihnen kommt auch physiologische Funktion im Atmungs- und Eiweißstoffwechsel zu. Das läßt sich am Beispiel der Atmungsfermente mit Lipoproteidcharakter aus Mitochondrien beweisen.

T. Koch. 1830.

Schreiber, R.; Gießen, Justus-Liebig-Univ., Agrikulturchem. Inst. **Die physiologische Bedeutung der Mineralstoffe und einiger Spurenelemente für die landwirtschaftlichen Nutztiere.** Tierärztl. Umschau 18 (1963) Nr. 3. S. 119 bis 123 — 1 Tab.
Nach allgemeinen Hinweisen auf die Bedeutung der Mineralstoffe für die Tierernährung folgt die Besprechung der säurebildenden Bestandteile P, S, Si und Cl. Da P in Knochen und Zähnen, ferner in den Phosphatiden und zum Abbau der Kohlenhydrate benötigt wird, ist die ausreichende Düngung der Böden mit Phosphorsäure für die Gesundheit der Tiere unerläßlich. Auch S ist für die Bildung bestimmter Aminosäuren (Cystin, Cystein und Methionin) lebensnotwendig, jedoch ebenso wie Si im allgemeinen ausreichend vorhanden. Auch das für osmotische Vorgänge und zur HCl-Bildung notwendige Cl kann über die Bodendüngung den Tieren zugeführt werden. Von den basenbildenden Bestandteilen K, Na, Ca und Mg ist für den Organismus besonders das K:Na-Verhältnis wesentlich. Durch Kalidüngung und Kochsalzzufuhr kann der Bedarf leicht gedeckt werden. Das zur Knochenbildung, zur Blutgerinnung und im Phosphorsäure-Stoffwechsel benötigte Calcium muß im günstigen Verhältnis zum Magnesium vorhanden sein, weil es sonst zur Tetanie kommt. Deshalb ist die richtige Düngung der Böden entscheidend für eine ausreichende Mineralstoffversorgung der Tiere. E. Krause. 1850.

Meyer, H. und Grund, H.; Hannover, Tierärztl. Hochschule, Inst. für Tierzucht und Vererbungsforsch. **Über die Resorption des Magnesiums aus verschiedenen Verbindungen beim Rind.** Tierärztl. Umschau 18 (1963) Nr. 4. S. 181–182. — 1 Tab., 13 Lit.
In den Wintermonaten ist die Versorgung der Milchkühe mit Magnesium im allgemeinen gewährleistet, dagegen kann im Frühjahr und im Herbst eine Magnesiumlücke auftreten. Um in diesen Zeiten das Futter möglichst wirksam supplementieren zu können, sind Magnesiumcarbonat, -sulfat, -oxyd, -acetat und -chlorid durch die Harnausscheidung auf ihre Resorbierbarkeit beim Rind untersucht worden. Die Resorption wird aus der Differenz der Harnausscheidung während der Verfütterung von Grundfutter und der zusätzlichen Mg-Verabreichung berechnet; da die Ausscheidung innerhalb weniger Tage nach Beendigung der zusätzlichen Gaben auf die Ausgangswerte zurückgeht, kann eine Gewebsspeicherung ausgeschlossen werden. Die Resorptionsrate sinkt in der Reihenfolge Oxyd, Chlorid, Acetat, Sulfat, Carbonat. R. Maune. 1850.

Beilharz, Sigrid und Kay, R. N. B.; Melbourne, Australia, Univ., Dep. of Physiol. The effects of ruminal and plasma sodium concentrations on the sodium appetite of sheep. **(Die Wirkungen der Natriumkonzentration in der Pansenflüssigkeit und im Plasma auf den „Natriumappetit“ beim Schaf.)** J. Physiol. [London] **165** (1963) Nr. 3. S. 468–483. — 5 Abb., 4 Tab., 14 Lit.
Bei Schafen wurde durch Anlegung von Parotisfisteln ein Natriummangel erzeugt, den die Tiere durch Trinken einer natriumbicarbonathaltigen Lösung sehr konstant ausglichen. So wurden bei einem Natriumverlust von 641, 400 bzw. 584 Milliäquiv. entsprechend 737, 405 bzw. 729 Milliäquiv. Na innerhalb von 24 Std. aufgenommen. Der „Natriumappetit“ wurde durch Gaben von 1,5 l Wasser bzw. durch Zulagen von 25 und 50 g $NaHCO_3$ in den Pansen vor dem Tränken nicht wesentlich reduziert. Die i.v. Verabreichung von etwa 115 ml Glukoselösung (2,7 m) reduzierte die Natriumkonzentration im Plasma um etwa 10 Milliäquiv./l, ohne daß die Natriumaufnahme verändert war. Die Verabreichung von 115 ml Kochsalzlösung (0,16 m) war wirkungslos, während konzentriertere Lösungen (2,7–4,4 m) mit einem Anstieg des Natriumgehaltes im Plasma von 15–30 Milliäquiv./l zu einer Reduzierung des „Natriumappetites“ führten; der „Natriumappetit“ wurde jedoch selten vollständig beseitigt und stand nicht regelmäßig in unmittelbarer Be-

ziehung zur Natriumkonzentration im Plasma. Die Durchschneidung des N. glossopharyngicus, lingualis und buccalis war nur von geringem Einfluß. Es wird daraus geschlossen, daß der „Natriumappetit" offenbar nicht wesentlich von dem Geschmackssinn und von der Konzentration des Natriums in den Vormägen abhängig ist; er steht auch nicht unmittelbar mit der Natriumkonzentration im Plasma im Zusammenhang. E. Kolb. 1850.

McCance, R. A. und Widdowson, Elsie M.; Cambridge, Univ., Med. Res. Council Dep. of Exp. Med. The effect of administering sodium chloride, sodium bicarbonate and potassium bicarbonate to newly born piglets. **(Die Wirkung der Verabreichung von Natriumchlorid, Natriumbicarbonat und Kaliumbicarbonat an neugeborene Ferkel.)** J. Physiol. [London] **165** (1963) Nr. 3. S. 569–574. – 3 Tab., 15 Lit.

Neugeborene Ferkel scheiden zusätzlich verabreichtes Kochsalz nur in geringem Umfange aus, während die Kaliumchloridausscheidung bei zusätzlicher Verabreichung „nach Bedarf" erfolgt. In vorliegenden Untersuchungen wurde festgestellt, daß die Verabreichung von Kochsalz und Wasser zu einer Retention beider Verbindungen bei neugeborenen Ferkeln führt; die alleinige Verabreichung von Wasser hatte eine Steigerung der Wasserausscheidung zur Folge. Bei Verabreichung von Natriumbicarbonat wurden 46% des Na in einem stark alkalisch reagierenden Harn ausgeschieden; dabei fanden eine geringe zusätzliche K-Ausscheidung und ein Absinken des Kalium-Serumspiegels statt. Bei Verabreichung von Kaliumbicarbonat wurden 90% des K rasch wieder ausgeschieden, wobei beträchtliche Mengen an Natriumchlorid mit „verloren"gingen (9 Milliäquiv. Na/kg Kgw./24 Std.). E. Kolb. 1850.

Kisel'ov, G. I. (Kisseljow, G. I.); Charkow, Zootechn. und Veterinärmed. Inst. Neorganičnyj fosfor i kal'cij jak pokaznyky fosfornokal'cijevogo obminu. **(Anorganischer Phosphor und Calcium als Kriterium des Phosphor-Calcium-Haushaltes.)** Visnyk sil'śkogospodarśkoï nauky, Kyïv **5** (1962) Nr. 4. S. 121 bis 123. – 2 Abb., 2 Tab. Orig.: ukrain., Ausz.: russ.

In der vorliegenden Arbeit wird auf die groben Schwankungen des anorganischen Phosphors im Blut bei Kaninchen hingewiesen. Der Phosphorspiegel im Serum nimmt mit dem Alter, insbesondere aber am Ende der Laktation ab. Bei Fütterung mit Knochenmehl und Fleisch-Knochenmehl steigt der Phosphorgehalt im Serum an. Der Phosphorspiegel ist nicht nur von der Calcium- und Phosphorzufuhr, sondern auch vom Fütterungscharakter abhängig. Mit zunehmendem Alter erhöht sich der Calciumspiegel im Plasma; am Ende der Laktationsperiode fällt er kontinuierlich ab. H. John. 1850.

Smith, J. W. H., Keyl, M. J., Smith, W. O. und Gunn, C. G.; Oklahoma, Univ., School of Med., Dep. of Physiol. and Med.; Oklahoma City, V.A. Hospital. Uptake of radioactive magnesium in liver damage. **(Aufnahme von radioaktivem Magnesium bei Leberschäden.)** Nature [London] **188** (1960) Nr. 4751. S. 676–677. – 1 Abb., 3 Lit. Aus: Dok.-Dienst Kernforsch. u. Kerntechn.

Nach Aufnahme eines Verteilungsmusters von ^{28}Mg (Chlorid, pH 6,5) nach s.c. Applikation bei Ratten untersuchten Vff. weiter den Einfluß von hepatoxischen Dosen auf die Leberanreicherung von ^{28}Mg. 24 Std. vor der ^{28}Mg-Applikation (s.c.) bei Ratten wurden die Tiere mit Tetrachlorkohlenstoff (s.c.) bzw. mit Terpentin (i.m.) behandelt, und 2 Std. später wurde die Aktivität in verschiedenen Organen bestimmt. Gegenüber den Kontrollen konnte eine verstärkte ^{28}Mg-Anreicherung in der Leber beobachtet werden. Signifikant wurde ^{28}Mg auch nach Ricinvorbehandlung (toxisches Extrakt von Ricinussamen) in der Leber gespeichert. Die Versuche zeigen, daß die ^{28}Mg-Anreicherung keine allgemeine Reaktion bei Gewebeschäden darstellt.

F. Gensicke. 1850.

Rosefold, Irene; Laramie, Univ. of Wyoming, Div. of Agric. Biochem. Biosynthesis of seleno-compounds from inorganic selenium by sheep. **(Die Biosynthese von Selenverbindungen aus anorganischem Selen beim Schaf.)** Proc. Soc. exp. Biol. Med. **111** (1962) Nr. 3. S. 670–673. — 1 Abb., 3 Tab., 12 Lit.

Einem Schaf wurde markiertes Na-Selenit gefüttert und im Verlaufe von 14–60 Tagen der Se-Gehalt der Wolle kontrolliert. Am Ende des Experiments waren 50% des radioaktiven Se im Wollprotein gebunden. Daneben konnte noch eine erhebliche Sekretion von Se-Verbindungen durch die Talgdrüsen festgestellt werden. Auf chromatographischem Wege wurde eine Trennung der Aminosäuren des Wollhydrolysats vorgenommen, wobei Se^{75}-Selenocystin und Se^{75}-Selenomethionin nachgewiesen werden konnten. Beide Verbindungen konnten aber mit den verwendeten Methoden nicht von ihren Schwefelanalogen getrennt werden. Bei den biosynthetischen Prozessen im Pansen kann also Se an die Stelle von Schwefel treten, so daß die Selenanalogen der Schwefelverbindungen entstehen, die dann in das Wollprotein mit eingebaut werden. E. Grün. 1870.

Shupe, James L., Harris, Lorin E., Greenwood, Delbert A., Butcher, John E. und Nielsen, Harold M.; Logan, Utah State Univ., Agric. Exp. Stat.; U.S. Dep. of Agric., A.R.S., Animal Disease and Parasite Res. Div. The effect of fluorine on dairy cattle. V. Fluorine in the urine as an estimator of fluorine intake. **(Die Wirkung von Fluor bei Rindern. 5. Mitt. Fluor im Harn als Maßstab für die Fluoraufnahme.)** Amer. J. veterin. Res. **24** (1963) Nr. 99. S. 300–305. — 5 Abb., 3 Tab., 10 Lit. Zus. in Interlingua.

32 Kühen wurden 4 Diäten unterschiedlichen Fluor-, 2 Diäten unterschiedlichen Ca- und P- und 2 Diäten unterschiedlichen Mischkonzentratgehaltes von einem Alter von 3 Mon. bis zu einem Alter von 7½ Jahren gefüttert. Während dieses Zeitraumes wurden 2 Futter- und Balanceuntersuchungen vor dem Kalben und 3 nach Beginn der Laktation vorgenommen. Im Alter von 7 Jahren, 52 Tagen wurde während einer 24-Std.-Periode der Harn in 3-Std.-Intervallen auf Fluor untersucht. Wenn der Harn in den Morgenstunden gewonnen wird, von verschiedenen Tieren stammt, deren Resultate zusammengefaßt werden, dann erhält man nach den Erfahrungen der Autoren die besten Ergebnisse, die einen zuverlässigen Rückschluß auf das verbrauchte Fluor zulassen. Die Bestimmung des Fluor-Kreatinin-Verhältnisses ist ein geeignetes Hilfsmittel, um Differenzen, die durch unterschiedliche Harnvolumina bedingt sind, auszugleichen. Bei den Balanceuntersuchungen konnte festgestellt werden, daß eine Korrelation zwischen der Fluorkonzentration im Harn, dem Fluorgehalt in der Trockensubstanz des Futters und dem Zeitraum der Fluoraufnahme besteht. Wenn man Fluor im Harn (in ppm) bestimmt und mit dem Zeitraum in Beziehung bringt, in welchem die Tiere Fluor aufgenommen haben, so kann man die Fluormenge in der Trockensubstanz (in ppm) errechnen. Dagegen ist die Fluorbestimmung im Harn allein kein einwandfreies Kriterium zur Diagnose einer Fluorose beim Rind. E. Grün. 1870.

Grynfogel, Maurice, Hutchinson, Donald L., Kelly, William T. und Plentl, Albert A.; New York, Coll. of Physicians and Surgeons, Dep. of Obstetrics and Gynecol.; Toulouse, Clin. Obstétricale, Hôpital de la Grave. Transmission placentaire d'urée ^{14}C chez les primates. **(Placentarer Übertritt von ^{14}C-markiertem Harnstoff bei Primaten.)** C.R. hebd. Séances Acad. Sci. **254** (1962) Nr. 13. S. 2444–2446. — 6 Lit. Aus.: Dok.-Dienst Kernforsch. u. Kerntechn.

In drei Experimenten wurde bei trächtigen Affenweibchen eine Mischung von ^{14}C-markiertem Harnstoff (4 μc/mM) und tritiertem Wasser (0,5 mc/ml) in das mütterliche Blut bzw. in das fetale Blut oder in das Fruchtwasser injiziert. Aus der Messung der Radioaktivität der 3 Flüssigkeiten war eine plancentare, konzentrationsunabhängige Durchlässigkeit gegenüber dem mütterlichen Organismus und dem Fetus ersichtlich. Ferner konnte eine direkte Abgabe des endogenen Harnstoffes vom Fetus an die Mutter beobachtet und als hauptsächliche Quelle des Fruchtwasser-Harnstoffes der fetale Kreislauf ermittelt werden. H.-W. Nitschke. 1875.

Ivanov, K. P. (Iwanow, K. P.); Leningrad, Pawlow-Inst. für Physiol. der Akad. der Wiss. der UdSSR, Lab. für Ökol. Physiol. O fiziologičeskich mechanizmach chimičeskoj termoreguljacii. **(Über physiologische Mechanismen der chemischen Thermoregulation.)** Fiziologičeskij žurnal SSSR imeni I. M. Sečenova, Moskva – Leningrad 48 (1962) Nr. 10. S. 1225–1233. – 5 Abb., 2 Tab., 6 Lit.

Bei Unterkühlung homoiothermer Organismen besitzt die „ruhende" Muskulatur eine schwache elektrische Aktivität, die von schwacher tonischer Spannung mit mechanischen Schwankungen geringer Amplitude (20–45 Hz), den sogenannten Mikrovibrationen, begleitet ist. Die Steigerung des Muskelstoffwechsels bei sichtbarer Ruhe und Fehlen von Kältezittern ist bei der chemischen Thermoregulation durch die Mikrovibration bedingt, die als Resultat der Kontraktilität einzelner Muskelelemente auftritt. Die Mikrovibration wird durch motorische Innervation aufrechterhalten. H. John. 1890.

Janský, L.; Praha, Katedra Obecné Zool. a Srovnávací Fysiol. Přírodovědecké Fak. KU. Adaptace fysiologických vlastností homoiotermů vůči chladu. **(Anpassung physiologischer Eigenschaften homoiothermer Tiere gegen Kälte.)** Českoslov. Fysiol. 12 (1963) Nr. 2. S. 105–125. – 14 Abb., 1 Tab., 260 Lit.

Bei kälte- und wärmeakklimatisierten Ratten wurde der Ruhe- und Arbeitsstoffwechsel verfolgt. Die akklimative Kältespannung stellt hauptsächlich eine metabolische Anpassung dar und kommt als tremorfreie Thermogenese zur Geltung. Die wärmeakklimatisierten Lebewesen weisen keine tremorfreie Thermogenese auf. Die tremorfreie Thermogenese unterliegt dem sympathischen Nervensystem und hängt mit der Zunahme der Empfindlichkeit von Geweben gegen das Noradrenalin und seine Wirkung zusammen. Die wichtigste, jedoch nicht die einzige Wärmequelle im Körper bildet immer die Skelettmuskelsubstanz. Die Akklimatisation beeinflußt die Haarquantität, das Körpergewicht, die Blutzusammensetzung, die Tätigkeit des Kreislaufapparates usw. – Bei der Kälteakklimatisation steigt die Aktivität der Schilddrüse, ändert sich auch die Produktion anderer Hormone, im Gewebemetabolismus stellen sich Veränderungen ein, die überwiegend von katabolischem Charakter sind. In Peripheriezonen, die der Kälteeinwirkung direkt ausgesetzt sind, traten nekrotische Veränderungen auf. Die Kälte hat noch weitere pathologisch-anatomische Veränderungen zur Folge, und zwar hauptsächlich im Kreislauf- und Urogenitalapparat. Außerdem wird auch eine Neigung zu Neoplasma- und Pneumonienbildung beobachtet. ČSSR/ÚVTI. 1890.

Holečková, E.; Praha, Fysiol. Ústav ČSAV. Adaptace na chlad z vývojového hlediska. **(Steigerung der Kälteresistenz vom Gesichtspunkt der Entwicklung.)** Českoslov. Fysiol. 12 (1963) Nr. 2. S. 89–94. – 5 Abb., 33 Lit.
Die Anpassung der tierischen Zellen an Kälte wurde an HeLa-Zellen und an Zellen des Stammes L. verfolgt. Die Kälteanpassung wurde durch Vermehrung kälteresistenter Einzelwesen gefördert, die als Ausgangsmaterial für kälteertragende Populationen dienten. Die adaptierten Zellen unterschieden sich von den ursprünglichen durch ihre metabolischen Eigenschaften. Bei vielzelligen Lebewesen und einigen Pflanzen beeinflußt die Adaption die Morphologie des Organismus, und es gilt in diesem Falle die Bergmannsche Regel. Die Regel betrifft vor allem die Beziehungen zwischen der Körperform

und den klimatischen Bedingungen. Die Glogersche Regel bezieht sich auf die Intensität der Melaninpigmentierung. Die Insulation des Unterhautfettes ist in bezug auf die Erhaltung der innerlich erzeugten Wärme nicht aufgeklärt. Es wird die Beeinflussung des Blutkreislaufes und der metabolischen Wärmebildung bei Menschen und kaltblütigen Lebewesen beschrieben. Die Anpassung der Makroorganismen spielt in der Resistenz gegen bestimmte Krankheiten, die Anpassung der Zellen hingegen in der Widerstandsfähigkeit gegen Heilmittel und Strahlung eine Rolle. Die Adaption kann sogar Verschiebungen innerhalb der Populationen hervorrufen (z. B. bei der Bananenfliege *Drosophila pseudoobscura*). ČSSR/ÚVTI. 1890.

Karapetjan, S. K. und Arutjunjan, R. A. Physiol. Inst. der Akad. der Wiss. der Armen.SSR. Sutočnyj ritm temperatury tela pticy v zavisimosti ot termičeskich uslovij sredy. **(Der Tagesrhythmus der Körpertemperatur beim Geflügel in Abhängigkeit von der Außentemperatur.)** Izvestija Akademii nauk Armjanskoj SSR. Biologičeskie nauki, Erevan **15** (1962) Nr. 11. S. 3–10. – 1 Abb., 2 Tab., 21 Lit. Orig.: russ., Ausz.: armen.
Bei 17 Hühnern der Russischen Weißen Rasse wurde täglich 6 – 7mal die Körpertemperatur rectal gemessen. Bei einer Außentemperatur von 28–35,5 °C schwankte sie von 41,5–42 °C, während eine Erniedrigung der Außentemperatur (22–9 °C) zu einer Abnahme der Körpertemperatur um durchschnittlich 0,9 °C führte. Die Körpertemperatur der Hühnergruppe mit begrenzter Bewegung (Käfighaltung) verhielt sich genauso wie diejenige der Hühner mit freiem Auslauf. Das Maximum der Körpertemperatur wurde zwischen 12.30 Uhr und 16.30 Uhr erreicht und schwankte zwischen 41,6 und 42,6 °C. Das Minimum wurde zwischen 20.30 Uhr und 1.30 Uhr registriert und schwankte zwischen 40,4 und 41,9 °C. H. Mielke. 1890.

Gončarova, L. S., Romanovskaja, E. A. und Starcev, S. D. (Gontschrowa, L. S., Romanowskaja, Je. A. und Starzew, S. D.); Moskau, Akad. der Wiss. der UdSSR, Lab. für Physiol. Stereotaksičeskij pribor dlja sobak. **(Ein stereotaktisches Gerät für Hunde.)** Bjulleteń ėksperimental'noj biologii i mediciny, Moskva **55 (28)** (1963) Nr. 2. S. 123–126. – 2 Abb., 18 Lit. Zus. in Engl.
Es wird ein stereotaktisches Gerät beschrieben, das außer für Hunde auch für Katzen und Kaninchen verwandt werden kann. Das Gerät ermöglicht eine gute Fixierung des Kopfes und durch eine günstige konstruktive Anordnung des Präzisionsrahmens und des Mikromanipulators auch eine genaue elektrische, mechanische, thermische oder chemische Beschädigung der entsprechenden Hirnteile. H. Mielke. 2020.

Glagoleva, I. M. und Liberman, E. A. (Glagolewa, I. M. und Liberman, Je. A.); Moskau. Miniatjurnye potencialy koncevoj plastinki i ich rol' v nervno-myšečnoj peredače. **(Endplatten-Miniaturpotentiale und ihre Rolle bei Impulsübertragungen.)** Uspechi sovremennoj biologii, Moskva **55** (1963) Nr. 1. S. 68–86. – 10 Abb., 4 Tab., 54 Lit.
Morphologie und Physiologie der motorischen Endplatte; Beschreibung der Miniaturpotentiale im Normalzustand, bei veränderten Mg- und Ca-Konzentrationen sowie unter Curare- und Prostigmin-Einwirkung. Deutung der Befunde im Sinne der Phasen-Membran-Theorie (Liberman); die durch Acetylcholin (ACh) bewirkten Potentiale sollen infolge Ionendiffusion durch unzerstörtes Plasma zustandekommen. ACh verursacht hier durch Reaktion mit freiliegendem Protoplasma die vollständige Zerstörung der Oberflächenschicht. T. Koch. 2020.

Adžimolaev, T. A. (Adshimolajew, T. A.); Moskau, Inst. für Normale und Pathol. Physiol. der Akad. der Med. Wiss. der UdSSR. K ėlektrofiziologičeskomu analizy istinnogo pessimuma na nervno-myšečnom apparate u vzroslych živoinych. **(Zur elektrophysiologischen Analyse des wahren Pessimums am Nerv-Muskel-Apparat erwachsener Tiere.)** Bjulleteń ėksperimental'-noj biologii i mediciny, Moskva **55(28)** (1963) Nr. 2. S. 3–7. – 3 Abb., 6 Lit. Zus. in Engl.

Die Versuche wurden an 42 Hunden durchgeführt, die alle älter als 3 Monate waren. Als Untersuchungsobjekte für die elektrophysiologische Analyse dienten der N. tibialis und der M. gastrocnemius der mit Morphin und Äther narkotisierten Tiere. Die größten Aktionspontentiale wurden im Gastrocnemius registriert, wenn der Tibialisnerv mit einer Impulsfrequenz von 40 pro Sek. stimuliert wurde. Bei einer weiteren Erhöhung der Frequenz verminderte sich die Amplitude der Aktionspotentiale, bis sie bei einer Reizfrequenz von 80–90/Sek. völlig verschwand. Das wahre Pessimum, das durch eine Blockierung der Nervenimpulse in der myoneuralen Synapse erzeugt wird, ist charakterisiert durch die Akkumulation von Energiereserven im Muskel, wie aus dem posttetanischen Aktivierungsphänomen abgeleitet werden kann. Dieses zeigt sich in einer der Pessimumstimulation nachfolgenden Amplitudenvergrößerung der Muskelaktionspotentiale. H. Mielke. 2020.

IV. RADIOBIOLOGIE

Rentschler, W. und Wieser, P. H.; Stuttgart-Hohenheim, Landwirtsch. Hochschule, Inst. für Physik und Meteorol. **Die künstliche Radioaktivität der bodennahen Luft in Stuttgart-Hohenheim als Folge der Kernexplosionen 1961/62.** Atomkernenergie 7 (1962) Nr. 9. S. 328–329. – 2 Abb., 8 Lit. Aus: Dok.-Dienst Kernforsch. u. Kerntechn.

Nachdem im Sommer 1961 nur kleinere Mengen künstlicher Radioaktivität in der Luft vorhanden waren, stieg ihre Konzentration vom Sept. 1961 bis zum Jan. 1962 stark an, wobei die Tageswerte sehr große Schwankungen aufweisen. Für die meisten Maxima zwischen dem 14. 9. und dem 16. 11. 1961 ist eine eindeutige Zuordnung zu den einzelnen Explosionen der Versuchsserie möglich. Als mittlere Zeitdauer zwischen Bombentest und dem entsprechenden Anstieg der Radioaktivität in Stuttgart ergeben sich im Mittel 12,6 Tage. Eine über den Zufall hinausgehende Periodizität der Aktivitätsmaxima in den Monaten November 1961 bis März 1962 wurde beobachtet. Sie läßt sich durch die Annahme erklären, daß die radioaktiven Wolken der 30- und 60-Megatonnen-Bombe die Erde mehrmals umkreist haben. H. Zindler. 2140.

Cigna, A. und Polvani, C.; Roma, Comitato Naz. per l'Energia Nucleare. Intake of iodine-131 from milk in Italy during the period October-December 1961. **(Die Incorporation von ^{131}J mit der Milch in Italien von Oktober bis Dezember 1961.)** Nature [London] **194** (1962) Nr. 4834. S. 1123–1124. – Aus: Dok.-Dienst Kernforsch. u. Kerntechn.

Von Okt. bis Dez. 1961 wurden in Italien an 13 Stellen Messungen des ^{131}J-Gehaltes in der Milch mit Hilfe eine γ-Spektrometers durchgeführt. Die ^{131}J-Konzentration erreichte in der zweiten Novemberhälfte ein Maximum von ⌀ 150 pc/l Milch und fiel dann bis Ende Dez. 1961 stetig ab. Einzelproben wiesen Werte von 300 und mehr pc ^{131}J/l Milch auf. In gleicher Weise wie ^{131}J veränderte sich auch der radioaktive Gesamt-Fallout. Unter der Voraussetzung, daß Kleinkinder täglich 1 l Kuhmilch trinken, ergibt sich für die Periode 1. Okt. bis 31. Dez. 1961 eine integrale ^{131}J-Aufnahme von 8600 pc je Kind. In bestimmten Gebieten kann die ^{131}J-Aufnahme 10000 pc überschreiten. Die ^{131}J-Konzentration der Milch hängt stark von den Niederschlägen und der verabreichten Menge an frisch kontaminiertem Grünfutter ab. Herbert Reißig. 2140.

Dawson, K. B., Field, E. O. und Jones, H. Madoc; London, Roy. Cancer Hospital, Inst. of Cancer Res., Radiotherapy Dep., Radiobiol. Res. Unit. Indirect action of X-radiation on mammalian cells. **(Indirekte Wirkung von**

Röntgenbestrahlung auf Säugetierzellen.) Nature [London] **195** (1962) Nr. 4845. S. 1012–1013. – 1 Abb., 11 Lit. Aus: Dok.-Dienst Kernforsch. u. Kerntechn.
HeLa-Zellen von S-3-Stamm wurden auf −79° eingefroren und bestrahlt (140 kV, 240 r/man, 80–240 r). Nach der Bestrahlung wurden die Zellen 24 Std. bei −79° weitergehalten und dann schnell durch Incubation in einem Wasserbad bei 38 °C aufgetaut. Die Versuche zeigten, daß im eingefrorenen Zustand eine sehr starke Reduktion der Strahlenempfindlichkeit auftrat, woraus Vff. auf eine indirekte Wirkung der Röntgen-Bestrahlung auf die Säugetierzellen schließen. E. Magdon. 2150.

Loiseleur, Jean, Catino, Liliane und Vomécourt, Annick de. Intervention différée du DNA au cours de la restauration d'une radionécrose. **(Unterschiedliches Eindringen der DNA im Verlauf der Ausheilung einer Strahlennekrose.)** C. R. hebd. Séances Acad. Sci. **256** (1963) Nr. 5. S. 1160–1161. – 1 Abb., 2 Lit.
Der grundlegende Unterschied zwischen einer experimentellen Hautwunde und einer Nekrose durch ionisierende Strahlen besteht in der Aktivität der Regeneration und der Eiweißsynthese. Sie tritt im ersten Fall unmittelbar ein, während bei einer Strahlennekrose in den ersten Tagen eine solche fehlt. Die DNA vermehrt sich bei der Vernarbung einer Wunde sofort, bleibt jedoch bei einer Nekrose nach Bestrahlung 10 Tage unverändert. Nach einer Bestrahlung eines Hautfeldes von 2 cm Durchmesser mit einer Dosis von 3500 r wird in den ersten Tagen im Serum ein hoher Gehalt an DNA festgestellt, wobei der Gehalt im bestrahlten Feld vermindert ist. Es ist nach einer Latenzzeit die Heilung bei der Strahlennekrose ausgedehnter als bei der Vernarbung einer experimentellen Wunde. Es scheint, daß das Serum ein Agens transportiert, welches einen Heilfaktor darstellt. Die Vermehrung der DNA nach der Latenzzeit in der normalen Haut und im bestrahlten Feld läuft parallel. Die nicht bestrahlte Haut nimmt aktiv an der Heilung teil. G. Mehlhorn. 2150.

Sondak, V. A., Mejsel', M. N. und Mantejfel', V. M. (Sondak, W. A., Meisel, M. N. und Manteufel, W. M.); Inst. für Strahlen- und Physiko-Chem. Biol. der Akad. der Wiss. der UdSSR; Inst. für Biophysik. Mikronekrotičeskie očagi v selezenke oblučennych životnych. **(Mikronekrotische Herde in der Milz bestrahlter Tiere.)** Izvestija Akademii nauk SSSR. Serija biologičeskaja, Moskva **28** (1963) Nr. 2. S. 232–239. – 4 Abb., 22 Lit. Zus. in Engl.
Bestrahlung von 160 Rattenweibchen. Dosis: 100–1000 r. Vitale und supravitale Fluoreszenzmikroskopie der Milzpräparate läßt in einzelnen oder zusammenhängenden Zellen mikronekrotische Herde erkennen, deren Hauptbestandteil Lymphozyten sind. Die Zahl der Mikronekrosen nimmt mit steigender Strahlendosis zu und erreicht 12 Std. nach der Bestrahlung ihr Maximum. Ursache der erhöhten Affinität zu Akridinfarbstoffen sowie der starken Eigenlumineszenz der strahlengeschädigten Lymphozyten, ihrer Zerfallsprodukte und der mikronekrotischen Herde sind wahrscheinlich, analog wie bei Myelozyten, destruktive biochemische Veränderungen der Zellen.
E. Rieske. 2150.

Zlatin, R. S., Makarčenko, O. F. und Syrotina, M. F. (Slatin, R. S., Makartschenko, O. F. und Syrotina, M. F.); Kiew, Bogomolez-Inst. für Physiol. der Akad. der Wiss. der Ukrain.SSR. Charakteristyka fiziologičnych i biochimičnych zrušeń pry tryvalomu vplyvi na organizm malych doz gamma-prominnja Co^{60}. **(Charakteristika physiologischer und biochemischer Veränderungen bei längerer Einwirkung kleinerer Gamma-Dosen [^{60}Co] auf den Organismus.)** Fiziologičnyj žurnal, Kyïv 8 (1962) Nr. 5. S. 567–573. – 1 Abb., 1 Tab., 2 Lit. Orig.: ukrain., Ausz.: russ., engl.
Im Verlauf von 3 Jahren wurde der Einfluß einer Dauerbestrahlung mit ^{60}Co auf die höhere Nerventätigkeit bei 4 Hunden untersucht. Als Kriterien dienten Nahrungsreflexe, Veränderungen des peripheren Blutbildes und einige

biochemische Daten. Die Bestrahlungsdosis betrug 0,05 r in einem Zeitraum von 6 Stunden. Hierbei wurden 3 charakteristische Stadien der Bestrahlungsfolge festgestellt. Die Latenzzeit, Wirkungsdauer und Reagibilität befanden sich in Abhängigkeit von den typologischen Besonderheiten der höheren Nerventätigkeit. Generell fand sich eine Abschwächung positiver bedingter Reflexe und eine Verlängerung der Latenzzeit, verbunden mit einer Senkung des funktionellen Zustandes der Großhirnrinde und der Entwicklung eines Hemmungszustandes. Im zweiten Stadium war die innere Hemmung stark ausgeprägt, die dann im dritten Stadium und nach Bestrahlungsunterbrechung allmählich zerstört wurde. Hämatologisch zeigten sich eine Verminderung der Leukocyten, polycythämische Reaktionen und Vermehrung der Thrombocyten, besonders vom 5. bis 30. Tag nach der Bestrahlung. Degenerative Veränderungen wurden nicht ermittelt. Im Urin der bestrahlten Tiere konnte Desoxyribonuclease nachgewiesen werden. H. John. 2150.

Berry, R. J. und Cohen, A. B.; Bethesda, Md., U. S. Public Health Serv., Nat. Inst. of Health; Nat. Cancer Inst. Radiation Branch. Some observations on the reproductive capacity of mammalian tumour cells exposed in vivo to gamma radiation at low dose-rates. **(Einige Beobachtungen über die Reproduktionsfähigkeit von Säugetierzellen, die einer γ-Bestrahlung mit niedrigen Dosisleistungen in vivo ausgesetzt waren.)** Brit. J. Radiol. **35** (1962) Nr. 415. S. 489 bis 491. – 2 Abb., 6 Lit. Aus: Dok.-Dienst Kernforsch. u. Kerntechn.
P-388-Zellen einer lymphatischen Leukämie von DBA/2-Mäusen wurden mit unterschiedlichen Dosen (^{60}Co) bestrahlt. Die Ergebnisse zeigten, daß die Dosiswirkungskurven bei kontinuierlicher γ-Bestrahlung der Tumorzellen in vivo mit geringer Dosisleistung eine geringere Effektivität der Bestrahlung aufwiesen als bei der einseitigen Bestrahlung mit höheren Dosisleistungen. E. Magdon. 2150.

Wendt, Ernst; Bonn, Univ., Zool. Inst. **Das Wachstum der Herzzellen ganzbestrahlter Hühnerembryonen in Gewebekultur.** Strahlentherapie **118** (1962) Nr. 3. S. 348–358. – 6 Abb., 18 Lit. Aus: Dok.-Dienst Kernforsch. u. Kerntechn.
8 Tage alte Embryonen von weißen Leghorns wurden durch eine Öffnung am stumpfen Ende des Eis einer letalen Ganzkörperbestrahlung ausgesetzt (80 kV, 20 mA, 1,0 mm Al-Filterung, 1200 r: min). Nach der Bestrahlung wurde die Letalität der Embryonen und das Wachstum des nach der Bestrahlung entnommenen Herzgewebes gemessen. Die Untersuchungen zeigten, daß 5–6 Std. nach der Bestrahlung die Embryonen absterben. Nach der Bestrahlung entnommenes Herzgewebe wuchs in synthetischem Nährmedium vollkommen normal, während Gewebe, das 3–6 Std. nach der Bestrahlung explantiert wurde, eine starke Wachstumshemmung aufwies. Vff. schließen aus ihren Versuchen, daß der Schaden, den die Zellen des embryonalen Hühnerherzens nach einer Ganzkörperbestrahlung erfahren, auf der Wirkung von Toxinen beruht, die nicht im Herzgewebe selbst entstehen, sondern ihm von anderer Stelle her zugeführt werden. E. Magdon. 2150.

Oakberg, E. F.; Oak Ridge, Tenn., Oak Ridge Nat. Lab., Biol. Div. Gamma-ray sensitivity of oocytes of immature mice. **(γ-Strahlenempfindlichkeit der Oocyten von unreifen Mäusen.)** Proc. Soc. exp. Biol. Med. **109** (1962) Nr. 4. S. 763–767. – 3 Tab., 24 Lit. Aus: Dok.-Dienst Kernforsch. u. Kerntechn.
10 Tage alte C3H-Mäuse wurden mit unterschiedlichen Dosen ^{60}Co-γ-Strahlen bestrahlt (1–25 r). 72 Std. nach der Bestrahlung wurden die Tiere getötet, die Ovarien in Zenker-Formalin fixiert und die überlebenden Zellen gezählt. Die Versuche zeigten, daß die LD 50 für die Oocyten im frühesten Entwicklungsstadium 8,4 r, in einem etwas späteren Entwicklungsstadium 9,4 r betrug. Entsprechende Versuche mit geringerer Dosisleistung und chronischer Bestrahlung mit ^{137}Cs (0,543 r/h) zeigten, daß die Überlebensraten deutlich vom

Entwicklungszustand der bestrahlten Mäuse abhängig sind. Als Ursache dafür ist entweder eine höhere Strahlenempfindlichkeit der Oocyten in den 7–14 Tage alten Weibchen oder ein stärkerer Erholungsmechanismus in den älteren Weibchen anzunehmen. E. Magdon. 2150.

Carr, T. E. F., Harrison, G. E., Loutit, J. F. und Sutton, Alice; Harwell, Berks., Radiobiol. Res. Unit, Med. Res. Council. Binding of strontium in blood. **(Die Bindung des Strontiums im Blut.)** Nature [London] **197** (1963) Nr. 4868. S. 710. – 2 Tab., 4 Lit.

Vff. berichteten früher, daß nach Aufnahme von radioaktivem Strontium die spezifische Radioaktivität im Urin wahrscheinlich größer ist als im Plasma, und schlußfolgerten daraus, daß Strontium im Blut in zwei verschiedenen chemischen Formen vorliegen müsse. Durch Versuche mit Heparin konnte jedoch bewiesen werden, daß die spezifische Aktivität des Strontiums im Plasma und Urin gleich ist. Dies wird noch dadurch erhärtet, daß die gleichen Resultate für Calcium vorliegen. Es gibt deshalb keinen experimentellen Beweis dafür, daß es zwei verschiedene Formen von Strontium im Blut gibt, welche durch die Nieren differenziert werden. G. Mehlhorn. 2150.

Paterson, Edith, Gilbert, C. W. und Haigh, Mary V.; Manchester, Cristie Hospital, Holt Radium Inst. The mechanism of destruction of red cells of the Rhesus monkey after whole-body irradiation by X-rays. **(Der Mechanismus der Zerstörung von Erythrocyten des Rhesusaffen nach Ganzkörperbestrahlung mit Röntgenstrahlen.)** Int J. Radiation Biol. **5** (1962) Nr. 1. S. 25 bis 31. – 1 Abb., 1 Tab., 8 Lit. Aus: Dok.-Dienst Kernforsch. u. Kerntechn.

Einem Rhesusaffen (*Macaca mulatta*) wurde zweimal 400 μc ^{59}Fe in 24 Std. Abstand appliziert. Nach 15 Tagen wurden dem Tier 90 ml Blut entnommen und mit 10 ml 3,8% Na-Citrat aufgefüllt. Nach Zentrifugation wurden die Zellen in eiskalter physiol. Kochsalzlösung gewaschen und jeweils 15 ml einem Tier vor der Bestrahlung (250 r; 300 kV, 20 mA), nach der Bestrahlung und einem unbestrahlten Tier verabfolgt. Da die Versuche zeigten, daß zwischen vor und nach der Bestrahlung verabfolgten Erythrocyten keine unterschiedlichen Verluste zu beobachten waren, schließen Vff., daß der Erythrocytenverlust nach Bestrahlung nicht auf eine direkte Schädigung der Erythrocyten zurückzuführen ist. E. Magdon. 2150.

Gilbert, C. W., Paterson, Edith und Haigh, Mary V.; Manchester, Christie Hospital, Holt Radium Inst. The uptake of radioactive iron in red cells of the Rhesus monkey after wholebody irradiation by X-rays. **(Die Aufnahme von radioaktivem Eisen in rote Blutzellen von Rhesusaffen nach Ganzkörperbestrahlung mit Röntgenstrahlen.)** Int. J. Radiation Biol. **5** (1962) Nr. 1. S. 1–7. – 3 Abb., 6 Lit. Aus: Dok.-Dienst Kernforsch. u. Kerntechn.

Rhesusaffen der Gruppe *Macaca mulatta*, 4 Jahre alt, mit einem Gewicht von 5,3 bzw. 5,8 kg, wurden mit 458 bzw. 624 rad bestrahlt (300 kV, 20 mA, 1,6 mm Cu). Anschließend wurde mit wiederholten i.v. Injektionen von ^{59}Fe die Erythropoiese untersucht. Die Versuche zeigten, daß bis zu 20 Tagen nach der Bestrahlung keine neuen Erythrocyten in den Blutkreislauf eintreten und daß während dieser Zeitspanne der Verlust des Plasmas an Eisen niedrig ist. Bei Wiederbeginn der Erythropoiese wird der größte Teil des bis dahin nicht verwendeten ^{59}Fe für den Einbau in neue Erythrocyten benutzt. E. Magdon. 2150.

Gilbert, C. W., Paterson, Edith, Haigh, Mary V. und Schofield, R.; Manchester, Christie Hospital, Holt Radium Inst. Red-cell and plasma-volume changes in the Rhesus monkey after whole body irradiation by X-rays. **(Änderung des Eryhtrocyten- und Plasmavolumens bei Rhesusaffen nach Ganzkörperbestrahlung mit Röntgenstrahlen.)** Int. J. Radiation Biol. **5** (1962)

Nr. 1. S. 9–23. – 4 Abb., 2 Tab., 8 Lit. Aus: Dok.-Dienst Kernforsch. u. Kerntechn.

8 ♂ Rhesusaffen (*Macaca mulatta*) im Alter von 5–7 Jahren und mit dem mittleren Gewicht von 6,2 kg wurden im Dosisbereich von 503–624 rad bestrahlt (300 kV, 20 mA). Anschließend wurde mit ^{32}P das Plasmavolumen vom Volumen der Erythrocyten bestimmt. Die Versuche zeigten, daß sich das Plasmavolumen bis zum 11. Tag nach der Bestrahlung verminderte, um sich dann bis zum Tode der bestrahlten Tiere wieder rasch zu erhöhen. In den überlebenden Tieren war diese Erhöhung wesentlich geringer. Das Erythrocytenvolumen verringerte sich nach der Bestrahlung in kontinuierlicher Weise bis zum Eintritt des Todes oder der erneuten Erythropoiese nach ca. 21 Tagen. Da sämtlichen Versuchstieren 14 Tage vor der Bestrahlung ^{59}Fe appliziert wurde, konnte eine Abhängigkeit der Strahlenwirkung vom Erythrocytenalter in der Weise festgestellt werden, daß durch die Bestrahlung vornehmlich ältere Zellen verloren gingen. E. Magdon. 2150.

Velden, Klaus; Berlin-Dahlem, Univ., Veterinärmed. Fak., Klin. für Geburtsh. und Klauentierkrankh. **Vital-zytologische und histometrische Untersuchungen des samenbildenden Epithels von Ratten nach unterschiedlichen Ganzkörper-Röntgenbestrahlungen.** Diss. Berlin-Dahlem **1962** 71 S. – 20 Abb., 5 Tab., 36 Lit.

In den medizinischen Berufen kann unter ungünstigen Umständen die Strahlenbelastung des Personals nicht unerheblich sein. Aber nicht nur die Röntgenstrahlen verdienen in diesem Zusammenhang Beachtung, sondern auch das Personal von Kernforschungsanstalten und von Industriebetrieben, in denen mit radioaktiven Isotopen gearbeitet wird, ist gefährdet. Eine der häufigsten Folgeerscheinungen ist die Beeinträchtigung der Fertilität, wobei nach gleichgroßen applizierten Strahlendosen in einem Falle eine permanente, dagegen im anderen Falle eine nur temporäre Unfruchtbarkeit erzielt werden kann. Vf. hat aus diesem Grunde die Frage der individuellen Strahlenempfindlichkeit des männlichen Keimepithels der Ratte untersucht, wobei besonders die morphologisch feststellbaren Spätschäden nach Ganzkörperbestrahlung berücksichtigt wurden. 60 Tage nach 600 r wurden geringfügige Schrumpfungen der Tubuli und schwache Depopulationserscheinungen, jedoch erhöhte Zellteilungsaktivität festgestellt. 60 Tage nach 900 r traten ausgeprägte Schrumpfungen der Samenkanälchen und völlige Depopulationen des Samenepithels ein. 195–360 Tage nach 700–900 r war das Samenepithel bei der Mehrzahl der Tiere mit deutlicher Größenzunahme der Tubuli und teilweise abgeschlossener Repopulation weitgehend restituiert. 111–150 Tage nach 900 r und 1000 r wurden nur geringfügige Veränderungen des Samenepithels der mit chemischen Strahlenschutzmitteln (Amine, Sulfhydrile) behandelten Tiere beobachtet, während nach der gleichen Dosis die nicht behandelten Tiere eine teilweise stark ausgeprägte Schrumpfung der Hodenkanälchen mit nur beginnenden Restitutionsphasen zeigten. Eine rotationssymmetrische Bestrahlung mit 8000 r und 9500 r, bei der das Scrotum einer starken, zum Teil direkten Strahlendosis ausgesetzt war, verursachte nach 40 Tagen eine fast völlige Depopulation des samenbildenden Epithels. E. Wiesner. 2150.

Stefaniakowa, Anna; Warszawa, Szkoła Główna Gospodarstwa Wiejskiego. Badania zwierząt napromienionych z punktu widzenia higieny mięsa. (**Untersuchungen über bestrahlte Tiere vom Standpunkt der Fleischhygiene.**) Med. weteryn. 18 (1962) Nr. 11. S. 665–668. – 6 Abb. Zus. in Russ., Engl., Franz., Dtsch.

Es sollten Auftreten und Intensität der Bakteriämie nach Bestrahlung sowie die mit der Strahlenkrankheit verbundene Körpergewichtsabnahme bestimmt werden. Drei Gruppen von Meerschweinchen erhielten verschiedene Dosen von Röntgenstrahlen: 600 r/120 Min., 800 r/80 Min. und 1000 r/150 Min. Vom

3. bis zum 18. Tag nach der Bestrahlung wurden alle drei Tage Tiere getötet, bakteriologische Ausstriche wurden aus Blut, Milz und Muskelgewebe angefertigt, und es wurden an den einzelnen Tagen die Gewichtsveränderungen bestimmt. Es zeigte sich, daß die Bestrahlungsdosis einen entscheidenden Einfluß besitzt. Die Bakteriämie entwickelt sich im Laufe der Strahlenkrankheit. Ihre Intensität ist am höchsten am 10. bis 12. Tage. Zur gleichen Zeit liegen die höchsten Gewichtsabnahmen. Alle diese Aussagen treffen jedoch nur für gesunde Tiere zu. Jede Störung des physiol. Gleichgewichts hat Einfluß auf den Verlauf der Strahlenkrankheit. Die Entstehung der Bakteriämie, ihre Intensität und Dauer sind auf die erschütterte Immunität und Resistenz des tierischen Organismus zurückzuführen und auf die damit verbundene größere Permeabilität der Darmwände für Bakterien, worauf die festgestellte Bakterienflora hinweist (*E. coli*, Kokken und *Staph. albus*). Aus diesem Grunde sollen strahlenkranke Tiere schnellstens, d. h. noch vor dem Auftreten einer Bakteriämie geschlachtet werden. Für diesen Schluß sprechen auch die ermittelten Gewichtsabnahmen. W. Radomiński. 2150.

Irvaneć, O. M. und Bańkivśkyj, B. V. (Irwanez, O. M. und Bankiwsky, B. W.); Lwow, Forsch.-Inst. für Ackerbau und Tierzucht der Westl. Bezirke der Ukrain.SSR. Efektyvnist' oprominennja porosjat ul'trafioletovym prominnjam. **(Einfluß ultravioletter Bestrahlung auf Ferkel.)** Visnyk sil'śkogospodarśkoï nauky, Kyïv **5** (1962) Nr. 4. S. 117–118. – 2 Tab. Orig.: ukrain., Ausz.: russ.
Es konnte gezeigt werden, daß ultraviolette Bestrahlung das Wachstum und die Gesundheit von Ferkeln günstig beeinflußt. Gegen Ende des 1. Lebensmonats wogen die Versuchstiere im Mittel 0,3 und gegen Ende des 2. Monats 1,9 kg mehr als die Kontrolltiere. Die Erythrocytenzahlen der Versuchstiere lagen um 12,5%, die Hämoglobinwerte um 5,6% höher als bei den Kontrolltieren. H. John. 2150.

Augenstine, L. G.; Upton, Long Island, N. Y. The effects of ionizing radiation on enzymes. **(Die Wirkung der ionisierenden Strahlung auf Enzyme.)** Advances Enzymol. **24** (1962) S. 359–413. – 6 Abb., 2 Tab., 274 Lit.
Ionisierende Strahlung, UV-Licht und Hitze verursachen Veränderungen in den Enzymen, wobei die Dosis zur Erzeugung von Wirkungen in den meisten Fällen bei den drei Agentien sehr unterschiedlich ist. Vf. handelt in der umfassenden Darstellung die erprobten Mechanismen der Inaktivierung, die Wirkungen bei trockener Präparation ab, wobei die Fragen des Energiebedarfs für die Inaktivierung und der Dosis sowie der Einfluß der Temperatur, der linearen Energieübertragung, der Zusatzstoffe, des umgebenden Gases und der Nachwirkungseffekte („after effects") speziell dargelegt werden. Es wird ferner die Wirkung in wäßrigen Lösungen in Abhängigkeit von der Konzentration der in Lösung gegangenen Stoffe, des pH-Wertes, der Temperatur sowie die Analysenmethode beschrieben. Die Wirkungen in heterogenen Systemen, wie in zusammengesetzten Systemen, bei adsorbierten Enzymen, in Agargelen und in Zellen werden behandelt. Desgleichen werden die Elektronenumlagerung und die metastabilen Species in den bestrahlten Enzymen, die biochemischen Veränderungen sowie die mit der Inaktivierung einhergehenden Molekularveränderungen diskutiert. G. Mehlhorn. 2150.

Åkerman, Bengt, Fabricius, Eric, Larsson, Börje und Steen, Lennart; Stockholm, Univ., Zool. Inst.; Uppsala, Sweden, Univ., Gustaf Werner Inst. for Nuclear Chem. Observations on pigeons with prethalamic radiolesions in the nervous pathways from the telencephalon. **(Beobachtungen an Tauben mit präthalamischen Strahlenschäden in den Nervenbahnen des Endhirns.)** Acta physiol. scand. **56** (1962) Nr. 3/4. S. 286–298. – 6 Abb., 1 Tab., 27 Lit.
Vff. bestrahlten das Gehirn von Tauben mit Protonen hoher Energie und erzeugten Schädigungen in den Hirnstielen und in der Septumregion im Gebiet

der vorderen Komissur. Sie beobachteten das Verhalten der Tiere nach der Exposition. Die spontane Wasseraufnahme, das Fliegen, die Fluchtreaktion und sonstige Verhaltensregeln waren während der ersten 4 Tage nach der Bestrahlung verschwunden. Die Dosis betrug 30 krad, wobei in dieser Gruppe alle Verbindungen der Hirnhemisphären zerstört waren. Im Gegensatz dazu waren der Schluck-, Lid- und Pupillarreflex, ebenso die Muskel- und Sichtkontrolle des Stehens, Gehens und Fliegens erhalten geblieben. In der anderen Gruppe der Tauben waren kleine caudale Teile der Stiele intakt geblieben; es wurden ähnliche Betragensänderungen beobachtet, aber kein Merkmal verschwindet nach 5 und mehr Tagen. In der 3. Gruppe der Tauben, bei denen nur die vorderen Teile der Stiele zerstört waren, wurden keine Betragensveränderungen beobachtet. Die Versuche demonstrieren, daß Zerstörungen der Hirnstruktur durch ionisierende Strahlung zum Studium der anatomischen Grundlagen der Verhaltensweise von Tieren verwendet werden können.
G. Mehlhorn. 2150.

Ahn, Taí Hew, Nishihara, Hisako, Carpenter, Charles M. und Taplin, George V.; Los Angeles, Univ. of California, School of Med., Dep. of Infectious Diseases and Biophysics; Nuclear Med., Harry N. Falk Res. Lab. Respiration of gamma irradiated Brucella abortus and Mycobacterium tuberculosis. **(Die Atmung von Brucella abortus und Mycobacterium tuberculosis nach Gammabestrahlung.)** Proc. Soc. exp. Biol. Med. **111** (1962) Nr. 3. S. 771–775. – 3 Tab., 12 Lit.

Vff. bestrahlten handelsübliche, lyophilisierte *Br. abortus* 19-Vaccine, wobei einige Chargen mit Sauerstoff, Stickstoff oder Luft vor der Bestrahlung gefüllt wurden. Für vergleichende Untersuchungen wurden thermisch u. chemisch inaktivierte Br. abortus Kulturen auf Albimi-Agar vorbereitet. Die Hitzeinaktivierung erfolgte im Wasserbad von 60 °C für 10 Min. Die fünf chemisch inaktivierten Kulturen wurden durch 72stündige Behandlung bei 5 °C mit 50%igem Äther, 5%igem Formalin, 2%igem Phenol, 50%igem Alkohol und 5%igem Aceton hergestellt. *M. tuberculosis* wurde auf Proskauer-Beck-Nährboden einen Monat gezüchtet, gewaschen und in 5%igem Dubos-Albumin für die Lyophilisation resuspendiert und bestrahlt. Die Bestrahlung erfolgte durch eine Cobalt-60-Quelle in der Reihenfolge von 2×10^4, 10^5, $2{,}5 \times 10^5$, 5×10^5 und 10^6 r. Die manometrische Messung der Sauerstoffaufnahme erfolgte nach der Standardmethode nach Umbreit. *Br. abortus* und *M. tuberculosis*, die einer Bestrahlung von $7{,}5 \times 10^5$ r und höher ausgesetzt wurden, wuchsen auf keinem entsprechenden Nährboden mehr. Einige Kolonien wurden von Kulturen isoliert, die mit 5×10^5 r belastet wurden. Nicht bestrahlte *Br. abortus*-Kulturen oxydierten die Glutaminsäure am höchsten, während bei Bestrahlung das System sehr empfindlich reagierte. Die Bestrahlung unter Stickstoff hatte keinen Nutzen gegenüber der Bestrahlung im Vakuum, aber die Bestrahlung in Luft und Sauerstoff ergab eine leicht beschleunigte Herabsetzung der Sauerstoffaufnahme mit steigender Bestrahlungsdosis. Bei den thermisch u. chemisch inaktivierten Kulturen konnte keine Oxydation nachgewiesen werden, ausgenommen in D-Alanin, in welchem die in Äther und Formalin behandelten Kulturen eine leichte Aktivität zeigten. Die nichtbestrahlten Kulturen von *M. tuberculosis* veratmeten nur 0,5 bis 1 ml O_2/mg Kultur. Milchsäure wurde am aktivsten oxydiert, wobei sich die Bestrahlung am geringsten auswirkte, während bei der Glycerinoxydation die Empfindlichkeit am höchsten war. G. Mehlhorn. 2150.

Guélin, Antonina und Lépine, Pierre; Paris, Inst. Pasteur, Serv. des Bactériophages, Serv. des Virus. Radiosensibilité des bactéries au phosphore ^{32}P en l'absence de ^{31}P dans le milieu. **(Die Strahlenempfindlichkeit von Bakterien, die auf einem ^{31}P-armen Nährboden gezüchtet wurden, auf ^{32}P.)** Ann. Inst. Pasteur **104** (1963) Nr. 4. S. 450–459. – 7 Abb., 1 Tab., 6 Lit. Zus. in Engl.

Unter den Versuchsbedingungen, denen *Shigella paradysenteriae* ausgesetzt wurde, war es nicht völlig möglich, die nicht radioaktive Phosphorsäure eines anorganischen Nährbodens durch dieselbe, markiert mit ^{32}P, zu ersetzen, obgleich die Radioaktivität des Nährbodens stets innerhalb der Grenze eines möglichen Bakterienwachstums sich hielt. In Abwesenheit von ^{31}P ist die Strahlenempfindlichkeit der Bakterien gegenüber ^{32}P größer. Der Abfall der Resistenz der Keime gegenüber ^{32}P scheint teilweise auf eine intensive Fixation der radioaktiven Ionen (^{32}P) in Abwesenheit nicht radioaktiver Ionen (^{31}P) zurückzuführen zu sein. G. Mehlhorn. 2150.

Puig, Jean-René; Saclay, Centre d'Études Nucléaires. L'irradiation des aliments. **(Die Bestrahlung von Lebensmitteln.)** Ind. atomiques **5** (1961) Nr 1/2. S. 51–64. – 1 Abb., 3 Tab., 13 Lit. Aus: Dok.-Dienst Kernforsch. u. Kerntechn.

Ausführlicher, allgemein verständlicher Überblick über die in der Überschrift genannten, in voller Entwicklung befindlichen Verfahren. Die Behandlung mit hochenergetischen ionisierenden Strahlen stellt eine einfachere und billigere Methode der Konservierung als die konventionellen Methoden dar; sie vernichtet Mikroben und ihre Sporen, Schadinsekten und hindert die Keimung. Die dafür notwendigen Strahlungsdosisleistungen von 5000–5000000 rad werden angegeben und ihre Wirkung wird ausführlich beschrieben. Zur Bestrahlung können γ-strahlende Isotope oder Elektronenbeschleuniger verwendet werden; Röntgen-, α- und Neutronenstrahlung werden aus angegebenen Gründen vermieden. ^{60}Co-Quellen bis zu 2500000 c, van de Graaff-Generatoren und Linearbeschleuniger sind in Anwendung oder projektiert, auch Reaktoren wurden vorgeschlagen. Mit hochenergetischen Strahlen konservierte Lebensmittel sind mit größter Wahrscheinlichkeit unschädlich, dagegen leiden Farbe, Geschmack, Geruch und Vitamingehalt, wenn die für die einzelnen Sorten angegebenen maximalen Strahlungsdosisleistungen überschritten werden. Diese im einzelnen besprochenen Veränderungen können durch Bestrahlung in O_2-freier Atmosphäre und/oder bei tiefen Temperaturen oder/und durch Additive, z. B. Ascorbinsäure, vermieden, die Bestrahlungssterilisation kann durch Temperaturerhöhung beschleunigt werden. Die wirtschaftlichen Gesichtspunkte und die Vorteile der Lebensmittelbestrahlung werden behandelt. H. Böhm. 2160.

Zundel, G.; Alfort, École Nat. Vétérin. Sur la décontamination du lait pollué par des radioéléments. **(Über die Dekontamination radioaktiv verseuchter Milch.)** Recueil Méd. vétérin. **138** (1962) Nr 12. S. 1079–1081. – Zus. in Engl.

Fortgesetzte Kernexplosionen führen zu einer starken Anreicherung von gefährlichen radioaktiven Stoffen in der Biosphäre der Erde. Diese Anreicherung spiegelt sich vor allem in der Milch wieder. Es wird notwendig werden, daß Molkereien in besonders gefährdeten Gebieten Anlagen in den Dienst stellen, die eine Dekontamination der Milch möglich machen, wobei der gefährlichste radioaktive Stoff das Strontium-90 ist. Es gibt die verschiedensten Verfahren. Das bekannteste ist der Ionenaustausch mit Ionenaustauscherharzen. Da das Strontium ein Erdalkalimetall ist, läßt es sich leicht austauschen, jedoch findet ein gleichzeitiger Austausch von Calcium statt. Der Preis der Milch wird außerordentlich erhöht. Gregor empfiehlt einen Elektrolyseapparat, der ständig für die Milch verwendet werden kann. Die Apparatur setzt sich aus zwei Röhren, je einer für Milch und einer für Salzlösung, zusammen. Die Röhren sind durch einer permeable Membran getrennt, die mit feinsten Poren versehen ist (1 Millimikron), so daß Zucker und andere biologische Produkte diese nicht passieren können. Die Ionen der Salzlösung tauschen sich mit denen der Milch aus. Die Diffusion geht sehr langsam vor sich, kann aber durch Herstellung eines elektrischen Feldes beträchtlich gesteigert werden. Dabei birgt die Elektrodialyse zwei Hindernisse in sich: das Wasser wird in Wasserstoff und Sauerstoff gespalten, sodaß die Gase durch Ventilation beseitigt werden müssen; die Membranen verstopfen, so daß das elektrische Feld ab und zu geändert werden muß. Mit Platinelektroden ist die Austauschgeschwindigkeit proportional der Stromstärke, wobei 320–420 Ampère pro m² Membran das Optimum sind. Während des Aktionsablaufes wird die mit radioaktivem Stoff angereicherte Salzlsg. durch Mitfällung gereinigt. Der Niederschlag enthält die Radioaktivität der Milch, wobei es ratsam ist, eine Schutzvorrichtung anzubringen. Mit einem solchen Apparat können 90% des Strontiums in 40 Minuten aus der Milch entfernt werden. G. Mehlhorn. 2170.

Anonym. Electrodialysis rids milk of Sr^{90}. **(Elektrodialyse befreit Milch von ^{90}Sr.)** Chem. Engng. News **40** (1962) Nr. 29. S. 43–44. – Aus: Dok.-Dienst Kernforsch. u. Kerntechn.
Ein neues Verfahren zur Entfernung radioaktiver Verunreinigungen aus der Milch auf der Grundlage der Elektrolyse ist in den USA entwickelt worden. Die dazu benötigte Vorrichtung hat zwischen den Elektroden mehrere Abteilungen für Milch und Salzlösungen, die durch Membranen getrennt sind, welche nur für positiv geladene Ionen durchlässig sind. Dieses Verfahren soll es durch spotanen Kationenaustausch durch die Membranen gestatten, 90% der radioaktiven Ionen, wie z. B. ^{90}Sr und ^{137}Cs, schnell und wirtschaftlich aus der Milch zu entfernen. Die gereinigte Milch hat bis auf das fehlende ^{90} Sr die gleiche Zusammensetzung wie frische Milch. H. Zindler. 2170.

Mende, H.; Butzbach, Oberhessen. **Dekontaminierung von Klinikabwässern.** Kerntechn., Isotopentechn. u. -chemie 4 (1962) Nr. 9. S. 410–414. – 7 Abb., 2 Tab., 11 Lit. Aus: Dok.-Dienst Kernforsch. u. Kerntechn.
Es wird eine Übersicht über die verschiedenen Möglichkeiten der Dekontaminierung radioaktiver Klinikabwässer, die in den radiologischen Abteilungen als Labor- und Spülwasser sowie als Fäkalien aus den Patienten-WC anfallen, gegeben. Verschiedene Möglichkeiten für Auffang- und Abklinganlagen werden mit ihren Vor- und Nachteilen erläutert. Ch. Kulicke. 2170.

Lehfeldt, W.; Heppenheim/Bergstr. **Dekontamination mittels Ultraschall.** Kerntechn., Isotopentechn. u. -chemie 4 (1962) Nr. 9. S. 415–416. – 4 Abb., 4 Lit. Aus: Dok.-Dienst Kernforsch. u. Kerntechn.
Da sich die Ultraschallreinigung radioaktiv verseuchter Gegenstände als wirkungsvoll erwiesen hat, werden Bauweise und Handhabung derartiger Reinigungsgeräte beschrieben. Zur Dekontamination empfiehlt sich die Hintereinanderschaltung mehrerer Bäder, um den Flüssigkeitsverbrauch niedrig zu halten. Ch. Kulicke. 2170.

Marchand, B.; Freiburg, Univ., Radiol. Inst. **Über die Kontaminierung von Geräteglas, ihre Verhütung und Beseitigung.** Kerntechn., Isotopentechn. u. -chemie 4 (1962) Nr. 9. S. 394–397. – 7 Tab., 2 Lit. Aus: Dok.-Dienst Kernforsch. u. Kerntechn.
Aktivitätsverluste und radiochemische Verunreinigung sind die Folgen des Haftens von Radionucliden am Geräteglas. Zur Verhütung von Verlusten wird der Zusatz von inaktiven isotopen Trägersalzen, Zusatz anderer inaktiver Salze, Zusatz starker Säuren und „Absättigung" empfohlen. Sorgfältige Entaktivierung des Glases durch gründliches Abwaschen unter Zusatz von Dekontaminierungsmitteln und Kennzeichnung der gebrauchten Glasgeräte mit dem verwendeten Nuklid sowie Verwendung fabrikneuer Geräte verhindert die radiochemische Verunreinigung. Diese Maßnahmen werden diskutiert und an Hand von Beispielen erläutert. Ch. Kulicke. 2170.

Loiseleur, Jean, Catinot, Liliane und Vomecourt, Annick de. Stabilité du DNA après la radiovaccination et le traitement sérothérapique des radio-

lésions cutanées. **(Die Stabilität der DNS nach Radiovaccination und die serotherapeutische Behandlung von Strahlenschäden der Haut.)** C.R. hebd. Séances Acad. Sci. **256** (1963) Nr. 7. S. 1637–1638. — 2 Abb., 4 Lit.
Bei einer Radiovaccination von Tieren durch eine sucessive Bestrahlung von zwei Hautfeldern in verschiedenen Zeitintervallen zeigen die beiden bestrahlten Felder eine verschiedene Form. Nach der Bestrahlung des ersten Feldes (3500 r auf einen Durchmesser von 2 cm) ist der Gehalt der DNS während einer Latenz von 10 Tagen wenig verändert, vermehrt sich jedoch danach sehr stark. Diese Vermehrung bleibt bestehen bis die Erhöhung durch die 2. Bestrahlung einsetzt. Das 5 Tage nach dem ersten bestrahlte Feld zeigt ein ganz anderes Verhalten. Nach einer unmittelbaren Vermehrung, stabilisiert sich der Gehalt, jedoch geringer als normal. Das 2. Feld heilt trotzdem sehr schnell. Es konnte ferner festgestellt werden, daß die Bestrahlung eines Hautfeldes unbedeutende Schäden hinterläßt, wenn die Exposition bald nach der Injektion eines Serums eines vorher bestrahlten Tieres durchgeführt wird.
G. Mehlhorn. 2180.

Hanna, Calvin und O'Brien, James E.; Burlington, Univ. of Vermont, Coll. of Med., Dep. of Pharmacol. Effect of AET on γ-ray radiation catarracts. **(Der Effekt des AET auf durch Gammastrahlung erzeugte Katarakte.)** Arch. int. Pharmacodynam. Thérap. [Gand, Belgique] **142** (1963) Nr. 1/2. S. 198 bis 205. — 1 Abb., 1 Tab., 14 Lit.
Die Fähigkeit der verschiedenen sulfhydrilhaltigen und sulfhydrilbildenden Verbindungen, als Strahlenschutzstoffe bei Nagetieren zu wirken, ist bekannt. Vff. untersuchten die Strahlenschutzwirkung des 2-aminoaethylisothiouronium-bromid-hydrobromid (AET) zur Verhinderung von Katarakten. Die Bestrahlung der Augen erfolgte mit einer Co-60-Quelle mit 40 r/min. Die Versuchstiere — Albinoratten — wurden narkotisiert und mit AET in einer Dosis von 200 mg/kg i.p. 15 min vor der Bestrahlung und mit einer Dosis von 100 mg/kg i.p. unmittelbar vor der Bestrahlung behandelt. Als LD_{50} für AET wurde eine Dosis von 288 mg/kg angenommen, wobei die Todesfälle innerhalb der ersten 4 Tage nach der Injektion liegen. Bei den Versuchstieren wurde nur ein Auge bestrahlt, während das andere Auge als Kontrolle diente. 2 Std. vor der Tötung der Tiere, die in Abhängigkeit vom Versuch ½, 1, 1–½, 2, 8 und 14 Tage sowie 1, 4, 8 Mon. nach der Bestrahlung erfolgte, injizierte man den Tieren tritiummarkiertes Thymidin in die vorderen Augenkammern, um eine autoradiographische Untersuchung durchführen zu können. Es zeigte sich im Ergebnis, daß eine AET-Vorbehandlung eine Schutzwirkung gegen Veränderungen der Epithezellen, der Fasern der Linse und die Veränderungen des Augenlides nach einer Gammabestrahlung der Augen hat. Die Schutzwirkung des AET war noch 8 Mon. nach der Bestrahlung augenscheinlich.
G. Mehlhorn. 2180.

Unter d. Red. v. *Lebedinskij, A. V.* und *Moskalev, Ju. I.* **Biologičeskoe dejstvie radiacii i voprosy raspredelenija radioaktivnych izotopov.** (Biologische Wirkung der Bestrahlung und Fragen der Verteilung radioaktiver Isotope.) Moskva: Gosatomizdat. 1961. (190 S.) 8°. (1963 A 27)

V. VERHALTENSFORSCHUNG

Flox, M. W.; Cambridge, Univ., School of Veterin. Med. Observations on paw raising and sympathy lameness in the dog. **(Beobachtungen über das Pfotenheben und psychogene Lahmheit beim Hund.)** Veterin. Rec. **74** (1962) Nr. 33. S. 895–896. — 8 Lit.
Pfoten heben beim Hund kann eine Erwiderung auf soziale Reize ohne klinisch-pathologische Veränderungen sein. Klinische Untersuchung und Einzelheiten der Vorgeschichte sowie Erfahrung können in einigen Fällen die Herkunft der „Sympathie"-Lahmheit ermitteln, wo ein Schmerz nicht vorhanden ist. Oft wird das Bein nur beim Stehen angehoben. Normales Geben der

Vorderpfote wird zuerst beim Welpen als Antwort auf das Lecken der Hündin ab der 3. Lebenswoche gesehen. Nach Pfotenheben und Heben der Hinterpfote im Liegen können erwachsene Hunde urinieren als Zeichen der Unterordnung unter den Besitzer oder sozial dominierenden Hund. Eine Bestrafung dieser ehrerbietenden Handlung würde vom Hund nicht verstanden. Bei Angstbeißern ist das Vorderpfotenheben die Vorbereitung zur schnellen Flucht, was häufig beim Anblick Fremder geschehen kann. Pfotenheben wird oft falsch durch den Besitzer durch zu häufiges beschwörendes Betteln der Welpen gefördert. Eine psychisch bedingte Lahmheit ist als Problem nach orthopädischen Operationen bei Zwergrassen bekannt. Ein Gefühls-Stress und andere Faktoren (Oestrus) können auch die Ursache bilden. Differentialdiagnostisch kommen Thrombosis, toxische Neuritis bei Pyometra und Degeneration des Lumbosacralplexus in Betracht. H. Trolldenier. 2200.

Zarrow, M. X., Farooq, A. und Denenberg, V. H.; Lafayette, Ind., Purdue Univ., Dep. of Biol. Sci. and Psychol. Maternal behavior in the rabbit: critical period for nest building following castration during pregnancy. **(Untersuchung des mütterlichen Verhaltens bei Kaninchen: kritische Periode beim Nestbauen nach der Kastration während der Trächtigkeit.)** Proc. Soc. exp. Biol. Med. **111** (1962) Nr. 3. S. 537–538. – 1 Abb., 1 Tab., 9 Lit.

Untersuchung an Laborkaninchen in einem hölzernen Nistkasten mit Heu als Nestbaumaterial. – Kastration vor dem 14. Tage der Schwangerschaft unterdrückt den Nestbautrieb, eine spätere Kastration beeinflußt nicht die hormonale Auslösung dieser Handlung. Es wird angenommen, daß eine „kritische" bzw. „minimal"-Periode für die Wirksamkeit der auslösenden Hormone besteht. Die genaue Ermittlung der Zeitpsanne bzw. des Zeitpunktes könnte Bedeutung bekommen für experimentelle Anwendung der ovariellen Steroid-Hormone bei Untersuchungen an kastrierten Kaninchen.
F. Lüpnitz. 2200.

VI. PATHOLOGIE, PATHOLOGIE DER VIRUSKRANKHEITEN, FUNKTIONELLE PATHOLOGIE

Rusznyak, István; Budapest, Ung. Akad. der Wiss. Značenie limfoobraščenija v fiziologičeskich i patologičeskich uslovijach. **(Die Bedeutung der Lymphströmung unter physiologischen und pathologischen Bedingungen.)** Izvestija Akademii nauk SSSR. Serija biologičeskaja, Moskva **28** (1963) Nr. 2. S. 240–248. – Zus. in Engl.

Versuche an Hunden. Bei Ligatur efferenter Bahnen des Ureters sammeln sich die Sekretionsprodukte im renalen System an und dringen teilweise in Blutgefäße ein, während Proteinverbindungen durch das lymphatische System transportiert werden. Nierenfunktion und Leben der Tiere bleiben erhalten. Das gleiche gilt für Ligaturen efferenter Bahnen der Leber und venöser Gefäße des Herzens, der Lunge und anderer Organe. Gleichzeitige Ligatur lymphatischer Gefäße führt jedoch infolge Eindringung des proteinhaltigen Transsudats in umliegende Gewebespalten zu Ödem, Destruktion des Organs und Tod des Tieres. Neben der ausführlichen Diskussion pathologischer Zustände wird eine Methode zur besseren Untersuchung lymphatischer Gefäße vorgeschlagen.
E. Rieske. 2480.

Půža, Vladimír; Hradec Králové, Katedra Obecné Biol. Lékařské Fak. Karlovy Univ. Chování granulační tkáně kosterních svalů in vitro. **(Verhalten von Granulationsgewebe der Skelettmuskeln in vitro.)** Českoslov. Morfol. **11** (1963) Nr. 1. S. 49–54. – 5 Abb., 9 Lit. Zus. in Russ.

In Spezialkulturen wurden 16–18 Tage lang die in verwundeten Muskeln von Kaninchen verlaufenden Prozesse untersucht. Das in vitro gezüchtete aktivierte Gewebe veränderte sich nach der Explantation nur wenig und verhältnismäßig langsamer als bei der Regenerierung des Muskelgewebes in vivo. Das Muskelgewebe wuchs nach der Verwundung in der Kultur besser als das nicht verwundete Muskelgewebe erwachsener Tiere. Das Alter des Granulationsgewebes hatte einen größeren Einfluß auf die Zellzusammensetzung des Explantates als die Dauer der Kultivierung des Gewebes in vitro. Bei den Präparaten beobachtete man sämtliche Phasen der verlaufenden Muskelregenierung in vitro, d.h. Zerfall von alten Muskeln, die Bildung von Myoblasten und Myosymplasten; Querstriche in den Myosymplasten wurden jedoch bis zum 18. Tage nicht beobachtet. ČSSR/ÚVTI. 2540.

Griesbach, W. E., Evans, E. S. und Chaikoff, I. L.; Dunedin, New Zealand, Med. Res. Council, Dep. of Endocrinol.; Berkeley, Univ. of California, Dep. of Anatomy and Physiol. Does iodide produce a significant regranulation of pituitary acidophils in thyroidectomized rats? **(Ruft Jodid eine bedeutsame Regranulation der hypophysären Acidophilen in thyroidektomierten Ratten hervor?)** Endocrinology **72** (1963) Nr. 3. S. 474–479. 2540.

Nie, C. J. van; Leiden, Municipal Slaughterhouse. The ostium atrioventriculare commune persistens in animal. **(Persistierende Atrioventricularöffnung bei Tieren.)** Tijdschr. Diergeneeskunde **88** (1963) Nr. 4. S. 205–211. 2625.

Vitums, Arturs; Pullman, Washington State Univ., Coll. of Veterin. Med., Dep. of Veterin. Anatomy. Anomalous origin of the right coronary artery in a cow. **(Anomaler Ursprung der A. coronaria dextra bei einer Kuh.)** Zbl. Veterinärmed. R. A. **10** (1963) Nr. 3. S. 185–194. – 11 Abb., 31 Lit. Zus. in Franz., Span.

Es wird über den anomalen Ursprung der A. coronaria dextra bei einer 6jährigen Hereford-Kuh berichtet. Die A. coronaria dextra geht über der rechten hinteren Semilunarklappe mittels einer 1,5 × 3,5 cm messenden Öffnung aus der A. pulmonalis hervor. Diese Öffnung führt in ein walnußgroßes sackartiges Aneurysma. Die Wand dieses Aneurysmas ist etwa 1 mm dick. Zusätzlich befinden sich außer der Öffnung der A. pulmonalis 5 weitere Öffnungen in der Wand des Aneurysmas. Aus der kranialen Öffnung geht ein Gefäß hervor, das als die Fortsetzung der A. coronaria dextra angesehen werden kann. Diese verläuft zwischen rechtem Herzohr und A. pulmonalis zum Sulcus coronarius dexter, wo sie einen Ast abgibt. Dieser erinnert in seinem Verlauf an den Ramus circumflexus dexter und anastomosiert mit einem Ast des R. interventricularis subsinuosus der A. coronaria sinistra. Die A. coronaria sinistra hat einen normalen Ursprung. Sie teilt sich wie gewöhnlich in den R. circumflexus sinister und R. interventricularis paraconalis. Die histologischen Veränderungen der Wand der A. coronaria dextra bestehen in einer Intimaverdikkung, begleitet von einer Elastosis und Fibrosis. Ein hoher Grad an Skleroatheromatosis ist in den kleineren Ästen der rechten Coronararterie festzustellen. R. Berg. 2625.

Mulligan, R. M.; Denver, Univ. of Colorado, School of Med., Dep. of Pathol. Mesenchymal and neurilemmal tumors in the dog. **(Mesenchymale und neurofibromatöse Tumoren beim Hund.)** Arch. Pathol. **71** (1961) Nr. 5. S. 512–531.

Unter 2081 Hundetumoren waren 770 Tumoren (37%) mesenchymalen und neurofibromatösen Ursprungs. Am häufigsten wurden Mastzellentumoren (196) und Histiocytome (129) ermittelt. Weiterhin wurden Lipome, Liposarkome, Hämangiome, Hämangiopericytome, Angiosarkome, Fibrome, Fibrosarkome, Leiomyome, Leiomyosarkome, gut- und bösartige Nervenscheidentumoren, Chondro- und Osteosarkome sowie Lymphosarkome, letztere meistens systematisiert auftretend, gefunden. Sitz der Tumoren waren vorwiegend die Haut und Unterhaut, das Skelettsystem und die Milchdrüse. Das Material wird statistisch hinsichtlich Alter, Geschlecht und Rasse der Tumorträger ausge-

wertet. Für jede Geschwulstform wird eine histologische Charakteristik unter Berücksichtigung differentialdiagnostischer Gesichtspunkte gegeben.
Chr. Tamaschke. 2655.

Magnusson, Göran; Stockholm, Königl. Tierärztl. Hochschule, Abt. für Pathol. **Primärtumoren im Herzen des Rindes.** Dtsch. tierärztl. Wschr. 68 (1961) Nr. 14. S. 405–409.
Es wird über 42 Primärtumoren des Herzens bei Rindern berichtet, die in den Jahren 1930–1959 in der Tierärztlichen Hochschule in Stockholm zur Untersuchung gelangten und meistens als Zufallsbefund bei der Fleischbeschau ermittelt worden waren. Es handelte sich um 23 Fibrome, 11 Neurimome, 5 Fibrosarkome und 3 Neurofibrome. Befallen war überwiegend die rechte Herzhälfte, insbesondere die rechte Vorkammer. Die Fibrome traten mitunter in multipler Form vorwiegend subendocardial, seltener subepicardial oder intramuskulär auf. Die Fibrosarkome – ebenfalls z.T. mutipel auftretend – wurden intramuskulär angetroffen. Neben klinisch symptomlos verlaufenen Fällen wurden auch plötzliche Todesfälle infolge von Herzinsuffizienz oder Geschwulstembolien beobachtet.
Chr. Tamaschke. 2685.

Loppnow, H.; Berlin-Dahlem, Univ., Inst. für Veterin.-Pathol. **Zur Kasuistik primärer Herztumoren beim Hund (zwei Fälle von Hämangiom am rechten Herzohr.)** Berliner Münchener tierärztl. Wschr. 74 (1961) Nr. 11. S. 214–217.
Die bisher bei Hunden beschriebenen primären Herztumoren werden anhand einer Tabelle kurz abgehandelt und durch 2 eigene Beobachtungen ergänzt. Je ein Hämangioma cavernosum in der Wand des rechten Herzohrs bei einem 3jährigen Schäferhundrüden bzw. einer 8jährigen Schäferhündin werden makroskopisch und histologisch beschrieben. Als Ausgangspunkt der Neubildungen wird das kapillarreiche subepicardiale Bindegewebe in Betracht gezogen. In beiden Fällen war es zu Blutungen aus dem Tumor mit konsekutivem Hämoperikard und Tod durch Herztamponade gekommen. Histologisch lagen typische Blutgefäßgeschwülste vor, die sich teils aus unreiferen, zellreichen, infiltrierend in die Herzohrwand einwuchernden Gewebspartien, teils aus ausgereiften Strukturen i.S. eines Hämangioma cavernosum zusammensetzten.
Chr. Tamaschke. 2685.

Hubben, Klaus, Patterson, Donald F. und Detweiler, David K.; Philadelphia, Univ. of Pennsylvania, School of Veterin. Med. Carotid body tumor in the dog. **(Carotiskörperchentumoren beim Hund.)** J. Amer. veterin. med. Assoc. **137** (1960) Nr. 7. S. 411–416.
Anhand von 3 eigenen Beobachtungen wird auf das seltene Vorkommen von Carotiskörperchentumoren beim Hund hingewiesen und die makroskopische und histologische Struktur dieser Geschwülste eingehend beschrieben. Befallen werden vorwiegend ältere Tiere der kurzschnäuzigen Rassen, wobei das männliche Geschlecht dominiert. Die klinische Diagnose ist problematisch, da sichere neurovegetative Symptome bisher vermißt wurden. Tumorförmige Anschwellungen in der Unterhaut des Halses nahe dem Kieferwinkel können klinisch als Hinweis dienen. Carotiskörperchentumoren treten vielfach gleichzeitig mit Aortenkörperchentumor auf. Sichere Befunde über Metastasenbildung liegen bisher nicht vor. Histologisch findet man Massen epithelialer Zellen in alveolärer Anordnung in einem zarten, vorwiegend aus dünnwandigen Gefäßen gebildeten Stroma.
Chr. Tamaschke. 2685.

Mourlot, H. und Groulade, P. Réticulose plasmocytaire maligne aiguë à forme splénique chez le chien. **(Lienale Form der akuten malignen plasmocytären Reticulose beim Hund.)** Bull. Acad. vétérin. France [N. S.] **34** (1961) Nr. 7. S. 277–280.
Kasuistische Mitteilung über zwei bei 10- bzw. 13jährigen Hunden (Pudel) beobachtete Fälle, die klinisch unter den Erscheinungen einer Indigestion

mit Erbrechen und Durchfall, erhöhter Körperinnentemperatur, Abmagerung sowie einer palpatorisch feststellbaren Splenomegalie aufgetreten waren. Hämatologisch fand sich eine Granulocytose mit Linksverschiebung sowie Auftreten von Erythroblasten und Plasmazellen im strömenden Blut. Die Blutsenkungsgeschwindigkeit war erhöht. Die Mikroelektrophorese ergab eine Vermehrung der β- und γ-Globuline bei gleichzeitiger Verminderung der Albumine. Die nur in einem der Fälle durchgeführte autoptische Untersuchung ergab das Vorliegen einer um das 50fache vergrößerten Milz. Histologisch wurde eine maligne plasmazellige Reticulose der Milz diagnostiziert.

Chr. Tamaschke. 2690.

Enčev, S. (Entschew, S.) Proučvanija vŭrchu belodrobnata adenomatoza po ovcete. III. Chistomorfologija i chistogeneza. **(Untersuchungen über die Lungenadenomatose bei Schafen. 3. Mitt. Histomorphologie und Histogenese.)** Izvestija na Centralnija veterinaren institut za zarazni i parazitni bolesti, Sofija 6 (1962) S. 73–85. – 16 Abb., 16 Lit. Zus. in Russ., Engl.

Es wird das Ergebnis von 132 untersuchten Fällen von Lungenadenomatose bei Schafen mitgeteilt. Die makroskopisch beobachteten Veränderungen unterscheiden sich im histologischen Aufbau nicht wesentlich voneinander. Es besteht eine Neigung zum Zusammenfließen der herdförmigen Epithelwucherungen; in einzelnen, wenn auch seltenen Fällen bleiben sie als eine Vielheit von miliaren Herden (Miliaradenomatose) bestehen. Der Prozentsatz der adenomatösen Veränderungen mit parasitären Pneumonien ist sehr gering, was gegen die Behauptung mancher Verfasser (McFadeyan, Nieberle, Beseda u.a.) zu sprechen scheint, daß die Läsionen durch erwachsene Parasiten oder wandernden Larven für das Auftreten der adenomatösen Veränderungen keine vorrangige Bedeutung haben. Auch die Ansicht anderer Autoren (Cowdry, March, Aylan u.a.), daß die andenomatösen Verände- rungen im Zusammenhang mit chronischer, katarrhalischer Pneumonie sekundär auftreten, wird nicht geteilt. Nach Vf. treten die Pneumonien sekundär auf der Basis der schon entstandenen adenomatösen Veränderungen auf. In allen Fällen adenomatöser Wucherungen wird in den Herden an den Alveolen und an den alveolaren Gängen eine gut ausgebildete Zellhülle aus kubischem, seltener zylindrischem Epithel festgestellt. In 30% der adenomatösen Veränderungen wurde Hyperämie festgestellt, die der Epithelwucherung nicht vorangeht, sondern sie begleitet. Es wurden 8mal Metastasen in den mediastinalen Lymphknoten festgestellt, die in ihrer adenomatösen Struktur denen in der Lunge ähneln. Aus diesem Grunde nimmt Vf. an, daß die morphologischen Veränderungen und die Eigenart der Epithelwucherungen nicht als Regeneration oder gewöhnliche Metaplasie, wie manche Verfasser behaupten (Palaske, Beseda u.a.), sondern als Hyperplasie echter Neoplasmen zu werten sind.

Z. Tomow. 2695.

Guillon, J. C. und Renault, L.; Apparition d'hépatomes chez des canes. **(Auftreten von Lebertumoren bei Enten.)** Bull. Acad. vétérin. France [N.S.] 34 (1961) Nr. 2. S. 93–97.

Bei 20 über 9 Mon. alten weiblichen Enten aus 8 verschiedenen Zuchten, die wegen Nachlassens der Legetätigkeit zur Untersuchung gelangten, wurden Lebertumoren in Form kleinster bis orangengroßer Knoten festgestellt. Die größeren Knoten waren von Cysten, Blutungen und Nekroseherden durchsetzt. Histologisch wurden Leberzelladenome sowie Übergangsformen bis zu ausgeprägt anaplastischen Leberzellcarcinomen gefunden. Letztere wiesen z.T. monströse Zellformen mit unregelmäßig gestalteten Kernen und vakuolisierten Kernkörperchen auf. Das übrige Lebergewebe zeigte stets eine ausgeprägte Cirrhose. Ätiologisch wird ein Zusammenhang mit der bei jungen Enten häufig zu beobachtenden Virushepatitis diskutiert, bei welcher im chronischen Stadium neben cirrhotischen Veränderungen auch knotige Leberzellhyperplasien mit Übergang in hyperplasiogene Leberzelladenome auftreten können.

Chr. Tamaschke. 2700.

Perryman, Virginia D. und Brodey, Robert S.; Philadelphia, Univ. of Pennsylvania, School of Veterin. Med., Dep. of Surgery. Anterior vena caval obstruction secondary to thyroid carcinoma in a dog. **(Verschluß der vorderen Hohlvene infolge von Schilddrüsencarcinom beim Hund.)** J. Amer. veterin. med. Assoc. **139** (1961) Nr. 5. S. 560–563.

Bei einem 11jährigen Cocker-Spanielrüden, der klinisch ein hochgradiges Ödem im Bereich der Kopf-, Hals- und Sternalregion sowie der Vordergliedmaßen aufgewiesen hatte, wurde bei der Sektion ein rechtsseitiges Schilddrüsencarcinom mit Lungenmetastasen und Einbruch in die rechte Jugularvene und die vordere Hohlvene mit Vordringen bis in den rechten Vorhof festgestellt. Die Hohlvene war vom ersten Intercostalraum bis zum Herzen vollkommen von Geschwulstgewebe ausgefüllt. Die Geschwulstmassen hatten außerdem den Kehlkopf, den Anfangsteil der Luftröhre sowie die den Truncus vagosympathicus begleitenden Gefäße infiltriert. Histologisch handelte es sich um ein typisches infiltrierend wucherndes Adenocarcinom der Schilddrüse. Als Nebenbefund wurde ein submucöses Leiomyom im Cardiabereich des Magens festgestellt.

Chr. Tamaschke. 2705.

Dämmrich, K.; Berlin-Dahlem, Univ., Inst. für Veterin. Pathol. **Zerstörung der Hypophyse durch ein Chondroidsarkom der Schädelbasis beim Hund.** Berliner Münchener tierärztl. Wschr. **74** (1961) Nr. 12. S. 233–238.

Bei einem 7jährigen Schottenterrierrüden, der unter den Erscheinungen einer Polydipsie und Polyurie ad exitum gekommen war, wurde an der Schädelbasis ein vom Keilbein ausgegangener Tumor festgestellt, der unter fast vollständiger Zerstörung der Hypophyse in die Gehirnbasis eingewuchert war und sich im dritten Ventrikel ausgebreitet hatte, wobei er mit zapfenförmigen Fortsätzen in den Recessus infundibuli sowie oral bis zum Recessus chiasmatis und caudal in den Aquaeductus Sylvii eingewachsen war. Eine Schädigung des linken Sehnervs hatte zu linksseitiger Erblindung geführt. Histologisch lag nach der Einteilung von Albertini ein Chondroidsarkom vor. Die durch den Ausfall der Hypophyse bedingten innersekretorischen Insuffizienzerscheinungen manifestierten sich histologisch in den Hoden durch eine Störung der Spermiogenese und in den Schilddrüsen in Form einer Stapeldrüse mit stärkerer Epitheldesquamation.

Chr. Tamaschke. 2710.

Lombard, Ch. Contribution à l'étude des tumeurs de l'appareil génital, chez les mammifères domestiques. **(Beitrag zum Studium der Tumoren des Geschlechtsapparates bei den Haussäugetieren.)** Rev. Méd vétérin. [N.S.] **24 (112)** (1961) Nr. 7. S. 509–526.; **24(112)** (1961) Nr. 8. S. 598–618.

Die Tumoren des männlichen und weiblichen Geschlechtsapparates (ohne Milchdrüse) beim Pferd, Rind, Schwein, Hund, bei der Katze und beim Kaninchen werden abgehandelt, wobei auf die tierartlichen Unterschiede hinsichtlich der Häufigkeit im allgemeinen sowie der einzelnen Organfrequenzen und der Ausbildung bestimmter Tumorformen hingewiesen wird. Neben der Literaturauswertung werden eigene – Pferd, Esel, Maultier, Rind, Schwein, Hund, Katze und Kaninchen betreffende – Befunde mitgeteilt.

Chr. Tamaschke. 2715.

Lombard, Charles; Toulouse, Lab. d'Anatomie Pathol. Epidermisation conjonctivale précancéreuse des bovidés et virus filtrant. **(Präcanceröse Plattenepithelbildung an der Conjunctiva bei Rindern im Zusammenhang mit einem filtrierbaren Virus.)** Bull. Acad. vétérin. France [N.S.] **34** (1961) Nr. 5. S. 197–198.

Das sog. „cancer-eye" (Plattenepithelzellencarcinom der Conjunctiva bzw. Sklera bei Rindern) wird in einer Häufigkeit von 1–50‰ auch bei Rindern der Normannenrasse gefunden. Zum Nachweis der etwaigen Virusnatur dieser Veränderung erhielten 4 Rinder im Alter von 16 Mon. bzw. 2,4 und 4½ Jahren je 2 cm^3 eines zellfreien Filtrates einer derartigen Geschwulst auf die Conjunctiva und Sklera des rechten Auges aufgetropft. Nach ca. 50 Tagen fanden sich bei 2 Tieren knötchenförmige Verdickungen an der Nickhaut sowie in einem Fall ein rötlich gefärbter Fleck von einigen Millimeter Durchmesser am temporalen Corneoskleralrand. Die Veränderungen blieben während mehrerer Monate unverändert bestehen. Histologisch wurde an der Nickhaut eine Umwandlung des Conjunctivalepithels in oberflächlich verhornendes Plattenepithel festgestellt und als präcanceröse Veränderung auf Grund der Filtrateinwirkung gedeutet. Chr. Tamaschke. 2719.

William, J. O., Garlick, E. C. und Beard, D. C.; Concord, N.C., Ceberras Memorial Hospital, Pathol. Dep. Glioma of the optic nerve of a dog – a case report. **(Gliom des Nervus opticus beim Hund. Mitteilung eines Falles.)** J. Amer. veterin. med. Assoc. **138** (1961) Nr. 7. S. 377–378. – 2 Abb.
Klinische, makroskopische und histologische Beschreibung eines Falles von astrocytärem Gliom des N. opticus bei einer 14jährigen Cockerspanielhündin. Das Tier war während eines Jahres wegen eines Glaukoms behandelt worden, dann erfolgte ein rapides Wachstum des Tumors mit Verdrängung des Augapfels. Histologisch fand sich ein sehr zellreiches Gewebe aus Astrocyten, stellenweise mit Mitosen sowie proliferierenden Nervenfasern.
Chr. Tamaschke. 2719.

Hattangady, S. R., Purchit, B. L. und Jamkhedkar, P. P.; Bombay, Veterin. Coll. Adenocarcinoma of the mammary gland in a cat. **(Adenocarcinom der Milchdrüse bei einer Katze.)** Indian veterin. J. **40** (1963) Nr. 1. S. 53–55. 2719.

Széky, A. **Zur Histopathologie der von Bacterium pyosepticum verursachten Erkrankungen der Pferde und Schweine.** Acta veterin. Acad. Sci. hung. **12** (1962) Nr. 2. S. 145–156. – Aus: Ung. Agrar-Rdsch. **1963** Nr. 2.
Die histopathologischen Veränderungen verschiedener Organe (Leber, Niere, Milz, Nasenschleimhaut, Lunge, regionäre Lymphknoten, Dünndarm, Nebenniere, Gehirn) wurden bei 22 an Pyoseptikämie verendeten, 18 Mon. bis 6 Jahre alten Pferden und 6 an Schweinepest und Pyoseptikämie verendeten Schweinen verschiedenen Alters untersucht. Die Gewebeveränderungen bei den von *Bacterium pyosepticum* verursachten Erkrankungen sind sowohl bei den Pferden als auch bei den Schweinen vor allem in der Leber und Niere anzutreffen. In der Leber von Pferden wurden Blutungen beobachtet, die sich auf kleinere oder größere Regionen erstreckten, weiterhin Ödeme, Parenchymnekrosen oder regressive Leberzellveränderungen sowie Bakterienemboli in den Blutgefäßen. In der Leber von Schweinen kamen Blutungen und Ödeme seltener vor und waren von geringerer Bedeutung. Die Niere sowohl der Pferde wie der Schweine wies periglomeruläre und intertubuläre Blutungen, mitunter Nephrose auf, seltener waren Bakterienemboli in den Kapillarschlingen der Glomeruli oder im Hohlraum der Bowmanschen Kapsel zu sehen. In 1 bis 2 Fällen konnte eine den bekannten Nierenveränderungen der an Pyoseptikämie erkrankten neugeborenen Fohlen ähnliche, eitrige, herdartige Nierenentzündung wahrgenommen werden, die bei Schweinen niemals zu beobachten war. Bei den Pferden mit neuralen Störungen zeigten sich die im Gehirnstamm und im Kleinhirn vorhandenen Veränderungen in Blutungen, Ödemen, aus Bakterien bestehenden Gefäßemboli und in schweren regressiven Veränderungen der Nervenzellen. Im Zentralnervensystem der untersuchten Schweine wurde niemals eine Veränderung vorgefunden. In der Lunge einiger untersuchter Pferde wurden Bakterienemboli enthaltende kruppöse

Herde festgestellt, die von hyperämischen Lungengebieten umgeben waren. Bei anderen Tieren fanden sich Blutungen und Gefäßemboli in der Nasenschleimhaut und in den regionären Lymphknoten. Außer den beschriebenen Veränderungen waren ähnliche in der Nebenniere, Milz und auch im Dünndarm der untersuchten Schweine zu beobachten. Vf. vertritt die Meinung, daß die wahrgenommenen histologischen Veränderungen, vor allen die in den verschiedenen Organen enthaltenen Bakterienemboli, obwohl sie nicht spezifisch sind, auf eine von *Bacterium pyosepticum* hervorgerufene Erkrankung hinweisen, weil sie in den untersuchten Fällen regelmäßig anzutreffen waren.
2755.

Roberts, E. D., Switzer, W. P. und Ramsey, F. K.; Ames, Iowa State Univ. of Sci. and Technol., Coll of Veterin. Med., Veterin. Med. Res. Inst. Pathology of the visceral organs of swine inoculated with Mycoplasma hyorhinis. **(Zur Pathologie der visceralen Organe des Schweines nach der Infektion mit Mycoplasma hyorhinis.)** Amer. J. veterin. Res. **24** (1963) Nr. 98. S. 9–18. – 14 Abb., 1 Tab., 20 Lit. Zus. in Interlingua.

Nach der intraperitonealen Injektion von *Mycoplasma hyorhinis* bei 24 Schweinen wurden deren Organe und das Gehirn nach unterschiedlichen Zeitabständen untersucht und die dabei erzielten Ergebnisse denen bei 12 nichtinfizierten Wurfgeschwistern gegenübergestellt. Die Tiere entwickelten in der Brust- und Bauchhöhle eine eitrige fibrinöse Serositis, wobei nach 30 Tagen eine Organisation der veränderten Bereiche eingetreten war und sich Adhäsionen ausgebildet hatten. Die Veränderungen an den Serosen bestanden in einer Schwellung der Serosazellen und einer Infiltration von Plasmazellen, Makrophagen und in bestimmten Abschnitten einer Einwanderung von Neutrophilen. Das abgesonderte Exsudat bestand aus Fibrin, Neutrophilen und einer begrenzten Anzahl an Makrophagen und Lymphocyten. 30 Tage nach der Infektion waren entzündliche Zellherde in den subserösen Abschnitten anzutreffen. Die Veränderungen betrafen auch die Scrotalhöhle. 10 und 15 Tage nach der Infektion konnte eine peritubuläre Infiltration von Neutrophilen und Lymphocyten in den Hoden nachgewiesen werden. Ein Tier zeigte 56 Tage nach der Infektion eine lymphocytäre Leptomeningitis, Hyperämie der Meningen und einen getrübten Liquor.

H. Gürtler. 2755.

Rubaj, Bolesław; Lublin, Wyższa Szkoła Rolnicza. Zmiany morfologiczne i histochemiczne w nadnerczach i innych narządach małp – Macacus rhesus – po przebytym transporcie. **(Morphologische und histochemische Veränderungen in Nebennieren und anderen Organen bei Affen [Macacus rhesus] nach dem Transport.)** Ann. Univ. Mariae Curie-Skłodowska, Sect. DD **15** (1962) S. 16 bis 32. – 20 Abb., 28 Lit. Zus. in Russ., Engl.

Bei aus Indien zum Zwecke der Produktion von Polyomyelitisvaccine importierten Affen wurden zahlreiche Todesfälle beobachtet, die weder klinisch noch pathologisch-anatomisch zu begründen waren. Als Ursache wird eine Stresswirkung angenommen. Aus diesem Grunde wurden morphologische und histoschemiche Untersuchungen von Nebennieren, Magen und Milz der in den ersten 3 Mon. nach dem Transport verendeten Affen durchgeführt. Als Kontrolle dienten gesunde Affen, die 3. Mon. nach dem Transport getötet wurden. Histologisch wurde nach H-E-Färbung und mittels Azan- und Salazar-Methode untersucht, histochemisch auf Cholesterol-, Lipoid- und Ascorbinsäuregehalt. Alle Untersuchungen zeigten sehr deutlich die Stresseinwirkung des Transportes auf den Affenorganismus. Die Nebennierenveränderungen beruhten auf einer mehrfachen Gewichtssteigerung, progressivem Umbau sowie auf dem Verschwinden von Cholesterol, Lipoiden und Vitamin C. In der Milz wurde ein Schwund von lymphatischen Geweben und im Magen wurden Geschwülste und Blutungen festgestellt. Ein Aufenthalt der Affen von 3 Mon. unter neuen Umweltbedingungen kann als ein genügend langer Zeitabschnitt betrachtet werden, innerhalb dessen die Erscheinungen einer Stresswirkung nachlassen. Nach diesem Zeitpunkt sind die Tiere als gesund zu betrachten. W. Radomiński. 2755.

Bibrack, B.; München, Univ., Inst. für Tierpathol. **Über die formale und kausale Genese der Zehenarterienobliterationen beim Pferd.** Zbl. Veterinärmed., R.A **10** (1963) Nr. 1. S. 67–84. – 6 Abb., 1 Tab., 93 Lit. Zus. in Engl., Franz., Span.
Zur Klärung der Frage, ob die chronisch obliterierenden Zehenarterienveränderungen des Pferdes mit der Endarteriitis obliterans (Winiwarter-Buerger) des Menschen verglichen werden dürfen, wurden die Zehenarterien aller 4 Extremitäten von 100 Pferden untersucht. Es handelt sich um Tiere aller Altersstufen, bei denen in 47 Fällen an insgesamt 75 Einzelarterien Totalverschlüsse des Lumens gefunden wurden. Die Obliterationen traten überwiegend bei älteren Pferden auf, so zeigten 64% der 15–19jährigen Tiere Gefäßverstopfungen und nur 10% der 0–4jährigen Fohlen. Von den 75 Obliterationen waren 62 auf die Vorderextremitäten, vorzugsweise (58mal) auf die medialen Zehenarterienäste lokalisiert. Völlig unveränderte Gefäßlumina wurden in diesem Bereich nur bei ganz jungen Tieren gefunden, auch die A. metacarpica und A. metatarsica sowie die Venen waren stets unauffällig. Histologisch beruhen die Veränderungen auf einer chronischen Sklerosierung in Form von Vernarbungsvorgängen, die ätiologisch mit der ständigen Traumatisierung der medialen Zehenabschnitte in Beziehung stehen dürften. Interstitielle fibrinöse und granulo-lymphocytäre progressive Entzündungsmerkmale oder aber rezidivierende und alte thrombotische Gefäßverschlüsse, wie sie für die menschliche Endarteriitis obliterans charakteristisch sind, konnten nicht nachgewiesen werden. C.-H. Becker. 2760.

Hubben, K., Patterson, D. F. und Botts, R. P.; New Bolton Center, Univ. of Pennsylvania, School of Veterin. Med. Telangiectasis in canine heart valves. **(Teleangiektasie an den Herzklappen des Hundes.)** Zbl. Veterinärmed., R. A **10** (1963) Nr. 3. S. 195–202. – 5 Abb., 20 Lit. Zus. in Franz., Span.
Vff. stellen 22 Fälle von Teleangiektasien beim Hund zusammen. Die Häufigkeit beträgt nach Untersuchung von 1293 verendeten Hunden 1,7%. Das Auftreten dieser Teleangiektasien korreliert mit dem Auftreten von chronischen Klappenerkrankungen, Arteriosklerose und Myocardschäden. Bei makroskopischer Betrachtung kann festgestellt werden, daß sich die Teleangiektasie an den Herzklappen des Hundes als eine auf der Vorkammerfläche erscheinende, dunkelrote, kreisförmige Struktur darbietet. Der Durchmesser beträgt 1–5 mm. Von den 22 berichteten Fällen wurden sie in 13 Fällen auf der rechten Atrioventrikularklappe, in 8 auf der linken und in 1 Fall auf den Pulmonalklappen beobachtet. Mikroskopisch-anatomisch erscheinen diese Läsionen als mit einem einschichtigen Endothel ausgekleidete große Höhlen. Der Inhalt variiert zwischen ungeronnenem Blut mit wenigen Leukozyten und einem fibrinösen Gerinnsel, das frei enthalten sein oder sich an der Wand befinden kann. Kalksalze können in dem Fibrin abgelagert sein. Die Gefäße der Klappen scheinen eine kapillär-venöse Struktur zu besitzen. In einem Fall hatten diese Teleangiektasien eine klinische Bedeutung erlangt. R. Berg. 2760.

Pavloff, N.; Sofia, Veterinärmed. Forsch.-Inst. für Virol. **Chronische interstitielle Pneumonie bei Schafen.** Mh. Veterinärmed. **18** (1963) Nr. 10. S. 398 bis 400. – 5 Abb., 9 Lit.
Es wird das morphologische Bild einer enzootischen Erkrankung bei Schafen beschrieben, die von Erregern der Gruppe der Neo-Rickettsien verursacht wurde. In der Lunge, die makroskopisch vergrößert ist und kompakte

Konsistenz sowie trockene Schnittfläche mit Neigung der Veränderungen zu infiltrativer Ausdehnung zeigt, liegt histologisch das Bild einer diffusen interstitiellen intralobulären Pneumonie – Fibroblasten, Histiocyten, Lymphocyten – und einer Peribronchitis nodosa vor. In der Leber wurde eine diffuse Endothel-Proliferation mit Granulombildung und Nekrobiosen der Leberzellen in deren Nachbarschaft festgestellt. Die Lymphfollikel der Milz sind verkleinert, die Reticulumzellen proliferiert. Die Organveränderungen sprechen somit für das Vorliegen einer Allgemeinerkrankung.

W. Seffner. 2770.

Rigdon, R. H. und Corssen, Gunter; Galveston, Univ. of Texas, Med. Branch, Dep. of Pathol. and Anesthesiol. Pulmonary lesions in dogs from methylcholanthrene. **(Lungenveränderungen bei Hunden durch Methylcholanthren.)** Arch. Pathol. **75** (1963) Nr. 3. S. 323–331. – 11 Abb., 2 Tab., 16 Lit.

19 Hunde erhielten Methylcholanthren suspendiert in 1%iger Konzentration in Polysorbate 80 oder in Ditriokon intrabronchial mit einem Katheter appliziert. Nach Eintritt des Todes, der in unterschiedlichen Zeitabständen nach der Verabreichung erfolgte, wurden die Lungen histologisch untersucht. Häufig bedingte die Applikation die Ausbildung eines akuten Lungenödems und eine akute und/oder chronische Pneumonie. Die intraabdominale Verabreichung von Methylcholanthren kann ebenfalls eine Pneumonie zur Folge haben, jedoch ist keine sichere Aussage der Häufigkeit möglich, da die verwendeten Versuchstiere bereits teilweise spontan an Pneumonie erkrankt waren. Als Folge der intrabronchialen Applikation des Präparates kam es zu einer Epithelzellenhyperplasie und squammösen Metaplasie des Bronchialepithels. Diese Veränderungen kommen jedoch auch spontan bei Hunden vor. In einem Falle konnte der Verdacht des Vorliegens eines squammösen Carcinoms ausgesprochen werden. Der Hund ist auf Grund des häufigen Vorkommens akuter und chronischer Entzündungen der Lunge für derartige Untersuchungen ungeeignet.

H. Gürtler. 2770.

Rooney, James R., Bryans, John T. und Doll, E. R.; Lexington, Kentucky Agric. Exp. Stat., Dep. of Animal Pathol. Colitis „X" of horses. **(Colitis „X" des Pferdes.)** J. Amer. veterin. med. Assoc. **142** (1963) Nr. 5. S. 510–511.

Als Colitis „X" wird in Amerika eine bei Pferden auftretende Krankheit bezeichnet. Die Krankheit tritt sporadisch auf, der Verlauf ist perakut und durch heftige Durchfälle und Anzeichen einer schweren Toxämie gekennzeichnet. Die Ursache ist nicht bekannt. Makroskopisch-pathologisch beherrschen Petechien und Ekchymosen an fast allen Organen, besonders im Unterhautgewebe und den Schleimhäuten, das Bild. Das Zentralnervensystem, Muskulatur und Knochen waren nie verändert. Histopathologische Untersuchungen der Organe und Schleimhäute ergaben starke Hyperämien. Typisch waren immer Lymphocytennekrosen in den Lymphknoten.

M. Dietrich. 2775.

Rubaj, B.; Wien, Tierärztl. Hochschule, Inst. für Pathol. und Gerichtl. Tierheilkunde. **Hypophysenveränderungen bei den verschiedenen Formen der Pyometra und bei der Hyperplasia glandularis cystica endometrii des Hundes.** Wiener tierärztl. Mschr. **50** (1963) Nr. 3. S. 300–310. – 4 Abb., 2 Tab., 22 Lit. Zus. in Engl., Franz., Ital.

Mit histomorphologischen Methoden wird an 15 pyometrakranken Hündinnen und 5 Tieren mit cystöser Hyperplasie der Uterusschleimhaut geprüft, ob die Hypophyse für die Entstehung der Pyometra von Bedeutung ist. Zur Differenzierung der 5 einzelnen Zelltypen in der Hypophyse kam die Aldehyd-Fuchsin-Methode nach Jubb zur Anwendung, die eine karyometrische Auszählung der Zellen ermöglichte. Morphologisch und statistisch verwendbare Veränderungen waren in der Hypophyse nicht nachweisbar. Kolloidale De-

generationen und Bindegewebehypertrophie sind eher mit dem Alter der Tiere als mit dem Entstehen der Pyometra in Zusammenhang zu bringen. Zukünftige Untersuchungen über diese Fragen machen die Auswahl des Untersuchungsmaterials nach Rasse, Alter und Geschlecht erforderlich.
C.-H. Becker. 2780.

Cotchin, E. und Swarbrick, O.; London, Roy. Veterin. Coll.; Arundel, Sussex. Bovine cutaneous angiomatosis: A lesion resembling human „pyogenic granuloma" („Granuloma telangiectaticum"). **(Cutane Angiomatose beim Rind, eine dem „pyogenen Granulom" des Menschen ähnliche Veränderung [„Granuloma telangiectaticum"].)** Veterin. Res. **75** (1963) Nr. 17. S. 437–444. – 12 Abb., 1 Tab., 9 Lit.
Es wird über eine bisher in der Literatur nicht bekannte, hämorrhagisch-angiomatöse Hautveränderung beim Rind berichtet, die in verschiedenen Gebieten von Großbritannien beobachtet wurde. Klinisch fallen zunächst Blutungen in umschriebenen Hautbezirken, besonders am Rücken, auf. Bei 10 Rindern (9 weibliche und ein männliches Tier) wurden solche Hautläsionen chirurgisch entfernt und pathologisch-anatomisch untersucht. Es handelt sich um ovale oder runde Gebilde, die die Hautoberfläche etwas überragen und aus grau-rötlichem Granulationsgewebe bestehen. Offenbar gehen sie von der Dermis aus und lassen histologisch hauptsächlich Blutgefäße und blutgefüllte Kanäle mit kollagen-fasrigem Zwischengewebe erkennen. Manchmal sind beträchtliche Mengen von Entzündungszellen nachzuweisen, wobei neben polymorphzelligen auch mononukleäre Elemente beteiligt sind sowie eine rege mitotische Tätigkeit, insbesondere von Angioblasten. Von den Behandlungsmethoden verspricht lediglich die chirurgische Radikalexcision Aussicht auf Heilung. Die Ursachen dieser Prozesse sind nicht geklärt, jedoch wird in der Diskussion auf vermutliche Entstehungsmöglichkeiten hingewiesen.
J. Martin. 2785.

Kądziołka, Adam; Lublin, Wyższa Szkoła Rolnicza. Utajona i jawna leptospiroza u psów w obrazie anatomopatologicznym. **(Das pathologisch-anatomische Bild der latenten und der wahrnehmbaren Form der Leptospirose des Hundes.)** Ann. Univ. Mariae Curie-Skłodowska, Sect. DD **15** (1962) S. 1–14. – 8 Abb., 17 Lit. Zus. in Russ., Engl.
Leptospirose kommt nicht nur bei Nagetieren vor, sondern besonders auch bei herrenlosen Hunden. Wegen Verdachts auf das Vorliegen latenter Leptospirose (L.) wurden pathologisch-histologische Untersuchungen der Nieren und anderer innerer Organe von zerlegten Hunden durchgeführt. In der einen Versuchsgruppe befanden sich vom Hundefang gelieferte Tiere, in der zweiten solche, die aufgrund klinischer, serologischer und allergischer Untersuchungen in der Klinik unter dem Verdacht der L. standen. Die 46 Hunde der ersten Gruppe zeigten keine pathologisch-anatomischen Veränderungen. Histologisch wurden jedoch vielfach in den Tubuli contorti lokalisierte Spirochaeten ermittelt. Das Epithel dieser Kanälchen zeigte Degenerationserscheinungen. Unter 10 Hunden der zweiten Gruppe sprachen die Zerlegungsbefunde bei 3 Tieren für eine Leptospirose (Leber- und Milzschwellung, parenchymatöse Nieren- und Herzmuskelentartung, Nierenhyperämie). In 3 Fällen konnten einige Spirochaeten in den Tubuli contori und im Glomerulusepithel nachgewiesen werden. Die Ergebnisse aller Untersuchungen deuten darauf hin, daß herrenlose Hunde Träger von vorwiegend in den Nieren lokalisierten Leptospiren sein können. Bei Hunden mit klinischen Erscheinungen der L. können Spirochaeten nicht immer histologisch festgestellt werden. Zum histologischen Nachweis hat sich am besten die Silbersalzimprägnation bewährt.
W. Radomiński. 2790.

Flüge, A. und Löliger, H. Chr.; Hannover, Tiergesundheitsamt; Celle, Bundesforsch.-Anst. für Kleintierzucht. **Klinik und Pathologie der segmentalen**

Aplasie des Nebenhodenkanals (Aplasia segmentalis Ductus Wolffii) beim Bullen. Zuchthyg., Fortpflanzungsstör. Besam. Haustiere 7 (1963) Nr. 2. S. 89-101.

Bei einer Gruppe von 774 Zuchtbullen wird in vier Fällen (0,5%) eine partielle Atrophie des Nebenhodenkanales festgestellt. Diese Zahl deckt sich mit den Angaben verschiedener Autoren in anderen Ländern. Es wird für möglich gehalten, daß diese Veränderungen von entzündlichen Prozessen während der Fetalentwicklung oder in den ersten Lebenswochen stammen. Es kommt dann dabei zu einer direkten Schädigung der Nebenhoden oder der den Wolffschen Gang versorgenden Blutgefäße mit gleichzeitigen Störungen der Entwicklung des Nebenhodenkanals und des Ductus deferens. Atrophie und Fibrose treten auf. Am Hodengewebe selbst sind ebenfalls stets Keimepithelatrophien verschiedener Grade zu finden. Für die erbliche Genese, die von verschiedenen Autoren vertreten wird, kann bislang kein sicherer Beweis erbracht werden. F. Schaetz. 2795.

Žeškov, B., Marolt, J., Vukelić, E. und Bego, U.; Zagreb, Univ., Fac. of Veterin. Med., Inst. of Pathol. and Therapy; Inst. of Morphol. and Physiol. Investigations on the radiographical examination of spinous processes in the area of the withers in the horse. **(Radiographische Untersuchungen an den Spinalfortsätzen des Pferdes im Bereich des Widerristes.)** Zbl. Veterinärmed., R. A 10 (1963) Nr. 3. S. 245-256. – 4 Abb., 8 Lit. Zus. in Franz., Span.

Diese radioautographischen Untersuchungen wurden an 480 Pferden beiderlei Geschlechts im Alter von 3 Mon. bis zu 20 Jahren vorgenommen. Keines zeigte irgendwelche klinischen Symptome, weder septische noch aseptische Entzündungen des Widerristes. Es konnte festgestellt werden, daß die Gestalt der Spinalfortsätze der ersten 6 Brustwirbel inkonstant ist. Die Variabilität in der Gestalt, Breite und Richtung der Spinalfortsätze verursacht große Variationen im Abstand zwischen 2 Spinalfortsätzen, die bis zu 4,5 cm betragen können. Die Dicke der Kompacta variiert zwischen 1 und 3 mm. Sie kann teilweise oder völlig fehlen. Die Spongiosa ist in den meisten Fällen eine gleichförmig dichte Struktur. Nur 40,4% der Pferde besaßen auf allen Spinalfortsätzen der ersten 6 Brustwirbel knöcherne Apophysen, während bei 59,6% eine oder mehrere von ihnen fehlten. Der bedeutende Polymorphismus ist für die Apophysen charakteristisch. Die Größe der Apophysen variiert in sehr weiten Grenzen. Die Variationen sind unabhängig vom Alter und der Konstitution des Tieres. Die Struktur der Apophysen zeigt eine außerordentliche Variabilität, die nicht nur von Pferd zu Pferd unterschiedlich ist, sondern auch von Apophyse zur Apophyse ein und desselben Tieres. Von den 40,4% der Pferde, die auf allen Spinalfortsätzen der ersten 6 Brustwirbel Apophysen hatten, konnte in 4,3% der Fälle eine völlige Synostosis der Apophysen beobachtet werden. In 10,7% fand sich noch eine partielle Synostosis. Es wird auf Grund der Untersuchungen empfohlen, die Röntgendiagnose pathologischer Veränderungen an den Dornfortsätzen im Bereich des Widerristes mit größter Vorsicht vorzunehmen. R. Berg. 2810.

Roberts, E. D., Switzer, W. P. und Ramsey, F. K.; Ames, Iowa State Univ. of Sci. and Techn., Coll. of Veterin. Med., Veterin. Med. Res. Inst. The pathology of Mycoplasma hyorhinis arthritis produced experimentally on swine. **(Die Pathologie der experimentell durch Mycoplasma hyorhinis hervorgerufenen Arthritis beim Schwein.)** Amer. J. veterin. Res. 24 (1963) Nr. 98. S. 19-31. – 18 Abb., 1 Tab., 26 Lit. Zus. in Interlingua.

Von 36 Schweinen im Alter von 3 Wochen, die auf 6 Gruppen verteilt waren, wurden jeweils 4 Tiere jeder Gruppe intraperitoneal mit *Mycoplasma hyorhinis* infiziert und in unterschiedlichen Zeitabständen getötet. Zwischen dem 5. und 12. Tag nach der Infektion trat bei 16 von 24 Tieren Lahmheit auf, wobei ein oder mehrere Gelenke betroffen waren. Die Veränderungen an der Gelenkkapsel bestanden in Hyperämie, Ödembildung und in einigen Fällen in Fibrinablagerungen. Histologisch war eine Vergrößerung der Synoviazellen, eine Infiltration von Plasmazellen, Makrophagen und einiger Lymphocyten sowie gelegentlich eine Einwanderung von Neutrophilen zu erkennen. Chronische Veränderungen an der Gelenkkapsel gaben sich in einer Hypertrophie der Zotten und einer gelblichen Verfärbung der Kapsel zu erkennen. Histologisch war zudem eine Hyperplasie der Synoviazellen und eine lymphocytäre Infiltration vorhanden. Die Synovia erkrankter Gelenke enthielt vorwiegend Neutrophile. Am Knochen waren bei den 10 Tage nach der Infektion getöteten Tieren erstmalig Symptome einer gestörten Reifung der Knorpelzellen in der Verknöcherungszone an den Epiphysen zu erkennen. Bei einem Gelenk konte 56 Tage nach der Infektion eine Ankylose festgestellt werden. Bei einem Tier entwickelte sich als Folge des Nichtgebrauchs einer Gliedmaße eine Knochenatrophie. H. Gürtler. 2810.

Michalska, Zofia und Kaszubkiewicz, Czesłąw; Wrocław, Wyższa Szkoła Rolnicza. Zmiany morfologiczne w ośrodkowym układzie nerwowym świń przy zatruciu solą kuchenna. **(Morphologische Veränderungen des Zentralnervensystems der Schweine bei der Kochsalzvergiftung.)** Med. weteryn. 18 (1962) Nr. 11. S. 646–650. – 4 Abb., 1 Tab., 14 Lit. Zus. in Russ., Engl., Franz., Dtsch.

Die Versuche wurden an 8 Schweinen im Alter von 8–12 Wochen und 20–30 kg Kgw. durchgeführt. Die Kochsalzdosis schwankte von 2–4 g pro kg Kgw. Die Kochsalzlösung wurde einmalig mittels Magensonde verabreicht. Die klinischen Erscheinungen bei den vergifteten Schweinen waren größtenteils von der NaCl-Dosis abhängig. Sie äußerten sich anfangs durch Anregung, dann durch Teilnahmslosigkeit und periodische Anfälle von tonisch-klonischen Krämpfen, besonders der Vordergliedmaßen- und Nackenmuskulatur. Der Tod trat einige Stunden nach der Kochsalzverabreichung unter völliger Lähmung ein. Bei Tieren, welche eine kleine NaCl-Menge bekamen, traten die klinischen Erscheinungen später auf, die Aufregungsperiode fehlte und der Tod kam erst nach 36–48 Std. Im Zerlegungsbefund des ZNS wurden vor allem Hirnhauthyperämie und subdurale Blutungen festgestellt. An der Hirnschnittfläche konnten mit Blut gefüllte Gefäße, besonders der grauen Substanz sowie des Seitenkammergefäßgeflechtes, beobachtet werden. Die histologischen Präparate wurden aus Hirnrinde, Ammonshorn und Lendenmark gewonnen. Es wurde eine starke Hirnhauthyperämie, Piaödem und Ruptur der Piagefäße festgestellt. Die Hirngewebestruktur wird besonders in den Schichten der Rindenoberfläche gelockert, was an eine Schwann'sche Struktur erinnert. Der Bau der weißen Hirnsubstanz zeigt stellenweise auch eine Lockerung. Auf Grund durchgeführter Beobachtungen können folgende Schlüsse gezogen werden. Bei der Kochsalzvergiftung der Schweine treten unabhängig von der Höhe der Dosis starke Hyperämie und Ödem des Großhirns und der Hirnhäute sowie Kolliquationsherde des Hirngewebes auf. Lokalgliose kann nur bei den mit hohen Kochsalzgaben vergifteten Tieren festgestellt werden. Das Auftreten von eosinophilen Infiltrationen ist im höheren Grade von der Dauer der Vergiftungszeit als von der NaCl-Dosishöhe abhängig.
W. Radomiński. 2826.

Gitter, M.; Weybridge, Min. of Agric., Fisheries and Food, Veterin. Investigation Centre. Unusual cerebellar conditions in pigs. Part I. Cerebellar herniation associated with vitamin A deficiency. **(Ungewöhnliche Kleinhirnbefunde bei Schweinen. 1. Mitt. Kleinhirnhernien verbunden mit Vitamin A-Mangel.)** Veterin. Rec. 74 (1962) Nr. 43. S. 1150–1152. – 3 Abb., 6 Lit.

2 Läuferschweine, die in 2 verschiedenen Krankheitsausbrüchen im Alter von etwa 5 Mon. verendet waren, wurden untersucht. In beiden Fällen war das Gehirn durch verdickte Schädelknochen komprimiert, und der hintere

Teil des Kleinhirns war in das Foramen magnum zurückgeschoben. Auf dem vorgefallenen Teil des Kleinhirns und den benachbarten Teilen der Medulla oblongata befand sich ein ziemlich großes Blutgerinnsel. Der Vitamin A-Gehalt der Leber war in beiden Fällen gering. Diese Erkrankung tritt offenbar dann auf, wenn bei Vitamin A-armer Fütterung im Alter von 5 Mon. die Vitamin A-Reserven in der Leber erschöpft sind.

W. Wittig. 2826.

Gitter, M. und Bowen, P. D. G.; Weybridge, Min. of Agric., Fisheries and Food, Veterin. Investigation Centre. Unusual cerebellar conditions in pigs. Part II. Cerebellar hypoplasia in pigs. **(Ungewöhnliche Kleinhirnbefunde bei Schweinen. 2. Mitt. Kleinhirnhypoplasie bei Schweinen.)** Veterin. Rec. **74** (1962) Nr. 43. S. 1152–1154. – 3 Abb., 16 Lit. 1. Mitt. vgl. vorst. Ref.

In einem kleinen Schweinezuchtbestand traten in verschiedenen Würfen zitternde Ferkel auf. Diese Tiere zeigten verschiedene Grade von Muskeltremor, Ataxie und Unfähigkeit zum Saugen und zum Stehen. Einige Tiere starben, von denen zwei näher untersucht wurden. Pathologisch-anatomisch fiel eine Verkleinerung des gesamten Gehirns und vor allem eine ausgeprägte Hypoplasie des Kleinhirns auf. Diese Veränderung wird mit Wahrscheinlichkeit auf eine mild verlaufene Schweinepestinfektion zurückgeführt, der die Muttersauen während der Trächtigkeit ausgesetzt gewesen waren. Es fanden sich keine Anhaltspunkte für die Beteiligung eines Erbfaktors.

W. Wittig. 2826.

Lübke, Artur; Tübingen/Neckar, Bundesforsch.-Anst. für Viruscrankh. der Tiere. **Weitere Untersuchungen über den Einfluß eines frischen subcutanen Entzündungsherdes auf die Entstehung der Maul- und Klauenseuche-(MKS)-Myokarditis.** Mh. Tierheilkunde **14** (1962) Nr. 11. S. 384–390.

Bei Mäusen wurde der Einfluß eines subcutanen, aseptischen Entzündungsherdes auf den Ablauf der MKS-Erkrankung (Virämie, Myocarditis) bei Erst- und Reinfektion mit dem besonders Myocard-pathogenen C 1-Stamm des MKS-Virus untersucht. Bei Bestehen einer frischen subcutanen Entzündung tritt nach der Erstinfektion mit relativ hoher Viruskonzentration (10^{-3} und 10^{-4}) eine Myocarditis wesentlich seltener und geringfügiger auf als bei den Infektionskontrollen. Nach Applikation geringerer Virusmengen (10^{-5} und 10^{-6}) ist dieser Unterschied nicht sicher erkennbar. Die spezifische Immunität, die bei hohen Virusdosen besser ausgebildet wird, ist bei Tieren mit Unterhautentzündung ebensogut wie bei den Kontrollmäusen. Nach Reinfektion der immunen Mäuse, die bei der Ersterkrankung eine Myocarditis erworben hatten, tritt keine neue Entzündung der Herzmuskulatur auf. Schwachimmune, reinfizierte Tiere entwickeln bei Bestehen einer subcutanen Entzündung eine geringere Virämie und seltener eine Moycarditis als Mäuse ohne Entzündung.

D. Urbaneck. 2912.

Cello, Robert M. und Hutcherson, Brian; Davis, Univ. of California, School of Veterin. Med.; San Francisco, Univ. of California, School of Med., Francis L. Proctor Foundation for Res. in Ophthalmol. Ocular changes in malignant lymphoma of dogs. **(Veränderungen am Auge bei der Leukose des Hundes.)** Cornell Veterinarian **52** (1962) Nr. 4. S. 492–523. – 10 Abb., 2 Tab., 20 Lit.

Bei der Leukämie des Menschen sind Augenveränderungen häufig, beim Hund dagegen nicht regelmäßig beachtet und nicht histo-pathologisch beschrieben worden. Seit 1958 wurden von Vff. 10 leukoseerkrankte Hunde ophthalmologisch (Korneamikroskop, Haag-Streit-Spaltlampe) und meist auch histologisch (18 Augen) untersucht. Die Diagnose Leukose wurde durch Lymphknotenbiopsien oder Sektion gestellt. Die Beobachtungszeit schwankte zwischen einer Woche bis zu 20 Monaten. Die klinischen Symptome bestanden aus Conjunctivitis, Keratitis, Iritis, leukämischer Retinopathie, intraoculärer

Haemorrhagie, Glaukom. Bei 9 Tieren waren gleichzeitig beide Augen verändert. Pathologische Veränderungen der einzelnen Teile des Auges werden ausführlich geschildert. Der charakteristische Corneabefund bestand in der Tumorinfiltration des Limbus, der Episklera, der Iris und des Ciliarkörpers, die mit einer interstitiellen Keratitis begann. Haemorrhagien traten zwischen dem Stroma und der Descemet'schen Membran auf. Klinisch wurde dabei die Trübung der hinteren Fläche der Cornea mit Pigmentablagerung beobachtet. Diese zusammen mit einer Miosis (ciliaren Injektion) verhindern das Erkennen einer Uveitis. Intraoculäre Haemorrhagien traten in der vorderen Kammer vom Ciliarkörper aus und von der Retina in der hinteren Kammer auf. Der veränderte Augenhintergrund konnte nur bei 4 Tieren beobachtet werden, 7 dagegen besaßen Tumorzellinfiltrationen in der Retina. Drei Fälle werden im klinischen Verlauf mit histologischen Ergebnissen geschildert.
H. Trolldenier. 2929.

Krieg, K.; Berlin, Humboldt-Univ., Inst. für Veterin.-Pathol. **Das Vorkommen unspezifischer Einschlußkörperchen in den Zellen des ZNS der Katze und ihre Bedeutung für die Tollwutdiagnose.** Arch. exp. Veterinärmed. 17 (1963) Nr. 2. S. 391–401.
Bei der histologischen Gehirnuntersuchung auf Negrische Körperchen sind unspezifische cytoplasmatische Einschlußkörperchen (ZEK), die bei vielen Tierarten nachgewiesen werden können, differentialdiagnostisch bedeutungsvoll. ZEK sind bei Katzen im Ammonshorn als Luzzianische und im Corpus geniculatum laterale des Thalamus als Loewenthal'sche Körperchen bekannt. In den vorliegenden Untersuchungen konnte bei 220 nichttollwutkranken Katzen in Ausstrich- (Muromzew-Färbung) und Schnittpräparaten (Lentz-Färbung) festgestellt werden, daß unspezifische ZEK nicht nur im Ammonshorn und Thalamus, sondern auch in anderen Gehirnteilen vorkommen können. Luzzianische (5%) und Loewenthal'sche Körperchen (54%) waren in einem wesentlich niedrigeren Prozentsatz als in der einschlägigen Literatur angegeben nachzuweisen. In 6% der Fälle wurden erstmalig in Ganglienzellen der Medulla oblongata ZEK beobachtet, die den Luzzianischen Körperchen sehr ähnlich waren. Eine eindeutige Unterscheidung der beschriebenen Inclusionen von Negrischen Körperchen und Babes-Koch'schen Granula war nicht immer möglich. In Zweifelsfällen sind deshalb andere Untersuchungsmethoden für die Tollwutdiagnose (Fluoreszenzmikroskopie, Serologie, Tierversuch) heranzuziehen. D. Urbaneck. 2950.

Gomazkov, O. A. (Gomaskow, O. A.); Moskau, Lomonossow-Univ., Biol.-Bodenkundl. Fak. Dejstvie tetraciklinovych antibiotikov na okislitel'noe fosforilirovanie gomogenatov serdca krysy. **(Über die Wirkung von Tetracyclinen auf die oxydative Phosphorylierung in Homogenisaten des Rattenherzens.)** Antibiotiki, Moskva 8 (1963) Nr. 3. S. 259–261. – 1 Tab., 13 Lit. Zus. in Engl.
Die Störung der oxydativen Phosphorylierung ist eine der Ursachen der toxischen Wirkung der Tetracycline auf das Herz. Jedoch sind die Tetracycline in dieser Beziehung unterschiedlichen Wertes; denn Chlortetracyclin inhibiert selbst in einer Dosis von 20 γ Atmung und Phosphorylierung, Tetracyclin hemmt beides in geringerem Umfang, und Oxytetracyclin verhält sich in dieser Hinsicht praktisch indifferent. W. Rawald. 3020.

Ying, Ch'ih-chang; Moskau, Inst. für Normale und Pathol. Physiol. der Akad. der Med. Wiss. der UdSSR, Lab. für Vergleichende Pathol. der Nervensysteme. Ėlektromiografičeskij analiz izmenenij funkcii dychatel'noj muskulatury pri soprotivlenii dychaniju do i posle pererezki bluždajuščich nervov. **(Elektromyographische Analyse der Änderung der Funktion der Atemmuskulatur bei Atmungsbehinderung vor und nach einer Vagotomie.)** Bjulleteń ėksperimental'noj biologii i mediciny, Moskva **50(25)** (1960) Nr. 10. S. 34–40. – 3 Abb., 1 Tab., 37 Lit.

Die Versuche wurden an Hunden durchgeführt, denen kleine Plattenelektroden am Diaphragma, am M. obliquus abdominalis int. und am M. intercostalis int. zur Abnahme der Bioströme angebracht worden waren. Das normale Elektromyogramm (EMG) und das EMG bei Atmungsbehinderung werden analysiert und die Ergebnisse mit den Versuchsdaten verglichen, die nach bilateraler Vagotomie vor und nach Atmungsbehinderung erhalten wurden. Die Vagotomie führt zu einer Diskoordination der Atembewegungen und verstärkt die Aktivität des Diaphragmas und der intercostalen Muskulatur während der Inspiration. Während der Exspiration wird die Aktivität des M. obliquus abdominalis int. und des Diaphragmas abgeschwächt oder sie verschwindet ganz. Der gleichmäßige Verlauf von Inspiration und Exspiration und der fließende Übergang einer Respirationsphase in die andere fehlen. Die Atmungsbehinderung führt bei den vagotomierten Tieren zu einer weitaus stärkeren Reaktion als bei normalen Tieren. Das EMG der Atemmuskulatur wird als Indikator für die Erkennung des funktionellen Zustandes des Atemzentrums betrachtet. Davon ausgehend, wird vom Vf. auf Grund der Veränderungen im EMG der betreffenden Muskeln bei Atmungsbehinderungen auf eine erhöhte Erregbarkeit des Atemzentrums als Folge der durch die Vagotomie bewirkte Deafferentation des Atemzentrums geschlossen. Am 2. Tag nach der Vagotomie treten diese Reaktionen bei Atmungsbehinderung nur noch in abgeschwächter Form auf, was mit einer Minderung des erhöhten Erregungszustandes des Atemzentrums durch eine auf anderem Wege wieder in Gang kommende Afferentation des Atemzentrums erklärt wird.

H. Mielke. 3027.

Danilevskij, V.M. (Danilewski, W.M.); Moskau, Veterinärmed. Akad. Legočnyj gazoobmen u bol'nych bronchopnevmoniej porosjat. **(Der Gasstoffwechsel der Lunge bei an Bronchopneumonie erkrankten Ferkeln.)** Veterinarija, Moskva **40** (1963) Nr. 2. S. 53–56. – 1 Tab.

Die Versuche wurden an 43 erkrankten und 12 Kontrolltieren im Alter von 2½–4 Monaten durchgeführt. Bei den erkrankten Schweinen traten deutliche Störungen im Gasstoffwechsel der Lungen zutage, die in einer Verringerung des Minutenvolumens, einer Abnahme des Sauerstoffverbrauches und der Kohlensäureausscheidung sowie einer Vergrößerung des Respirationskoeffizienten ihren Ausdruck fanden. Den Normalwerten kamen die von an akuter und chronischer Bronchopneumonie I. Grades erkrankten Ferkeln am ehesten nahe, während bei der chronischen Bronchopneumonie II. und III. Grades die kompensatorischen Mechanismen nicht mehr ausreichten. In diesen Fällen ist weniger als die Hälfte der beatmungsfähigen Lungenfläche verblieben; eine Weiterhaltung dieser Tiere ist unwirtschaftlich. H. Rauch. 3033.

Eigler, F. W.; Köln, Univ., Abt. für Exp. Chirurg. **Experimentelle Untersuchungen am Hund über das Verhalten der Nierenfunktion bei Thorakotomie und extrakorporaler Zirkulation in Normothermie.** Langenbecks Arch. klin. Chirurg. **302** (1963) Nr. 2. S. 128. 3045.

Maur, J. M. Carbohydrate metabolism in hypothermic rats and hamsters. **(Kohlenhydratstoffwechsel bei unterkühlten Ratten und Hamstern.)** Canad. J. Biochem. Physiol. [Ottawa] **40** (1962) Nr. 10. S. 1427. 3110.

Talanti, S. und Eisalo, A.; Helsinki, Finland, Coll. of Veterin. Med., Dep. of Anatomy and Embryol. The hypothalamo-hypophysial neurosecretory system in experimental hypertension in the rat. **(Das hypothalamisch-hypophysäre neurosekretorische System bei der experimentellen Hypertonie der Ratte.)** J. Endocrinol. [London] **26** (1963) Nr. 1. S. 107–111. – 4 Abb., 10 Lit.

Durch histologische Untersuchungen wurde der Einfluß der renalen Hypertonie auf das hypothalamisch-hypophysäre neurosekretorische System der Ratte geprüft. Unter den Versuchsbedingungen trat eine Verminderung der Aktivität des neurosekretorischen Systems ein. Sie äußerte sich in einer Abnahme des neurosekretorischen Materials, besonders in der Neurohypophyse, und einer deutlichen Reduktion des Kernvolumens der neurosekretorischen Ganglienzellen, während in den Zellen anderer untersuchter hypothalamischer Kerne keine Veränderungen eintraten. E. Grün. 3145.

Matthias, D.; Berlin, Humboldt-Univ., Inst. für Veterin.-Pathol. **Das morphologische Verhalten der Nebennieren bei verschiedenartigen Erkrankungen der Haustiere.** Mh. Veterinärmed. 18 (1963) Nr. 8. S. 293–296. — 1 Abb.

Nach einleitenden Hinweisen auf die Reaktionszusammenhänge zwischen Hypothalamus-Hypophyse-Nebennierenrinde werden die einzelnen Hormongruppen der Nebennierenrinde sowie deren Wirkungssphäre dargestellt. Die Reaktionen dieses Abwehrsystems sind unspezifischer Natur und werden als „allgemeines Adaptationssyndrom“ bezeichnet. Experimentell lassen sich durch ACTH-Gaben diese Vorgänge an der Nebennierenrinde nachahmen. Es kommt dabei zu einer Verminderung der sog. dunklen Rindenzellen, was sich gleichzeitig durch einen Anstieg der Größe des durchschnittlichen Kernvolumens (von ca. 80 μ^3 auf 170 μ^3) bemerkbar macht, sowie zu einem Umbau der Rindenschichten im Sinne einer progressiven Transformation (innere und äußere). Solche Vorgänge an der Nebennierenrinde lassen sich bei verschiedenartigen infektiösen und nichtinfektiösen Krankheitsprozessen des Schweines und auch bei anderen Tieren nachweisen, wie an einzelnen Fällen dargelegt wird. Darüber hinaus können an der Nebennierenrinde auch für bestimmte Krankheiten spezifische Veränderungen auftreten (z. B. Tuberkulose, Leukose). J. Martin. 3150.

Fedoseev, A. N. (Fedossejew, A. N.); Moskau, Zentr. Inst. für Ärztl. Fortbild. des Min. für Gesundheitswes. der UdSSR, Lehrstuhl für Klin. und Exp. Physiol. Ob obratnom razvitii ėksperimental'nogo cholesterinovogo ateroskleroza u sobak. **(Über die Rückbildung experimentell erzeugter Cholesterin-Arteriosklerosen bei Hunden.)** Bjulleteń ėksperimental'noj biologii i mediciny, Moskva **50 (25)** (1960) Nr. 10. S. 58–61. — 2 Abb., 2 Tab., 5 Lit.

Die Untersuchungen wurden an Hunden durchgeführt, die im Verlaufe von 120 Tagen Cholesterin und 6-Methylthiouracil erhalten und bei denen sich Cholesterin-Arteriosklerosen ausgebildet hatten. Im Verlaufe des 1. Monats nach Absetzen dieser beiden Stoffe besserte sich der klinische Zustand der Tiere. Sie reagierten auf Umweltreize, zeigten sich lebhaft, und die Symptome der Hypothyreose gingen weiter zurück. Der Cholesteringehalt im Blut verminderte sich, blieb aber weiterhin noch doppelt so hoch wie die Normalwerte. Ballistokardiogramm und EKG verbesserten sich. Bei 2 Hunden wurde die Rückbildung der Arteriosklerose bis zu 6 Mon. nach der Beendigung der Cholesterin- und 6-Methylthiouracilfütterung verfolgt. Erst nach 2 Mon. normalisierte sich der Cholesteringehalt im Blut. Vf. ist der Meinung, daß dies Rückschlüsse auf eine tiefgreifende Störung der Stoffwechselprozesse (in erster Linie des Lipoidcholesterinstoffwechsels) zuläßt. Der Einfluß einer noch weiterhin gestörten Schilddrüsenfunktion ist nicht auszuschließen. Die pathomorphologische Untersuchung dieser beiden Hunde ergab deutlich Hinweise auf eine Rückbildung der bei den Cholesterin-Arteriosklerosen zu findenden morphologischen Veränderungen. H. Mielke. 3150.

Rona, George und Chappel, Clifford I.; Montreal, Canada, Ayerst Res. Lab. Protection of scorbutic bone lesions of the guinea pig by equine estrogen. **(Schutz vor skorbutischen Knochenschäden beim Meerschweinchen durch Oestrogen vom Pferd.)** Endocrinology 72 (1963) Nr. 1. S. 1–10. 3150.

Dorfman, Ralph I. und Dorfman, Adeline S.; Shrewsbury, Mass., Worcester Foundation for Exp. Biol. Pituitary gonadotropic inhibitory action of estrone in parabiotic rats. **(Hypophysäre gonadotropische Hemmungsaktion von Oestron bei parabiotischen Ratten.)** Endocrinology 72 (1963) Nr. 1. S. 115–116. 3150.

Asling, C. Willet und Evans, Edward S.; Berkeley, Univ. of California, Dep. of Anatomy. Maintenance of skeletal growth and maturation in thyroidectomized rats by injection of iodide. **(Erhaltung des Knochenwachstums bei thyroidektomierten Ratten durch Injektion von Jodid.)** Endocrinology 72 (1963) Nr. 2. S. 283–291. 3150.

Everett, John W.; Durham, N.C., Duke Univ., School of Med., Dep. of Anatomy. Pseudopregnancy in the rat from brief treatment with progesterone: Effect of isolation. **(Scheinträchtigkeit der Ratte durch kurze Behandlung mit Progesteron. Wirkung der Isolierung.)** Nature [London] 198 (1963) Nr. 4881. S. 695–696. 3150.

Duckett, G. E., Varon, H. H. und Christian, J. J.; Philadelphia, Zool. Soc. of Philadelphia, Penrose Res. Lab.; Univ. of Pennsylvania, Dep. of Pathol. Effects of adrenal androgens on parabiotic mice. **(Wirkungen von Nebennieren-Androgenen auf parabiotische Mäuse.)** Endocrinology 72 (1963) Nr. 3. S. 403–407. 3150.

Nozdračov. S. I. (Nosdratschow, S. I.); Ukrain. Akad. der Landwirtsch.-Wiss. Vizual'ni sposterežennja za dejakymy projavamy anafilaktyčnogo šoku. **(Verlaufsbeobachtung des anaphylaktischen Schockes.)** Visnyk sil'-śkogospodarśkoï nauky, Kyïv 5 (1962) Nr. 4. S. 118–119. – Orig.: ukrain., Ausz.: russ.

Die anaphylaktische Reaktion hält bei Tieren nach Eintreten des klinischen Todes an. Gleichzeitig mit dem Spasmus der Muscularis tritt eine Schwellung der Darmschleimhaut mit Hypersekretion auf. Oft finden sich hämorrhagische Entzündungen der Darmschleinhaut, bisweilen beträchtliche Sanguinationen. H. John. 3170.

VII. BAKTERIOLOGIE, HYGIENE

Kenny, George E. und Pollock, Mary E.; Minneapolis, Univ. of Minnesota, Dep. of Microbiol. Mammalian cell cultures contaminated with pleuropneumonia-like organisms. I. Effect of pleuropneumonia-like organisms on growth of established cell strains. **(Zellkulturen von Säugetieren verunreinigt mit Pleuropneumonia-like Organismen.)** J. infect. Diseases 112 (1963) Nr. 1. S. 7–16. – 10 Abb., 1 Tab., 29 Lit.

Die Wirkung von PPLO-Verunreinigungen auf das Wachstum von Gewebekulturen wurde durch Vergleich des Wachstums von PPLO-freien Kulturen mit künstlich oder „natürlich" infizierten Kulturen geprüft. Zellkulturen, sowohl natürlich als auch künstlich infiziert, wuchsen langsamer und mit einer kürzeren logarithmischen Wachstumsphase als PPLO-freie Kulturen. Das Hinzufügen von Hefeextrakt zum Zellkulturmedium verstärkte die Wachstumshemmung, wahrscheinlich durch das Wachstum der PPLO-Population. Für die Hypothese, daß die PPLO das Zellwachstum durch ein Stoffwechselprodukt beeinträchtigen, konnte der Beweis angetreten werden. Th. Hubrig. 3280.

Mathois, H.; Mödling bei Wien, Bundesanst. für Tierseuchenbekämpf. **Zur Anwendung der Agardoppeldiffusion in der Milzbrand-Diagnostik.** Mh. Tierheilkunde 14 (1962) Nr. 12. S. 407–412. – 1 Tab., 20 Lit.

Die Präzipitation im Agargel ist zur Milzbranddiagnostik gut geeignet und bietet gegenüber der klassischen Durchführung der Thermopräzipitation nach Ascoli Vorteile, da auch nicht völlig klare Extrakte und Seren mit Erfolg verwendet und alle Kontrollen auf einer Platte angesetzt werden können, wodurch Serum eingespart wird. Die Methode ist spezifisch, ebenso empfindlich wie die Röhrchenmethode, und es können außer in Kochextrakten Präzipitinogene auch in Ödemflüssigkeit und Organmaterial nachgewiesen werden. Die relativ lange Zeitdauer von 7–8 Std., die die Reaktion in Agarplatten bei Brutschranktemperatur benötigt, kann durch Verwendung von mit Agar bedeckten Objektträgern, die in einer feuchten Kammer bebrütet werden, auf 1½–2 Std. herabgesetzt werden. Chr. Lehnert. 3290.

Christoforov, L., Sivovski, I. und Sorokin, P. (Christoforow, L., Siwowski, I. und Sorokin, P.) Vŭrchu diagnostičnata stojnost na antigeni, polučeni črez karbamid, fenol, piridin i kriogenizacija Melleomyces mallei. **(Über den diagnostischen Wert der durch Harnstoff, Phenol, Pyridin und Kryolysation von Malleomyces mallei erhaltenen Antigene.)** Izvestija na Centralnija veterinaren institut za zarazni i parazitni bolesti, Sofija **6** (1962) S. 45–52. – 3 Tab., 7 Lit. Zus. in Russ., Engl.
Zwecks Überprüfung der serologischen Eigenschaften der Vollantigene im Vergleich zu denjenigen des in Bulgarien in der üblichen Diagnostik gebräuchlichen wasserextrahierten Antigens nach Buchner wurden folgende Antigene erhalten: mittels Phenoleinwirkung (modifizierte Konikow-Methode), durch Auszug mit Carbamid (nach Walker), mittels Gefrieren und Auftauen (Kryolyse) und durch Extraktion mittels Pyridin (nach der klassischen Methode von Buchner). Die ersten drei Vollantigene für KBR weisen ganz eindeutige Vorteile vor dem unter den Bedingungen der mechanischen Extraktion gewonnenen Antigen (nach Buchner) auf. Ihrer Spezifität nach werden die Antigene in folgende Reihenfolge gegliedert: Carbamid-, Phenol-, Kryolyt- und Pyridinantigen. Z. Tomow. 3290.

Diaconu, M., Faur, Gh., Constantinescu, C. und Popescu, Ar. Titrarea serului antipasteurelic pe şoareci, prin metoda diluţiilor în scară. **(Die Titration des Pasteurella-Serums an Mäusen durch die Verdünnungsmethode in Stufen.)** Lucrările ştiinţ. Inst. Seruri Vaccinuri Pasteur – Bucureşti **6** (1962) S. 309 bis 316. – 5 Tab., 11 Lit. Zus. in Russ., Franz., Dtsch.
Die Praxis hat gezeigt, daß die Titration des Pasteurella-Serums an Mäusen, die gruppenweise mit 0,2 ml Serum geimpft und mit 100000 DLM infiziert wurden, infolge Todes von Mäusen aufgrund verminderter Resistenz oder infolge interkurrenter Krankheiten und anderer Gründe keine realen Ergebnisse liefert. Die Titration mit der Stufenverdünnungsmethode weist hingegen den Schutz der mit verschiedenen Dosen geimpften Mäusen nach. Sowohl das frisch zubereitete Serum als auch solches, dessen Wirksamkeit abgelaufen war, haben in Dosen von 0,05 ml den gleichen Schutztiter nachgewiesen. Aufgrund dieser Ergebnisse wird vorgeschlagen, die derzeitige Titrationsmethode des Pasteurella-Serums durch die Stufenverdünnungsmethode zu ersetzen. F. Luntz. 3290.

Diaconu, M., Faur, G. und Niţoiu, I. Alexina liofilizată şi întrebuinţarea ei în medicina veterinară. **(Lyophilisiertes Alexin und seine Verwendung in der Veterinärmedizin.)** Lucrările ştiinţ. Inst. Seruri Vaccinuri Pasteur – Bucureşti **6** (1962) S. 275–282. – 2 Abb., 1 Tab., 6 Lit. Zus. in Russ., Franz., Dtsch.
In den Jahren 1957–1959 wurden im Staatlichen Prüfungslaboratorium für Impfstoffe Serien des Meerschweinchenalexins geprüft. Lyophilisiertes Alexin, das 30 Monate lang bei Kühlschranktemperatur (4–8 °C) aufbewahrt wurde, behielt einen konstanten Titer von 0,16 oder 0,19, der von der Produktionsserie abhängig war. Lyophilisiertes Alexin, angewandt in der KBR zur Titration einiger Antigene oder Seren, zeigte den gleichen Wert wie nichtlyophilisiertes Alexin. Auf Grund dieser Ergebnisse glauben Vff., daß das lyophilisierte Alexin im Labor zur KBR verwendet werden kann. F. Luntz. 3290.

Tonev, M. (Tonew, M.) Vlijanieto na natrievija chlorid, paradichlorbenzola i naftalina vŭrchu askoli-reakcijata pri izsledvaneto na koži. **(Wirkung des Natriumchlorids, Paradichlorbenzols und des Naphthalins auf die Ascoli-Reaktion bei der Häuteuntersuchung.)** Izvestija na Centralnija naučnoizsledovatelski veterinarnochigienen institut za životinski produkti, Sofija 2 (1962) S. 207–211. – 1 Tab., 7 Lit. Zus. in Russ., Dtsch.

Die Präzipitationsprobe nach Ascoli wurde an 362 naß- und 500 trockengesalzenen Häuteproben von Rindern aus zusätzlich mit Paradichlorbenzol und Naphthalin konservierten Rinderhäuten und an 220 trockenen, mit Naphthalin bestreuten Lamm- und Schaffellen durchgeführt. Es wurde festgestellt, daß Natriumchlorid, Paradichlorbenzol und Naphthalin keine unspezifische Ascoli-Reaktion verursachen. Z. Tomow. 3290.

Tacu, D., Isopescu, I. und Burducea, O. Detectarea bacililor erysipelothrix rhusiopathiae, marcaţi cu izotopi radioactivi în organismul porumbeilor. **(Die Erkennung des durch radioaktive Isotope markierten B. erysipelothrix rhusiopathiae.)** Lucrările ştiinţ. Inst. Seruri Vaccinuri Pasteur – Bucureşti 6 (1962) S. 241–245. – 14 Lit. Zus. in Russ., Franz., Dtsch.

Die mit radioaktiven Isotopen (^{32}P) markierten *Erysipelothrix rhusiopathiae*-Keime konnten 1, 3, 5, 46 Tage nach s.c. Verimpfung in Nieren, Milz, Leber, Lungen, Herz und Gehirn der Tauben mit dem Geiger-Müller-Zähler nachgewiesen werden. Durch das bakteriologische Verfahren (Ausstriche und Bakterienkulturen) konnten die Keime in denselben Zeitabständen nachgewiesen werden. F. Luntz. 3320.

Purdon, Mary R.; Bucksburn, Aberdeen, Rowett Res. Inst. Micromanipulation in the examination of rumen bacteria. **(Mikromanipulation bei der Untersuchung von Pansenbakterien.)** Nature [London] **198** (1963) Nr. 4877. S. 307–308. – 6 Lit.

Die Kultur von Pansenbakterien aus einzelnen Zellen, die mit Hilfe der Mikromanipulationstechnik isoliert wurden, wird beschrieben. Die Zellen werden unter Beobachtung im Phasenkontrastmikroskop mit einer Glasmikronadel aus dem Pansensaft auf kleine Agarblocks übertragen, wobei 8 Zellen im Abstand von jeweils 0,5 cm auf einen Block verbracht wurden. Dieser Block wurde in 8 Teile zerteilt, die jeweils in einem eigenen Medium incubiert wurden. Mit Hilfe dieser Technik konnte *Peptostreptococcus elsdenii* von anderen im Pansensaft enthaltenen gramnegativen Kokken, die nicht auf dem für ihn spezifischen Laktatmedium wachsen, getrennt werden. Außerdem konnte mit diesem Verfahren nachgewiesen werden, daß große Zellen von *Selemonas ruminantium* (8–12 μ lang), die in vivo vorkommen, mit den kleinen Zellen (1,8–2,5 μ lang), die in vitro wachsen, identisch sind. Die Resultate lassen erkennen, daß es möglich ist, anaërobe Pansenbakterien aus einzelnen Zellen, die vom Pansensaft isoliert wurden, zu züchten. E. Grün. 3320.

Kalinina, N. A.; Moskau, Inst. für Pharmakol. und Chemotherapie der Akad. der Med. Wiss. der UdSSR, Abt. für Exp. Chemotherapie. Mikrobiologičeskij metod opredelenija poglotitel'noj funkcii retikulo-ėndotelial'noj sistemy. **(Eine mikrobiologische Methode zur Bestimmung der phagocytären Funktion des reticulo-endothelialen Systems.)** Bjulleteń ėksperimental'noj biologii i mediciny, Moskva **55(28)** (1963) Nr. 2. S. 121–123. – 1 Tab., 14 Lit. Zus. in Engl.

1954 wurde von Wissokowitsch die Beobachtung gemacht, daß intravenös applizierte Mikroben sehr bald aus dem Blut verschwinden; dafür scheint die phagocytäre Eigenschaft des RES verantwortlich zu sein. Ausgehend von diesen Tatsachen beschreibt Vf. eine Methode zur Funktionstestung des RES nach einer Beeinflussung durch Sulfonamide und Antibiotica. *Staph. aureus* wird in physiologischer Kochsalzlösung in einer Dosis von 2–5 Milliarden

Mikroben in 1 ml pro 1 kg Körpergewicht Kaninchen und in einer Dosis von 10 Milliarden Mikroben in 0,4–0,5 ml pro Tier: Mäusen i.v. injiziert. Nach 5,15 und 30 Min. werden Blutproben entnommen und Ausstriche auf Petrischalen angefertigt. Nach der Bebrütung werden die Kolonien ausgezählt und der Test ausgewertet. Vf. führte vergleichende Untersuchungen mit Hilfe des Kongorot-Index durch. Beide Methoden ergaben gleiche Resultate. H. Mielke. 3370.

Rice, Christine E.; Hull, Quebec, Canada Dep. of Agric., Animal Diseases Res Inst., Health of Animals Div., Animal Pathol. Lab. Effect of diluent on seasonal differences in the haemolytic titre of guinea-pig complement. **(Wirkung der Verdünnung auf die saisonmäßigen Unterschiede im hämolytischen Titer des Komplements von Meerschweinen.)** Canad. J. comparat. Med. veterin. Sci. 27 (1963) Nr. 3. S. 73. 3400.

Naškov, D., Nedjalkov, S. und Naškova, O. (Naschkow, D., Nedjalkow, S. und Naschkowa, O.) Vlijanie na njakoi fizični i chimični faktori vŭrchu antiteloobrazuvaneto in vitro. **(Einfluß einiger physischer und chemischer Faktoren auf die Antikörperbildung in vitro.)** Izvestija na Centralnija veterinaren institut za zarazni i parazitni bolesti, Sofija 6 (1962) S. 11–17. – 1 Tab., 29 Lit. Zus. in Russ., Engl.
Für die Versuche wurden Milzen von mit Eieralbumin (nach Dutton, 1961) immunisierten Kaninchen verwendet. Aus solchen Milzen wird eine Zellensuspension zubereitet, die nach Waschung in einer Konzentration 3 × 10 Zellen/ml im modifizierten Nährboden (nach Eagle, 1959) 24 Std. bei 37 °C inkubiert wurde. Nach dem Zentrifugieren wurde die Titrierung der neugebildeten Antikörper in der überstehenden Flüssigkeit mittels Hämagglutination vorgenommen. Es ergab sich, daß die Zellen dann Antikörper erzeugen, wenn sie ganz erhalten bleiben und die erforderlichen Bedingungen für die oxydierende Phosphorylierung gegeben sind. Die Abkühlung der Zellensuspension bis auf 4 °C binnen 24 Std. und ihre Bebrütung unter anaëroben Bedingungen bewirkt eine volle Hemmung der Antikörperbildung. Das Glutathion beschleunigt (8%) die Antikörperbildung, während 2,4-Dinitrophenol, Cyankali, Natriumazid, Natriumfluorit und Natriumarsenat sie vollkommen hemmen. Etionin und p-Fluorophenylalanin hemmen nur teilweise die Antikörperbildung, während 6-Merkapturin, Cobalamin, Thiamin und die p-Aminobenzoësäure diesen Vorgang überhaupt nicht beeinflussen. Z. Tomow. 3430.

Čenčev, I. und Dumanov, J. (Tschentschew, I. und Dumanow, J.) Vŭrchu vrŭzkata na nervnata sistema s infekcijata i imuniteta. VII. Sŭobštenie. Vlijanie na različnoto funkcionalno sŭstojanie na korata na glavnija mozŭk vŭrchu imunogenezata pri svine. **(Über den Zusammenhang des Nervensystems mit Infektion und Immunität. 7. Mitt. Einfluß des unterschiedlichen funktionellen Zustandes der Großhirnrinde auf die Immunogenese beim Schwein.)** Izvestija na Centralnija veterinaren institut za zarazni i parazitni bolesti, Sofija 6 (1962) S. 5–10. – 2 Tab., 7 Lit. Zus. in Russ., Engl.
Von gegen Schweinepest ungeimpften Muttersauen stammende, 3–4$^1/_2$ Mon. alte Ferkel (23) wurden mit Kristallviolett-Vaccine gegen Schweinepest schutzgeimpft. Sieben von ihnen wurden mit 0,3 g Natriumbromid auf 1 kg Kgw. zwei Tage vor, am Tage der Schutzimpfung auf drei Tage danach behandelt. Anderen 7 Ferkeln wurde unmittelbar vor der Schutzimpfung sowie 2–3 Tage danach je 0,1g/kg Kgw.) Luminal-Natrium intraperitoneal verabreicht. Die übrigen 7 Ferkel wurden in gleicher Weise geimpft und mit zwei ungeimpften Ferkeln als Kontrolle in Kontakt gelassen. Zur Prüfung der Immunität wurden alle Ferkel 22–24 Tage nach der Schutzimpfung mit virulentem Schweinepestvirus inoculiert. Vor der Inoculation starben mit für Schweinepest verdächtigen Anzeichen zwei von den mit Luminal-Natrium behandelten Ferkeln;

nach der Inoculation verendeten mit für Schweinepest charakteristischen Anzeichen sechs von den mit Natriumbromid behandelten (1 überlebte), vier von den mit Luminal-Natrium behandelten (1 überlebend). Von den Kontrollferkeln (insgesamt 9) gingen vier ein, davon eines 13 Tage nach der Inoculation ohne Schweinepestsymptome; vier blieben am Leben. Vff. nehmen an, daß der Einfluß des funktionellen Zustandes der Großhirnrinde auf den Immunitätsaufbau gegen Schweinepest damit erwiesen ist. Z. Tomow. 3430.

Kryžanovskij, G. N. und Pevnickij, L. A. (Kryshanowski, G. N. und Pewnizki, L. A.); Moskau, Inst. für Normale und Pathol. Physiol. der Akad. der Med. Wiss. der UdSSR. O vozmožnosti obrazovanija istinnych antitel. **(Über die Möglichkeit der Bildung echter Antiantikörper.)** Žurnal mikrobiologii, ėpidemiologii i immunobiologii, Moskva **33** (1962) Nr. 11. S. 88–92. – 2 Tab., 14 Lit. Zus. in Engl.

Kaninchen wurden dreimal im Abstand von 4 Tagen mit je 0,5 ml Antitetanusserum i.m. geimpft. Eine 4. Injektion von 1 ml erhielten sie nach 45 Tagen. Das Serum stammte von Ratten, die mit einem gereinigten Tetanustoxoid immunisiert worden waren. Mit dem gleichen Toxoid wurden die Kaninchen nach weiteren 45 Tagen geimpft. Am darauffolgenden 8., 10. und 12. Tage wurde im Blut der Gehalt an Tetanusantitoxin bestimmt, gleichzeitig der Präzipitintiter gegen Ratteneiweiß. Im Vergleich zu den Kontrolltieren zeigte sich kein wesentlicher Unterschied im Antitoxingehalt und Präzipitintiter. Gleiche Resultate ergaben sich an Ratten, die mit Kaninchen-Immunserum und Tetanustoxoid geimpft wurden. Aus den Versuchen wird geschlossen, daß bei der kombinierten aktiven-passiven Immunisierung keine echten Antiantikörper (= Antiantitoxine) gebildet werden, die zu Störungen der immunologischen Reaktion führen würden. Diskutiert wird die Bedeutung der Ergebnisse für die Anwendung der aktiven-passiven Immunisierung. W. Goldbach. 3430.

Plecityj, D. F., Monaenkov, A. M. und Govallo, V. I. (Plezity, D. F., Monajenko, A. M. und Gowallo, W. I.); Moskau, Inst. für Normale und Pathol. Physiol. der Akad. der Med. Wiss. der UdSSR. Novye dannye o dinamike nakoplenija antitel v krovi životnych v bližajšie sroki posle revakcinacii. **(Neue Ergebnisse zur Dynamik der Antikörperakkumulation im Blut von Tieren unmittelbar nach der Revaccination.)** Žurnal mikrobiologii, ėpidemiologii i immunobiologii, Moskva **33** (1962) Nr. 11. S. 93–96. – 2 Tab., 8 Lit. Zus. in Engl.

Die Revaccination von Kaninchen mit Tetanustoxoid 164 Tage nach der Erstimpfung führte bereits nach 24 Std. zur deutlichen Erhöhung des Antikörpergehaltes im Blut, der in den folgenden Tagen noch weiter anstieg. Je niedriger der Titer bei der Revaccination, desto ausgeprägter die Erhöhung. Gleiche Ergebnisse wurden an Hunden erhalten, die mit einem Vierfachimpfstoff (gegen Typhus, Paratyphus B und Dysenterie) behandelt wurden. Bereits 18 Stunden nach der Revaccination wurde ein Anstieg des Titers gegen alle vier Antigene festgestellt. Nach 36 Stunden betrug der Antikörpergehalt im Blut das 4- bis 9fache, nach 5 Tagen das 20- bis 50fache des Ausgangswertes. Die Titer gegen die verschiedenen Komponenten waren nach 5 Tagen annähernd gleich hoch. W. Goldbach. 3430.

Szász, G., Sulyok, D., Lux, A. und Vörös, St.; Budapest, „Korvin-Ottó"-Krankenhaus; Székesfehérvár, Ungarn, Ratskrankenhaus. **Beitrag zur Frage der Antikörperbildung nach Splenektomie.** Folia haematol. [Leipzig] **80** (1963) Nr. 2. S. 178–188. – 4 Abb., 4 Tab., 23 Lit.

Menschliches Citratplasma wurde 21 Tage lang in Mengen von täglich 1 ml/kg Kgw. i.v. an je 6 Kaninchen verabreicht, denen 2 Wochen bzw. 6 Mon. vor Beginn der Injektionen die Milz exstirpiert worden war. 10 Kaninchen dienten als Kontrolle. Bei sämtlichen Tieren wurden die Präzipitinbildung, die qualitativen und quantitativen Veränderungen der Serumeiweißkörper und die cytologischen Reaktionen untersucht. Die milzlosen Tiere zeigten eine viel geringere Vermehrung des Serumeiweißes und des Gammaglobulins sowie eine schwächere plasmacelluläre Reaktion als die Kontrolltiere. Die Präzipitinbildung war bei den 6 Mon. vor den Injektionen splenektomierten Tieren bedeutend geringer als bei den kurz zuvor operierten Tieren und bei den Kontrollen. Auch die osmotische Resistenz der Erythrocyten war bei den Tieren dieser ersten Gruppe stark herabgesetzt. Bei den Kontrolltieren konnte das Bild einer Hypersplenie beobachtet werden. Die Untersuchungsergebnisse deuten darauf hin, daß die Entfernung der Milz für die Tätigkeit des RES nicht ohne Bedeutung ist. G. Scheibner. 3430.

Nikonov, I. V. (Nikonow, I. W.) Vlijanie toksina Cl. perfringens na vyrabotku antitoksičeskogo immuniteta. **(Der Einfluß des Cl. perfringens-Toxins auf die Bildung einer antitoxischen Immunität.)** Žurnal mikrobiologii, ėpidemiologii i immunobiologii, Moskva **40** (1963) Nr. 3. S. 72–75. – 4 Tab., 6 Lit. Zus. in Engl.

Da das *Cl. perfringens*-Toxin einerseits die phagocytäre Aktivität der Leukocyten unterdrückt und andererseits eine spezifische antitoxische Immunität bedingen soll, führte Vf. Immunisierungsversuche an weißen Mäusen, Meerschweinchen und Kaninchen mit gereinigten, an Aluminiumhydroxyd adsorbierten *Cl. perfringens* und *Cl. tetani*-Toxoiden durch. Als Toxine kamen ein Standard „Gangrän-Toxin" und ein adsorbiertes *Cl. perfringens*-Toxin zum Einsatz. In den Versuchen wurde letzteres verwendet, da es bei geringerer Letalität zum gleichen Antitoxinspiegel im Blut führte. Bei den behandelten Tieren wurde in Lymphknoten und Milz die plasmocytäre Reaktion ermittelt. Die *Cl. perfringens*-Toxine, in maximal verträglichen Dosierungen appliziert, unterdrückten nicht die Ausbildung der antitoxischen Immunität gegen Tetanus und hemmten die plasmocytäre Reaktion auf die Einführung von adsorbiertem Tetanustoxoid nicht. W. Bathke. 3430.

Sorem, Gail L. und Terres, Geronimo; Stanford, Calif., Stanford Univ., Dep. of Physiol. The temporal relationship of acquired tolerance and the immune response following injection of bovine serum albumin into neonatal mice. **(Die zeitweilige Beziehung von erworbener Toleranz und die immune Reaktion, die der Injektion von Serumalbumin des Rindes bei neugeborenen Mäusen folgt.)** J. Immunol. [Baltimore] **90** (1963) Nr. 2. S. 217–223. 3430.

Popescu, Ar., Tican, V., Constantinescu, C., Constantinescu, Cr. und Totorcea, N. Cercetări electroforetice asupra proteinelor din serul cabalinelor hiperimunizate antirujetic. **(Elektrophoretische Untersuchungen von Proteinen im Rotlaufserum von hyperimmunisierten Pferden.)** Lucrările ştiinţ. Inst. Seruri Vaccinuri Pasteur – Bucureşti **6** (1962) S. 209–218. – 2 Tab., 37 Lit. Zus. in Russ., Franz., Dtsch.

Mittels Papierelektrophorese wurden die Serumproteinwerte vor und nach der Hyperimmunisierung gegen Rotlauf bei 17 Pferden festgestellt, denen 2350 ml virulente Kultur intravenös in 11 fortschreitenden Dosen alle 7 Tage verimpft wurde. Im Vergleich zu den physiologischen Werten hat die Hyperimmunisierung einen geringen Anstieg der Proteine mit starker Zunahme der Gammaglobuline und in einem geringeren Maße der Betaglobuline zur Folge. Es konnten keine Korrelationen zwischen den Anfangswerten der Gammaglobuline und der immunologischen Reaktion der Pferde auf die Gesamtmenge des verimpften Rotlaufantigens festgestellt werden. Der Konzentrationsanstieg der Gammaglobuline trat gleichzeitig mit der Anhäufung eines hohen Niveaus an Serum-Immunantikörpern auf, aber es konnte keine direkte Proportion zwischen den Werten der Serumfraktionen und dem Titer des Schutzwertes des Serums, bestimmt durch Titration an Mäusen, festgestellt werden. Die Elektrophorese kann als Hilfsmittel angewandt werden, jedoch kann sie die klassischen Titrationsmethoden des Rotlaufserums an Labortieren, nicht ersetzen. F. Luntz. 3470.

Popescu, Ar., Tican, V., Constantinescu, C., Constantinescu, Cr. und Totorcea, N. Valoarea immunizantă a tulpinii avirulente „Staub" în producția serului antirujetic pe cabaline. **(Der immunisierende Wert des avirulenten Stammes „Staub" in der Rotlaufserumproduktion von Pferden.)** Lucrările științ. Inst. Seruri Vaccinuri Pasteur - București **6** (1962) S. 219–225. – 2 Tab., 14 Lit. Zus. in Russ., Franz., Dtsch.

Nach der Verimpfung von 2350 ml Antigen in 11 Serien erreichten 10% der Tiere der Versuchsgruppe ein Serum mit mindestens 40 IE/ml, bei der Kontrollgruppe 57,3%. Die Titerdifferenz hat sich allmählich verringert, und zwar im Verhältnis, wie der Versuchsgruppe auch weiterhin Antigen aus dem Gemisch virulenter Stämme verabreicht wurde, ohne aber gänzlich zu verschwinden. In den ersten 6 Mon. der Produktion erreichten die Verluste der Tiere bei der Versuchsgruppe 20% bzw. 31% bei der Kontrollgruppe. Bei Herstellung von hochwertigem Rotlaufserum aus Pferden ist der Beginn der Hyperimmunisierung mit dem avirulenten Stamm „Staub" nicht zu empfehlen, sondern mit einem Gemisch von virulenten gut immunogenen Stämmen, wobei der Verlust an Tieren eine geringere Bedeutung hat als der verfolgte Zweck und die erzielten Ergebnisse. F. Luntz. 3470.

Vasiliu, Gh., Nica, A., Iuster, I., Bojoi, P. und Păduraru, V. Capacitatea de adsorbție a diferite sorturi de hidroxid de aluminiu față de toxina tetanica. Nota I. **(Das Adsorptionsvermögen verschiedener Aluminiumhydroxydsorten gegenüber dem Tetanustoxin. 1. Mitt.)** Lucrările științ. Inst. Seruri Vaccinuri Pasteur – București **6** (1962) S. 373–384. – 6 Tab., 20 Lit. Zus. in Russ., Franz. Dtsch.

Bei der Bestimmung des Adsorptionsvermögens, von 12 Sorten Aluminiumhydroxyd gegenüber dem Tetanustoxin mittels biologischer Proben an Mäusen ergab es sich, daß das Adsorptionsvermögen des Aluminiumhydroxyds von der Art des Rohstoffes, aus welchem es erzeugt wird, und von der Produktionstechnik abhängt. Die Aluminiumhydroxydchargen aus der laufenden Produktion des Institutes, hergestellt nach derselben Methode und mit demselben Rohstoff, haben sehr ähnliche Werte des Adsorptionsvermögens gegenüber dem Tetanustoxin. Es konnte keine Beziehung zwischen dem Adsorptionsvermögen des Aluminiumhydroxyds des Tetanustoxins einerseits und dem Kongorot, dem Hämoglobin oder dem Serumprotein andererseits festgestellt werden. Es wurde nicht nachgeprüft, ob die Adsorptionseigenschaften eines Aluminiumhydroxyds den immunisierenden Wert des adsorbierten Anatoxins beeinflussen. F. Luntz. 3470.

Nica, A. und Simon, M. De Încercări de preparare a serului antipestos porcin cu cantități reduse de antigen. **(Versuche zur Herstellung von Schweinepestserum mit geringeren Antigenmengen.)** Lucrările științ. Inst. Seruri Vaccinuri Pasteur – București **6** (1962) S. 93–100. – 2 Tab., 10 Lit. Zus. in Russ., Franz., Dtsch.

Durch dreimalige i.v. Verimpfung von geringen Mengen des Schweinepestblutes (500–300 ml) in steigenden Dosen konnte ein sehr wirksames Schweinepestserum erzeugt werden (0,25 ml/kg Kgw.). Die angewandte Methode ist sehr ökonomisch, da sich durch die Verringerung des spezifischen Schweinepestblutkonsums die Ausgaben für Futter und Haltung senken. Die Verluste durch Notschlachtungen und Lebendgewichtsabnahme überschreiten die für die Hyperimmunisierung der Schweine festgelegten nicht.

F. Luntz. 3470.

Nica, A. und Simon, M. De. Valoarea protectoare a serului antipestos porcin în funcție de intervalul dintre sîngerări. **(Der Schutzwert des Schweinepest-serums abhängig vom Zeitabstand der Blutentnahmen.)** Lucrările științ. Inst. Seruri Vaccinuri Pasteur – București **6** (1962) S. 67–74. – 2 Tab., 7 Lit. Zus. in Russ., Franz., Dtsch.

Der Zeitabstand zwischen den Blutentnahmen bei Serumschweinen kann von 7–6 Tage auf 5–4 Tage reduziert werden, da die Qualität des Serums unverändert bleibt und die Menge nicht abnimmt. Desgleichen wurden keine größeren Verluste hinsichtlich Lebendgewicht, Notschlachtungen oder Sterblichkeit festgestellt. Die Methode kann in der Großproduktion angewandt werden, da sie auch wertvolle ökonomische Vorteile bietet. F. Luntz. 3470.

Alboiu, M., Simon, M. De, Rusu, V., Bîrnaure, Gh., Constantinescu, Cornel, Cormuș, D., Ursache, O. und Țigăeru, N. Folosirea siliconilor ca antispumanți în prepararea unor produse biologice. **(Die Verwendung von Silikonen als Antischaummittel bei der Zubereitung einiger Impfstoffe.)** Lucrările științ. Inst. Seruri Vaccinuri Pasteur – București **6** (1962) S. 385–391. – 2 Tab., 4 Lit. Zus. in Russ., Franz., Dtsch.

Silikone, verwendet in Mengen von 0,2391 g bis 5 g pro Liter virulenten Schweinepestblutes, verändern den infizierenden Wert, das pH, das Aussehen und die Viskosität nicht. Ihre Verwendung als Antischaummittel, führt zur Vermehrung des defibrinierten Blutertrages um ungefähr 5%. Das Hinzufügen der Silikone zur Milzbrandvaccine als Antischaummittel verhindert die Bildung des Schaumes durch Schütteln nicht, jedoch fördern sie stark dessen Absetzen, wobei der immunisierende Wert, die Keimzahl und das Aussehen unverändert bleiben. Das Tetanus-Serum mit Silikonen als Antischaummittel ändert sein Aussehen und den Schutzwert nicht. F. Luntz. 3470.

Möhlmann, H., Maas, A., Boden, W. und Meese, M.; Dessau, Forsch.-Inst. für Impfstoffe. **Erfahrungen bei der Anwendung von Rotlauf-Lebendimpfstoff „Dessau" — lyophil getrocknet — zur aktiven Schutzimpfung gegen Rotlauf der Schweine.** Mh. Veterinärmed. **18** (1963) Nr. 9. S. 331–338. – 21 Lit.

Nach kurzer Erörterung der gebräuchlichsten Rotlauf-Schutzimpfungsmethoden, wobei insbesondere auf Impfstoffe aus pathogenen Rotlaufstämmen und auf in einigen Ländern entwickelte, lyophil getrocknete Rotlauf-Lebendimpfstoffe eingegangen wird, wird über den im Forschungsinstitut Dessau hergestellten Rotlauf-Lebendimpfstoff, lyophil getrocknet, berichtet. Zur Impfstoffherstellung dient der aus Rumänien stammende Rotlaufbakterienstamm VR 2. Die Rotlaufkulturen werden im Kältevakuum getrocknet und in evakuierten Ampullen aufbewahrt. Nach Lösung in einer Pufferlösung beträgt die Impfdosis für Schweine jeden Alters 2 ml. Die staatlich zugelassene Verwendbarkeitsdauer beträgt 1 Jahr. Die einmalige Impfung bewirkt einen etwa 9 Mon. anhaltenden Impfschutz. Der Impfstoff wurde bisher an einigen Millionen Schweinen erprobt. Impfabszesse konnten nicht beobachtet werden. Der Impfstoff wurde im allgemeinen gut vertragen, lediglich in einzelnen Fällen traten bei schweren Schweinen in Kleinbeständen Impfreaktionen auf. Der Impfstoff soll daher vorläufig nur in Mastanstalten angewendet werden. G. Scheibner. 3480.

Pilipenko, V. G. und Mirošničenko, M. A. (Pilipenko, W. G. und Miroschnitschenko, M. A.); Stawropol., RSFSR, Forsch.-Inst. für Seuchenbekämpf. im Kaukasus und in Transkaukasien. O sovmestimosti sibirejazvennoj vakciny STI v associacii sa čumnoj, tuljaremijnoj i brucelleznoj vakcinami. **(Zur Verträglichkeit der Milzbrand-STI-Vaccine bei Kombination mit Pest-, Tularämie- und Brucellosevaccine.)** Žurnal mikrobiologii, ėpidemiologii i immunobiologii, Moskva **40** (1963) Nr. 3. S. 26–31. – 5 Abb., 4 Tab., 14 Lit. Zus. in Engl.

Die unterschiedliche Beurteilung verschiedenartiger Simultanvaccinen gegen Brucellose, Pest, Milzbrand und Tularämie in bezug auf die Wirksamkeit der Milzbrandkomponente (Vaccine STI) infolge vorhandener oder nicht vorhandener Konkurrenz der Antigenanteile führte zu entsprechenden Versuchen an Meerschweinchen. Diese erhielten percutan an der einen Bauchseite ein Gemisch aus Pest-, Brucellose- und Tularämievaccine und gleichzeitig auf der anderen den Vaccinestamm STI. Die örtliche Reaktion auf den Stamm war unbedeutend und von kurzer Dauer. Ab 3 Std. p.i. gelangen Züchtungen des Erregers aus den regionalen Lymphknoten, der dort bei der überwiegenden Anzahl der Versuchstiere bis zu maximal 30 Tagen nachweisbar war. Selten gelang die Stamm STI-Anzüchtung aus den inneren Organen. Bei den nur mit dem Stamm STI geimpften Tieren gelang der Nachweis nur bis zu 15 Tagen. Immunitätskontrollen erfolgten 20–30 Tg. nach der Immunisierung und später durch Belastung mit der für Meerschweinchen virulenten 2. Vaccine nach Zenkowski. Bei simultaner Applikation überlebten 30 bis 50%, bei alleiniger 100%. Dagegen überlebten auch alle Tiere, die die Milzbrandvaccine 16, 10, 8 oder 6 Tage vor den anderen Vaccinen erhalten hatten. Vff. sind der Ansicht, daß kein direkter Einfluß auf die Milzbrandvaccine vorliegt; die anderen Antigene sollen indirekt über das „protektive Antigen" des Milzbrandes wirken. W. Bathke. 3480.

Azechi, Hayami, Seto, Kenji, Mukawa, Yoshiteru und Suzuki, Katsuo; Kokubunji, Tokyo, Nat. Veterin. Assay Lab. Studies on the potency test of blackleg vaccine experiments on methods of immunization and challenge. **(Untersuchungen zur Prüfung auf Wirksamkeit von Rauschbrand-Vaccine. Versuche über Methoden der Immunisation und Testung.)** Jap. J. veterin. Sci. **24** (1962) Nr. 5. S. 267–275. — 2 Abb., 6 Tab., 6 Lit. Orig.: jap., Ausz.: engl.
Durch verschiedene Autoren sind Versuche gemacht worden $CaCl_2$-Lösungen für die Suspension von *Clost. chauvoei* zur Testung an Mäusen, Ziegen und Schafen zu verwenden. Vff. versuchten eine Standard-Technik für die Routinearbeit zu entwickeln, die exakte und reproduzierbare Ergebnisse bringt. Um die Zahl der zu verimpfenden Keime genau bestimmen zu können, müssen die Lebenkeime auf einem Cystein-Leber-Agar-Medium in einer Spezial-Petriplatte gezüchtet werden. Um die 100% tödliche Dosis für ungeimpfte Tiere zu bestimmen, muß die Keimzahl in einer $CaCl_2$-Lösung bestimmt werden.. Für Meerschweinchen (Mee) sind 3000–4000 Sporen in 1 ml einer 1,5%igen $CaCl_2$-Lösung, für Mäuse 30–40 Sporen in 0,25 ml einer 3% $CaCl_2$-Lösung zu suspendieren. Zwei Gruppen von Mee werden mit 2 ml einer Vergleichsvaccine immunisiert. Die eine Gruppe erhält 4mal in 3tägigem Abstand 0,5 ml; die andere Gruppe erhält 2mal in 9tägigem Abstand 1 ml. 21 Tage nach der Immunisation wird die Test-Injektion gesetzt. Als Ergebnis wird 80–100%iges Überleben der immunisierten Tiere festgestellt, während die Kontrollen starben. 4 Gruppen von 12 g schweren Mäusen werden mit 4 Dosen zu 0,25 ml einer Vergleichsvaccine in 3tägigen Abständen geimpft (Totalvolumen 1 ml). 10 Tage nach der Immunisation erfolgt die Testinfektion mit Sporen in $CaCl_2$. Die Überlebensrate der immunen Tiere beträgt 70–90%, wenn die Testdosis 0,01 DLM. Die Wirksamkeit der Vaccine wird durch Erhitzen oder Verdünnen deutlich erniedrigt. Aus den Ergebnissen wird ersichtlich, daß Mäuse ebensogut wie Mee zur Prüfung verwendet werden können, wenn sie mit 30–40 Sporen infiziert werden, die in 0,25 ml einer 3%igen $CaCl_2$-Lösung aufgenommen sind. W. Boden. 3490.

Robertson, A. und Boulanger, P.; Hull, Canada Dep. of Agric., Animal Diseases Res. Inst., Health of Animals Div., Animal Pathol. Lab. Immunological activity of Leptospira pomona bacterins. **(Immunologische Aktivität von Leptospira pomona-Bacterinen.)** Canad. J. comparat. Med. veterin. Sci. 27 (1963) Nr. 4. S. 85–90.

Sieben kommerziell hergestellte Pomona-Vaccinen (Bacterin) werden vergleichend auf ihre Schutzeigenschaften und ihre Fähigkeit, Leptospirenantikörper bei Meerschweinchen zu bilden, geprüft. Die Vaccinen waren von unterschiedlicher Qualität. Ein leichter Temperaturanstieg und ein Titer von 1:10000 mit der Agglutinations-Lysis-Reaktion nach drei Wochen zeigten nach experimenteller Infektion einen guten Impfschutz an. Die beste und schlechteste Vaccine, die durch diese Versuche ermittelt wurden, wurden dann an Kälbern geprüft. Die an Meerschweinchen ermittelten Ergebnisse stimmten mit den Kälberversuchen überein. Meerschweinchen sind daher geeignet, um als Testtiere für Pomona-Vaccine Verwendung zu finden.
L. Stoll. 3490.

Yanagawa, Ryo, Hiramune, Takashi und Fujita, Jinkichi; Kodaira, Tokyo, Nat. Inst. of Animal Health. The use of mice for vaccination studies of leptospirosis. **(Die Verwendung der Maus zu Vaccinationsstudien bei der Leptospirose.)** Jap. J. veterin. Sci. **24** (1962) Nr. 5. S. 291–295. – Orig.: engl.
Mäuse, die experimentell mit *L. autumnalis* infiziert wurden, schieden die Leptospiren mit dem Harn aus. Mäuse, die mit einer Vaccine aus abgetöteten Autumnalis-Leptospiren vacciniert worden waren, zeigten keine Erscheinungen der Leptospirurie mehr. Der Impfschutz trat nach 14 Tagen auf, wenn die Vaccine eine Dichte von 10^6 hatte; bei einer Infektionsdosis von 10^3, wenn sie 93 Tage nach der Impfung infiziert wurden, war eine Impfdosis von 2×10^7 erforderlich, um einen Schutz zu erzeugen. Ein Agglutinationstiter von 1:2 spricht für eine ausreichende Schutzwirkung. L. Stoll. 3490.

Bailey, R. W.; Palmerston North, New Zealand, Dep. of Sci. and Ind. Res., Plant Chem. Div. The intracellular α-galactosidase of a rumen strain of Streptococcus bovis. **(Die intracelluläre α-Galaktosidase einer Abart der Rinderpansen-Streptokokken.)** Biochem. J. **86** (1963) Nr. 3. S. 509–514. 3560.

Illès, J; Frauenfeld, Kantonal-Thurgau. Veterinäramt, Lab. **Die Koagulasewirkung auf Rinderplasma.** Pathol. Microbiol. [Basel] **26** (1963) Nr. 2. S. 225–236. – 7 Tab., 12 Lit. Zus. in Engl., Franz.
Von 50 Mastitis-Staphylokokken-Stämmen, die Humanplasma koagulierten, zeigten nur 38 Stämme eine positive Koagulasereakion bei Verwendung von Rinderplasma. Nach Zusatz von Humanplasma in einer Endverdünnung von 1:100 bis 1:1000 zum Rinderplasma bewirkten auch die restlichen 12 Stämme eine positive Koagulasereaktion. Von weiteren 50 Mastitis-Staphlyokokken-Stämmen, die gleichfalls Humanplasma koagulierten, konnte bei Verwendung von Hammelplasma nur in 35 Fällen die positive Koagulasereaktion beobachtet werden. Wurde dem Hammelplasma auch Humanplasma in der gleichen Endverdünnung beigegeben, zeigten die übrigen 15 Stämme ebenfalls eine Koagulation. Vf. konnte nachweisen, daß die Plasmakoagulation von dem Vorhandensein eines Aktivators im Plasma abhängig ist. Vermutlich besitzt dieser Aktivator eine Artspezifität. W. Kuhlmann. 3565.

Pargaonker, V. N., Coles, E. H. und Eisenstark, A.; Manhattan, Kansas State Univ., Agric. Exp. Stat., Dep. of Bacteriol. and Veterin. Med. Phage typing of Staphylococcus aureus associated with cases of bovine mastitis. **(Phagentypisierung des Staphylococcus aureus im Zusammenhang mit Rindermastitis-Fällen.)** Amer. J. veterin. Res. **23** (1962) Nr. 97. S. 1205–1212. – 9 Tab., 12 Lit. Zus. in Interlingua.
Vff. untersuchten 268 Staphylokokkenstämme, die in 8 verschiedenen Laboratorien der USA, Kanadas und Englands als Erreger einer Rindermastitis isoliert worden waren, auf eine mögliche Typisierung mittels Bakteriophagen. Hierfür fanden einmal der Phagensatz mit den Phagen A 8, A 10, A 13, P 52, P 87 und P 102 Verwendung und zum anderen der Satz mit den Phagen S 1 bis S 6. Es stellte sich heraus, daß bei Verwendung der üblichen

Routine-Test-Verdünnung nur 40,9 bzw. 45,7% der Stämme durch die beiden Phagensätze typisiert werden konnten. Die Möglichkeit der Typisierung ließ sich unter Einschaltung einer konzentrierteren Phagenverdünnung auf 92,8 bzw. 75,2% steigern. Mit Hilfe der A- und P-Phagen konnten unter den typisierbaren Staphylokokkenstämmen 19 Phagentypen und bei Einsatz der S-Phagen 26 Phagentypen entdeckt werden. Bemerkenswert war, daß in einer Milchkuhherde mit gehäuften Staphylokokken-Mastitiden stets mehr als ein Phagentyp festgestellt werden konnte. Die Phagentypen der Staphylokokken aus den drei Ländern waren recht unterschiedlich. W. Kuhlmann. 3565.

Collins, F. M. und Lascelles, June; Oxford, Univ., Dep. of Biochem., Microbiol. Unit. The effect of growth conditions on oxidative and dehydrogenase activity in Staphylococcus aureus. **(Der Einfluß der Wachstumsbedingungen auf die oxydative und Dehydrogenase-Aktivität des Staphylococcus aureus.)** J. gen. Microbiol. **29** (1962) Nr. 3. S. 531–535. – 3 Tab., 10 Lit.
Die Untersuchungen erfolgten mit dem *Staphylococcus aureus* SG 511 A und einem daraus isolierten Stamm, der durch Kultivierung auf streptomycinhaltigen Agarplatten streptomycinresistent geworden war. Während in Nährbouillon unter aëroben Bedingungen gewachsene Staphylokokken sowohl Glukose als auch Acetate und Zwischenstufen aus dem Tricarbonsäurezyklus oxydierten, war bei den in Glukosemedien gezüchteten Staphylokokken nur eine Oxydation der Glukose nachweisbar. Der Verlust der Oxydationsaktivität war mit einer verminderten Aktivität der Succinat- und Isocitrat-Dehydrogenase gekoppelt. Die Stärke der Glukosefermentation erreichte bei aërober Bebrütung der Kulturen nur ein Drittel der unter anaëroben Bedingungen erzielten. W. Kuhlmann. 3565.

Cohen, Jay O. und Oeding, Per; Atlanta, Ga., Dep. of Health, Education and Welfare, U. S. Public Health Serv., Communicable Disease Center; Bergen, Norway, Univ., Gade Inst. Serological typing of Staphylococci by means of fluorescent antibodies. I. Development of specific reagents for seven serological factors. **(Serologische Typisierung der Staphylokokken mit Hilfe fluoreszierender Antikörper. 1. Mitt. Entwicklung spezifischer Reagenzien für 7 serologische Faktoren.)** J. Bacteriol. **84** (1962) Nr. 4. S. 735–741. – 5 Tab., 14 Lit.
Beschreibung der Herstellungstechnik fluoreszierender Antikörper mit Hilfe von Fluoresceinisothiocyanat, wozu 13 serologisch verschiedene, Koagulase-positive Staphylokokkenstämme verwendet wurden. Es gelang, fluoreszierende Antikörper für 7 Antigenfaktoren (a, b, c, h, i, k und m) der Staphylokokken herzustellen. Ferner wurden Vergleiche zwischen dem Ausfall der Reaktion mit fluoreszierenden Antikörpern und der Agglutination vorgenommen, wobei sich herausstellte, daß bei den Antigenen a, b, i, und k kein Unterschied zwischen beiden Methoden zu erkennen war. Der fluoreszierende Antikörper für das c-Antigen zeigte ein etwas breiteres Spektrum als das entsprechende agglutinierende Serum, während bei dem m-Antigen die Verhältnisse umgekehrt lagen. Der fluoreszierende Antikörper für den h-Faktor erfaßte auch das h_1-Antigen, reagierte jedoch nicht auf den h_2-Faktor. Es verdient hervorgehoben zu werden, daß die fluoreszierenden Antikörper für spezifische Staphylokokken-Antigene nicht Streptokokken der Gruppe A erfassen. W. Kuhlmann. 3565.

Rhian, M., Riley, J. M., Wolfe, V. L. und Simmons, A. H.; Fort Detrick, Frederick, Md., U. S. Army Chem. Corps. Change in virulence of Bacillus anthracis spores as affected by solids and challenge route. **(Virulenzänderung von Bacillus anthracis-Sporen, beeinflußt durch feste Stoffe und Infektionsweg.)** J. infect. Diseases **112** (1963) Nr. 2. S. 187–193. – 3 Abb., 7 Tab., 13 Lit.
Sporensuspensionen von Milzbrandstämmen mit geringer oder hoher Virulenz wurden mit Eidotter gemischt i.p. an Mäuse, Ratten und Meerschweinchen verimpft. Die Virulenz dieser Stämme zeigte sich dabei deutlich erhöht, ins-

besondere für die sonst resistentere Ratte, weniger für Mäuse und Meerschweinchen. Wurden Mäusen und Meerschweinchen gleiche Sporen-Eidotter-Suspensionen als Aërosol gegeben, konnte dagegen eine Verminderung der Virulenz beobachtet werden. Ursächlich kann dafür entweder der physiologische Zustand der Organismen oder die Wirkung des Gehaltes an festen Stoffen in den Suspensionen verantwortlich gemacht werden, wodurch die übliche Pathogenese des Inhalationsmilzbrandes verändert wird.
G. Scheibner. 3570.

Bonventre, P. F. und Eckert, N. J.; Cincinnati, O., Univ., Coll. of Med., Dep. of Microbiol. Toxin production as a criterion for differentiating Bacillus cereus and Bacillus anthracis. **(Toxin-Produktion als ein Kriterium für die Differenzierung von Bacillus cereus und Bacillus anthracis.)** J. Bacteriol. **85** (1963) Nr. 2. S. 490–491. – 1 Tab.
Es ist bekannt, daß *B. anthracis*-Kulturfiltrate bei i.v. Injektion für Albinoratten stark toxisch, für Mäuse aber nicht toxisch sind. Filtrate junger Bouillonkulturen von *B. cereus* sind dagegen für Mäuse hochtoxisch und rufen nach i.v. Injektion bei 100% der Tiere den Tod innerhalb von 5–30 Min. hervor. Wenn die Mehrzahl der *B. cereus*- und *B. anthracis*-Stämme ebenso reagiert wie die geprüften 7 *B. cereus*- und 3 *B. anthracis*-Stämme, könnte die unterschiedliche Toxinwirkung als ein weiteres Kriterium zur Differenzierung mit herangezogen werden. Ch. Lehnert. 3570.

Wallis, A. S.; Liverpool, Veterin. Investigation Centre. Some observations on the epidemiology of tetanus in cattle. **(Einige Beobachtungen über die Epidemiologie des Tetanus bei Rindern.)** Veterin. Rec. **75** (1963) Nr. 8. S. 188 bis 191. – 1 Tab., 10 Lit.
In einer Herde 7–12 Mon. alter Färsen erkrankten während der Weidezeit im Herbst 7 Tiere an Tetanus. Da Wunden nicht vorhanden waren und in Rectalabstrichen von 6 erkrankten Tieren toxinbildende *Cl. tetani*-Keime nachgewiesen werden konnten, die später nicht mehr zu isolieren waren, wird angenommen, daß in den Vormägen der Tiere eine starke Vermehrung von *Cl. tetani* stattgefunden hat und es sich um idiopathischen Tetanus handelt.
Ch. Lehnert. 3610.

Ewald, F. W.; Frankfurt/M., Paul-Ehrlich-Inst. **Über die Dissoziation von Erysipelothrix rhusiopathiae. 3. Mitt. Die Virulenz dissoziierter Rotlaufbakterien.** Mh. Tierheilkunde **14** (1962) Nr. 8. S. 260–267. – 2 Tab., 19 Lit.
In Versuchen an weißen Mäusen wurde die Virulenz und das Immunisierungsvermögen von in der 0-Form vorliegenden Rotlaufbakterien untersucht. Sowohl der untersuchte A-Stamm als auch der untersuchte B-Stamm waren in ihrer 0-Form für Mäuse vollkommen avirulent. Außerdem schützten die 0-Formen dieser beiden Stämme weiße Mäuse weder gegen eine homologe noch eine heterologe Infektion mit Rotlaufbakterien. Aus den Versuchsergebnissen ergibt sich daher, daß die 0-Varianten der Rotlaufbakterien weder virulent noch immunbiologisch wirksam sind. Weitere Schlußfolgerungen sind, daß die Virulenz einer zu prüfenden Rotlaufkultur weitgehend davon abhängt, inwieweit sie dissoziierte 0-Bakterien enthält und daß auch der Schutzeffekt eines Lebendimpfstoffes oder einer Adsorbatvaccine je nach der Menge der vorhandenen dissoziierten Bakterien schwankt. Bei Prüfungen und Nutzanwendungen der biologischen Aktivität einer Rotlaufbakterienkultur sollten daher, ebenso wie bei serologischen Differenzierungen, nur Bakterien in der O-Form verwendet werden. G. Scheibner. 3640.

Tacu, D. und Mîndras, T. Infecţia experimentală a hamsterului auriu cu B. erysipelothrix rhusiopathiae. **(Die experimentelle Infektion des Goldhamsters mit Erysipelothrix rhusiopathiae.)** Lucrările ştiinţ. Inst. Seruri Vaccinuri Pasteur – Bucureşti **6** (1962) S. 235–239. – 7 Lit. Zus. in Russ., Franz., Dtsch.

In üblicher Weise kann man die Rotlaufinfektion subcutan, intraperitoneal, subpleural, intramuskulär oder durch Inhalation beim Goldhamster mit 24stündigen Kulturen (0,5 ml) sowohl mit virulenten als auch mit abgeschwächten Stämmen des *Erysipelothrix rhusiopathiae* nicht erzeugen. Unter Narkose, insbesonders von Chloroform und weniger von Aether, kann die experimentelle Infektion jedoch intranasal erzeugt werden. Die ersten Symptome (Apathie, Freßunlust usw.) erscheinen 2–4 Tage nach der Infektion. In diesen Fällen wird die Infektion wahrscheinlich durch die Erweiterung der Blutgefäße unter Einfluß des Anaestheticums (Chloroform, Aether) ermöglicht, wobei die Keime in das Gefäßendothel eindringen, wo sie sich vermehren und die experimentelle Rotlaufinfektion hervorrufen, die mit Exitus endet.

F. Luntz. 3640.

Gordon, Milton; Fort Detrick, Frederick, Md., U. S. Army Biol. Lab. Studies on the relationship of delayed hypersensitivity to immunity in tularemia. **(Untersuchungen über die Beziehung verzögerter Überempfindlichkeit zur Immunität gegen Tularämie.)** J. Immunol. [Baltimore] **90** (1963) Nr. 2. S. 209 bis 216. – 2 Abb., 4 Tab., 16 Lit.

Während der ersten 3 Mon. der Infektion von Meerschweinchen mit attenuierter *Pasteurella tularensis*-Lebendkultur verhielt sich die verzögerte Überempfindlichkeit gegen abgetötete Keime parallel zur Resistenz der Tiere gegen die Infektion mit virulenten Keimen. Meerschweinchen, die durch Impfung mit attenuierten Keimen immunisiert wurden, waren am Ende des 1. Monats merklich immun und hoch empfindlich. Desensibilisierung mit täglichen Injektionen mit durch Hitze abgetöteten Keimen 2 Wochen lang verringerte die Hypersensibilität auf ein Mindestmaß. Wenn die Desensibilisierung abgebrochen wurde, kehrte die Reaktionsfähigkeit allmählich zurück. Wiederaufnahme der Desensibilisierung verursachte einen Verlust an Reaktionsfähigkeit. Während des Desensibilisierungsverfahrens blieb die Immunität unverändert, wie an Hand der Überlebenszeit nach der Infektion festgestellt wurde. Die Immunisierung mit hitzeabgetöteten Keimen in öligen Adjuvantien, intraperitoneal verabreicht, erzeugte einen mäßigen Grad an Hypersensibilität nach 3 Wochen. Diese Tiere zeigten höchstens einen minimalen Grad einer erworbenen Resistenz. Die Immunisierung mit einem spezifischen Antikörperkomplex in öligen Adjuvantien brachte dieselben Ergebnisse. Am 6. Tag nach vier Einzelinjektionen in die vier Fußballen der Meerschweinchen entwickelte sich ein mäßiger Hypersensibilitätsgrad und eine minimale Resistenz. Das Fehlen einer Wechselbeziehung zwischen Hypersensibilität und Immunitätsreaktion, die in diesem Versuch beobachtet wurde, zeigte, daß diese Erscheinungen möglicherweise von immunologischen Phänomenen abhängig sind, und es wird gefolgert, daß die verzögerte Hypersensibilitätsreaktion nicht immer den Immunitätszustand widerspiegelt. W. Fritzsch. 3710.

Namioka, S. und Murata, M.; Kodaira, Tokyo, Japan, Nat. Inst. of Animal Health. Serological studies on Pasteurella multocida. II. Characteristics of somatic (O) antigen of the organism. **(Serologische Studien an Pasteurella multocida. 2. Mitt. Charakteristik des somatischen [O] Antigens der Organismen.)** Cornell Veterinarian **51** (1961) Nr. 4. S. 507–521. – 9 Tab., 28 Lit. 1. Mitt. vgl. LZ. Abt. IV **7** (1962) Nr. 11. S. 2319.

An 7 *P. multocida*-Stämmen der Kapseltypen A., B. und D wird eine Analyse des O-Antigens versucht. Bedingt durch die große Variabilität der Keime bestanden dabei erhebliche Schwierigkeiten in der Antigenherstellung. Von den verschiedenen Methoden war nur die Behandlung mit HCl brauchbar, und nur mit diesem Antigen waren reine O-Antiseren zu gewinnen. Durch Kreuzagglutination ergab sich bei allen Stämmen eine Verwandtschaft. Durch den Absorptionstest konnte das O-Antigen in ein allgemeines und ein spezifisches geteilt werden. Kulturen der Typen A. und B. lassen sich nach ihrem spezifischen O-Antigen in Gruppen einteilen. Es wird vorgeschlagen, die Antigenstruktur eines Stammes sowohl mit dem Kapsel- als auch mit dem O-Antigen zu benennen. Ch. Lehnert. 3710.

Namioka, S. und Murata, M.; Kodaira, Tokyo, Japan, Nat. Inst. of Animal Health. Serological studies of Pasteurella multocida. III. O antigenic analysis of cultures isolated from various animals. **(Serologische Studien an Pasteurella multocida. 3. Mitt. O-Antigenanalyse von Kulturen, die von verschiedenen Tieren isoliert wurden.)** Cornell Veterinarian **51** (1961) Nr. 4. S. 522–528. — 5 Tab., 2 Lit. 2. Mitt. vgl. vorst. Ref.
Bei der Analyse der spezifischen O-Antigene von 14 *P. multocida*-Stämmen verschiedener Herkunft ergaben sich durch den Absorptionstest 6 verschiedene O-Gruppen, davon gehören 3 zum Kapseltyp A, 1 zum Kapseltyp B und 2 zum Kapseltyp D. Die Untersuchungen zeigten weiterhin, daß die O-Gruppenantigene, ähnlich wie bei Salmonellen, komplexer Natur sind. Zum gegenwärtigen Zeitpunkt ist jedoch eine Einteilung in Untergruppen bzw. Faktoren verfrüht, da Untersuchungen über die Stabilität dieser Faktoren bisher nicht durchgeführt sind. Ch. Lehnert. 3710.

Namioka, S. und Bruner, D. W.; Ithaca, N. Y.; Cornell Univ., New York State Veterin. Coll. Serological studies on Pasteurella multocida. IV. Type distribution of the organisms on the basis of their capsule and O groups. **(Serologische Studien an Pasteurella multocida. 4. Mitt. Typenverteilung der Organismen auf der Basis ihrer Kapsel- und O-Gruppen.)** Cornell Veterinarian **53** (1963) Nr. 1. S. 41–53. — 5 Tab., 14 Lit. 3. Mitt. vgl. vorst. Ref.
Bei der Untersuchung von 156 *P. multocida*-Kulturen verschiedener Herkunft konnten 10 O-Antigengruppen nachgewiesen werden, wobei anzunehmen ist, daß noch weitere existieren. Kombiniert man diese O-Gruppen mit den Kapseltypen, so ergeben sich 12 verschiedene Serotypen. 5 O-Gruppen (1, 3, 5, 7 und 9) sind unter dem Typ A, 5 unter dem Typ D (1, 2, 3, 4 und 10) und 1 unter dem Typ B zu finden. Beziehungen zwischen Antigenstruktur und Herkunft bestehen insofern, als die meisten Stämme mit dem Antigen 5:A von Geflügelcholera isoliert wurden und daß die aus Puten isolierten Stämme dem Serotyp 5:A und 9:A angehören. Bei Stämmen mit der Antigenstruktur 2:D, die von Geflügelcholera-Erkrankungen stammten, handelt es sich um sporadische und chronische Fälle. Die Mehrzahl der Kulturen der Serotypen 1:A, 3:A, 2:D, 1:D und 4:D wurden von Pneumoniefällen bei Schweinen und Schafen in verschiedenen Ländern isoliert. Kulturen des Typs 6:B stammen von Rindern mit hämorrhagischer Septikämie. Im Pathogenitätstest an 3 Mon. alten Küken töten bei i.m. Infektion nur die Stämme mit dem Antigenaufbau 5:A und 9:A die Tiere innerhalb von 24 Std., während alle anderen Typen der Kapselgruppen A, B und D keine oder nur eine geringe Pathogenität für diese Tierart besitzen. Ch. Lehnert. 3710.

Hummel, Peter; Berlin, Bundesgesundheitsamt, Max-von-Pettenkofer-Inst., Abt. für Veterinärmed. **Untersuchungen an Rauhformen von Salmonellabakterien.** Diss. Berlin-Dahlem **1963** 61 S. — 7 Tab., 90 Lit.
Mit dieser Arbeit soll ein Beitrag zur Diagnostik der serologischen Rauhformen (o-Formen) im Laboratorium geleistet werden. Als sicheres Unterscheidungsmerkmal zwischen O- und o-Formen waren geeignet: morphologische Prüfung auf Endo- und Wismutagar, Traubenzuckeragar bzw. Trypsin-Alanin-Agar, Wachstum in Bouillon, Langsamagglutination in Metallsalzlösungen, Testung mit von Kaninchen gewonnenen Anti-o-Seren, Pathogenitätsprüfung an Mäusen. Nicht geeignet für die Unterscheidung waren die Deckglaskultur, die keine mikromorphologischen Unterschiede zwischen S-R- und O-o-Formen brachte, und das Verhalten in NaCl- und Farbstofflösungen, das nicht immer geeignet war, o- von O-Formen zu differenzieren.
E. Wiesner. 3720.

LeMinor, L.; Paris, Inst. Pasteur. Importance épidémiologique de la détermination des sérotypes de salmonella. **(Die epidemiologische Bedeutung der Bestimmung der Salmonella-Serotypen.)** Ann. Inst. Pasteur **104** (1963) Nr. 5. S. 670–677. – 45 Lit. Zus. in Engl.

Die Gruppe *Salmonella* hat bestimmte biochemische Eigenschaften. Sie wird auf Grund der O-Faktoren in Untergruppen eingeteilt. Unter Berücksichtigung der O- und H-Faktoren haben Kauffmann und White ein Schema aufgestellt, das heute mehr als 700 Serotypen umfaßt. Auf Grund der Lysotypie und der biochemischen Untersuchung sind weitere Species nachgewiesen worden. Außerdem haben sich Veränderungen unter dem Einfluß von Bakteriophagen, Antikörpern, der genetischen Rekombination ergeben, die zu wohl definierten intermediären Eigenschaften führen. Die Wahrscheinlichkeit des Auftretens neuer pathogener Serotypen in der kurzen „Entwicklungsperiode" erscheint gering. Die in den letzten Jahren ermittelten neuen Serotypen von *Salmonella* und *Arizona* stammen in der Regel von Kaltblütern; es ist oft nicht bekannt, inwieweit sie für den Menschen und die warmblütigen Tiere pathogen sind. Ihre Klassifizierung mit Hilfe biochemischer Methoden gestaltet sich schwierig. In seltenen Fällen werden abweichende Eigenschaften (indol+, laktose+) nachgewiesen. Trotzdem haben sich die biochemischen, serologischen Methoden einschließlich der Lysotypie in der Routinediagnostik bewährt.

E. Tempel. 3720.

Nicolle, Pierre, Le Minor, Léon und Prunet, Jaqueline (unter techn. Mitarb. von Diverneau, Giséla, Coignard, Joëlle und Plessis, Anne-Marie du); Paris, Inst. Pasteur, Serv. des Bactériophages. Quelques exemples illustrant la valeur et l'utilité des méthodes de lysotypie dans certaines salmonelloses humaines d'origine alimentaire. **(Einige Beispiele vom Wert und Nutzen der Methoden der Lysotypie bei manchen durch Lebensmittel verursachten Salmonellosen des Menschen.)** Ann. Inst. Pasteur **104** (1963) Nr. 5. S. 678–686. – 20 Lit. Zus. in Engl.

In Großbritannien und der Deutschen Bundesrepublik bestehen schon länger Zentren für Lysotypie, an die jeder isolierte Stamm von *S. typhi*, *S. paratyphi* A und B und *S. typhimurium* eingesandt werden muß. Seit 12 Jahren befindet sich in Frankreich ein derartiges Zentrum im Institut Pasteur, das mit dem Salmonellazentrum eng zusammenarbeitet. Die meisten Salmonellen stammen aus außereuropäischen Teilen Frankreichs, weniger aus dem Inland. Zur feineren Typisierung werden die klassischen Methoden verwendet: für *S. typhi* nach Craigie und Felix, für *S. paratyphi* B nach Felix und Callow und für verschiedene Serotypen wie *S. typhimurium*, *S. enteritidis*, *S. dublin* usw. „improvisierte" Methoden. Zweckmäßig werden die Methoden der Lysotypie durch das biochemische Verfahren nach Kristensen ergänzt. An Hand von 11 Epidemien bzw. Infektionsherden wird der große Wert der Lysotypie im Rahmen der Epidemiologie bewiesen.

E. Tempel. 3720.

Böhlck, Ingeburg; Kiel, Christian-Albrechts-Univ., Hyg.-Inst. **Über eine neue Salmonella-Spezies mit der Formel 1,4,12,27 : k : 1,6 (S. neumuenster).** Arch. Hyg. Bakteriol. **146** (1962) Nr. 7. S. 555–558. – 9 Lit. Zus. in Engl., Franz.

Bei einer Patientin, die durch ein Bronchialcarcinom bereits geschwächt war, trat plötzlich ein profuser Durchfall auf. Wiederholt wurden in Stuhl- und Urinproben Salmonellen der Serogruppe B nachgewiesen. Auf Grund des biochemischen Verhaltens in Dulcit, d-Tartrat, Natriummalonat und Gelatine muß der neue Serotyp dem Subgenus I nach Kauffmann zugerechnet werden. Die serologischen Untersuchungsergebnisse werden eingehend diskutiert. Die neue Species, *Salmonella neumuenster*, erhält die Seroformel 1,4,12,27 : k : 1,6.

E. Tempel. 3720.

Oye, E. van, Nechelput, A. und Goethem, H. van; Bruxelles, Inst. d'Hyg. et Épidémiol.; Mons, Inst. Prov. d'Hyg. et de Bactériol. Une nouvelle espèce de salmonella, S. mons = 1, 4, 12 : d : 1, w. **(Eine neue Salmonella-Species: S. mons = 1, 4, 12 : d : l, w.)** Ann. Inst. Pasteur **104** (1963) Nr. 5. S. 699 bis 700. – 1 Lit. Zus. in Engl.
Die neue Species ist aus der Stuhlprobe von einem 4jährigen Jungen aus der Stadt Mons in der Provinz Hennegau gezüchtet worden. Er war einige Monate an Appetitlosigkeit, übelriechender chronischer Diarrhoe, leichter Abmagerung und kleinen Fieberstößen erkrankt. Auf Grund ihres biochemischen Verhaltens gehört sie zur Untergruppe I von Kauffmann. Da die Herkunft vollkommen unbekannt ist, wird die Vermutung ausgesprochen, daß es sich um eine lokale Erscheinung infolge Transformation oder Mutation oder Hybridation einer bereits bekannten Species handeln könnte. Die Antigenstruktur wird besprochen. E. Tempel. 3720.

Bliznakow, Emile G., Ransom, John P. und Heller, John H.; Ridgefield, Conn., New England Inst. for Med. Res. Modification of Salmonella typhimurium infection of embryonated eggs by antiserum, adult splenic tissue and combinations of these agents. **(Modifikation der Salmonella typhimurium-Infektion embryonierter Eier durch Antiserum, junges Milzgewebe und Kombination dieser Agentien.)** Proc. Soc. exp. Biol. Med. **112** (1963) Nr. 2. S. 367–370. – 2 Tab., 24 Lit.
Junge Weiße Leghornhennen werden durch wiederholte Injektionen einer Vaccine von *Salmonella typhimurium* immunisiert. 3 Tage nach Beendigung werden die Hühner getötet und die Milz aseptisch entfernt. Nach technischer Verarbeitung werden Milz-Fragmente auf die Chorioallantoismembran von 8 Tage alten Embryonen gebracht und diese weiter bebrütet. Antisera gegen *S. typhimurium* werden entweder aus Kaninchen oder Weißen Leghorn gewonnen, inaktiviert und in embryonierte Eier injiziert. Die Infektion der Embryonen erfolgt mit dem Stamm SR-11 von *S. typhimurium* (ST). Die Resistenz von Kükenembryonen gegenüber einer ST-Infektion wird durch Behandlung mit spezifischem Antiserum oder Milzimplantation junger Hühner oder Kombination beider Methoden deutlich erhöht. E. Tempel. 3720.

Cyganov, V. A. (Zyganow, W. A.); Leningrad, Forsch.-Inst. für Antibiotica. Izmenčivost' antigenov salmonell Gertnera pod vozdejstviem antibiotikov i ich sočetanij. **(Zur Veränderlichkeit der Antigene von Salmonella enteritidis [Gärtner] unter dem Einfluß von Antibiotica, einzeln und in Kombination.)** Antibiotiki, Moskva 8 (1963) Nr. 3. S. 219–224. – 2 Abb., 3 Tab., 16 Lit. Zus. in Engl.
Objekte: 2 Ausgangsstämme von *Salmonella enteritidis* (Gärtner) und deren Varianten. Die zunehmende Resistenz gegen Streptomcin, Synthomycin, Lävomycetin und Chlortretacyclin sowie gegen die Kombinationen Streptomycin/Chlortetracyclin, Streptomycin/Lävomycetin und Lävomycetin/Chlortetracyclin ist von einer Verstärkung, Verminderung oder Verlust der Agglutinabilität sowie einiger O- und H-Receptoren begleitet. Die stärksten Veränderungen werden durch Synthomycin wie auch durch die Kombination Streptomycin/Chlortetracyclin induziert. Es ergeben sich Parallelen zu den unter dem Einfluß nichtantibiotischer Faktoren eintretenden Veränderungen. W. Rawald. 3720.

Todorov, D. (Todorow, D.) Ustojčivost na salmonelnite bakterii v mlekata i mlečnite produkti. **(Salmonellenwiderstandsfähigkeit in Milch und Milcherzeugnissen.)** Izvestija na Centralnija naučnoizsledovatelski veterinarnochigienen institut za životinski produkti, Sofija 2 (1962) S. 145–170. – 6 Abb., 7 Tab., 22 Lit. Zus. in Russ., Dtsch.
Zur Feststellung der Widerstandsfähigkeit von Salmonellen in der Milch („aseptisch" gemolken, roh, pasteurisiert und sterilisiert) und in einigen Milch-

produkten (im bulgarischen Joghurt, weißem Lakekäse, Topfen, Sahne und Butter) wurden *S. typhimurium* und *S. enteritidis* als Testbakterien verwendet. Die Widerstandsfähigkeit der Salmonellen in der Milch ist groß, und ihre Lebensfähigkeit bleibt auch dann erhalten, wenn die Milch genuß- und verarbeitungsuntauglich wird. In Abhängigkeit von den Lagerungsverhältnissen können die Salmonellen ihre Lebensfähigkeit verlieren, in der Regel behalten sie jedoch diese unter natürlichen Verhältnissen. 25–30 Tage nach der Lakekäseerzeugung verlieren die Salmonellen bei normalem Verlauf der Reifungsvorgäange ihre Lebensfähigkeit. In einem gut ausgereiften Lakekäse kommen überhaupt keine Salmonellen vor. Bei einem aus Magermilch gewonnenen Topfen hängt die Widerstandsfähigkeit der Salmonellen von der Intensität der milchsauren Fermentation und der ursprünglichen Bakterienmenge ab. In der Regel bleibt sie nicht länger als 27 Tage erhalten. In dem nach der üblichen Erzeugungsweise gewonnenen Topfen bleiben die Salmonellen auch nach dem 35. Tage lebensfähig. In der Sahne überleben die Salmonellen die biologische Reifezeit derselben. Z. Tomow. 3720.

Slavkov, I. (Slawkow, I.) Salmonelonositelstvo pri njakoi nasekomi i zemni červei. **(Salmonellenträgertum bei einigen Insekten und Erdwürmern.)** Izvestija na Centralnija naučnoizsledovatelski veterinarnochigienen institut za životinski produkti, Sofija 2 (1962) S. 117–119. – 6 Lit. Zus. in Russ., Dtsch.

Mit ca. 1000 Stück Exemplare *S. typhimurium* in 1 g enthaltendem Boden wurden Infizierungsversuche an Schaben (*Periplanta orientalis*), Erdwürmern (*Rhabdites terres*) und Hirschkäfern (*Lucanus cervus*) angestellt. Bei Schaben wurde eine 100%ige, bei Erdwürmern und den Hirschkäfern eine 60–73%ige Infektion festgestellt. Diese Insekten und Erdwürmer verseuchen die Umwelt mit Salmonellen und spielen in diesem Falle bei der Verbreitung der Salmonelleninfektionen die Rolle von Überträgern. Z. Tomow. 3720.

Slavkov, I. (Slawkow, I.) Ustojčivost na salmonelite v počvata. IV. sŭobštenie. Promeni v antigennata struktura na Salmonella cholerae suis, ustanoveni s imunoelektroforeza. **(Widerstandsfähigkeit der Salmonellen im Boden. 4. Mitt. Durch Immunelektrophorese festgestellte Veränderungen in der Antigenstruktur von Salmonella choleraesuis.)** Izvestija na Centralnija naučnoizsledovatelski veterinarnochigienen institut za životinski produkti, Sofija 2 (1962) S. 181–185. – 6 Abb., 8 Lit. Zus. in Russ., Dtsch. 3. Mitt. vgl. LZ. Abt. IV 8 (1963) Nr. 1. S. 68.

Vf. berichtet über die Veränderungen der Antigene, die bei *S. choleraesuis* unter der Einwirkung der Stoffwechselprodukte der Bodenmikroorganismen (*Bac. subtilis, Bac. agglomeratus*, Schimmelpilze und Aktinomyceten) eintreten. Das geschädigte Agglutinationsvermögen bei solchen Stämmen von *S. choleraesuis* war nicht immer von gehemmter enzymatischer und immunogener Aktivität begleitet; das hängt vom Grade der bei den behandelten Stämmen eintretenden Veränderungen ab. Z. Tomow. 3720.

Tacu, D., Tacu, A., Bercan, A. und Ceaușescu, S. Frecvența salmonelei cholerae suis varianta mucogenă, la purceii inoculați cu virus pestos porcin. **(Das Vorkommen der Schleimform von Salmonella choleraesuis bei mit Schweinepestvirus geimpften Ferkeln.)** Lucrările științ. Inst. Seruri Vaccinuri Pasteur – București 6 (1962) S. 325–329. – 1 Tab., 8 Lit. Zus. in Russ., Franz., Dtsch.

Die Schleimform von *Salmonella choleraesuis* Kunzendorf wurde bei mit Schweinepestvirus experimentell infizierten Ferkeln in 7% aus den *Salmonella*-Kulturen und zu 0,06% der insgesamt infizierten Ferkel isoliert. Diese Variante wurde aus den Organen Leber, Milz und öfters bei Ferkeln, die nach 6–7 Tagen an der Schweinepest erkrankten, isoliert. Auf festen Nährböden erscheinen sie in Form von Kolonien, die zusammenfließen. Gegenüber den Zucker-Nährböden verhalten sie sich wie die R-Form, nur ist die Reduzierung später und von geringerer Intensität. Die pathogene Wirkung ist für Kaninchen und Mäuse geringer als bei der R-Form; einige Stämme sind sogar völlig apathogen. Der verliehene immunisierende Wert ist um 10% geringer als bei den R-Formen (36–35% im Verhältnis zum immunisierenden Wert der Rauh-Form). F. Luntz. 3720.

Dimov, I., Veselinov, V. und Rohde, R. (Dimow, I., Weselinow, W. und Rohde, R.) Proučvanija na rjadko sreštašti se salmonelni vidove, izolirani u nas. I. sŭobštenie. **(Untersuchungen an selten vorkommenden, in Bulgarien isolierten Salmonellenarten. 1. Mitt.)** Izvestija na Centralnija naučnoizsledovatelski veterinarnochigienen institut za životinski produkti, Sofija **2** (1962) S. 121–128. – 1 Tab., 19 Lit. Zus in Russ., Dtsch.
Im Mai und Juni wurden einmalige Darminhaltsproben aus 198 gesunden, in den Feldfluren von 19 Ortschaften im Kreis Burgas gefangenen Griechischen Schildkröten (*Testudo graeca*) untersucht. Aus 111 Tieren (56%) wurden 119 Stämme der Gruppe Salmonella isoliert, die zu 10 Untergruppen und 19 Arten gehören. Da sich ein Stamm in R-Form befand, blieb er unidentifiziert. Aus Schildkröten wurden zum ersten Mal: *S. paratyphi B* (*monophas*), *Salmonella 6,7:a:–*, *Salmonella 6,14:d:e, n, x* und *S. detroit* und die übrigen 13, zum ersten Mal in Bulgarien aus Schildkröten isoliert, und zwar: *S. bisperbjerg* (*4,12:a:e:n:x*), *S. abony*, *Salmonella 6,7:a:–*, *S. mikawasima*, *S. canastel*, *Salmonella 6,14:d:e, n, x*, *S. weston*, *S. hillbrow*, *S. patience*, *S. nashua*, *S. hofit*, *S. uphill* und *S. detroit*. Aus 6 Schildkröten wurden außerdem salmonellenähnliche Kulturen (Stamm Sofia) mit antigener Struktur 4,12:b: – isoliert. Die Stämme spalten Salicin auf, verflüssigen Gelatine und wachsen in Nährböden mit KCN gut. Die Umstände, unter welchen die Isolierung der vorgenannten Stämme erfolgte, geben keinen Anlaß zur Annahme, es handle sich um einen Zufall. Die Untersuchungen werden fortgesetzt. Z. Tomow. 3720.

Boev, (Boew, B.) Salmonelonositelstvoto pri paticite i nachodka na salmoneli v jajcata. **(Salmonellenträger bei Enten und Salmonellenvorkommen in ihren Eiern.)** Izvestija na Centralnija naučnoizsledovatelski veterinarnochigienen institut za životinski produkti, Sofija **2** (1962) S. 101–110. – 2 Tab., 17 Lit. Zus. in Russ., Dtsch.
Aus der Kloake von 2926 Enten entnommene 3051 Kotproben und 816 Enteneier wurden auf Salmonellen untersucht, wobei 2,63% S-Träger festgestellt wurden. Aus dem Kot wurden 74 Stämme *S. typhimurium* und je 1 Stamm *S. münchen*, *S. münster* und *S. bovis morbificans* isoliert. Aus den Eiern wurden ebenfalls Salmonellen isoliert, und zwar in einem Falle *S. choleraesuis*, aus den übrigen *S. typhimurium* (aus Schale, Eiweiß und Eidotter). Z. Tomow. 3720.

Guinée, P. A. M., Kampelmacher, E. H., Keulen, A. van und Ophof, A. J.; Utrecht, Rijks-Inst. voor Volksgezondh.; 's-Gravenhage, Staatstoezicht op de Volksgezondh.; Visserij, Min. van Landbouw. Voorkomen van Salmonella bij bruine ratten (Rattus norvegicus), gevangen in en bij slachthuizen, boerderijen en nertsenfokkerijen. **(Vorkommen von Salmonellen bei braunen Ratten [Rattus norwegicus], welche in und in der Nähe von Schlachthöfen, Bauerngehöften sowie Nerzfarmen gefangen wurden.)** Tijdschr. Diergeneeskunde **88** (1963) Nr. 4. S. 212–216. – 2 Tab., 6 Lit. Zus. in Engl., Franz., Dtsch.
Um Aufschluß über die Bedeutung der Ratten als Salmonellenüberträger zu erlangen, wurden in Schlachthöfen, Bauerngehöften sowie Nerzfarmen und in deren Umgebung insgesamt 735 Ratten gefangen und bakteriologisch untersucht. 30,8% der in Schlachthöfen gefangenen Ratten erwiesen sich als Salmonellenträger; in den Bauerngehöften waren es 4,0% und in Nerzfarmen 17,4%. Von den 102 infizierten Ratten konnten 24 Salmonellentypen isoliert werden.

Möglicherweise sind die Ratten als Indikator des Salmonellenbefalls im Schlachthof selbst aufzufassen, da sie sich von den Abfällen desselben ernähren. Immerhin bedeuten sie eine Gefahr für die Volksgesundheit, da sie auch rein mechanisch, ohne selbst im Körper Salmonellen zu beherbergen, diese Keime auf das Fleisch übertragen können. Es sollte deshalb u. a. daran gedacht werden, bei Um- oder Neubauten die Schlachthöfe rattensicher zu bauen. Die Infektion der Ratten mit Salmonellen dürfte in den Nerzfarmen in erster Linie als Folge des Vorkommens dieser Keime in den Schlachthöfen aufzufassen sein, denn die Nerzfarmen verfüttern rohe Schlachtabfälle.

W. Kuhlmann. 3720.

Thunert, Axel; Berlin-Dahlem, Univ., Veterinärmed. Fak., Inst. für Veterin.-Hyg. **Untersuchungen über Eigenschaften von Colibakterien, die aus ödemkrankheitsverdächtigen Schweinen isoliert wurden.** Diss. Berlin-Dahlem 1962 63 S. – 23 Tab., 64 Lit.

Vf. verglich die biochemischen, pathogenen, toxischen und spermaagglutinierenden Eigenschaften von 24 Colistämmen, von denen 20 aus ödemkrankheitsverdächtigen Tieren und je 2 von Ödemkrankheits- und Enteritisfällen stammten, mit 12 Colistämmen, die aus klinisch gesunden Absatzschweinen isoliert wurden. Während sich die erstgenannten 24 Stämme kulturell und in ihrer toxischen Wirkung ähnlich verhielten, waren sie in ihrer Gesamtheit in einzelnen Eigenschaften (Verimpfung von lebenden Keimen, Bildungsvermögen von Endotoxinen, Vermehrungsfähigkeit und Spermaagglutination) gut von den 12 aus gesunden Schweinen isolierten Colistämmen zu unterscheiden. So groß diese gruppenmäßigen Unterschiede waren, so wenig boten sie für sich eine sichere Unterscheidungsmöglichkeit, so daß die Ansicht Kauffmann's bestätigt wird, daß alle Colibakterien bedingt pathogen sind.

E. Wiesner. 3730.

Hurwitz, C., Landau, J. V. und Doppel, H. W.,; Albany, N.Y., Albany Med. Coll., Veterans Adm. Hospital, Gen. Med. Res. Lab.; Sub-Dep. of Oncol., Dep. of Microbiol. and Med. Effect of exposure of Escherichia coli to streptomycin on ability to undergo cell division. **(Die Wirkung der Exposition von Escherichia coli gegenüber Streptomycin auf die Fähigkeit der Zellteilung.)** J. Bacteriol. **84** (1962) Nr. 5. S. 1116–1117. – 3 Abb.

In Bouillon wachsende *Escherichia coli*-Zellen wurden 1 μg/ml Steptomycin für einen kurzen Moment, für 17,5 Min. oder für 35 Min. ausgesetzt, mit Kochsalzlösung gewaschen und wieder in Kochsalzlösung suspendiert. Eine Öse davon wurde auf einen in 1 mm dicker Schicht von Nähragar bedeckten Objektträger gegeben, der bei 37 °C bebrütet wurde. Ausschnitte davon wurden unter Phasenkontrastoptik mit Ölimmersion in Abständen von 30 Min. photographiert. Während die kurzzeitig exponierten Zellen zum größten Teil Zellteilung zeigten, war weniger als 1% der 35 Min. exponierten Zellen fähig, Makrokolonien zu bilden. Der Prozentsatz der Zellen, die keine Makrokolonien bilden konnten, war ebenso groß wie der Prozentsatz der Zellen, die nicht zu einer einzigen Zellteilung fähig waren. Es wird daraus geschlossen, daß die in einer früheren Arbeit als nicht lebensfähig gezählten Zellen z. Z. des Ausstreichens nicht zur Zellteilung befähigt, also „tot" waren.

W. Wittig. 3730.

Wijesundera, S. und Woods, D. D.; Oxford, Univ., Microbiol. Unit, Dep. of Biochem. The catabolism of cystathionine by Eschericha coli. **(Der Cystathioninstoffwechsel bei Eschericha coli.)** J. gen. Microbiol. **29** (1962) Nr. 2. S. 353–366. – 7 Abb., 5 Tab., 38 Lit.

Der Cystathioninabbau wurde an dem auxotrophen Escherichia coli-Stamm B 116, der Pyridoxin, Serin oder Glycin für das Wachstum benötigt, eingehend untersucht. Es wurde unter anderem festgestellt, daß l-Cystathionin durch zellfreie Enzympräparationen dieses Stammes schnell zu Homocystein, Pyruvat und Ammoniak abgebaut wird; Homocystein ist die unmittelbare Vorstufe

des Methionins. Aus jedem Molekül Cystathionin wird je ein Molekül der drei Abbauprodukte gebildet. Da die Enzympräparation aus l-Serin und l-Alanin nicht Pyruvat bildete, wird gefolgert, daß die Spaltung in einem Schritt erfolgt. Durch einige Verbindungen wurde die Reaktion ganz oder teilweise verhindert.
W. Wittig. 3730.

Tichonenko, T. I.; Moskau, Gamaleja-Inst. für Mikrobiol. und Epidemiol. der Akad. der Med. Wiss. der UdSSR; Inst. für Strahlen- und Physiko-Chem. Biol. der Akad. der Wiss. der UdSSR. Polučenie i charakteristika vysokopolimernych dezoksiribonukleinovych kislot iz bakteriofagov. **(Die Darstellung und Charakterisierung hochpolymerer Desoxyribonucleinsäuren aus Bakteriophagen.)** Biochimija, Moskva **27** (1962) Nr. 6. S. 1015–1022. — 2 Tab., 26 Lit. Zus. in Engl.
Aus den Bakteriophagen c_D *Escherichia coli* und T 2 wurde DNS nach verschiedenen Methoden dargestellt, mit Hilfe von Na-Dodecylsulfat (in 2 Modifikationen) und von Phenol, mit Hilfe einer kombinierten Methode (in 2 Varianten), des osmotischen Schocks (nur T 2) und des wechselnden Gefrierens bzw. Auftauens (nur c_D) sowie nach der Methode von Sevag. Auf diese Weise wurde hochmolekulare DNS gewonnen, deren Eigenschaften (innere Viskosität, atomarer Extinktionskoeffizient und Eiweißgehalt) ermittelt wurden. Die Ausbeute lag je nach angewandter Methode zwischen 61 und 96%. Präparate, die mit Hilfe von Na-Dodecylsulfat isoliert wurden, besaßen eine hohe innere Viskosität, enthielten aber relativ viel Protein und unterlagen bei Anwendung höherer Temperaturen leicht der Denaturierung. Die mit der Phenolmethode isolierte DNS enthielt wenig Protein, jedoch kommt es, abhängig von der Phenolkonzentration, zu Degradationserscheinungen. Gleiche Ergebnisse erbrachte die Methode von Sevag. Die besten Ergebnisse (native DNS mit geringem Proteingehalt) wurden bei Verwendung einer Na-Dodecylsulfat-Phenol-Mischung mit anschließender Chromatographie an einem Proteinadsorbens erzielt. Die aus viskosimetrischen Daten errechneten Molekulargewichte betragen: Phage c_D $90–80 \cdot 10^{-6}$ und Phage T 2 $110–100 \cdot 10^{-6}$. Bei der Beschaffenheit der DNS bestehen also artspezifische Unterschiede. Nur ein DNS-Molekül ist dabei in einem Partikel der Phagen enthalten.
E. Grün. 3730.

Inukai, Yoshikazu, Kodama, Hirohide und Haga, Tadashi; Sapporo, Japan, Hokkaido Univ., Fac. of Veterin. Med., Dep. of Biochem. Studies on hemolytic Escherichia coli of O 139. A lethal substance found in prolonged culture filtrates. **(Untersuchungen über hämolytische Escherichia coli der O-Gruppe 139. Eine letale Substanz in Filtraten verlängerter Kulturen nachgewiesen.)** Jap. J. veterin. Res. **10** (1962) Nr. 2. S. 57–63. — 5 Abb., 4 Lit. Orig.: engl.
Kulturen eines Stammes der O-Gruppe 139, der von einem Schwein mit Ödemkrankheit isoliert worden war, wurden 7 Tage bei 30 °C bebrütet. Aus zellfreien Filtraten dieser Kulturen wurde mit Hilfe der Chromatographie eine für Mäuse toxische Substanz isoliert. Diese Substanz verhielt sich chromatographisch ähnlich wie das Endotoxin. Sie erzeugte bei Mäusen auch ähnliche Symptome und reagierte mit homologem Serum. Es wird daraus geschlossen, daß die in der länger bebrüteten Kultur gefundene letale Substanz das Endotoxin ist, das intracellulär erzeugt wird und in dem Medium als Folge gewisser lytischer Prozesse der Zellen erscheint.
W. Wittig. 3730.

Herčík, F.; Brno, Czechoslov. Acad. of Sci., Inst. of Biophysics. Effects of mitomycin and alpha-rays on the capacity of Escherichia coli B for Phage T 3. **(Einfluß von Mytomycin und Alphastrahlen auf die Fähigkeit von Escherichia coli B, den Phagen T 3 zu produzieren.)** Folia biol. [Praha] **9** (1963) Nr. 1. S. 42–50. — 5 Abb., 2 Tab., 13 Lit. Zus. in Russ.

Kristalliertes Mitomycin (Bristol Lab., Syracuce, N. Y.) setzt diese Fähigkeit stärker herab, wenn es nach der Bestrahlung angewandt wird als wenn seine Anwendung vor der Bestrahlung erfolgt. Der gleichzeitige Einfluß beider Faktoren ist kleiner als wenn sie getrennt angewandt werden. Die Veränderungen im Molekühl der Desoxyribonucleinsäure infolge der Mitomycinwirkung oder als Folge der Bakterienbestrahlung sind qualitativ verschieden, was sich durch die Fähigkeit der Keime, Phagen zu bilden, zeigt. ČSSR/ÚVTI. 3730.

Brock, Thomas D.; Bloomington, Ind., Univ., Dep. of Bacteriol. and Microbiol. Effects of magnesium ion deficiency on Escherichia coli and possible relation to the mode of action of novobiocin. **(Die Wirkung des Mangels an Magnesiumionen auf Escherichia coli und eine mögliche Beziehung zur Art der Novobiocinwirkung.)** J. Bacteriol. 84 (1962) Nr. 4. S. 679–682. – 1 Abb., 11 Lit.

Zellen von *Escherichia coli* ML35 wuchsen in einem Medium ohne Magnesium für 4–5 Std. in arithmetischer Rate. In den späteren Stadien dieser Periode ergab sich eine deutliche Fadenbildung, Verlust der Färbbarkeit mit Methylenblau, Abfall der Lebensfähigkeit und Steigerung der Fähigkeit der ganzen Zellen, o-Nitrophenyl-β-d-Galactosid zu hydrolysieren. Durch Novobiocin werden die gleiche Wirkungen erzielt. Die Ergebnisse unterstützen daher die Hypothese, daß Novobiocin das Wachstum durch Induzierung eines Magnesiumionenmangels verhindert. W. Wittig. 3730.

Szabó, I. **Prüfung der „O"-Antigene der aus Schweinen isolierten hämolytisch wirksamen Stämme von Escherichia coli mit besonderer Berücksichtigung der Ödemkrankheit der Ferkel.** Acta veterin. Acad. Sci. hung. **12** (1962) Nr. 2. S. 195–202. – Aus: Ung. Agrar-Rdsch. **1963** Nr. 2.

Mit Hilfe von 10 O-Typenseren gelang es Vf., isolierte hämolytische Coli-Stämme in 98,0% von 166 Fällen der Ödemkrankheit, in 86,6% von 290 Fällen einer wie die Ödemkrankheit verlaufenden akuten Magen-Darmentzündung und in 47,7% der 44 gesunden bzw. an anderen Krankheiten eingegangenen Schweine verschiedenen Alters zu typisieren. Die Mehrzahl der Stämme, die in Fällen isoliert wurden, bei denen chrarakteristische pathologische Veränderungen der Ödemkrankheit festzustellen waren, gehörten in der Reihenfolge ihres Vorkommens den Serotypen O 139, O 141, O 138 und O 8 an. Hämolytische Coli-Stämme, die aus Fällen akuter Magen-Darmentzündung isoliert wurden, gehörten größtenteils ebenfalls diesen 4 Serotypen an. Die Reihenfolge ihres Vorkommens war: O 8, O 141, O 138 und O 139. In Fällen der Ödemkrankheit kamen seltener auch nicht hämolysierende und anderen Serotypen angehörende Coli-Stämme vor. Alle Stämme des Serotyps O 139 verursachten Hämolyse, und dieser Serotyp konnte weder aus gesunden, noch an anderen Erkrankungen eingehenden Schweinen isoliert werden. Das Vorkommen derselben Typen von hämolysierenden Coli-Stämmen bei der akuten Magen-Darmentzündung der Ferkel wie bei Ödemkrankheiten deuten darauf hin, daß eine Abgrenzung der Ödemkrankheit von der ähnlich verlaufenden akuten Magen-Darmentzündung, bei der die Endotoxine derselben Coli-Typen eine ätioligische Rolle spielen, nicht begründet ist. Es scheint zweckmäßig, diese Krankheitsformen unter der Bezeichnung der Coli-Enterotoxämie der Ferkel, wie das in der ausländischen Literatur bereits öfter vorgeschlagen wurde, zusammenzufassen. 3730.

Perreau, P. Note sur la culture dense en milieu liquide de Brucella abortus, souche 19. **(Bemerkungen zur Herstellung einer dichten Kultur in flüssigem Medium von Brucella abortus Stamm 19.)** Rev. Élevage Méd. vétérin. Pays trop. [N. S.] **15** (1962) Nr. 2. S. 133–136. – 6 Lit. Zus. in Engl., Span.

Nachdem vom Vf. Arbeiten in gleicher Richtung mit *Pasteurella multocida* (vgl. LZ. Abt. IV **7** [1962] Nr. 7. S. 1407.) veröffentlicht wurden, wird nun über die Fermentation von *Brucella abortus* B. 19 in einem italienischen Fermentor (Hersteller: Dott. Ing. G. Terzano et Ge, Milan, Italy) berichtet. Turbinrührwerk mit 600 U/min., Luftdurchfluß 350 ml/min/l. Nährboden: van Drimmelen und Sterne, verbessert durch Zugabe von Kartoffelextrakt und steril filtriert über Seitz-Filterschichten AW, EK und EKS. Erzielte Keimzahlen 86 bis 198 Milliarden/ml. Der 20 Liter Fermentor liefert pro Charge 50000 Impfdosen zu 60 Milliarden. Mit dieser Anlage läßt sich auch eine kontinuierliche Produktion/Woche einrichten. Die Herstellung von Kulturen in der S-Phase ist garantiert. Vf. gibt noch verschiedene technische Hinweise zur Arbeit mit Brucellen, u. a. wird das Problem der Desinfektion der Abluft behandelt. W. Boden. 3740.

Wagner, K., Bisping, W. und Schulz, L. Cl.; Hannover, Tierärztl. Hochschule, Inst. für Mikrobiol. und Tierseuchen; Inst. für Pathol. **Experimentelle Untersuchungen über die allergische Genese des Brucellenabortes beim Rind.** Mh. Tierheilkunde **15** (1963) Nr. 1. Rindertuberkulose, Brucellose u. Leukose **12**. S. 1–22. – 1 Tab., 23 Lit.
Nach spezifischer Sensibilisierung bzw. Allergisierung mit abgetöteten Brucellen oder Brucellosetotimpfstoffen (Aluminiumhydroxyd-Adsorbatvaccine „Sielbeck") und Präparaten zur Intracutandiagnostik (Brucellin PD und Brucellin Berna) war es möglich, durch Reinjektion von totem Brucellenantigen bei Rindern Abort und Nachgeburtsretentionen auszulösen. Die makroskopisch und histologisch an den Eihäuten der mit Totantigen erzeugten Aborte nachgewiesenen Veränderungen unterschieden sich nicht von denen, die bei Aborten durch lebende Brucellen auftreten. Die Identität der Veränderungen zeigte sich besonders an den Nekrosen der primären, der Eihaut direkt aufsitzenden Zotten, denen primär degenerative Veränderungen an den fetalen präterminalen Blutgefäßen zugrunde liegen. Die an den Eihäuten als Folge der Einwirkung des Totantigens festgestellten Veränderungen sind sowohl aufgrund ihrer engen Beziehungen zum Gefäßsystem als auch ihres Auftretens unmittelbar im Anschluß an einen anaphylaktischen Schock als allergische Frühreaktionen anzusehen. In Vergleichsuntersuchungen konnte gezeigt werden, daß die erzeugten allergischen Veränderungen nicht für das Brucellenallergen spezifisch sind, sondern auch mit anderen Bakterienallergenen (*Streptococcus pyogenes animales, Escherichia coli, Erysipelothrix rhusiopathiae*) hervorgerufen werden können. Die experimentellen Untersuchungen bestätigten die Vermutung, daß der Abort bei der Rinderbrucellose im wesentlichen die Folge einer spezifischen Brucellenallergie ist.
E. Kunter. 3740.

Wołoszyn, Stanisław; Lublin, Wyższa Szkoła Rolnicza. Odczyn alergiczny u bydła zakażonego brucelozą oraz szczepionego S_{19}. **(Allergische Reaktion beim brucelloseinfizierten und mit St_{19} vacciniertem Rind.)** Ann. Univ. Mariae Curie-Skłodowska, Sect. DD **15** (1962) S. 217–237. – 8 Tab., 30 Lit. Zus. in Russ., Engl.
375 Tiere verschiedenen Alters wurden untersucht. Von ihnen waren 73 Kühe natürlich infiziert und 103 mit St_{19}-Vaccine geimpft. Zur allergischen Reaktion wurden das polnische Brucellin PD, das tschechoslowakische Brucellinallergan sowie Brucellin Z und Brucellin St_{19} eigener Herstellung verwendet. Brucellin Z wurde mittels Trichloressigsäurehydrolyse der virulenten *Brucella arbortus* S-Stämme und Brucellin St_{19} aus dem Stamm 19 hergestellt. Die allergische Reaktion bei Brucellose wird als eine spezifische Probe dargestellt. In brucellosefreien Beständen wurden nur 0,5% unspezifische positive Reaktionen festgestellt. Die Allergie kann sowohl durch lebendes als auch durch inaktiviertes Antigen hervorgerufen werden. Bei natürlich infizierten Rindern besteht die Allergie noch einige Zeit nach Erlöschen der positiven serologischen Reaktionen. Bei geimpften Tieren verschwindet der Allergiezustand gleich-

zeitig oder schneller als die serologischen Postvaccinationsreaktionen. Dieser Umstand kann zur Differentialdiagnose geimpfter und natürlich infizierter Tiere benutzt werden. Die Aktivität von Brucellin Z, Brucellin St_{19} und Brucellinallergen ist einander sehr ähnlich, während Brucellin PD bedeutend abfällt. Zur Allergenproduktion kann ein avirulenter und stabiler St_{19}-Stamm angewandt werden, was eine leichtere Standardisierung der Brucellinproduktion ermöglicht. W. Radomiński. 3740.

Wołoszyn, Stanisław; Lublin, Wyższa Szkoła Rolnicza. Spostrzeżenia nad odczynem fagocytarnym u bydła szczepionego S_{19} oraz zakażonego bruceloza. **(Bemerkungen über die Phagocytosereaktion bei dem mit St_{19} vaccinierten und mit Brucellose infizierten Rind.)** Ann. Univ. Mariae Curie-Skłodowska, Sect. DD **15** (1962) S. 191–215. – 9 Abb., 6 Tab., 31 Lit. Zus. in Russ., Engl. An 224 Rindern wurden fünfjährige Untersuchungen über die Phagocytosereaktion nach Vaccinierung mit St_{19} und nach natürlicher und experimenteller Infektion durchgeführt. Die Reaktion wurde nach der Methode von Huddleson und die Bestimmungen mit Ganzblut als Antikörper sowie mit dem glatten Stamm von *Brucella abortus* St_{19} als Antigen ausgeführt. Die phagocytäre Reaktion erwies bei der Brucellose als eine spezifische und ziemlich genaue Probe, deren Index beim brucellosefreien Rind zwischen Null und schwach positiver Phagocytose liegt. Eine unspezifische, kurzdauernde Steigerung des Phagocytoseindex (PhI) kann bei fieberkranken Tieren oder nach Reizmittelverabreichung auftreten. Die Injektion von spezifischem lebenden oder inaktivierten Brucelloseantigen veranlaßt eine langdauernde und beträchtliche Erhöhung des PhI. Die mit St_{19} vaccinierten Tiere weisen schon in der 2. und 3. Woche einen hohen PhI auf. Ein solcher hoher PhI wurde in brucellosefreien Beständen 2 bis 2½ Jahre beobachtet, in brucelloseinfizierten Beständen hingegen 3 bis 4 Jahre. Dieser Unterschied ist wahrscheinlich dem Kontakt mit virulenten Krankheitserregern zuzuschreiben. Bei experimentell infizierten Kühen oder nach Brucelloseabort war der PhI am Anfang gewöhnlich niedrig und stieg erst allmählich nach Ablauf von etwa 3 Mon. Kühe mit chron. Brucellose zeigten einen hohen oder mittleren PhI. Außer zu epizootiologischen Beobachtungen kann der PhI Anwendung zur Beurteilung der Brucellosevaccinierung finden. W. Radomiński. 3740.

Parnas, Józef, Poplawski, Stanislaw, Cegielka, Marian, Kotlińska, Elżbieta und Burdzy, Krystyna; Lublin, Polen, Akad. für Med., Inst. für Med. Mikrobiol. **Untersuchungen der immunochemischen Eigenschaften eines gegen Streptomycin hochresistenten Brucella abortus Stammes.** Z. Immunitätsforsch. exp. Therap. **124** (1962) Nr. 5. S. 383–389. – 1 Abb., 1 Tab., 10 Lit. *Brucella Abortus* Stamm 22 wurde gegen 40 mg Stretomycin/ml resistent gemacht. Nach 36 Passagen mit steigenden Streptomycin-Konzentrationen wies der Stamm eine 40000mal größere Resistenz auf als der Ausgangsstamm und wurde mit 22/40 mg bezeichnet. Stamm 22/40 mg besaß eine etwas intensivere biochemische Aktivität (Harnstoffspaltung, H_2O_2-Spaltung, H_2S-Bildung) als der Ausgangsstamm 22. In ihrer Sensibilität gegenüber Antibiotica und Anilinfarbstoff bestanden keine Unterschiede zwischen beiden Stämmen. Während der Ausgangsstamm phagenresistent war, verhielt sich der streptomycinresistente Stamm phagenempfänglich. Die Chromatographie der Proteinhydrolysate ergab nur unbedeutende Unterschiede hinsichtlich der Zusammensetzung der Aminosäuren bei beiden Stämmen. Ebenso ließen sich bei der Chromatographie der Polysaccharide aus Hydrolysaten sowie beim Chromatogramm der Polypeptide keine wesentlichen Differenzen zwischen dem Ausgangsstamm und Stamm 22/40 mg nachweisen. Bei der Elektrophorese zeigten die Antigene von 22/40 mg im Migrationsfeld in Richtung zur Anode in der Proteintrennung 4 Fraktionen, während die Antigene von 22 nur 3 Fraktionen aufwiesen. Das Kaninchen-Immunserum von Stamm 22 hatte einen größeren Globulingehalt als das von Stamm 22/40 mg. Die Aceton-Antigene von Stamm 22 und 22/40 mg bildeten im Agar-Gel-Test 4 Präzipitationslinien. Nach Absorption mit den homologen Antigenen blieben beim Stamm 22 2 Linien bestehen, bei Stamm 22/40 mg trat keine Linie mehr auf. Die Untersuchungen ergaben keine charakteristischen Unterschiede zwischen dem Ausgangsstamm 22 und der streptomycinresistenten Variante 22/40 mg.

E. Kunter. 3740.

Morris, I. G.; Bangor, Univ. Coll. of North Wales, Dep. of Zool., A. R. C., Unit of Embryol. Transmission of anti-Brucella abortus agglutinins across the cut in young mice. **(Die enterale Übertragung von Anti-Brucellaabortus-Agglutininen auf junge Mäuse.)** Nature [London] **197** (1963) Nr. 4869. S. 813 bis 814. — 1 Abb., 2 Tab., 9 Lit.

Elf Tage alte C_{57} × A_2G-Mäuse oder 12 Tage alte Albinoratten wurden mit 0,01 ml Anti-*Brucella abortus*-Serum von Kaninchen gefüttert und 4 Stunden nach der Fütterung getötet. Während das verfütterte Anti-*Brucella*-Serum hauptsächlich komplette Antikörper enthielt, wies das in der Langsamagglutination und im Coombs-Test geprüfte Serum der getöteten Mäuse und Ratten keine kompletten, sondern nur inkomplette Antikörper auf. Die Konzentrations-Quotienten (Verhältnis von Antikörper-Konzentrationen im gefütterten Versuchstier zur Antikörper-Konzentration im verfütterten Serum) für inkomplette Antikörper lagen ebenso hoch wie bei der Verfütterung von Kaninchen-Normal-Gamma-Globulin oder Anti-Schaferythrocyten-Agglutininen. In der Ultrazentrifuge wurden die Sedimentationskonstanten der kompletten und inkompletten Antikörper im Serum bestimmt. Die Sedimentationskonstanten für komplette Antikörper im Anti-Brucella-Serum betrugen 7 S und 18 S, für die möglicherweise vorhandenen inkompletten Antikörper ebenfalls 7 S und 18 S. Im Serum der mit dem Immunserum gefütterten Mäuse lag die Sedimentationskonstante für imkomplette Antikörper bei 7 S. Für die Übertragung der agglutinierenden Antikörper durch den Darm der jungen Mäuse werden verschiedene Erklärungsmöglichkeiten diskutiert. E. Kunter. 3740.

Mateev, M. (Mateew, M.) Elektroforetični i serologični izsledvanija na krŭvni serumi ot brucelozni i zdravi svine, postaveni pri različen režim na chranene. **(Elektrophoretische und serologische Blutserumuntersuchungen brucellosekranker und gesunder Schweine, die unter unterschiedlichen Ernährungsbedingungen gehalten wurden.)** Izvestija na Centralnija veterinaren institut za zarazni i parazitni bolesti, Sofija **6** (1962) S. 103–108. — 3 Tab., 4 Lit. Zus. in Russ., Engl.

Es wurden die Seren von 162 normal ernährten oder mit Milchpulver oder Eicheln beigefütterten Schweinen untersucht. Die Seren wurden durch Komplementbindung, durch Schnell- und Langsamagglutination serologisch und nach dem Verfahren von Graber und Williams elektrophoretisch untersucht. Dabei wurde festgestellt, daß sich die γ-Globulinfraktion, abgesehen vom Ergebnis der serologischen Reaktion, in sehr weiten Grenzen bewegt. Bei den serologisch positiv reagierenden Seren wurde bei den mittleren Werten eine Zunahme nachgewiesen. Milch oder Eicheln ändern als Futterzugabe die serologische Aktivität der Tiere nicht. Ferner wurde festgestellt, daß bei der Brucellosediagnostik die Elektophorese nicht als ein die serologischen Reaktionen ergänzendes Verfahren dienen kann. Z. Tomow. 3740.

Todorov, T. (Todorow, T.); Manometrični opredelenija pri brucelite. III. Poglŭštane na kislorod pri substrati oksibenzoli, fenilen-diamin i askorbinova kiselina. **(Manometrische Bestimmungen bei Brucellen. 3. Mitt. Sauerstoffaufnahme bei Anwesenheit von Oxybenzol, Phenyldiamin und Ascorbinsäure.)** Izvestija na Centralnija veterinaren institut za zarazni i parazitni bolesti, Sofija **6** (1962) S. 23–35. — 25 Abb., 1 Tab., 5 Lit. Zus. in Russ., Engl.

Zur Bestimmung der Sauerstoffaufnahme bei Anwesenheit unterschiedlicher Substrate mittels der manometrischen Technik von Warburg wurden 7 Stämme *Br. sius*, 4 *Br. abortus*, 4 *Br. melitensis*, 2 *Br. intermedius* und 1 *Br. ovis*. geprüft. Die Oxybenzole, Phenylendiamine und die Ascorbinsäure, einzeln oder in Kombination, stimulieren oder hemmen die Sauerstoffaufnahme der Brucellen. Das System „Paraphenylendiamin-Ascorbat" allein, ohne Mikroben, bindet den Sauerstoff mäßig. Den Brucellen zugesetzt, erhöht es ihre Sauerstoffaufnahme stark, was bei den Stämmen *Br. abortus*, *Br. melitensis*, *Br. intermedius* und *Br. ovis* besonders ausgeprägt ist. Diese Sauerstoffaufnahme übersteigt die endogenen Werte 5- bis 6fach, jene der Brucellen mit Ascorbat dreifach und ungefähr ebensoviel die Werte des Systems „Para-Phenylendiamin-Ascorbat" allein, ohne Mikroben. Die Einwirkung auf *Br. suis* ist bedeutend schwächer. Z. Tomov. 3740.

Balaeva, N. M. und Nikol'skaja, V. N. (Balajewa, N. M. und Nikolskaja, W. N.); Moskau, Gamaleja-Inst. für Epidemiol. und Mikrobiol. der Akad. der Med. Wiss. der UdSSR. Primenenie metoda ljuminescirujuščich antitel dlja obnaruženija rikketsij v krovi ėksperimental'nych životnych. **(Die Verwendung fluoreszierender Antikörper für den Nachweis von Rickettsien im Blut von Meerschweinchen.)** Žurnal mikrobiologii, ėpidemiologii i immunobiologii, Moskva **33** (1962) Nr. 11. S. 137-140. – 17 Lit. Zus. in Engl.
Die Untersuchungen erfolgten an Mäusen und Meerschweinchen, die mit *Rickettsia prowazekii* infiziert worden waren. Die Antikörper stammten von hyperimmunisierten Kaninchen und waren mit Fluorescein-Isothiocyanat markiert. Bei Mäusen ließen sich im Blut Rickettsien nach Infektion mit hohen Dosen nachweisen. Im Blut von Meerschweinchen fiel der Nachweis nach Infektion mit einer normal toxischen Dosis negativ aus. In Vorversuchen wurde festgestellt, daß für einen positiven Ausfall mindestens 10^5 Rickettsien im ml Blut enthalten sein müssen. Der biologische Nachweis ist empfindlicher (10^3/ml). Die direkte Methode der fluoreszierenden Antikörper eignet sich daher nicht zum Nachweis von *R. prowazekii* im Blut fleckfieberkranker Menschen. W. Goldbach. 3780.

Chavkin, T. N. und Amosenkova, N. I. (Chawkin, T. I. und Amossenkowa, N. I.); Inst. für Exp. Med. der Akad. der Med. Wiss. der UdSSR; Leningrad, Pasteur-Inst. für Epidemiol. und Mikrobiol. Primenenie immunoljuminescentnogo metoda pri morfologičeskom izučenii ėksperimental'nych rikketsiozov. **(Anwendung der Immun-Lumineszenz bei morphologischen Untersuchungen experimenteller Rickettsiosen).** Doklady Akademii nauk SSSR, Moskva **149(31)** (1963) Nr. 4. S. 969-972. – 5 Abb., 13 Lit.
Die Immun-Lumineszenz nach Coons diente Vff. als Grundlage für histologische Untersuchungen bei experimentellen Rickettsiosen (Q-Fieber und Fleckfieber), wobei insbesondere der Erregernachweis nach artifizieller Ansteckung weißer Mäuse und Meerschweinchen geführt werden sollte. Die Fixierung der für die Untersuchung bestimmten Präparate erfolgte mit Formalin oder Aceton. Zur Gewinnung markierter Seren wurden γ-Globuline des Kaninchens (normale und antikörperhaltige) mit Fluoresceïn konjugiert und mit Gewebepulver gereinigt. Die Versuche ließen erkennen, daß die Formalinbehandlung und -lagerung keinen Einfluß auf den Nachweis von *Cox. burneti* in den Geweben ausübt, während die Formalinbehandlung bei *R. prowazekii* nicht geeignet ist. Deshalb verwendete man in diesen Fällen Aceton. Nach Formalineinwirkung war zwar ein schwächeres Leuchten der Rickettsien zu verzeichnen, doch traten keine unspezifischen Reaktionen (z. B. Leuchten der Leukocytenstruktur) auf. Die Entwässerung und Paraffineinbettung der Präparate ließ ebenfalls keinen negativen Einfluß auf den Erregernachweis erkennen. Die Spezifität der Befunde wurde durch vergleichende Untersuchungen mit herkömmlichen histologischen Präparaten

bestätigt. Eine Kombination beider Untersuchungsmethoden könnte zur Klärung morphologischer Wechselbeziehungen des Erregers mit den Geweben beitragen. W. Bathke. 3780.

Zubok, L. P. (Subok, L. P.); Moskau, Gamaleja-Inst. für Epidemiol. und Mikrobiol. der Akad. der Med. Wiss. der UdSSR. K voprosu o mechanizme dejstvija rikketsioznoj intoksikacii. **(Zur Wirkungsweise der Rickettsien-intoxikation.)** Žurnal mikrobiologii, ėpidemiologii, immunobiologii, Moskva **40** (1963) Nr. 3. S. 100-104. – 4 Tab., 13 Lit. Zus. in Engl.
Ausgehend von den Erfahrungen früherer Versuche, daß die Rickettsienintoxikation bei weißen Mäusen zu Stoffwechselstörungen in verschiedenen Organen (Gehirn, Leber, Herz und Muskulatur) führt, infizierte Vf. weiße Mäuse i. v. mit Rickettsiensuspensionen, um den Beginn der Toxinwirkung und den der Neutralisation durch das Hyperimmunserum zu ermitteln. Die Intoxikation setzt sofort nach der Rickettsienapplikation ein. Nach in vitro-Vorversuchen, bei denen ermittelt wurde, daß die neutralisierende Wirkung des Hyperimmunserums nach 15 Min. beginnt, zeigte sich in variierten Versuchsreihen, daß das Immunserum die toxische Substanz neutralisierte, wenn es gleichzeitig mit dem Antigen verabreicht wurde. Die neutralisierende Fähigkeit des Immunserums sank, wenn dieses fünf Minuten vor der Rickettsieninjektion appliziert wurde, wobei noch größere Zeitabstände die neutralisierende Wirkung noch mehr abschwächten. Die Injektion des Hyperimmunserums nach der Injektion führte nicht zur Neutralisation der Rickettsientoxine. Die vorhergehende oder gleichzeitige Verabreichung von Glutamin oder α-Ketoglutaronsäure beschleunigte das Auftreten der Intoxikationsmerkmale bei den weißen Mäusen. W. Bathke. 3780.

Kemenes, F. **Über das Vorkommen von Infektionen mit zwei oder drei verschiedenen Leptospirentypen in Ungarn.** Acta veterin. Acad. Sci. hung. **12** (1962) Nr. 2. S. 101-115. – Aus: Ung. Agrar-Rdsch. **1963** Nr. 2.
Bei Haustieren, hauptsächlich bei Schweinen, kommen in Ungarn durch *Leptospira pomona* und *Leptospira hyos* hervorgerufene zweifache sowie durch diese Leptospiren und durch *Leptospira sejroe* verursachte dreifache Infektionen vor. Diese zweifachen bzw. dreifachen Infektionen wurden nicht nur durch serologische Untersuchungen, sondern auch im Tierversuch durch Blutkulturen bestätigt. Schweine, die mit ihrem Harn zwei oder drei Leptospirentypen ausscheiden, können als Infektionsquellen die Ansteckung von Menschen mit zwei oder drei Leptospirentypen verursachen. 3790.

Buchmeiser, R.; Wien, Tierärztl. Hochschule, Inst. für Bakteriol. und Tierhyg. **Untersuchungen über das Vorkommen von Leptospirenantikörpern bei Rindern in Österreich.** Wiener tierärztl. Mschr. **49** (1962) Nr. 12. S. 938 bis 944.
505 Rinderseren aus Oberösterreich, Steiermark und Tirol wurden mit der Agglutinations-Lysisprobe auf Leptospirenantikörper gegen 8 verschiedene Serotypen untersucht. Bei 73 Rindern = 14,4% wurden Antikörper in einer Titerhöhe bis zu 1:300 beobachtet mit den Typen *L. grippotyphosa*, *C. sejroe* und *L. mitis*. In je einem Fall waren Titer gegen *L. icterohaemorrhagiae*, *L. canicola* und *L. bovis* beobachtet. Positive Titer über 1:300 bis 1:30000 waren bei 41 Rindern = 8,1% festzustellen, und zwar 18 Tiere mit *L. grippothyposa*, 21 Tiere mit *L. sejroe* und je ein Tier mit *L. pomona* und *L. icterohaemorrhagiae*. Klinische Symptome waren nicht zu beobachten.
L. Stoll. 3790.

Alboiu, M., Bercan, A., Rusu, V., Bîrnaure, Gh., Moldovan, Gh. und Strîmbeanu, M. Cercetări asupra frecvenței leptospirozei la porcii folosiți pentru prepararea virusului pestos porcin. **(Untersuchungen über die Frequenz der Leptospirose bei Schweinepestvirus-Produktionsschweinen.)** Lucrările ştiinţ. Inst. Seruri Vaccinuri Pasteur – Bucureşti **6** (1962) S. 299 bis 308. – 6 Tab., 9 Lit. Zus. in Russ., Franz., Dtsch.

Es wurden 1212 Proben von Seren, die von Schweinepestvirusproduktionsschweinen gewonnen und aus 14 verschiedenen Punkten des Landes stammen, geprüft, um den Grund des Vorkommens von Ikterus bei der experimentellen Schweinepest ausfindig zu machen. Scheinbar gibt es keine direkte Beziehung zwischen der Frequenz der Schweineleptospirose, die von der *L. pomona* 396, *L. mitis*, *L. canicola*, *L. sejroe* und *L. ictero-haemorrhagiae* hervorgerufen wird, und der Zahl der Ikterusfälle. Die Schweine, die zur Schweinepestvirusproduktion verwendet werden, sind häufig mit Leptospiren infiziert. Die Infektion der Schweine mit der *L. ictero-haemorrhagiae* im Lande erreicht einen viel höheren Prozentsatz (18,4%), als von anderen Autoren (1,26%) angegeben wurde. Mit Rücksicht auf die große Gefahr, die die Schweine bei der Übertragung der Leptospirose auf Menschen spielen, sind Maßnahmen zur maximalen Verhütung der Infektion bei den Arbeitern zu treffen.

F. Luntz. 3790.

Golota, Ja. A., Čepurov, K. P. und Kariševa, A. F. (Golota, Ja. A., Tschepurow, K. P. und Karischewa, A. F.) Metodika obnaruženija živych leptospir v grudnom i brjušnom transsudate porosjat. **(Nachweis lebender Leptospiren im Brust- und Bauchhöhlentranssudat der Ferkel.)** Veterinarija, Moskva **40** (1963) Nr. 5. S. 29.

Neben der Mikroagglutination-Lysis, die als eine spezifische und für die Diagnostik wertvolle Reaktion eingeschätzt wird, soll die Untersuchung aseptisch entnommenen Bauch- und Brusthöhlentranssudats verendeter Ferkel die Leptospirendiagnostik vervollständigen. Im Vergleich zum Harn und anderen inneren Organen lassen sich in diesen (unbearbeiteten!) Transsudaten weitaus häufiger Leptospiren im Dunkelfeld nachweisen. Infolge der Viskosität der Flüssigkeit weisen die Erreger eine langsamere Eigenbewegung auf. Die Züchtung von Leptospiren aus Transsudaten ergibt ein intensives Wachstum.

W. Bathke. 3790.

Clark, L. G., Kresse, J. I., Marshak, R. R. und Hollister, C. J.; Kennett Square, Univ. of Pennsylvania, School of Veterin. Med.; U. S. Dep. of Agric., A. R. S., Animal Disease Eradication Div., Lab. Serv. Leptospira grippotyphosa infections in cattle and wildlife in Pennsylvania. **(Leptospira grippotyphosa Infektionen bei Rindern und Wildtieren in Pennsylvania.)** J. Amer. veterin. med. Assoc. **141** (1962) Nr. 6. S. 710–712.

Drei Rinderherden, in denen Aborte beobachtet worden waren, wurden mit 11 Leptospirentypen serologisch untersucht. Ferner wurden Harnproben entnommen und auf Hamster verimpft. Von insgesamt 83 Tieren wurden bei 13 Tieren Antikörper gegen *L. grippotyphosa* in einer Höhe bis zu 1:400 festgestellt. Alle Harnproben einschließlich der Tierversuche waren negativ. Auf den Farmen wurden annähernd je 100 wildlebende Säugetiere gefangen und auf Leptospiren untersucht. Siebenmal wurde bei Mäusen *L. grippotyphosa* isoliert, einmal *L. pomona* bei einem Skunk. In einem nahegelegenen Wasserlauf konnte ebenfalls *L. grippotyphosa* gefunden werden. L. Stoll. 3790.

Schnurrenberger, Paul R., Clack, Frank B., Stegmiller, Howard E. und Vakilzadeh, Javad; Columbus, Ohio, Dep. of Health; Pittsburgh, Pa., Allegheny County Health Dep., Chapel Hill, North Carolina Sanatorium. Prevalence of leptospiral agglutinating antibodies in Allegheny County, Pennsylvania, dogs. **(Verbreitung von agglutinierenden Leptospirenantikörpern bei Hunden in Allegheny County, Pennsylvania.)** J. Amer. veterin. med. Assoc. **141** (1962) Nr. 6. S. 717–721.

Hundeblutproben, die in tierärztlichen Praxen gesammelt worden waren, wurden mit Leptospirenantigenen der Typen *L. canicola*, *L. pomona* und *L. icterohaemorrhagiae* mit Hilfe der Mikroagglutination untersucht. Insgesamt

wurden 167 Blutproben von Hunden und 10 Blutproben von Katzen, meist aus Stadtbezirken, untersucht. Bei den Katzen verlief die Untersuchung negativ, dagegen konnten 14mal bei Hunden Antikörper der Typen *L. canicola*, *L. icterohaemorrhagiae* und *L. pomona* in einer Titerhöhe bis zu 1:1024 festgestellt werden. Drei Hunde hatten davon eine akute Leptospirose.
L. Stoll. 3790.

Galton, Mildred M., Aragon, P. R., Jacalne, Antonio V., Shotts jun., Emmett B. und Sulzer, Catherine R.; Atlanta, Ga., U. S. Public Health Serv., Communicable Disease Center, Veterin. Public Health Lab.; Manila, Univ. of the Philippines, Dep. of Microbiol. A new leptospiral serotype in the pyrogenes group, Leptospira manilae. **(Ein neuer Leptospiren-Serotyp in der Pyrogenes-Gruppe, Leptospira manilae.)** J. infect. Diseases **112** (1963) Nr. 2. S. 164–166.
Anläßlich des Auftretens von menschlichen Erkrankungen in Manila, die als Leptospirose oder Virushepatitis diagnostiziert wurden, wurden 945 Ratten auf Leptospiren untersucht. 77 Ratten (8%) wiesen Leptospiren auf. Von den isolierten Stämmen konnten 13 als *Leptospira bataviae* und *L. javanica* identifiziert werden. 7 Stämme, die 3mal bei *Rattus rattus* und 4mal bei *Rattus norvegicus* isoliert wurden, konnten mit Hilfe des Absorptionstestes und der Kreuzagglutination als Serumgruppe pyrogenes analysiert werden und als *L. manilae* bezeichnet. L. Stoll. 3790.

Hartwigk, H. und Stoebbe, E.; Berlin-Dahlem, Univ., Inst. für Veterin.-Hyg. **Zur kulturellen Isolierung von Leptospiren aus Albinoratten.** Berliner Münchener tierärztl. Wschr. **76** (1963) Nr. 1. S. 3–6.
Albinoratten in Versuchstierbeständen können latent mit Leptospiren infiziert sein, so daß es bei Tierpflegern zu Erkrankungen kommen kann. Anlaß zu den folgenden Untersuchungen war die Erkrankung eines Laboranten an Weil'scher Krankheit, als er von einer Albinoratte gebissen wurde. Es wurden Herzblutproben von Albinoratten serologisch und kulturell untersucht. Serologisch konnten Titer bis 1:800 mit *L. icterohaemorrhagia*, *L. canicola*, *L. grippotyphosa*, *L. mitis*, nachgewiesen werden. Aus dem Herzblut konnten Leptospiren in der Erstkultur, aber auch erst nach mehreren Passagen gezüchtet werden; bei negativem Ausfall der Erstkulturen empfiehlt es sich, möglichst oft zu passagieren, um schwer erfaßbare Leptospirenformen zur Vermehrung zu bringen. Röhrchen mit Harnsekret und Nierengewebe waren oft durch Sekundärkeime verunreinigt. Titer von 1:100 sind bei Ratten bereits verdächtig. Titer von 1:100 und mehr sprechen für eine Infektion. Eine Sanierung des Bestandes mit massiver Antibiotica-Therapie erscheint nicht immer aussichtsreich, daher wird bei kleineren Beständen Ausmerzung empfohlen. L. Stoll. 3790.

Smibert, Robert M.; Blacksburg, Virginia Polytechn. Inst., Dep. of Veterin. Sci. Nutrition of Vibrio fetus. **(Stoffwechsel von Vibrio fetus.)** J. Bakteriol. **85** (1963) Nr. 2. S. 394–398. — 3 Tab., 14 Lit.
87 Katalase-positive *Vibrio fetus*-Stämme verschiedener Herkunft wurden in einem chemisch definierten halbfesten und flüssigen Medium kultiviert. Die Stämme benötigen weder Purine noch Pyrimidine. Nicotinsäure wird benötigt, und andere B-Vitamine stimulieren das Wachstum. Im Aminosäurebedarf bestehen erhebliche Unterschiede, einige Stämme benötigen nur eine, andere mehrere Aminosäuren, wobei eine Abhängigkeit von der Herkunft oder den biochemischen Leistungen nicht besteht. Das Medium enthielt 18 Aminosäuren und förderte das Wachstum aller Stämme.
Ch. Lehnert. 3840.

Winter, A. J.; University Park, Pennsylvania State Univ., Dep. of Veterin. Sci. An antigenic analysis of Vibrio fetus. II. Further characterization of the precipitating antigens. **(Eine Antigenanalyse von Vibrio fetus. 2. Mitt. Weitere Charakterisierung der präzipitierenden Antigene.)** Amer. J. veterin. Res. 24 (1963) Nr. 98. S. 193–198. – 4 Abb., 4 Tab., 7 Lit. 1. Mitt. vgl. LZ. Abt. IV 7 (1962) Nr. 12. S. 2539.

Es wurden durch Ultraschallbehandlung und durch Behandlung mit konzentriertem Phenol oder Trichloressigsäure lösliche Extrakte von *Vibrio fetus* hergestellt. In allen drei Chargen wurde ein hitzestabiles Präzipitinogen gefunden und als eine Polysaccharidfraktion des Endotoxins angesehen. Fraktionen der hitzelabilen Präzipitinogene, durch Ionenaustauschchromatographie wie Antigene in einer indirekten Hämagglutinationsreaktion geprüft und zur Herstellung von Antigenen, die vorwiegend Präzipitine, aber zumeist keine Agglutinine enthielten, benutzt. Die Extrakte wurden desgleichen unter der Einwirkung verschiedener Enzyme untersucht, um die Auswirkung auf die präzipitierende Fähigkeit zu prüfen. Mit Ausnahme eines Geißelantigens stellten alle Antigene intracelluläre Proteine dar, von denen einige in der indirekten Hämagglutination wirksame Antigene waren. Th. Hubrig. 3840.

Girard, Kenneth F., Sbarra, Anthony J. und Bardawil, Wadi A.; Boston, Mass., Tufts Univ., Med. School; St. Margaret's Hospital, Dep. of Pathol. and Med. Res. Serology of Listeria monocytogenes. I. Characteristics of the soluble hemolysin. **(Serologie von Listeria monocytogenes. 1 Mitt. Charakteristik des löslichen Hämolysins.)** J. Bacteriol. 85 (1963) Nr. 2. S. 349 bis 355. – 4 Tab., 18 Lit.

Da über das Hämolysin von *L. monocytogenes* wenig bekannt ist, untersuchten Vff. das lösliche Hämolysin eines Stammes. Das Hämolysin läßt sich aus keimfreien Kulturfiltraten durch 60%ige Sättigung mit Ammoniumsulfat bei 5 °C fällen. Die haemolytische Aktivität scheint in der sogenannten Euglobulinfraktion lokalisiert zu sein. Der Proteincharakter wird bestätigt durch die Nichtdialysierbarkeit, Hitzelabilität, Trypsinempfindlichkeit und Antigenität. Das Hämolysin ist für Laboratoriumstiere nicht toxisch, Kaninchen reagieren auf eine Injektion mit einem beträchtlichen Antihämolysintiter, der durch eine Methode ähnlich dem Nachweis des Streptolysintiters ermittelt werden kann. Mit Formalin abgetötete Listeriakeime führten dagegen bei Kaninchen nicht zu einem Antihaemolysintiter. Es bleibt zu untersuchen, ob die Bestimmung des anti-Listeria-Hämolysintiters zur serologischen Diagnose geeignet ist, da auch nichthämolytische Stämme vorkommen.
Ch. Lehnert. 3845.

Fossum, Kåre und Höyem, Tore; Oslo, Veterin. Coll. of Norway, Dep. of Microbiol. and Hyg. Phospholipase D activity in a non-haemolytic coryneform bacterium. **(Die Phospholipase-D-Aktivität nichthämolytischer coryneformer Bakterien.)** Acta pathol. microbiol. scand. 57 (1963) Nr. 3. S. 295 bis 300. – 4 Abb., 11 Lit.

Bei 3 Stämmen nichthämolytischer coryneformer Bakterien wurde die Lecithinaseaktivität im Vergleich zu einigen anderen Bakterienarten (*Corynebacterium pyogenes, Bac. cereus, Serratia marcescens, Staphylococcus aureus*) bestimmt. Die Cholinbestimmung erfolgte mit dem Florence-Reagens und mit einer papierchromatographischen Methode. Alle 3 Stämme setzten Cholin aus Lecithin frei, so daß die Lecithinase-D-Aktivität nicht unbedingt mit hämolytischer Aktivität gekoppelt zu sein braucht. In dieser Beziehung unterscheiden sich diese Stämme deutlich von *Corynebacterium pyogenes*, dem eine Lecithinase-Aktivität fehlt, obwohl sie sonst viele ähnliche Eigenschaften besitzen.
E. Grün. 3850.

Dimov, I., Veselinov, V. und Rohde, R. (Dimow, I., Wesselinow, W. und Rohde, R.) Nachodka na Arizona-bakterii v suchozemnite kostenurki Testudo graeca. I. sŭobštenie. **(Befund von Arizonabakterien in der Griechischen Schildkröte [Testudo graeca]. 1. Mitt.)** Izvestija na Centralnija nauč-

noizsledovatelski veterinarnochigienen institut za životinski produkti, Sofija **2** (1962) S. 129–134. – 31 Lit. Zus. in Russ., Dtsch.
Im Frühjahr 1959 wurden aus dem Darminhalt Griechischer Schildkröten drei Stämme Arizonabakterien (*Paracolobactrum arizonae*) isoliert. Die zwei Stämme (Nr. 70 und 108) waren unbeweglich und mit somatischem Antigen 018, während der dritte (Nr. 64) beweglich, mit diffusem Fransen-Apparat war und die Antigenstruktur 9a, 9b:26:21 besaß. Z. Tomow. 3850.

Bailey, L.; Harpenden, Herts., Rothamsted Exp. Stat. The habitat of „Bacterium eurydice". **(Der Aufenthaltsort von „Bacterium eurydice".)** J. gen. Microbiol. **31** (1963) Nr. 1. S. 147–150. 3850.

Raethel, S.; Berlin-Zehlendorf, Landesveterinäruntersuchungsamt. **Die Taubenplage, ein neues städtehygienisches Problem.** Gesundheitswes. u. Desinfekt. **54** (1962) Nr. 10. S. 145–147.
Im Gegensatze zur Wildbahn können sich die Tauben in Großstädten, durch Speiseabfälle und fütternde Tierfreunde begünstigt, vermehren. Da diese Vogelart zwei auf den Menschen übertragbare Krankheitserreger beherbergen kann, gilt ihr im Interesse der menschlichen Gesundheit die Aufmerksamkeit der Veterinärbehörden. Bei den Krankheiten handelt es sich um die Ornithose und den Paratyphus. Die Ornithose ist eine Viruskrankheit der Vögel, die mit der Psittakose, der Papageienkrankheit, eng verwandt ist. Serologische Reihenuntersuchungen an verwilderten Taubenbeständen norddeutscher Großstädte ergaben 25 bis 45% positive Reaktionen. Auch in anderen Teilen Westdeutschlands und der übrigen Welt wurden ähnliche Befunde erhoben. Die zweite menschenpathogene Taubenkrankheit ist der Paratyphus, der bei Tauben fast ausschließlich durch *Salmonella typhimurium* hervorgerufen wird. Für beide Krankheiten sind die Krankheitserscheinungen bei Mensch und Tier beschrieben, desgleichen die bisher bekannten Möglichkeiten der Bekämpfung, von denen das Ausstreuen vergifteten Futters wohl als aussichtsreichstes Verfahren zu gelten hat. Die systematische Belehrung aller Kreise der Bevölkerung über die Gefahren, die dem Menschen durch die Infektion bei kranken Tauben drohen, sollte eine wichtige Voraussetzung künftiger erfolgversprechender Bekämpfungsmaßnahmen darstellen. Bisher sind diese an den laienhaften Vorstellungen mancher Tierfreunde und den Protesten der Tierschutzvereine gescheitert. H. Busse. 3902.

Kabler, Paul W.; Cincinnati, O., U. S. Public Health Serv., Robert A. Taft Sanitary Engng. Center. Purification and sanitary control of water (potable and waste). **(Reinigung und Gesundheitskontrolle von Wasser [Trinkwasser und Abwasser].)** Annu. Rev. Microbiol. **16** (1962) S. 127–140. – 103 Lit.
Übersichtsreferat über das Vorkommen von Mikroorganismen in Wasser und Abwasser. Besondere Erwähnung finden coliforme Bakterien, faecale Streptokokken und Enteroviren. Auf die Bedeutung der Verbreitung der Hepatitis epidemica durch Abwasser wird hingewiesen. Ferner Angaben über Lebensfähigkeit von Viren in Wasser und Abwasser, auch bei experimentellen Untersuchungen. Zahlreiche Angaben über Desinfektion von Trinkwasser und Abwasser sowie Abwasserreinigung. L. Stoll. 3950.

Albus, Kurt; Eßlingen/Neckar. **Abwasserbeseitigung über die landwirtschaftliche Nutzfläche, mit Hilfe des Schwemmistverfahrens, begünstigt zeitgerechte Hygiene im landwirtschaftlichen Betrieb.** Wasser u. Nahr. **7** (1962) Nr. 3. S. 148–149.
Die Abwasserprobleme auf dem Lande sind meist noch nicht befriedigend gelöst. Toilettenanlagen, Bade- und Duscheinrichtungen genügen in keiner Weise den im Interesse der Volksgesundheit und der körperlichen Sauberkeit zu stellenden Anforderungen. Soll die ländlichen Hygiene den städtischen

Verhältnissen angepaßt werden, so hat man mit steigendem Wasserverbrauch und zunehmendem Anfall von Abwässern zu rechnen; deren Beseitigung stellt eine zwingende und immer schwierigere Aufgabe dar. Bei hygienischen Wohnverhältnissen im Landhaushalt wird mit einem Wasserverbrauch von 200 Liter je Person und Tag gerechnet. Das anfallende geklärte Gebrauchswasser kann zur Anwendung des Schwemmmistverfahrens in der Großtierhaltung beitragen. Für eine GVE von 500 bis 600kg Lebendgewicht werden 10 bis 15 l Gebrauchswasser als täglicher Bedarf angegeben. Mit Hilfe eines Fäkaliensaugfasses für Schlepperbetrieb wird der Dung unter Druck auf die landwirtschaftliche Nutzfläche dosiert. An einem Zahlenbeispiel wird der Wasserverbrauch eines 5-Personen-Haushaltes mit einem Viehbestandes von 20 GVE bei Anwendung des Staurinnenschwemmistverfahrens durchgerechnet. An Wasserspeicherraum werden etwa 16 m^3 je Person und 4–5 m^3 je GVE benötigt.

H. Busse. 3960.

Wall, van der; Braunschweig, Staatl. Veterin.-Untersuchungsamt. **Zum Salmonellennachweis in Futtermitteln.** Berliner Münchener tierärztl. Wschr. **75** (1962) Nr. 21. S. 411–413. – 4 Tab., 4 Lit.

Ein großer Teil der zu Futterzwecken bestimmten inländischen Knochenfuttermehle sind nachweislich salmonellenhaltig, während die importierten Fischmehle jetzt meist salmonellenfrei sind. Auf Grund der Tierfuttermittelverordnung vom Febr. 1958 sind in Westdeutschland die Produktion von Fisch-, Fleisch- und Knochenmehlen bzw. Schroten sowie die im Handel befindlichen Futtermittel laufend zu überwachen. Eine bakteriologische Untersuchung auf Salmonellen ist aber nur dann sinnvoll und ihr Ergebnis verwertbar, wenn die Untersuchung sachgemäß und gründlich durchgeführt wird. Bei der großen Anzahl Proben, die zum Teil künstlich mit *Bact. proteus*, Fluoreszenten und Salmonellen infiziert waren, wurden verschiedene bakteriologische Methoden auf ihre diagnostische Sicherheit überprüft. Die Preuß'sche Anreicherungsbouillon oder Selenitbrühe und der Brillantgrünphenolrotagar waren dem Shigella-Salmonella- und dem Desoxycholatcitrat-Lactose-Saccharoseagar nach Leifson überlegen. Durch Zusatz von 40 γ Inamycin je ml Anreicherungsflüssigkeit war keine signifikante Schwärmhemmung gegenüber *Bact. proteus* zu beobachten.

H. Busse. 3970.

Wedman, E. E. und Ellis, E. M.; Ames, Iowa, Nat. Animal Disease Lab., Diagnostic Serv. The problem of Salmonella organisms in animal by-products and feeds. **(Das Salmonellenproblem bei tierischen Nebenprodukten und Futtermitteln.)** J. Amer. veterin. med. Assoc. **142** (1963) Nr. 3. S. 291–292. – 5 Lit.

In den letzten Jahren mehren sich die Veröffentlichungen über das Vorkommen von Salmonellen in tierischen Nebenprodukten und Futtermitteln. Die Animal Disease Eradication Division, ARS, USDA weist 1961 in 718 von 5712 untersuchten Proben Salmonellen nach (12,6%). Da sowohl die Säugetiere als auch das Geflügel dadurch stark gefährdet sind, müssen Industrie und Laboratorien bemüht sein, diese Infektionsquellen zu vermindern. In einem „Führer zum Qualitätsschutz tierischer Futtermittel" gibt das Department of Packing House Practice of the American Meat Institute wichtige Empfehlungen für die praktische Anwendung. Danach müssen die Endprodukte bakteriologisch untersucht werden.

E. Tempel. 3970.

Schick, R., Stottmeister, W. und Lamprecht, P.; Groß-Lüsewitz, Inst. für Pflanenzücht. der Dtsch. Akad. der Landwirtsch.-Wiss. zu Berlin. **Die Einrichtung von Liegeboxen — eine Möglichkeit der einstreuarmen Haltung im Offenstall.** Dtsch. Landwirtsch. **13** (1962) Nr. 10. S. 513. – 9 Abb., 3 Tab., 2 Lit.

Die ständige Bestandserhöhung des Viehbesatzes in den landwirtschaftlichen Großbetrieben bei gleichbleibender Getreideanbaufläche zwingt uns, den

Tieren bei einem Minimum von Einstreu optimale Haltungsbedingungen zu verschaffen. Die Untersuchungen wurden an 119 Jungrindern zur Hälfte im Offentieflaufstall, zur Hälfte in einem Offenstall mit Liegeboxen durchgeführt. Bei ein- bis zweitäglicher Säuberung der Lauffläche mit dem Schiebeschild konnten 1/4 bis 1 1/2 Jahr alte Jungrinder mit 0,2 kg Häckselstroh je Tier und Tag einen sauberen Liegeplatz erhalten. Durchschnittlich 99,6% aller ruhenden Tiere wurden in den Liegeboxen angetroffen. 128 Milchkühe, die zur Hälfte in einem Offenlaufstall, zur Hälfte in einem Offenstall mit Liegeboxen gehalten wurden, behielten bei einer Einstreu von 30 cm Torf und 10 cm Sägemehl auf einer Kiesbettung in der Liegeboxe mehrere Monate hindurch ohne Nachstreu einen trockenen, sauberen Liegeplatz. Im Durchnitt aller Beobachtungen wurden hier 99,8% aller ruhenden Tiere in den Liegeboxen angetroffen. Der Anteil der ruhenden Tiere war in beiden Stallformen beim Jungvieh und bei den Kühen gleich. Somit vermag diese Stallform bei Rindern aller Altersgruppen bei einem Minimum an Einstreu und Handarbeit im Offenstall den hygienischen Grundforderungen entsprechende Bedingungen zu verschaffen. H. Busse. 3980.

Bachmet, K.; Kiew, Versuchsstat. für Tierzucht des Gebietes. Éffektivnaja sistema ventiljacii korovnikov. **(Wirkungsvolles Entlüftungssystem in Kuhställen.)** Moločnoe i mjasnoe skotovodstvo, Moskva 8 (1963) Nr. 1. S. 42. – 1 Abb.

In einem geschlossenen Stall mit 100 Kühen wird etwa 10 kg Wasserdampf je Tier und Tag ausgeschieden. Darin sind Ammoniak, Schwefelwasserstoff u. a. schädliche Gase enthalten, die sich nachteilig auf die Gesundheit und Leistungen der Tiere auswirken. Bei dem für Anbindeställe neu entwickelten Entlüftungssystem werden über dem Mistgang vertikale Schächte angebracht. Am unteren Ende der Schächte befinden sich Drosselklappen zur Regulierung des Durchzuges. 10 cm über dem Erdboden befinden sich in der Stallwand mehrere runde und rechteckige Öffnungen, die gegenüber der Krippe in den Stall münden. Die durch sie hindurchtretende Luft trifft auf die Krippenwand, wird herumgewirbelt und streicht über die Tiere hinweg zu den Abzugschächten. R. Ihssen. 3980.

Horszczaruk, F. und Bock, H.-D.; Rostock, Oskar-Kellner-Inst. der Dtsch. Akad. der Landwirtsch.-Wiss. zu Berlin. **Eine Modifikation des von K. Schiller vorgeschlagenen Stoffwechselkäfigs für Ratten.** Z. Versuchstierkunde 2 (1963) Nr. 3/4. S. 126–131. – 3 Abb., 11 Lit.

Eine mit einem Gazeeinsatz (PVC) versehene Plastikrinne (PVC, 2 mm dick) wird im Winckel von 45° unter dem Käfig angebracht. Dadurch rutscht der Kot auf dem Gazeeinsatz in ein Gefäß, der Harn läuft in der Plastikrinne in ein anderes. Zwischen Gazeeinsatz und Plastikrinne wird ein Papierfilter eingeschoben, welches täglich zur Vermeidung von N-Verlusten mit 5%iger H_2SO_4 angefeuchtet werden muß. Zur Vermeidung der Futterverschleppung ist im Boden des Futterganges eine ovale Öffnung von 40 × 30 mm angebracht, durch welche verschlepptes Futter in ein untergestelltes Gefäß gelangt. Die Modifikation hat sich in Versuchen bereits gut bewährt, besonders zur Bestimmung der biologischen Wertigkeit schlecht aufgenommener Proteine. B. Busch. 3980.

Barkema, R. M.; Utrecht, Holland, State Univ., Veterin. Fac., Inst. of Animal Husbandry. Influences of different numbers of males per cage on various characteristics of mice (Mus musculus domesticus). **(Der Einfluß einer unterschiedlichen Anzahl von Böcken pro Käfig auf verschiedene Merkmale der Maus [Mus musculus domesticus].)** Z. Versuchstierkunde 2 (1963) Nr. 3/4. S. 55–74. – 12 Abb., 12 Tab., 4 Lit. Zus. in Dtsch.

Bei Einzelhaltung (I) hatten die Mäuse die höchsten mittleren Gewichtszunahmen, diese waren etwas geringer bei Haltung von 2 Tieren (II), am niedrigsten bei der Haltung von 3–5 Tieren (III, IV, V), wobei die Unterschiede zwischen diesen drei Gruppen unbedeutend waren. Die Gewichtsverluste nach 24stündigem Fasten waren bei I am höchsten, es folgten V sowie II und IV, bei III lagen sie am niedrigsten. Die größten mittleren Unterschiede zwischen den Gewichten am Tage und in der Nacht hatte I, es folgten II und III sowie V, bei IV lagen sie am niedrigsten. Am Versuchsende wurden die Tiere getötet und der Proteingehalt der Körper bestimmt, dieser war bei I am höchsten es folgten II, V, III und IV, Die Unterschiede werden durch eine unterschiedliche soziale Rangordnung in den einzelnen Gruppen erklärt. B. Busch. 4000.

Matharu, Balwant Singh; Mathura, U. P. Veterin. Coll. Transportation of animals on foot (by walking). IV. **(Beförderung von Tieren zu Fuß [Fußwanderung]. 4. Mitt.)** Indian veterin. J. **40** (1963) Nr. 2. S. 104–108. – 3. Mitt. vgl. LZ. Abt. IV **8** (1963) Nr. 11. S. 2319. 4005.

Sáenz, Arturo F. Lucha contra las ratas. **(Kampf gegen die Ratten.)** Rev. Med. veterin. **43** (1962) Nr. 1. S. 11–22. 4010.

VIII. PHARMAKOLOGIE, TOXIKOLOGIE

Tonoue, Teiichiro, Suzuki, Mitsuo und Yamamoto, Kiyoshi; Maebashi, Japan, Gunma Univ., Inst. of Endocrinol. Effect of thyrotrophic hormone on thyroxine uptake by abdominal muscle of mouse. **(Wirkung eines thyrotropen Hormons auf die Thyroxin-Aufnahme durch die Bauchmuskulatur von Mäusen.)** Endocrinology **72** (1963) Nr. 3. S. 345–353. 4225.

Phillips, Barrie M. und Miya, Tom S.; Lafayette, Ind., Purdue Univ., Dep. of Pharmacol. Excretion of ^{35}S following administration of ^{35}S prochlorperazine to rats subjected to experimental stress. **(Ausscheidung von ^{35}S-Prochlorperazin bei Ratten im experimentellen Stress.)** Proc. Soc. exp. Biol. Med. **109** (1962) Nr. 3. S. 576–577. – 1 Tab., 6 Lit. Aus: Dok.-Dienst Kernforsch. u. Kerntechn.

Vff. untersuchten die Wirkung des experimentellen Stress auf die Ausscheidung von2-chloro-10-3-(1-methyl-4-piperazinyl)-propyl-phenothiazin (Prochlorperazin). Dazu wurden Ratten über 12 Std. einem experimentellen Stress unterworfen und intraperitoneal mit ^{35}S-markiertem Prochlorperazin (25 kg/mg) behandelt. Es wurde beobachtet, daß Tiere im experimentellen Stress 33,4% weniger ^{35}S ausscheiden als die Kontrollen (erste 24 Std.). Die Ausscheidung des ^{35}S über den Kot zeigt keinen signifikanten Unterschied. Die Verringerung der ^{35}S-Ausscheidung im Harn beruht nach Meinung der Vff. auf einer verminderten Harnabgabe bei Tieren im Stress. F. Gensicke. 4230.

Brush, M. G.; Sydney, New South Wales, Australia, Univ. of Sydney, Dep. of Veterin. Physiol. The metabolism of injected progesterone in the ewe. **(Der Stoffwechsel von injiziertem Progesteron beim Schaf.)** J. Endocrinol. [London] **26** (1963) Nr. 1. S. 65–73. – 4 Tab., 22 Lit.

Der Plasmaspiegel von Progesteron und 20 α-Hydroxy-4-Pregnen-3-on wurde nach i. v. und i. m. Injektion von Progesteron beim Schaf kontrolliert. Zur Bestimmung von Progesteron wurde die Methode von Short modifiziert. Die vorgenommenen Änderungen werden diskutiert. I. v. injiziertes Progesteron verschwand sehr schnell aus dem Blutstrom, so daß mindestens 50 mg gegeben werden mußten, um nach 10 min p. inj. noch meßbare Konzentrationen vorzufinden. Nach i. v. Gabe von 100 mg Progesteron konnten nach 10 min 34,7 μg/100 ml Plasma (4–110 μg/100 ml in 9 Proben) und nach 1 Std. nur noch 2,2 μg/100 ml Plasma (0–10 μg/100 ml in 10 Proben) nachgewiesen werden. Die Konzentration an 20 α-Hydroxy-4-Pregnen-3-on lag im allgemeinen noch niedriger als die von Progesteron. Nach i. m. Injektion konnte kein meßbarer Blutspiegel ermittelt werden. Der Einfluß unterschiedlicher Lösungsmittel wurde für beide Injektionsarten untersucht. E. Grün. 4235.

Dost, F. N. und Dickson, W. M.; Pullman, Washington State Univ., Coll. of Voterin. Med. Effect of ovariectomy on blood concentration of orally administered triolein I^{131} in bitches on low and moderate fat intake. **(Der Einfluß der Ovarektomie auf die Blutkonzentration von oral verabreichtem Triolein-^{131}J bei Hündinnen mit geringer und mittlerer Fettaufnahme.)** Proc. Soc. exp. Biol. Med. **111** (1962) Nr. 3. S. 674–676. – 1 Abb., 16 Lit.
Gesunden und ovarektomierten Hündinnen, die mit 2 Diäten unterschiedlichen Fettgehaltes (1 und 9%) ernährt wurden, wurde markiertes Triolein per os verabreicht und bis 24 Std. nach der Gabe die Blutkonzentration desselben verfolgt. Dabei zeigten kastrierte Tiere ein höheres Maximum der Trioleinkonzentration im Blut als gesunde (das Maximum war bereits nach 80 Min. erreicht). Diese Differenz war bei den Tieren mit geringem Fettgehalt der Nahrung wesentlich geringer ausgeprägt als bei Tieren mit fettreicherer Nahrung. E. Grün. 4235.

Cochin, Joseph und Daly, John W.; Bethesda, Md., Nat. Inst. of Health; Nat. Inst. of Arthritis and Metabolic Diseases, Lab. of Chem. The use of thin-layer chromatography for the analysis of drugs. Isolation and indentification of barbiturates and nonbarbiturate hypnotics from urine, blood and tissues. **(Die Verwendung der Dünnschicht-Chromatographie für die Analyse von Pharmaka. Isolierung und Nachweis von Barbiturat- und Nichtbarbiturat-narkotica in Urin, Blut und Geweben.)** J. Pharmacol. exp. Therapeut. **139** (1963) Nr. 2. S. 154–159. – 4 Abb., 1 Tab., 13 Lit.
Im Urin von Patienten und Freiwilligen und im Ganzblut, Serum, Plasma und verschiedenen Geweben von Meerschweinchen sind insgesamt 20 Substanzen nachgewiesen worden, indem sie mittels Methylenchlorid ausgeschüttelt, nach dem Verdampfen des Extraktionsmittels mit wenig Aethanol aufgenommen und mit verschiedenen Laufmitteln auf Dünnschichtplatten chromatographiert worden sind. Die Entwicklung kann in den meisten Fällen mit Kaliumpermanganat vorgenommen werden. Je nach Laufmittel (dreierlei Mischungen) sind die R_f-Werte verchieden. Die Methode ist einfach, schnell und wenig aufwendig. Nebenbei sind verschiedene Stoffwechselprodukte von Secobarbital nachgewiesen worden. R. Maune. 4235.

Cochin, Joseph und Daly, John W.; Bethesda, Md., Nat. Inst. of Health; Nat. Inst. of Arthritis and Metabolic Diseases, Lab. of Chem. The use of thin-layer chromatography for the analysis of drugs. Indentification and isolation of phenothiazine tranquilizers and of antihistaminics in body fluids and tissues. **(Die Verwendung der Dünnschicht-Chromatographie für die Analyse von Pharmaka. Nachweis und Isolierung von phenothiazinhaltigen Tranquillizern und Antihistaminica in Körperflüssigkeiten und Geweben.)** J. Pharmacol. exp. Therapeut. **139** (1963) Nr. 2. S. 160–165. – 3 Abb., 2 Tab., 7 Lit. Vgl. vorst. Ref.
Nachdem in einer früheren Arbeit der Nachweis der Anwendbarkeit der Dünnschicht-Chromatographie für Barbiturate und anderer Narkotica erbracht worden ist, sind 45 andere weitere Pharmaka auf ähnliche Weise nachgewiesen worden. Als Extraktionsmittel wird Aethylenchlorid, als Entwicklersubstanz Kaliumjodplatinat verwendet. Zur Unterscheidung von Substanzen mit ähnlichem R_f wird Schwefelsäure, von Substanzen von ihren Metaboliten 2%ige wäßrige Eisenchloridlösung verwendet. Die Methode bewährt sich sehr gut, nur in Fällen, in denen wegen der starken Wirksamkeit der Pharmaka geringe Dosen verabreicht werden, ist der Nachweis mitunter etwas schwieriger.
R. Maune. 4235.

Mintschev, P.; Sofia, Bulgarien, Veterinärmed. Inst., Klin. für Geburtshilfe und Gynäkol. **Die Beeinflussung des Geschlechtstriebes bei Katzen mit M-cholinomimetica.** Zuchthyg., Fortpflanzungsstör. Besam. Haustiere 7 (1963) Nr. 2. S. 120–126.

Die orale Gabe von zweimal täglich 2–3 Tropfen einer 1%igen Lösung von Pilocarpinum hydrochloricum vermag die Brunst der Katzen innerhalb der ersten beiden Tage zu unterdrücken. Etwa die Hälfte der behandelten Tiere kommt regulär, der andere Teil erst in der übernächsten Ranz wieder zur Brunst. Bei etwa 10% bleibt sie für die Folge überhaupt weg. – Auch bei Katern läßt sich die Libido ca. 6–7 Tage beseitigen. – Bei 18 läufigen Hündinnen vorgenommene Versuche zeigen, daß die Läufigkeit nach 2mal täglich 3–4 Tropfen bereits meist schon am zweiten Tag sistiert. Der brunstdrückende Effekt des Pilocarpins ist wahrscheinlich auf eine Einwirkung auf das Sexualzentrum zurückzuführen. F. Schaetz. 4305.

Banik, U. K. und Pincus, Gregory; Shrewsbury, Mass., Worcester Foundation for Exp. Biol. Effect of steroidal anti-progestins on implantation of fertilized eggs of rats and mice. **(Die Wirkung von steroidalen Antiprogestinen auf die Implantation befruchteter Eier bei Ratten und Mäusen.)** Proc. Soc. exp. Biol. Med. **111** (1962) Nr. 3. S. 595–602. – 3 Abb., 4 Tab., 31 Lit.
Die Implantation befruchteter Eier kann durch die Applikation von Antioestrogenen oder Antiprogestinen unterbunden werden. Vff. prüften 9 verschiedene steroidale Substanzen auf ihren Einfluß im Hinblick auf den Eintritt der Trächtigkeit und die Wurfgröße bei Ratten und Mäusen. Den Tieren wurden die zu prüfenden Substanzen in bestimmten Abständen nach Paarung injiziert. Zwischen dem 10. und 12. Tag wurden die Tiere getötet und auf das Vorliegen von Trächtigkeit und die Anzahl der Feten untersucht. Eine signifikante Abnahme der Trächtigkeitsrate konnte durch folgende Substanzen erzielt werden: 2 β,17 β-Dihydroxy-2 α-aethinyl-A-nor(5 α)-androstan (Substanz IV), 3 β, 17 β-Diacetoxy,17 α-aethinyl-19-nor-$\Delta^{3,5}$-androstadien (Substanz VI), 17 β-Thiomethyl, $\Delta^{1,3,5}$-16-estratetren (Substanz VIII) und 3,17-Dion-19-acetoxy-Δ^{13}-androstadien (Substanz IX). Zwei weitere Substanzen waren nur bei Mäusen wirksam. Die Verbindungen zeigten, bei ihrer Applikation am 1. Tag eine sicherere Wirkung als am 3. Tag. Zwei Verbindungen erwiesen sich auch bei der oralen Verabreichung als wirksam, es wurden jedoch höhere Dosen benötigt. Bei einer Verbindung konnte die Implantationshemmung durch eine hohe Dosis Progesteron unterbunden werden. Die gleiche Verbindung zeigte nach eingetretener Implantation keine den Embryo schädigende Wirkung und förderte nicht das Auftreten eines Abortus.
H. Gürtler. 4305.

Silberberg, Martin und Silberberg, Ruth; Saint Louis, Mo., Washington Univ., School of Med., Dep. of Pathol.; Zürich, Switzerland, Univ., Histopathol. Inst. Modifying action of estrogen on the evolution of osteoarthrosis in mice of different ages. **(Modifizierende Tätigkeit des Oestrogens auf die Entwicklung der Osteoarthrosis bei Mäusen verschiedenen Alters.)** Endocrinology 72 (1963) Nr. 3. S. 449–451. 4315.

Shulov, A.; Jerusalem, Hebrew Univ., Lab. of Entomol. and Venomous Animals. The preparation of potent anti-sera against the levant viper (Vipera palaestinae) by the use of fresh venom and direct bites. **(Die Herstellung wirksamer Antiseren gegen die levantinische Viper [Vipera palaestinae] durch die Verwendung frischen Giftes und direkter Bisse.)** Refuah Veterinarith [Jerusalem] **19** (1962) Nr. 3. S. 177–175.
Bekanntlich sind viele Antiseren gegen tierische Gifte nicht genügend wirksam, weil ihr Titer zu niedrig ist. Es wird nachgewiesen (Hämagglutinationstest, Mäusetest), daß man Seren mit einem hohen Titer erhält, wenn man zunächst mit getrocknetem Gift und dann mit frischem Gift impft. Dabei wird eine Spitze des Titers erreicht, der allmählich wieder absinkt. Läßt man nun direkt beißen, so sind die Tiere nicht nur bereits vollständig geschützt, sondern es wird noch eine weitere Erhöhung des Titers erreicht. Vergleicht man die Ergebnisse von den Versuchen mit Kaninchen, Schafen, Kamelen und

Eseln, so erscheint der Esel zur Gewinnung wirksamer Seren als besonders geeignet. Falls das gewonnene Antiserum therapeutisch angewendet werden sollte, so ist zu empfehlen, eine Injektion möglichst bald nach dem Biß und eine zweite 12 Std. danach vorzunehmen, weil anscheinend ein Teil der Antikörper durch das Gift zerstört wird, wie Versuche an Mäusen gezeigt haben.
R. Maune. 4320.

Osorio, C. und Myant, N. B.; London, England, Hammersmith Hospital, Med. Res. Council. Effect of salicylate on the biliary excretion of thyroxine in rats. **(Die Wirkung von Salicylat auf die Gallenausscheidung von Thyroxin bei Ratten.)** Endocrinology **72** (1963) Nr. 2. S. 253–258. 4320.

Florsheim, Warner H., Velcoff, Shirley M. und Williams, Albert D.; Long Beach, Calif., U. S. Veterans Hospital, Radioisotope Serv.; Los Angeles, Univ. of California, Med. School. Some effects of 2,4-dichlorophenoxyacetic acid on thyroid function in the rat: Effects on peripheral thyroxine. **(Einige Wirkungen der 2,4-dichlorophenoxyessigsäure auf die Schilddrüsenfunktion der Ratte. Wirkung auf peripheres Thyroxin.)** Endocrinology **72** (1963) Nr. 2. S. 327–333. 4320.

Makkaveev, B. V. (Makkawejew, B. W.); Odessa, Landwirtsch. Inst. Syvorotka krovi lošadi kak tkanevyj preparat. **(Pferdeserum als Gewebepräparat.)** Veterinarija, Moskva **39** (1963) Nr. 1. S. 59–61. — 1 Tab.
Bereits in früheren Jahren (1923, 1942) wurde aus dem Institut des Vf. über eine lokale und parenterale Anwendung von Pferdeserum in der chirurgischen Praxis berichtet (Erhöhung der Blutgerinnungsfähigkeit, Wundbehandlung). 1945 wurde die Herstellungsmethode im Sinne Filatows modifiziert, d. h. nach der Entnahme wurde das Blut bei 2–4 °C in Verlauf von 2 Tagen im Dunklen aufbewahrt und dann das Serum gewonnen. Diese Kältekonservierung ergab nicht nur bei der Wundbehandlung bessere Erfolge, sondern auch bei der Behandlung von allgemein septischen Erkrankungen. Durch die lokale Wundbehandlung mit Pferdeserum bei schlecht heilenden (154 Fälle) oder eitrig-nekrotisch komplizierten Wunden konnte die Heildauer um das Eineinhalbfache beschleunigt werden. In der Chirurgie wurde das Präparat weiterhin erfolgreich bei Geschwüren und Fisteln (38 Fälle) sowie Verbrennungen (14) angewandt. Außerdem kam es in den Kliniken des Gebietes Odessa parenteral (s. c. oder i. m.) bei folgenden Krankheiten zur 2–4 maligen Applikation: Hundestaupe (78 Fälle), Katzenstaupe (28); akute Gastroenteritis bei Hunden (18), Ferkeln (54) und Kälbern (76); seröse (18) und katarrhalische (12) Mastitis bei Kühen; Druse des Pferdes (39); akute septische Prozesse (14). Demzufolge kann Pferdeserum als ein wirksames biologisches, haemostatisches und die regenerativen Prozesse stimulierendes Mittel angesehen werden. H. Rauch. 4375.

Bruhin, H. und Bühlmann, X.; Basel, J. R. Geigy AG, Wiss. Lab. **Beitrag zur bakteriologischen Resistenzprüfung gegen Sulfonamide.** Pathol. Microbiol. [Basel] **26** (1963) Nr. 1. S. 108–123. — 3 Abb., 7 Tab., 19 Lit. Zus. in Engl., Franz.,
Während bereits Bestrebungen im Gange sind, die Resistenzprüfungen gegen Antiobiotica zu standardisieren, sind die Sulfonamide bisher vernachlässigt worden, obwohl auch bei diesen immer wieder einmal resistente Stämme beobachtet werden. Es wird gezeigt, daß die Untersuchungsergebnisse stark von den Bedingungen abhängen. So dürfen z. B. die Nährböden keine kompetitiven (PAB) oder nicht kompetitiven Sulfonamid-Antagonisten enthalten, der Wirkstoffgehalt und die Schichtdicke müssen gleichmäßig sein; der pH-Wert soll nicht über 7,4 liegen, das Optimum liegt bei 6,3. Als Sulfonamide sind Irgafen, Irgamid und Dosulfin, als Teststämme verschiedene genau definierte Stämme der National Collection of Type Culture, London, und der

American Type Culture CO Collection, Washington, verwendet worden. Es wird die Ausarbeitung von Standardmethoden angeregt. R. Maune. 4385.

Chwalibóg, Jan; Gorzów Wlkp. Wojewódzki Zakład Hig. Weteryn. Wrażliwość na antybiotyki niektórych chorobotwórczych drobnoustrojów. **(Empfindlichkeit verschiedener pathogener Mikroorganismen gegenüber Antibiotica.)** Med. weteryn. 18 (1962) Nr. 12. S. 728–730. – 8 Tab., 5 Lit.
Es wurde die Empfindlichkeit gegenüber Antibiotica bei 217 pathogenen Stämmen untersucht, die aus verendeten Tieren oder aus den zur Untersuchung eingesandten Organen isoliert wurden. Es wurde die Scheibenmethode mit folgenden Antibioticascheiben angewandt: Penicillin, 10 E, Chloromycetin, 50 mcg; Aureomycin, 20 mcg; Terramycin, 30 mcg; Tetracyclin, 30 mcg; Streptomycin, 100 mcg; Erythromycin, 10 mcg und Neomycin, 30 mcg. Zur Bestimmung wurden nachstehende Stämme isoliert: *S. typhimurium* 3, *S. choleraesuis* 13, *S. gallinarum-pullorum* 11, *S. dublin* 10, *E. coli* 28, *Pasteurella multocida* 122, *B. pyocyaneum* 7 und *Erysipelothrix insidiosa* 10. In der Salmonellengruppe wurde eine Antibioticumresistenz bei den untersuchten Stämmen nur gegen Streptomycin festgestellt. Der Empfindlichkeitsgrad gegenüber Streptomycin und Tetracyclin wird ungleichmäßig betont; die Durchführung von Antibiogrammen ist empfehlenswert. Bei Colibakteriosen erwies sich Streptomycin am erfolgreichsten; danach Chloromycetin. Es wurde ein hoher Resistenzprozentsatz gegen Tetracycline festgestellt; Antibiogramme sind durchzuführen. Gegen Rotlaufbakterien wirkt Penicillin am stärksten, obgleich mit der Möglichkeit des Auftretens penicillinfester Stämme zu rechnen ist. In der Auswertung der erhaltenen Ergebnisse für die Praxis sind bei den gegen das gegebene Antibioticum mittelhochempfindlichen Stämmen zum befriedigenden Therapieeffekt erhöhte Dosen anzuwenden.
W. Radomiński. 4400.

Roliński, Zbigniew und Fidecka, Halina; Lublin, Wyższa Szkoła Rolnicza. Oznaczanie stężenia penicyliny we krwi świń po parenteralnym stosowaniu penicyliny prokainowej, debecyliny oraz preparatu Penatrit. **(Bestimmung der Penicillinkonzentration im Schweineblut nach parenteraler Anwendung von Procain-Penicillin, Debicillin und Penatrit.)** Med. weteryn. 18 (1962) Nr. 11. S. 654–658. – 1 Abb., 1 Tab., 8 Lit. Zus. in Russ., Engl., Franz., Dtsch.
Zum Versuch wurden das Penicillin-G-Procainsalz, Debecillin (das Salz der N,N'-dibenzylethylendiamin-dipenicillin G) und das aus 50% Debecillin, 25% G-Penicillin-Natriumsalz und 25% Penicillin-G-Procainsalz zusammengesetzte Präparat „Penatrit" verwendet. Procain-Penicillin wurde in der Dosis von 10000 und 20000 E pro kg Kgw. 2 Gruppen von je 6 Schweinen, Debecillin (10000 und 20000 E pro kg Kgw.) 2 Gruppen von je 5 Schweinen und „Penatrit" (20000 E pro kg Kgw.) einer Gruppe von 5 Schweinen verabreicht. Alle drei Präparate wurden s. c. injiziert. Vor der Injektion wurde das Blut auf etwaige bakteriostatische Serumwirkung geprüft. Das Blut wurde nach 30 Min., 2, 6, 12, 24, 36 und 48 Std. nach der Debecillingabe und 2, 6, 12, 48, 72, 96, 120, 144 und 168 Std. nach der Anwendung von Penatrit zur Untersuchung entnommen. Die Antibioticakonzentration wurde innerhalb von 12 Std. mittels der Verdünnungsmethode mit Staphylokokken der Gruppe A, Typus 3 D 58 40/WW als Testmikroorganismen bestimmt. Procain-Penicillin bewirkt eine therapeutische Konzentration (0,08–0,04 E/ml) nach einer Dosis von 10000 E/kg Kgw. für 18–24 Std. und über 24–30 Std. nach 20000 E. Debecillin gibt eine bakteriostatische Konzentration (0,1–0,05 E/ml) nach einer Dosis von 10000 E/kg Kgw. für 72 Std. und nach der doppelten Dosis für 120 Std. Nach s. c. Penatritgaben in der Dosis von 20000 E/kg Kgw. bleibt der bakteriostatische Antibioticaspiegel im Blut 96 Std. bestehen.
W. Radomiński. 4400.

Hejzlar, M. und Výmola, Fr.; Praha, Vojenský Ústav Hyg., Epidemiol. a Mikrobiol.; Ústav Epidemiol. a Mikrobiol. Korelace účinku penicilínových preparátů in vitro s účinkem in vivo. **(Korrelation der Wirkung von Penicillinpräparaten in vitro mit der Wirkung in vivo.)** Českoslov. Epidemiol., Mikrobiol., Imunol., **12** (1963) Nr. 1. S. 37–43. – 3 Abb., 8 Tab., 20 Lit. Zus. in Russ., Engl.
Die Versuche mit den wichtigsten gegenwärtig benutzten Penicillinpräparaten wurden an zwei Stämmen von *Staphylococcus aureus var. pyogenes* und auf *Salmonella typhimurium* unternommen. Die angewandten Stämme machten vor dem Versuch eine Passage über Tryptoseagar und Tryptosebouillon durch. Als Versuchsobjekt in vivo dienten weiße Mäuse. Auf Staphylokokken, die gegen Penicillin G empfindlich sind, sind sowohl das Penicillin V als auch das Phenethcillin ungefähr gleich wirksam, während weitere Präparate eine nur wenig schwächere Wirkung ausüben und nur das Methicillin um ein mehrfaches weniger wirksam ist. Auf den zweiten Staphylokokkenstamm wirkte das Methycillin am stärksten. Auf den Stamm *S. typhimurium* hatte nur das Amplycillin eine ausgesprochene Wirkung. Bei sämtlichen Präparaten (Penicillin G, Penicillin V, Phenethcillin, Propicillin, Methycillin, Oxacillin, Amplicillin) gab es eine Korrelation zwischen der Serumaktivität und der mittleren kurativen Gabe und der Dynamik der Antibiotica im Serum und ihrer therapeutischen Wirkung. ČSSR/ÚVTI. 4400.

Elias, W. F. und Edwards, Ch. D.; West Chester, Pa., Wyeth Lab., Antibiotic Div. Rabbit blood serum concentrations following oral administration of a semisynthetic penicillin Wy-3277 as acid. **(Konzentrationen von Kaninchenblutserum als Folge der oralen Verabfolgung eines halbsynthetischen Penicillins Wy-3277 als Säure.)** Antibiotics and Chemotherapy **12** (1962) Nr. 11. S. 659. 4400.

Thomsen, V. Frølund; Copenhagen, Statens Seruminst., Pneumococcus Dep. The in vitro activity of staphylomycin. Spectrum, routine sensitivity tests, and cross-resistance. **(Die in vitro-Aktivität von Staphylomycin. Spektrum, Routine-Empfindlichkeitstests und Kreuzresistenz.)** Acta pathol. microbiol. scand. **57** (1963) Nr. 1. S. 120–128. – 1 Abb., 5 Tab., 9 Lit.
Da bisher noch keine allgemeinen Kenntnisse über das Wirkungsspektrum des Staphylomycins vorliegen, sind mittels der Platten-Verdünnungsmethode und der Agar-Prädiffusionsmethode 175 Stämme auf ihre Empfindlichkeit gegen das neue Antibioticum getestet worden. Staphylomycin wirkt vor allem gegen grampositive Bakterien, wobei es unwesentlich ist, ob diese gegen andere Antibiotica resistent sind oder nicht. Es ist auch keine Kreuzresistenz mit Penicillin G, Tetracylin, Chlormaphenicol oder Erythromycin nachweisbar. 70% der Staphylokokkenstämme werden bereits bei 0,2 μg/ml gehemmt, 0,4 μg/ml reichen in jedem Fall. Die Unterschiede der Ergebnisse zwischen beiden Methoden sind nicht wesentlich, jedoch wird die Diffusionsmethode besonders empfohlen. Staphylomycin sollte bei allen schwereren Allgemeininfektionen eingesetzt werden, auch auf die Gefahr hin, daß auf längere Sicht resistente Stämme entstehen können. Vorläufig ist jedenfalls das Auftreten solcher Stämme unwahrscheinlich (negativer Ausfall der Kreuzresistenz). R. Maune. 4400.

Badura, Ryszard und Modrakowski, Andrej; Wrocław, Wyższa Szkoła Rolnicza. Zastosowanie środków zwiotczających w przygotowaniu koni do zabiegów chirurgicznych. **(Die Anwendung von Relaxantien zur Vorbereitung von Pferden zu chirurgischen Eingriffen.)** Med. weteryn. **18** (1962) Nr. 12. S. 734–739. – 4 Abb., 11 Lit. Zus. in Russ., Engl., Franz., Dtsch.
Es wurden Beobachtungen über die Anwendung des Präparates „Chlorsuccilin“ polnischer Herstellung (wäßrige Succinilcholinlösung) als Muskelrelaxans bei Pferden durchgeführt. Das Präparat wurde Pferden verschie-

dener Rassen und Nutzungstypen i. v. verabfolgt. Die Dosis betrug 0,3 mg pro kg Kgw. Dabei vergingen von der Verabreichung bis zur Wirksamkeit durchschnittlich 10–30 Sek. Zuerst erscheint ein charakteristischer Nickhautvorfall, danach neigt das Pferd seinen Kopf und beginnt zu taumeln, indem es seine Extremitäten im Carpal- und Sprunggelenk beugt. Schließlich legt es sich langsam mit gestreckten Beinen auf die Köperseite. Manchmal kann ein kurzdauerndes fibrilläres Muskelzittern und Schwitzen beobachtet werden. Zu dieser Zeit hört der Nickhautvorfall auf, es tritt eine Lähmung der Intercostalmuskulatur auf, was zur sog. apnoischen Phase führt, in der die Atmung nur infolge der Zwerchfellkrämpfe stattfindet. Diese Periode dauert 30–50 Sek., worauf eine angestrengte Atmung erfolgt. Die eigentliche Erschlaffungsperiode dauert 3–5 Min. Zu Vergleichszwecken wurden auch Beobachtungen bei Anwendung höherer Dosen, und zwar 0,7 mg pro kg Kgw. durchgeführt. Dabei traten beträchtlicher Schweißausbruch, Tränenfluß und ein fibrilläres, bis zu 15 Min. nach dem Aufstehen anhaltendes Muskelzittern auf. Die apnoische Phase wurde bis 2 Min. und die Erschlaffungsperiode bis 10 Min. verlängert. Die Anwendung derartig großer Dosen ist nicht angezeigt, weil die Komplikationsmöglichkeiten dadurch gesteigert werden. Es ist zu betonen, daß durch Chlorsuccilin das Betäubungsmittel nicht ersetzt werden darf; dieses soll bei jedem schmerzhaften Eingriff Anwendung finden. Die Verabfolgung von Chlorsuccilin ist besonders als Praeanaestheticum vor dem Niederlegen der Pferde zur Kastration angezeigt.

W. Radomiński. 4421.

Hahn, F. und Oberdorf, A.; Freiburg, Univ., Pharmakol. Inst. **Untersuchungen über die Wirkungsstärke der Analeptica Bemegrid, Pentetrazol und Pikrotoxin bei der Phenobarbital-Hydroxydion- und Ethinamatnarkose und über den reziproken Antagonismus.** Arch. int. Pharmacodynam. Thérap. [Gand, Belgique] **142** (1963) Nr. 3/4. S. 371–394. – 2 Abb., 4 Tab. Zus. in Engl.

Die zum Überleben von mit letalen Barbituratdosen vergifteten Mäusen benötigten Dosen der Analeptica Bemegrid (I), Pentetrazol (II) und Pikrotoxin (III) sind mehrfach höher als die bei normalen Mäusen tödlichen Dosen dieser Analeptica; man spricht von einem reziproken Antagonismus. In umfangreichen Versuchen (2130 männliche Mäuse, Kgw. 17–27 g) ist festgestellt worden, daß die antiletale Wirksamkeit, der reziproke Antagonismus und die Größe der optimalen Dosen, bezüglich der normalen LD_{50}, gegenüber Phenobarbital und Hydroxydion in der Reihenfolge III, II, I zunehmen, während gegen Ethinamat keine Schutzwirkung besteht. Die Verhältnisse werden statistisch ausgewertet und isobolometrisch dargestellt. Je höher ein Analepticum auf Grund der Entgiftung durch das Barbiturat dosiert werden kann, desto größer scheint seine Wirkungsstärke zu sein. R. Maune. 4415.

Hahn, F., Heidenreich, O. und Oberdorf, A.; Freiburg, Univ., Pharmakol. Inst. **Über die Temperatur- und Blutzuckerwirkung von Bemegrid, Pentetrazol und Pikrotoxin bei normalen und mit Barbituraten vergifteten Tieren.** Arch. int. Pharmacodynam. Thérap. [Gand, Belgique] **142** (1963) Nr. 3/4. S. 395–424. – 3 Abb., 6 Tab., 52 Lit. Zus. in Engl.

Die als starke Analeptica bekannten Substanzen Bemegrid (I), Pentetrazol (II) und Pikrotoxin (III) bewirken bei normalen Mäusen und Kaninchen eine Senkung der Körpertemperatur und eine Erhöhung des Blutzuckerspiegels, bei Tieren in Barbituratnarkose dagegen Temperaturerhöhung und Blutzuckersteigerung sowie Erwachen. In einzelnen Fällen werden Hyperthermien beobachtet, die ohne Beziehung zur Blutzuckersteigerung oder den mitunter auftretenden Krämpfen sind. Außerdem treten Hyperthermien nur bei Barbiturat-, nicht aber bei Numalnarkose auf. Der Unterschied der beiden Barbiturate beruht evtl. auf der kürzeren Narkosedauer von Numal, so daß ein angenommenes Stadium relativer Insuffizienz des Wärmezentrums möglicherweise schneller überwunden würde. R. Maune. 4415.

Majkut, W., Marcinkowski, K., Raułuszkiewicz, S., Samborski, Z. und Stehlik, Z.; Wrocław, Wyższa Szkoła Rolnicza. Obserwacje nad działaniem fenactilu w przygotowaniu suk do narkozy w zabiegach położniczoginekologicznych. **(Beobachtungen über die Phenactilwirkung in der Narkosevorbereitung von Hündinnen bei geburtshilflichen Eingriffen. Vorl. Mitt.)** Med. weteryn. 18 (1962) Nr. 10. S. 607–609. – 15 Lit.

Es wurden mehrere Versuche mit zwei völlig gesunden Hündinnen durchgeführt. Die Tiere erhielten zunächst 1 mg/kg Kgw. einer 5%igen Phenactillösung i. m., in einem zweiten Versuch die doppelte Dosis. In drei weiteren Versuchen wurden 2, 10 bzw. 20 mg/kg Kgw. i. v. gegeben. Während aller Versuche wurden der allg. Gesundheitszustand (Temperatur, Puls- und Atemfrequenz), die Reaktion der Augäpfel und des M. sphincter ani, die Reaktion auf Umweltreize und das Blutbild beobachtet. Das Präparat hat sich bei Hündinnen zur Vorbereitung auf geburtshilflich-gynäkologische Eingriffe bewährt. Bei i. m. Injektion wirkt es nach ca 30 Min. und verursacht einige Nebenerscheinungen (Temperatursteigerung, Leukocytose bis 100%). Die i. v. Injektion hat eine schnellere Wirkung, die ohne Nebenerscheinungen bereits während der Injektion oder spätestens nach 10 Min. eintritt. Auch ausgesprochen hohe Phenactildosen (20 mg/kg Kgw.) sind für den tierischen Organismus unbedenklich. W. Radomiński. 4415.

Hey, P. und Willey, G. L.; Welwyn Garden City, Herts., Smith Kline and French Res. Inst. A new local anaesthetic with a long duration of action. **(Ein neues Lokalanaestheticum mit langer Wirkungsdauer.)** Nature [London] 198 (1963) Nr. 4878. S. 390–391. – 1 Tab., 2 Lit.

Vff. prüften eine Reihe substituierter 2-Phenoxyaethyldialkylamine nach der modifizierten Methode von Bülbring und Wajda an Meerschweinchen und verglichen die Anästhesiewirkung mit der von Lignocain. Die am meisten interessierenden Verbindungen waren SK und F 90,054, mit denen sich für eine Stunde eine vollständige, für 4 Std. eine verhältnismäßig gute Anästhesie erzielen ließ. Im Vergleich dazu ergab Lignocain nur für ungefähr 10 Min. eine vollständige Anästhesie, die innerhalb einer Stunde verschwand. Bei lokaler Anwendung am Kaninchenauge ergaben SK und F 90,054 eine ca. doppelt so lange anhaltende Anästhesie wie durch die gleiche Menge Lignocain. Die i. v. akute LD_{50} betrug bei Mäusen für SK und F 90,054 29 mg/kg, die subcutane 200 mg/kg, die orale 290 mg/kg. Für Ratten lag die akute i. v. LD_{50} bei 32 mg/kg, während die subcutane 695 mg/kg, die orale 680 mg/kg betrug. Chr. Meinecke. 4415.

Kanematsu, Shigeto und Sawyer, Charles H.; Los Angeles, Univ. of California, Dep. of Anatomy; Brain Res. Inst. Effects of intrahypothalamic and intrahypophysical estrogen implants on pituitary prolactin and lactation in the rabbit. **(Wirkungen der intrahypothalamischen und der intrahypophysiären Oestrogenimplatationen auf pituitäres Prolactin und Laktation bei Kaninchen.)** Endocrinology 72 (1963) Nr. 2. S. 243–252. 4420.

Laron, Zvi, Arie, Ben-Zion und Kende, Samuel; Tel Aviv, Univ., Dep. of Pediatrics and Pathol., Sharon Hospital; Rogoff Med. Res. Inst., Dep. of Exp. Biol.; Petah Tikva, Israel, Beilinson Med. Centre. Effectiveness of growth hormone to prevent the alterations produced by 6-methylprednisolone (Medrol) on the growing bone in rats. **(Die Wirksamkeit des Wachstumshormons zur Verhinderung der Veränderungen, die von 6-methylprednisolon [Medrol] an den wachsenden Knochen bei Ratten hervorgerufen werden.)** Endocrinology 72 (1963) Nr. 3. S. 470–473. 4420.

Dorfman, Ralph I. und Kincl, Fred A.; Shrewsbury, Mass., Worcester Foundation for Exp. Biol.; Mexico, Syntex Res. Lab. Relative potency of various steroids in an anabolic-androgenic assay using the castrated rat. **(Relative Potenz der verschiedenen Steroide in einer anabolen-androgenen Probe bei Benutzung einer kastrierten Ratte.)** Endocrinology **72** (1963) Nr. 2. S. 259–266. 4420.

Varon, Harold H. und Christian, John J.; Philadelphia, Zool. Soc. of Philadelphia, Penrose Res. Lab.; Univ. of Pennsylvania, Dep. of Pathol. Effects of adrenal androgens on immature female mice. **(Wirkungen von Nebennieren-Androgenen auf unreife weibliche Mäuse.)** Endocrinology **72** (1963) Nr. 2. S. 210–222. 4420.

Reinecke, R. K., Snijders, A. J. und Horak, I. G.; Onderstepoort, Veterin. Res. Inst. A modification of standard procedures for evaluating the relative efficacy of anthelmintics. **(Eine Modifikation von Standardverfahren zur Bestimmung der relativen Wirksamkeit von Wurmmitteln.)** Onderstepoort J. veterin. Res. **29** (1962) Nr. 2. S. 241–257. – 9 Tab., 9 Lit. Untersuchungen haben gezeigt, daß die Wirksamkeit von Anthelminthica durch koprologische Erhebungen nicht sicher ermittelt werden kann. Vff. beschreiben ein Verfahren, das eine modifizierte Kombination der beiden Methoden von Hall & Foster (1918) und Moskey & Harwood (1941) darstellt und demonstriert seine Brauchbarkeit an einigen Beispielen. In dem „Kritischen Test" werden bei Schafen mit patenter Infektion die Anzahl der nach durchgeführter Behandlung während bestimmter Zeitspannen mit dem Kot ausgeschiedenen Würmer ermittelt sowie die bei der anschließenden Sektion in den einzelnen Abschnitten des Magen-Darmtraktes noch vorhandenen Würmer isoliert, nach Arten getrennt, gezählt und aus der Anzahl der im Kot und Darm gefundenen Würmer bzw. Entwicklungsstadien die Wirksamkeit des Präparates errechnet. In dem „Kontroll-Test" werden einmalig oder wiederholt infizierte Schafe zu verschiedenen Zeitpunkten während oder nach der Präpatenzperiode behandelt, danach zu gewählten Terminen geschlachtet und der parasitologischen Sektion unterzogen. Aus den Differenzen zwischen den Wurmfunden bei den Kontrollen und den behandelten Tieren wird der Wirkungsgrad der Mittel bestimmt. Vff. prüften nach dieser Methode die Wirksamkeit von Thiabendazol (25, 50 u. 75 mg/kg Kgw. per os), Methyridin (200 mg/kg Kgw. subcutan) und Coopex (200 mg/kg Kgw. per os) auf häufige Magen-Darmstrongyliden des Schafes und stellten fest, daß im „Kritischen Test" bereits die beiden erstgenannten Präparate 16 bis 48 Std. nach der Behandlung eine stetige und gute Wirkung gegen die Adulten von *Trichostrongylus, Oesophagostomum* und *Haemonchus* zeigten, aber nicht ausreichend auf *Ostertagia* wirkten. Coopex erwies sich dagegen als weniger und nicht gleichmäßig wirksam. Die unreifen Stadien wurden von keinem der geprüften Mittel beeinflußt. Entsprechende Ergebnisse im „Kontroll-Test" bestätigten die ermittelten Wirkungsgrade der Präparate. Während der „Kritische Test" gut für die Prüfung schnell wirkender Präparate geeignet ist und für seine Durchführung nur eine relativ kurze Zeitspanne benötigt wird, beansprucht der „Kontroll-Test" für den Ablauf der erforderlichen Maßnahmen mehr Zeit. Die Anwendung des „Kritischen Tests" wird für Würmer, die durch die verabreichten Mittel angegriffen und im Darm schnell verdaut werden, wie z. B. *Haemonchus* und die immaturen Stadien der Magen-Darmstrongyliden, nicht empfohlen. Bei Prüfungen der Wirksamkeit von Anthelminthica auf die Entwicklungsstadien wird von Vff. die Benutzung des „Kontroll-Tests" angeraten. S. Nickel. 4460.

Egerton, J. R., Ott, W. H. und Cuckler, A. C.; Rahway, N. J., Merck Inst. for Therapeutic Res. Comparative anthelmintic efficacy of thiabendazole and mixtures of phenothiazine and phenzidole. **(Vergleichende anthelminthische**

Wirksamkeit von Thiabendazol und Mischungen von Phenothiazin und Phenzidol.) Nature [London] **198** (1963) Nr. 4877. S. 309–310. – 1 Tab., 3 Lit.
In einer neueren Arbeit wurde angegeben, daß eine Mischung von Phenothiazin und Phenzidol für eine synergistische anthelminthische Wirkung auf gastrointestinale Parasiten des Schafes sorgt. Eine synergistische Tätigkeit von Athelminthica wird von Gordon (1961) bezweifelt, der zeigen konnte, daß wahrer Synergismus für Wurmmittel noch nicht bewiesen wurde. Vorliegende Arbeit ist unternommen worden, um die relativen anthelminthischen Potenzen von Phenothiazin, Phenzidol und Thiabendazol abzuschätzen, und zu bestimmen, ob eine synergistische Aktion bei Kombinationen der umstrittenen Wurmmittel zu demonstrieren ist. Es wurden 130 Weideschafe mit natürlichen Infektionen von Magen-Darm-Würmern verwendet und diese als Kontroll- bzw. als Behandlungsgruppen eingeteilt (5 Schafe pro Probe). Die Verbindungen wurden als Emulsionen in einmaligen Mengen bei eingeteilten Dosierungsmengen getestet. Durch Vergleiche der Wurmzahlen bei den behandelten und unbehandelten Gruppen beim Schlachten – eine Woche nach Behandlung – wurde die anthelminthische Wirkung abgeschätzt. Auf der Basis der mittleren Wurmzahlen jeder Gruppe bewies die anthelminthische Aktivität der verschiedenen Mittel lineare logarithmische Wirkungsdosen-Verhältnisse für *Haemonchus, Ostertagia, Trichostrongylus, Nematodirus* und für immature Würmer. Thiabendazol war hoch wirksam gegen alle in diesen Schafen parasitierenden Wurmarten. Phenothiazin und Phenzidol entfernten zwar wirksam *Haemonchus, Ostertagia, Trichostrongylus* und *Nematodirus*, waren aber relativ unwirksam gegen *Cooperia* und *Strongyloides*. Phenzidol wirkte weniger gut auf immature Würmer wie Thiabendazol. Die relative Wirksamkeit der Anthelminthica wurde mit Hilfe biologischer Bestimmungsverfahren berechnet. Danach war Phenzidol gegen *Haemonchus, Ostertagia, Trichostrongylus* und *Nematodirus* nur $^1/_6$ (= 17%) und Phenothiazin nur $^1/_{12}$ (= 8%) so wirksam wie Thiabendazol. Die kombinierte Anwendung von Phenothiazin und Phenzidol erbrachte keinen Beweis einer synergistischen Tätigkeit, da die beobachtete Wirkung nur 80% der theoretischen, auf additiver Basis fußenden, betrug. G. Diez. 4460.

McDonald, Fay E.; Mosgiel, Taieri Agric. Centre, Veterin. Diagnostic Stat. Thiabendazole as an anthelmintic for horses. **(Thiabendazol, ein Anthelminthicum für Pferde.)** New Zealand veterin. J. **11** (1963) Nr. 1. S. 18–19. – 1 Tab., 9 Lit.
Obgleich Phenothiazin und Piperazin als Anthelminthica für Pferde weitgehend verwendet werden und beide einen hohen Prozentsatz der kleinen Strongyliden (*Trichonema spp.*) entfernen, ist keines der beiden Wurmmittel in der Entfernung von *Strongylus vulgaris* und *S. edentatus* wirksam, welches die gefährlichsten, Pferde befallenden Nematoden sind. Bisher wurde nur wenig über den Wert von Thiabendazol für Pferde berichtet. Deshalb unternahm es der Vf., Wirksamkeit und Toxizität dieses Anthelminthicums bei Pferden zu untersuchen. Es wurden 25 mg/kg Kgw. des Präparates in Form einer 25%igen Mischung mit Weizenklebermehl an 16 Pferde verabreicht. 50 g der vorgefertigten Mischung wurden für ein 500 kg schweres Pferd berechnet. Fäkalproben wurden am Behandlungstag und 10–35 Tage danach gesammelt und die Eizahl/g Faeces nach der modifizierten McMaster-Methode bestimmt. Die Ergebnisse zeigten, daß Thiabendazol eine hohe anthelminthische Wirkung gegen Stongyliden-Infektionen besitzt. Außerdem hat es einen weiten Sicherheitsspielraum. Leider war der Umfang der Untersuchung nicht groß genug, um eine selektive Tätigkeit des Präparates unter den verschiedenen Gattungen oder Arten der vorhandenen Parasiten aufzuzeigen. G. Diez. 4460.

Ames, Edward R., Cheney, John M. und Rubin, Robert; Fort Collins, Colorado State Univ., Coll. of Veterin. Med.; Rocky Mountain Stat., Merck,

Sharp & Dohme Res. Lab. The efficacy of thiabendazole and bephenium hydroxynaphthoate against Ostertagia ostertagi and Cooperia oncophora in experimentally infected calves. **(Die Wirksamkeit von Thiabendazol und Bepheniumhydroxynaphthoat gegen Ostertagia ostertagi und Cooperia oncophora bei experimentell infizierten Kälbern.)** Amer. J. veterin. Res. **24** (1963) Nr. 99. S. 295–299. – 2 Tab., 12 Lit. Zus. in Interlingua.

Es wurden 15 Holstein-Friesen Kälber bis zur Entwöhnung (nach 7 Wochen) helminthenfrei aufgezogen und dann einer Mischung von 350000 infektiösen *Ostertagia ostertagi*- und *Cooperia oncophora*-Larven ausgesetzt und schließlich wahllos in 4 Gruppen eingeteilt. Die Kälber der Gruppe I erhielten 73 mg/kg Thiabendazol während der Latenzzeit (10 Tage nach dem Aussetzen). Die durchschnittliche Verminderung von *O. ostertagi* betrug 94% und die von *C. oncophora* 85%. Die II. Versuchsgruppe, ebenfalls 3–4 Tiere, erhielt 100 mg/kg Thiabendazol 25 Tage nach der experimentellen Infektion. Es wurden Parasitenreduzierungen von 99% und 83% festgestellt. Die III. Gruppe erhielt 25 Tage nach der Infektion 225 mg/kg Bepheniumhydroxynaphthoat. Damit konnten nur 27% der *O. ostertagi*- und allerdings 89% der *C. oncophora*-Exemplare beseitigt werden. Das Aussetzen brachte nach 31 Tagen den Tod eines der Kontrollkälber. Zu Vergiftungserscheinungen kam es bei den verabreichten Mengen beider Verbindungen bei keinem Tier. Thiabendazol entfaltete streng anthelminthische Aktivität gegen immature und adulte Formen beider Nematoden im Rind. Bepheniumhydroxynaphthoat war höchstwirksam gegen *C. oncophora*, aber relativ unwirksam gegen *O. ostertagi*.

G. Diez. 4460.

Bauer, F.; Frankfurt/M., Farbwerke Hoechst AG. **Chemotherapeutische Untersuchungen bei experimentellen Infektionen durch Trypanosoma evansi.** Zbl. Veterinärmed., R. A **10** (1963) Nr. 1. S. 21-25. – 1 Lit. Zus. in Engl., Franz., Span.

Die durch *Trypanosoma evansi* hervorgerufene Surra der Pferde ist häufig therapeutisch schwer zu beeinflussen. Eine ganze Reihe von Arzneimitteln, die gegen andere Trypanosomen-Infektionen wirksam waren, versagten bei *Tryp. evansi* und führten auch bei Anwendung höherer Dosen nur zum vorübergehenden Verschwinden der Erreger aus dem peripheren Blut. In langjährigen chemotherapeutischen Untersuchungen einer Reihe von Arzneimitteln auf ihre trypanosomicide Wirksamkeit an Mäusen hat sich Hexandion ((2,3)-(N-guanyl-N-(p-amidino-phenyl)-dihydrazon-diaceturat)) als günstig erwiesen. 1 mg je kg Kgw. i. m. appliziert, führt bei Pferden zu einer prophylaktischen Wirkung von 12 Tagen. Trotz der günstigen therapeutischen Wirkung bildet sich bereits kurze Zeit nach der Anwendung eine Arzneimittelresistenz. Aus diesem Grunde ist der Einsatz des Präparates in der Praxis nur unter Vorbehalt möglich. R. Jungmann. 4460.

Behrens, H. und Gierschik, H.; Hannover, Landwirtschaftskammer, Tiergesundheitsamt. **Die Applikation von „Kamala suspendierbar" beim Schaf.** Prakt. Tierarzt **44** (1963) Nr. 5. S. 177–178. – 2 Abb., 1 Tab., 1 Lit. Zus. in Engl.

Die Droge Kamala, deren wirksame Substanz das Phloroglucinderivat Rottlerin, hergestellt aus dem Überzug der Frucht von *Mallotus philippinensis*, ist, zählt nach Meinung der Vff. zu den bewährtesten Bandwurmmitteln beim Schaf. Als therapeutische Dosis werden für Lämmer 3–4g, für erwachsene Schafe 6–7,5 g angegeben. Applikationsschwierigkeiten des wasserunlöslichen Kamala konnten auch nach Herstellung und Verabreichung des Mittels in Tabletten- und Pillenform nicht behoben werden. Den Erfordernissen der Praxis entsprechend, wurde im Versuchslaboratorium der Wirtschaftsgenossenschaft deutscher Tierärzte, Hannover, eine neue Zubereitungsform „Kamala suspendierbar", die neben dem Wirkstoff geringe Mengen eines hochaktiven Detergens und eines Quellstoffes enthält, entwickelt. Die Verabfolgung der Kamala Suspension erfolgte nach vorherigem Hungernlassen mit der Suco-Spritze bei insgesamt 749 bandwurmbefallenen Lämmern, wobei als Dosis 25–30 ml (= 3–3,6 g Kamala) gewählt wurden. Ungefähr 2 Std. nach der Behandlung erhielten die Lämmer Futter. Das Behandlungsverfahren wird als praxisreif bezeichnet. Kamala besitzt neben guter Verträglichkeit und Wirksamkeit eine abführende Wirkung, und es erübrigt sich die zusätzliche Anwendung eines Abführmittels. Th. Hiepe. 4460.

Rahn, H.-W.; Berlin, Humboldt-Univ., Veterinärmed. Fak., Inst. für Pharmakol. und Pharmaz. **Vergleichende Untersuchungen von Phosphonsäureester-Präparaten.** Arch. exp. Veterinärmed. **17** (1963) Nr. 2. S. 281–294. – 3 Abb., 5 Tab., 35 Lit.
Die beiden Phosphonsäureester verschiedener Herkunft, Trichlorphon (Wotexit) und Emittol wurden unter vergleichenden Aspekten in chemischer, physikalischer und toxikologischer Hinsicht untersucht. Es konnte gefunden werden, daß beide Substanzen chemisch identisch sind und auch die gleichen physikalischen Eigenschaften besitzen. Im Toxizitätsvergleich besaßen beide Präparate nach oraler Applikation übereinstimmende Giftigkeit. Die nach subcutaner Applikation ermittelten toxischen Dosen waren dagegen nicht einheitlich; nach Ansicht des Vf. ist dies auf eine durch Begleitstoffe ausgelöste Resorptionshemmung beim Emittol zurückzuführen. Die beiden geprüften Präparate sollten unter der von der „International Organization for Standards" vorgeschlagenen Bezeichnung Trichlorphon eingeordnet werden. Th. Hiepe. 4460.

Drudge, J. H. und Szanto, Joseph; Lexington, Univ. of Kentucky, Dep. of Animal Pathol. Controlled test of the anthelmintic activity of thiabendazole and an organic phosphate (Cl 38,023) in lambs. **(Kontrollierte Prüfung der anthelminthischen Wirkung von Thiabendazol und eines organischen Phosphates [Cl 38023] bei Lämmern.)** Amer. J. veterin. Res. **24** (1963) Nr. 99. S. 337–342. – 2 Tab., 34 Lit. Zus. in Interlingua.
Mit insgesamt 28 Lämmern wurden die wurmentfernenden Eigenschaften einmaliger oraler Dosen von Thiabendazol zu 50 mg/kg (8 Lämmer) und von Cl 38023 [0-0-Dimethyl 0,p(dimethylsulfamoyl)phenylphosphorthioat] zu 100 mg/kg (10 Lämmer) bestimmt. Zehn Tiere dienten als Kontrolle. Thiabendazol bewirkte eine 93–100%ige Entfernung von maturen Würmern wie *Haemonchus contortus, Ostertagia circumcincta, Trichostrongylus axei, T. colubriformis, Cooperia curticei, Nematodirus filicollis, N. spaethiger, Strongyloides papillosus* und *Oesophagostomum venulosum*. Vollständig entfernt wurden immature Exemplare von *Haemonchus, Ostertagia, Cooperia* und *Nematodirus*. Auch Cl 38023 war 95–100%ig wirksam gegen mature Formen von *H. contortus, T. axei, T. colubriformis* und *C. curticei*. Die Wirksamkeit dieses Medikamentes gegen die anderen Parasitenarten betrug 86–88% für *O. circumcincta*, 79% für *S. papillosus*, 67–75% für *N. filicollis* und *N. spaethiger* und nur 38% für *O. venulosum*. Immature Stadien von *Ostertagia* und *Cooperia* wurden komplett entfernt, die von *Haemonchus* teilweise (41%) und die von *Nematodirus* waren resistent. Keine der beiden Verbindungen war wirksam gegen *Trichuris ovis*. G. Dietz. 4460.

Tamasaki, Koji; Ibaraki, Univ., Fac. of Agric., Dep. of Animal Hyg. DL-copper methionate, an anthelmintic to swine lungworms. II. Treatment of lungworm-disease in guinea pigs. **(DL-Kupfer-Methionat, ein anthelminthisches Mittel für Schweine-Lungenwürmer. 2. Mitt. Behandlung der Lungenwürmer-Krankheit bei Meerschweinchen.)** Jap. J. veterin. Sci. **24** (1962) Nr. 5. S. 309–313. – Orig.: jap., Ausz.: engl. 1. Mitt. vgl. LZ. Abt. IV 8 (1963) Nr. 10. S. 2221. 4460.

Tamasaki, Koji; Ibaraki, Univ., Fac. of Agric., Dep. of Animal Hyg. DL-copper methionate, an anthelmintic to swine lungworms. III. Experimental field treatment. **(DL-Kupfer-Methionat, ein anthelminthisches Mittel für Schweine-Lungenwürmer. 3. Mitt. Experimentelle Feldbehandlung.)** Jap. J. veterin. Sci. **24** (1962) Nr. 6. S. 359–365. – Orig.: jap., Ausz.: engl. 2. Mitt. vgl. vorst. Titel 4460.

Forbes, L. S.; Dunedin, Med. School, New Zealand Med. Res. Council, Hydatid Res. Unit. The efficiency of N-(2'-chlor-4'-nitrophenyl)-5-chlor-salicylamid against Taenia hydatigena and Echinococcus granulosus infections in dogs. **(Der Wirkungsgrad von -[2'-chlor-4'-nitrophenyl]-5-chlor-salizylamid gegen Taenia hydatigena- und Echinococcus granulosus-Infektionen bei Hunden.)** Veterin. Rec. **75** (1963) Nr. 12. S. 321–324. – 2 Tab., 6 Lit. Das auch unter dem Handelsnamen „Yomesan" (Farbenfabriken Bayer, Leverkusen) bekannte Bandwurmmittel wurde an 1–4 Mon. alten Hunden getestet. Die Tiere wurden mit in Gelatinekapseln befindlichen Bandwurmscolices der Arten *Taenia hydatigena* und *Echinococcus granulosus* künstlich infiziert. Die Hunde waren außerdem von Ascariden befallen. Etwa 23 Tage post inf. wurde das Bandwurmmittel verabreicht. In Dosierungen von 100 m/kg Kgw. oder mehr erwies sich Yomesan als 100%ig wirksam gegen *T. hydatigena*, zeigte aber kaum Wirkung gegen *E. granulosus*. Toxische Symptome wurden nicht beobachtet. Die natürliche Ascariden-Infektion der Hunde konnte durch Yomesan nicht beeinflußt werden. G. Diez. 4460.

Greuel, E.; Bonn, Univ., Inst. für Anatomie und Physiol. der Haustiere. **Die Beurteilung viruswirksamer Desinfektionsmittel im Keimträgerversuch unter Verwendung der Viruskultur im exembryonierten Ei.** Berliner Münchener tierärztl. Wschr. **76** (1963) Nr. 9. S. 161–165. – 4 Abb., 1 Tab., 17 Lit. Bei der Prüfung virulicider Präparate ist dem Virusträger große Bedeutung beizumessen. Wenn der Desinfektionsversuch auf Praxisverhältnisse übertragbare Ergebnisse bringen soll, ist es notwendig, die Bauelemente des zu desinfizierenden Raumes direkt oder zumindest Substanzen ähnlicher physikalischer Beschaffenheit als Virusträger zu benutzen. Vf. entwickelte eine arbeitstechnisch günstige Methode des Kleinträgerverfahrens unter Verwendung der Viruskultur im exembryonierten Ei am Beispiel der Formaldehyd-Brutschrankdesinfektion. Als Testvirus diente der Newcastle-Stamm „Freiburg" mit einem Hämagglutinationstiter 1:1024. Während wasserfreie und glattflächige Keimträger (Metall, Kunststoff) nach 10 Min. Desinfektionsdauer nur noch vereinzelt vermehrungsfähiges Virus in die Kultur brachten, erwiesen sich die wasserhaltigen bzw. rauhflächigen Bauelemente (Holz, Pappe) noch nach 108 Std. Bebrütung als infektiös. Allerdings reichten 15 Min. Begasung aus, um das Newcastle-Virus auf Metall und Kunststoff unschädlich zu machen. Auf Pappe konnte dagegen nur ein Teilerfolg, auf Holz gar kein Erfolg erzielt werden. Dagegen reichten 30 Min. Begasung, die der üblichen Brutschrankdesinfektionszeit entspricht, aus, um das Newcastle-Virus auch in Gegenwart adsorbierender Substanzen zu inaktivieren. Desinfektionsversuche nach angeführter Methode eignen sich nur für solche Virusarten, die sich im exembryonierten Ei gut vermehren und serologisch leicht nachweisen lassen. Chr. Meinecke. 4480.

Matyáš, Zdeněk; Brno, Ústav pro Hyg. a Technol. Protravin Veterin. Fak. VŠZ. Citlivost Serratia marcescens vůči některým desinficiencím v roztoku i ve tvaru aerosolu. **(Sensibilität von Serratia marcescens gegen einige Desinfizientien in der Lösung- und Ärosolform.)** Veterinární Med. **8(36)** (1963) Nr. 2. S. 103–110. – 3 Abb., 2 Tab., 14 Lit. Zus. in Russ., Franz.

Die Wirksamkeit einzelner Desinfektionsmittel wurde nach der von Holz modifizierten Diffusionsmethode geprüft. Als Versuchsobjekt diente ein Stamm

Serratia marcescens, der aus gekochten, frei gekauften Teigwaren gezüchtet wurde. Die wirksamsten Desinfektionsmittel waren Formaldehyd und Phenol; eine sukzessive schwächere Wirkung zeigten Milchsäure, Chlorseptol, Benzolchloramin, Chloramin und Natriumhydroxyd. Gegen eine massive Infektion von *Serratia marcescens* in der Luft bewährte sich ein Aërosol der Milchsäure, und zwar in einer Konzentration von 46,4 mg, umgerechnet auf 100% Milchsäure in 1 m³ 10 Min. nach der Desinfektion oder in einer Konzentration von 28 mg umgerechnet auf 100% Milchsäure in 1 m³, 20 Min. nach der Desinfektion. ČSSR/ÚVTI. 4480.

Bystrova, V. V., Silujanova, N. A. und Ovčarov, V. G. (Bystrowa, W. W., Silujanowa, N. A. und Owtscharow, W. G.); Leningrad, Forsch.-Inst. für Antibiotica. Aėrozol'noe primenenie natrievoj soli nistatina pri lečenii kandidoza legkich u krys. **(Die Verwendung von Aërosolen des Nystatin-Natriumsalzes zur Behandlung von Lungen-Candidosen bei Ratten.)** Antibiotiki, Moskva 8 (1963) Nr. 3. S. 261–267. — 2 Abb., 4 Tab., 11 Lit. Zus. in Engl.

Lungeninfektion bei Ratten mit *Candida albicans*. Die Anwendung eines Aërosols aus dem Natriumsalz des Nystatins hat zweifelsfreien therapeutischen Effekt, ohne daß jedoch zwischen den behandelten und den unbehandelten, aber infizierten Tieren in morphologischer Hinsicht auch nur geringe Unterschiede festzustellen wären. Untersuchungen der Überlebensrate (86,8%:62,1%) und der Anzahl in der Lunge verbliebener Erregerzellen. W. Rawald. 4490.

Gračeva, N. P. und Charitonova, A. M. (Gratschewa, N. P. und Charitonowa, A. M.) Vlijanie aurantina na karcinomu Brauna-Pirs u krolikov. **(Über den Einfluß des Aurantins auf das Brown-Pierce-Carcinom bei Kaninchen.)** Antibiotiki, Moskva 8 (1963) Nr. 3. S. 268–273. — 6 Abb., 1 Tab., 18 Lit. Zus. in Engl.

2 Versuchsserien an 78 Tieren. Implantation der Geschwulst am Eierstock. Tägliche Applikation von 6,25 bzw. 12,5 γ/kg Aurantin induziert positive Wirkungen in Form von Gewichtserhöhung, Verlängerung der Lebensdauer, Hemmung der Metastasen-Bildung sowie Auflösung der Geschwulstgewebe und Ersatz durch eine Bindegewebsnarbe. 25 γ/kg induzieren maximale Antigeschwulst-Wirkung, die jedoch von einer hohen Letalitätsquote begleitet ist. Kristallisiertes Aurantin ist wirksamer als das ungereinigte Präparat. W. Rawald. 4490.

Kadyrov, B. F. (Kadyrow, B. F.); Inst. für die Erforsch. Neuer Antibiotika der Akad. der Med. Wiss. der UdSSR. Vlijanie kortizon-acetata na vsasyvanie, koncentraciju krovi i vydelenie monomicina u krolikov. **(Über den Einfluß des Cortison-Acetats auf die Aufnahme von Monomycin durch Kaninchen, seine Konzentration im Blut und seine Ausscheidung.)** Antibiotiki, Moskva 8 (1963) Nr. 3. S. 254–259. — 3 Abb., 3 Tab., 16 Lit. Zus. in Engl.

Einmalige Applikation von Cortison-Acetat (0,5–25 mg/kg) 1 Std. vor der s. c. Verabreichung von Monomycin hat keinen Einfluß auf Aufnahme, Verteilung und Ausscheidung des Antibioticums. Langfristige Anwendung (tgl. wenigstens 2 mg/kg) induziert Veränderungen, die sich in verstärkter Nierensekretion bemerkbar machen. Infolgedessen verläuft dann auch die Ausscheidung des Monomycins erheblich rascher (etwa 1,3fach), so daß bei gleichzeitiger therapeutischer Anwendung mit Corticosteroiden höhere Monomycin-Dosen zur Anwendung kommen müssen. W. Rawald. 4490.

Herin, Reginald A.; Fort Collins, Colorado State Univ., Coll. of Veterin. Med., Dep. of Physiol. Toxicologic, hematologic, and growth studies on pigs given hydrogenated iron-dextran intramuscularly. **(Toxikologische, hämatologische und Wachstumsuntersuchungen an Schweinen, denen hydriertes Eisendextran**

intramuskulär verabreicht wurde.) J. Amer. veterin. med. Assoc. **141** (1962) Nr. 9. S. 1062–1063. – 1 Tab., 12 Lit.

37 Ferkel wurden in 3 Gruppen eingeteilt. Die Ferkel der Gruppe 1 bekamen im Alter von 3–4 Tagen i. m. 0,84 ml Eisendextran mit 100 mg elementarem Eisen und die der 2. Gruppe 4,2 ml Eisendextran mit 500 mg elementarem Eisen, während die 3. Gruppe als Kontrolle diente. Bei keinem der behandelten Tiere traten Nebenreaktionen auf. 2 und 4 Wochen nach der Injektion waren die Hämoglobinwerte und die Volumina der gepackten Zellen sowie die durchschnittlichen Gewichtszunahmen bei den Versuchstieren signifikant größer als bei den Kontrollen. Während 4 Wochen nach der Injektion die Hämoglobinwerte und Volumina der gepackten Zellen bei den Ferkeln der Gruppe 1 niedriger waren als 2 Wochen nach der Injektion, lagen die Werte in der Gruppe 2 noch so hoch wie vorher. Es scheint demnach, daß eine 2. Injektion 2 Wochen nach der ersten oder eine Erhöhung der normalen Dosis zur Aufrechterhaltung der hohen Hämoglobinwerte nötig ist. Die Gewichtszunahmen der Ferkel der Gruppe 2 waren nicht signifikant verschieden von denen der Gruppe 1. W. Wittig. 4500.

Keschinsky, G. und Lüllmann, H.; Mainz, Univ., Pharmakol. Inst. **Tierexperimentelle Untersuchungen zur Abhängigkeit der Ototoxicität von der Dosierung des Kanamycin und zur Schutzwirkung durch Vitamine.** Klin. Wschr. **41** (1963) Nr. 5. S. 230–233. – 5 Abb., 1 Tab., 5 Lit.

Während die Reaktion der Ratten einer Kontrollgruppe innerhalb von 33 Wochen auf einen „Hörschrecktest“ (Registrierung der durch einen Knall ausgelösten mechanischen Schreckreaktion in einem Zitterkäfig) praktisch unverändert bleibt, sinkt die Hörfähigkeit bei Verabreichung von Kanamycin. Die Schädigung des Innenohres beginnt etwa bei einer Dosierung von 500 mg/kg/Woche, wobei eine Verteilung auf mehrere kleine Dosen weniger schädlich ist. Die Hörschädigung ist anscheinend irreversibel. Eine Dosierung von 1665 mg/kg/Woche liegt bereits über der LD_{50}. Dagegen is tdie Gesamtdosis nicht wesentlich; bei einer Dosierung von 425 mg/kg/Woche sind insgesamt 10000 mg ohne weiteres vertragen worden. Weibliche Tiere sind empfindlicher gegen Kanamycin als männliche. Die Vitamine A und D zeigen keine protektive Wirkung. R. Maune. 4500.

Spaziani, Eugene; Iowa City, Univ. of Iowa, Dep. of Zool. Relationship between early vascular responses and growth in the rat uterus: Stimulation of cell division by estradiol and vasodilating amines. **(Beziehungen zwischen frühen Gefäßreaktionen und Entwicklung in der Gebärmutter der Ratte. Stimulierung der Zellteilung durch Oestradiol und gefäßerweiternde Amine.)** Endocrinology **72** (1963) Nr. 2. S. 180–191. 4500.

Horzinek, Marian; Berlin, Friedrich-Wilhelm-Univ., Veterinärhistor. Seminar. **Die bujatrischen Rezepte des Codex vindobonensis 3463 Transskription, Übersetzung und Kritik.** Diss. Hannover **1962** 99 S. – 59 Lit. 4520.

Bubień, Zenon und Międzobrodzki, Kazimierz; Wrocław, Wyższa Szkoła Rolnicza. Zatrucia drobiu w Polsce w latach 1956–1960. **(Geflügelvergiftungen in Polen in den Jahren 1956-1960.)** Med. weteryn. **18** (1962) Nr. 11. S. 641–643. 2 Tab. Zus. in Russ., Engl., Franz., Dtsch.

Auf Grund der Statistik des Lehrstuhls für Arzneimittellehre der Landwirtsch. Hochschule in Wrocław werden die durch Geflügeltodesfälle infolge Vergiftung verursachten Verluste auf 31726 Stück, darunter 28263 Hühner, 1011 Enten, 449 Tauben, 1225 Gänse, 390 Truthähne, 380 Fasanen und 8 Perlhühner geschätzt. Die meisten Tiere (22599) verendeten infolge Zinkphosphitvergiftung, da dieses Präparat zur Nagetiertilgung allgemein benutzt wird. Solche Vergiftungen gehören zum Unterschied von anderen zu bösartigen, vorsätzlichen, seltener zu zufälligen Ereignissen. Die meisten der untersuchten Fälle trugen Massencharakter, wobei im Laufe von einigen Stunden fast ganze Geflügelherden zugrunde gingen. Zu den vorsätzlichen Schäden gehören auch Arsenvergiftungen. Arsenpräparate werden im Pflanzenschutz angewandt. Diese Vergiftungen betreffen fast ausschließlich Hühner, seltener Enten und Gänse. Kochsalzvergiftungen gehören beinahe ausschließlich zu zufälligen Ereignissen und treten infolge unsachgemäßer Verfütterung von Salzfischen, Tiermehl-, Kraftfutter- oder Mineralstoffmischungen auf. Infolge dieser Vergiftungen verendeten 1317 Tiere. Es wurden schließlich auch Vergiftungsfälle mit anderen Präparaten, und zwar mit Thallium-, Quecksilber- und Kupferverbindungen sowie Strychnin- und sporadische Metasystox-Karbid- und Methaldehydvergiftungsfälle beobachtet. Außerdem wurden Intoxikationen mit dem sich in Kraftfuttermischungen in übermäßiger Menge befindenden Nitrofurazon bei Fasanen festgestellt.

W. Radomiński. 4620.

Kaczorowski, Tadeusz und Długokęcka, Hanna; Warszawa, Lab. Technol. Dezynfekcji, Dezynsekcji, Deratyzacji. Ocena antykoagulacyjnych preparatów gryzoniobójczych. **(Beurteilung der rodentiziden Antikoagulationspräparate.)** Med. weteryn. 18 (1962) Nr. 12. S. 741–742. — 2 Abb., 2 Tab.

„Kumader" bildet einen fertigen Giftköder in Gestalt vom 0,02% Grundpräparat (3-[alpha-phenyl-beta-acetylessig]-4-Hydroxykumarin) enthaltendem Getreide. Die Untersuchungen wurden an über 150 g wiegenden Wanderratten (*Rattus norvegicus*) durchgeführt. Diese Tiere bekamen in den Käfigen je 20 g vergiftetes Korn, und es wurde die aufgenommene Menge bestimmt. Aus dem totalen Gewicht des von den Ratten im Laufe aufeinanderfolgender Tage gefressenen „Kumader" wurde die von ihnen aufgenommene Grundsubstanzmenge berechnet. Die Beobachtungen wurden 10 Tage lang durchgeführt, und die Probetoxizität wurde auf Grund der Versuchstier-Mortalität bestimmt. Das Präparat verursachte bei allen Untersuchungstieren eine 100%ige Mortalität. Der Tod trat ein, nachdem die Tiere durchschnittlich 24,3% ihres eigenen Körpergewichtes an Giftkörnern aufgenommen hatten. Die mittlere Überlebenszeit betrug 5,5 Tage. Der Grundsubstanzgehalt im gefressenen Giftköder betrug insgesamt ca. 1 mg, was eine durchschnittliche Letaldosis von 5 mg/kg Kgw. bedeutet. Es bestehen ziemlich beträchtliche individuelle Unterschiede in der Empfindlichkeit der Ratten gegen „Kumader".

W. Radomiński. 4630.

Moody, Doreen E. M. und Moody, D. P.; London. Toxic products in groundnuts. **(Toxische Produkte in Erdnüssen.)** Nature [London] **198** (1963) Nr. 4877. S. 294–295. — 9 Lit.

Vff. beschreiben Beobachtungen über den Verzehr von Erdnüssen durch einen Indianerstamm im Inneren von Britisch-Guayana. Von den Medizinmännern wurden spezifisch zubereitete zerkleinerte Erdnüsse (*Arachis hypogaea*) zum Verzehr an dem Stamme gefährliche Personen verteilt, die wahnsinnig wurden und verstarben. Andere Volksstämme benutzten natürliche Erdnüsse zur Erleichterung bei Geburten sowie als Abortivum. In der Arbeit werden die Versuche von Allcroft, R. u. a. an Kälbern erwähnt, wonach beim Tod fast kein Vitamin A in der Leber nachweisbar ist, der Gehalt an Serum-Phosphatase nach Fütterungsbeginn zunächst stark ansteigt, um einige Wochen vor dem Tode wieder normale Werte zu erreichen.

H. Liebenow. 4730.

George-Grambauer, T. D. St. und Rac, R.; Adelaide, Dep. of Agric.; Inst. of Med. and Veterin. Sci. Hepatogenous chronic copper poisoning in sheep in South Australia due to the consumption of Echium plantagineum L. (Salvation Jane). **(Die bei Schafen in Südaustralien durch Aufnahme von Echium plantagineum [wegerichähnlicher Natterkopf] bedingte hepatogene**

chronische Kupfervergiftung.) Austral. veterin. J. **38** (1962) Nr. 5. S. 288 bis 293. – 4 Abb., 11 Lit.

Der sehr schmackhafte Natterkopf (Familie der Rauhblattgewächse) sowie die weniger gefressene Sonnenwende (*Heliotropium europaeum*) enthalten einen (jahreszeitlich und geographisch) schwankenden Alkaloidgehalt (Gruppe der Pyrrolidin-Alkaloide). Auf der Weide befanden sich ferner Glanz- und Raygras sowie etwas Klee. Der Tod bei 16% der Schafe (meist ältere Mutterschafe) trat innerhalb 24 Std. ein. Erscheinungen: Schwere Gelbsucht und Hämoglobinurie. Post mortem: vergrößerte hellgelbe Leber und geschwollene Nieren. Histopathologie: atrophische Lobuli; viele Leberzellen und Makrophagen zeigten Eisen enthaltende Granulae. Biochemie: normaler Kupfergehalt der Leber unter 500 ppm (gefunden bis zu 1200); Blutzucker 112 mg/ 100 ml (30–50 mg normal). Der Tod tritt durch chronische Kupfervergiftung ein. Trotz Leberzerstörung ist die plötzliche Todesursache im Verlust der Nierenfunktion zu suchen. Die Vergiftungen durch Sonnenwende sind verschieden von der durch Natterkopf. Merinoschafe sind gegen Sonnenwende resistenter. H. Liebenow. 4730.

Antin, Ira Paul; Dumont, N. J. Fatal anaphylactic reaction of dog to bee sting. **(Tödliche anaphylaktische Reaktion des Hundes auf einen Bienenstich.)** J. Amer. veterin. med. Assoc. **142** (1963) Nr. 7. S. 775. 4740.

Boyd, Eldon M., Mulrooney, Dorothy A. und Sargeant, Everett J.; Kingston, Ontario, Queen's Univ., Dep. of Pharmacol. The toxicity of benzylpenicillin in animals on vitamin A deficient test diet, U. S. P. XIV. **(Die Toxizität von Benzylpenicillin bei Tieren mit der Vitamin-A-Mangeldiät nach U. S. P. XIV.)** Canad. J. Biochem. Physiol. **40** (1962) Nr. 12. S. 1685 bis 1692. – 1 Abb., 3 Tab., 18 Lit.

Bei Mäusen und Ratten wurden die akuten und chronischen Schädigungen durch Benzylpenicillin verstärkt, wenn sie die Vitamin A-Mangelkost nach der Vorschrift des Amerikanischen Arzneibuches (U. S. P. XIV) erhielten. Nach einem Monat Mangeldiät war nach einmaliger Verabreichung der LD_{50} die Mortalität signifikant erhöht. Unbeeinflußt blieb die Zeit bis zum Tod. Die Ergänzung der Mangeldiät durch Applikation von Vitamin A (oral und i. m.) verminderte nicht die gesteigerte Toxizität. Unwirksam erwies sich auch die Gabe eines Multivitaminpräparates, das die Vitamine A, D, E, C, B_1, B_2, B_6, B_{12}, Nicotinsäureamid und Folsäure enthielt. Die Änderung der Nahrung allein ist ebenfalls nicht entscheidend, wie Untersuchungen bei der Umstellung von normaler auf rachitogene Kost ergaben. Es handelt sich demnach um einen unbekannten Faktor oder mehrere in der Mangeldiät nach U. S. P. XIV, die zur erhöhten Empfindlichkeit gegenüber Benzylpenicillin führten. W. Goldbach. 4760.

IX. INNERE MEDIZIN, NICHT INFEKTIÖSE KRANKHEITEN, INFEKTIONSKRANKHEITEN

Teichmann, Werner; Rostock, Univ., Med. Klin. **Laboratoriumsdiagnostik chronischer Lebererkrankungen.** Z. ärztl. Fortbild. **57** (1963) Nr. 7. S. 387 bis 390.

Vf. geht eingangs auf die Problematik der Diagnostik chron. Lebererkrankungen ein. Unterteilt werden die Laboratoriumsuntersuchungen in 1) Parenchymtests 2) Mesenchymtests und 3) Tests für die exkretorische Leberfunktion. Hinsichtlich ihres Wertes für die Leberdiagnostik überhaupt und für die Differentialdiagnostik der Lebererkrankungen werden einige Verfahren besprochen (Verfahren zur Bestimmung des Gallenfarbstoffhaushaltes; Bestimmung der Serumphosphataseaktivität; Bestimmung der Serum-Glutamat-Oxalacetat-Transaminaseaktivität und Serum-Glutamat-Pyruvat-Transaminaseaktivität; Bestimmung der Leucin-Aminopeptidase-Aktivität; Bromsulphthaleinretentionsprobe; Serumeiweißuntersuchungen [Thymoltrübungstest, Zinksulfattrübungsreaktion]; Bestimmung einzelner Gerinnungsfaktoren). Abschließend werden einige Richtlinien für die praktische Diagnostik gegeben. Die Laboratoriumsbefunde bei Leberzirrhose, bei chron. Hepatitiden, bei der Fettleber und bei konstitutionellen und funktionellen Hyperbilirubinämien werden herausgestellt. Umschriebene Lebererkrankungen, die Lokalisation von Allgemeinerkrankungen in der Leber und Veränderungen der Leber bei extrahepatischen Störungen werden im Rahmen des klinischen Gesamtbildes diagnostiziert. Chr. Garlt. 4910.

Johnston, L. A. Y. und Callow, L. L.; Oonoonba, Townsville, Anima Health Stat., Queensland Dep. of Agric. and Stock; Yeerongpilly, Animal Res. Inst., Queensland Dep. of Agric. and Stock. Intracerebral inoculation and brain biopsy in cattle. **(Zur intracerebralen Injektion und Gehirnbiopsie beim Rind.)** Austral. veterin. J. **39** (1963) Nr. 1. S. 22–24. – 3 Abb., 2 Lit.
Es wird eine einfache Methode zur intracerebralen Injektion und zur Gewinnung von Biopsiematerial aus dem Gehirn beim Rind beschrieben. Unter Verwendung einer besonderen Vorrichtung zur Fixation des Kopfes wurde teilweise unter Allgemeinnarkose, teilweise unter Lokalanästhesie die Schädeldecke frontal 2–3 cm neben der Mittellinie und 2,5–5 cm oberhalb einer Linie durch die lateralen Augenwinkel mit einem hochtourigen Bohrer durchbohrt. Insgesamt wurden 142 Biopsien vorgenommen, dabei 3 Tiere 3mal und 29 Tiere 2mal. Einmal kam es zu einem Todesfall infolge einer intracerebralen Blutung, und in 4 Fällen traten vorübergehende nervöse Störungen auf.
H. Gürtler. 4927.

Feoktistov, A. A. (Feoktistow, A. A.); Moskau, Technol. Inst. für Fleisch- und Milch-Ind. Diagnostičeskaja punkcija pečeni u krupnogo rogatogo skota. **(Diagnostische Leberpunktion beim Rind.)** Veterinarija, Moskva **39** (1963) Nr. 1. S. 52–56. – 4 Abb., 2 Tab.
Von 1954–1959 wurden in einer Reihe von Kolchosen des Kirower Gebietes Leberbiopsien bei 108 Rindern mit verschiedenen Krankheiten durchgeführt. Die 12 cm lange Kanüle wird rechtsseitig im 11. Intercostalraum eingestochen. Die Punktionstechnik wird näher erläutert. Mittels Immersionsmikroskopie wurde das cytomorphologische Bild des Leberpunktates ermittelt und ein Hepatocytogramm angefertigt. Letzteres charakterisiert die Leberzellen und ihr prozentuales Verhältnis im Punktat. Es wird das cytomorphologische Bild der Leber gesunder Rinder und bei folgenden Krankheiten im einzelnen beschrieben: akute parenchymatöse Hepatitis, akute Hypotonie, akute Atonie, chronische Atonie, einfache Dyspepsie, toxische Dyspepsie. Während des Heilungsverlaufes wurden die Punktionen wiederholt und dabei festgestellt, daß mit der klinischen Genesung sich auch die dystrophisch-degenerativen Prozesse wieder rückläufig entwickeln. Dadurch gewinnt diese intravitale Methode neben der diagnostischen auch eine prognostische Bedeutung. R. Rauch. 4927.

Džakson, I. M. (Dshakson, I. M.); Leningrad, Pawlow-Inst. für Physiol. der Akad. der Wiss. der UdSSR. Funkcional'naja proba s bromfenolovym sinim kak test dlja opredelenija sostojanija pečeni. **(Die Funktionsprobe mit Bromphenolblau als Test zur Bestimmung des Leberszustandes.)** Fiziologičeskij žurnal SSSR imeni I. M. Sečenova, Moskva – Leningrad **49** Nr. 1. S. 127–129. – 3 Abb., 9 Lit.
Vf. beschreibt eine Modifikation der bekannten Bromsulphthalein(BSP)-Leberfunktionsprobe, die die Verwendung des in der SU vorhandenen Präparates Bromphenol mit gleichem Erfolg ermöglicht. Bromphenol ist dem BSP in seiner chemischen Zusammensetzung sehr ähnlich (es fehlen 2 Natriumionen). Appliziert wird es in einer 1%igen Lösung i. v. in einer Dosis von

5 mg/kg Kgw. Bromphenol wurde vom Vf. an gesunden, leberkranken und experimentell lebergeschädigten Hunden geprüft. Die Normalwerte der Farbstoffkonzentration im Blute 60 Min. nach der Injektion liegen unter 0,1 mg%. Bei höheren Werten kann auf eine funktionelle Störung der Exkretionsleistung der Leber geschlossen werden. Eine wiederholte Zufuhr von Bromphenol führte zu keinen Komplikationen. H. Mielke. 4938.

Starzi, T. E.; Denver, Univ. of Colorado, Med. School. Studies on hepatic blood flow and the rate of bromsulphalein clearance in dogs with portocaval transposition. **(Studien über die Leberblutung und der Höhe der Bromsulphthalein-Clearance bei Hunden mit Portalvenen-Verlagerung.)** Surgery 52 (1962) Nr. 4. S. 660. 4938.

Jaksztien, K. P. und Lehmann, R. H.; Berlin-Friedrichshain, Poliklin. für Kleine Haustiere. **Beitrag zur Sauerstofftherapie in der Kleintierpraxis.** Mh. Veterinärmed. 18 (1963) Nr. 9. S. 353–357. – 3 Abb., 52 Lit.
Die Sauerstoffsubstitutionstherapie erlangt in der Veterinärmedizin immer größere Bedeutung und vermag in vielen Anoxie-Fällen rasche Hilfe zu bringen. Verabfolgt werden kann Sauerstoff in Form der subcutanen Applikation, der intravenösen bzw. intraarteriellen Zufuhr, der enteralen und intratrachealen Insufflation, der Intubation und der Inhalation. Indiziert ist die subcutane Applikation zur Kompensation von Stenosen der Luftwege und Einengung der Lungen-Resorptionsfläche. Als Dosen werden 300–1300 ml (maximal 3 l) angegeben. Die intraarterielle bzw. intravenöse Verabreichung ist wegen der damit verbundenen Gefahren nur bei Lebensgefahr angezeigt. Auch die intratracheale Insufflation sollte vorwiegend bei lebensbedrohlichen Zuständen Anwendung finden. Für zahlreiche Anoxie-Fälle ist die Sauerstoff- oder Sauerstoff-Kohlendioxyd-Gemisch-Inhalation besonders geeignet. Der Anteil des Kohlendioxyd darf aber 7 Volumenprozent nicht überschreiten. Die enterale Insufflation und die Intubation haben in der Kleintierpraxis bisher keine Bedeutung erlangt. Vff. verwenden seit 2 Jahren das Oxyparat-Sauerstoffgerät Typ I/400 der Fa. Allihn, München, das ursprünglich für die Großtierpraxis entwickelt wurde. Die Sauerstoffdosierung muß individuell erfolgen. Über 5 Min. sollte keine Sauerstoffinhalation dauern, Wiederholungen in kürzeren Zeitabständen sind möglich. Als Indikationen für die Sauerstoffinhalation werden Narkosezwischenfälle, CO-Vergiftungen, Asphyxia neonatorum, Strychninvergiftungen usw. und für die Aërosoltherapie Erkrankungen des Respirationsapparates, besonders der tieferen Atemwege, angegeben.
H. Haase. 4990.

Slanina, L. und Rossow, N.; Kosice, ČSSR, Veterinärmed. Fak., Lehrstuhl für Innere Krankh. der Klauentiere; Leipzig, Karl-Marx-Univ., Med. Tierklin. **Zur Einteilung der Erkrankungen des Vormagen-Labmagen-Komplexes beim Wiederkäuer.** Mh. Veterinärmed. 18 (1963) Nr. 9. S. 323–325. – 12 Lit.
Die Einteilungen der Erkrankungen des Vormagen-Labmagen-Komplexes, wie sie von Götze und Hutyra-Marek-Manninger-Moócy aufgestellt wurden, haben sich in der klinischen Praxis nicht bewährt (Götze) bzw. entsprechen nicht mehr den neueren wissenschaftlichen Erkenntnissen (Hutyra und Mitarbeiter). Die Bezeichnung Indigestion als Sammelbegriff für die Funktionsstörungen der Vormägen wird als unzweckmäßig angesehen, weil sie sehr allgemeiner Natur ist und Vormagen-Labmagenerkrankungen sowohl physiologisch als auch patho-physiologisch nicht zu trennen sind. Es wird empfohlen, den Begriff Indigestion nur allgemein für Verdauungsstörungen zu verwenden. Vff. geben basierend auf anatomischen und funktionellen Veränderungen ein eigenes System der Vormagen-Labmagen-Erkrankungen wieder, sie unterscheiden zwischen primären und sekundären Erkrankungen. Zu den primären Erkrankungen zählen sie Umfangs- und Lageveränderungen, Passagestörungen, Entzündungen, Neubildungen, traumatische Erkrankungen

und Dysfunktionen. Die sekundären Erkrankungen teilen sie in spezifische und unspezifische ein und rechnen sie zu den unspezifischen, auf neuro-vegetativem Wege entstandenen und zu den spezifischen Invasions- und Infektionskrankheiten, die eine besondere Affinität zum Verdauungsapparat haben.
H. Haase. 5065.

Melichar, B. und Hais, K.; Brno. Příspěvek k biochemickému výkladu etiologie tympanitis acuta a zkušenosti se silikonovými odpěňovači. **(Beitrag zur biochemischen Erklärung der Ätiologie der akuten Tympanie und Erfahrungen mit silikonischen Schaummitteln.)** Veterinářství **13** (1963) Nr. 1. S. 13–17. — 2 Abb.
Nach englischen, sowjetischen und amerikanischen Quellen aus der letzten Zeit kann die akute Tympanie bis 50% der nichtinfektiösen Krankheiten bilden. Sie entsteht nach bestimmten Futterarten, besonders nach jungem Klee und Luzerne, und unter bestimmten Umständen, so z. B. bei Futtererhitzung, unter Einwirkung atmosphärischer Einflüsse und bei besonderer Anfälligkeit. Es handelt sich um eine Störung des ganzen Organismus, bei der nach Ausführungen der Nichols- und Gupt-Gruppe das Gleichgewicht zwischen der Futterqualität und der Aktivität des enzymatischen Prozesses im Pansen gestört ist und es zu einer Aufschäumung des Panseninhaltes kommt. Zu Weidebeginn wird bei den Tieren zunächst alkalisch reagierender Speichel ausgeschieden, und sobald der Speichel mit dem Futter in den Pansen gelangt, entsteht eine Reaktion zwischen den Speichelcarbonaten und dem sauren Panseninhalt, wobei sich Kohlendioxyd entwickelt. Die Gase zerstreuen sich im viskosen Panseninhalt, der auch durch die Wirkung verschiedener Bakterien anschwillt; und es kommt zur Aufblähung. Auf Grund dieser Feststellung wird die Wirkung der bisher in Anwendung stehenden Mittel beurteilt, und ein neues Mittel, nämlich der Silikonenschäumer vorgeschlagen, den man präventiv auch zum Spritzen der Weide verwenden kann. Dieses Mittel wurde nach Überprüfung im Gelände zur Ergänzung unserer veterinärmedizinischen Heilmittel vorgeschlagen. ČSSR/ÚVTI. 5065.

Morini, E. G., Gallo, G. G. und Antúnez, J.; La Plata, Fac. Ci. Veterin. Sobre una gastroenteritis del caballo y su probable etiologia parasitaria. **(Über eine Gastroenteritis des Pferdes und ihre wahrscheinliche parasitäre Ätiologie.)** Gac. veterin. [Buenos Aires] **25** (1963) Nr. 150. S. 16–27. 5065.

Breuer, G.; Warendorf/Westf. **Über allergische Lungenemphyseme bei Rind und Pferd.** Tierärztl. Umschau **18** (1963) Nr. 4. S. 182. 187–189.
Auf Moorweiden, die erst nach Drainage und Bodenauffüllung wirtschaftlich nutzbar gemacht werden konnten, beobachtete Vf. das Lungenemphysem sowohl beim gesamten Rinderbesatz als auch bei Einzeltieren. Es kam zum Übergreifen der Erkrankung von Weide zu Weide. Nach Aufstallung und Baludon-Behandlung klangen die klinischen Erscheinungen bei der Mehrzahl der Tiere ab. Auch nach Weidewechsel kam die Krankheit zum Stillstand. Bei den notgeschlachteten Tieren wurden Lungenemphysem- und Herzmuskeldegeneration beobachtet. Auf Grund der gesammelten Erfahrungen erfolgte die Meldung der erkrankten Tiere im 2. Jahre früher. Behandelt wurde auf Vorschlag von Götze mit Calcium-Gluconat, der therapeutische Erfolg trat schneller ein. Von der gleichzeitigen Anwendung eines Antihistaminicums verspricht sich Vf. eine noch promptere Wirkung. Zur Notschlachtung kam in diesem Jahr nur noch 1 Tier, bei dem Vf. nach dem klinischen Bild und dem Schlachtbefund eine Schluckpneumonie nach Laienbehandlung als Schlachtgrund annimmt. Als Ursache der Erkrankungen gibt Vf. den Schachtelhalm an. In trockenen Jahren sollen sich in dessen trockenen Blattspitzen allergieauslösende Reizstoffe bilden bzw. konzentrieren oder sich daran spezielle Schimmelpilze mit Allergenwirkung entwickeln. Als Vorbeugungsmaßnahmen erfolgten Abbrennen der Weidebezirke mit starkem Schachtelhalmbesatz und

Abmähen dieser Flächen. In feuchten Jahren traten die Erkrankungen auch ohne diese Vorbeugungsmaßnahmen nicht mehr auf. Gleiche Erkrankungen stellte Vf. beim Pferd fest. Eine Stute zeigte 2 Jahre hintereinander im 4. Trächtigkeitsmonat plötzlich Atembeschwerden. Nach Verabreichung von 100 cm³ Calcium-Boro-Glukonatlösung war das Krankheitsbild innerhalb von 5 Tagen abgeklungen. Als Ursache wird ein im Futter befindliches Allergen angenommen. Ein zweites Pferd mit hochgradiger Atemnot, das bei der Kartoffelernte größere Mengen Kartoffelkraut – im Frühjahr gegen Krautfäule gespritzt – gefressen hatte, wurde zweimal im Abstand von 24 Std. mit dem gleichen Medikament und 30 cm³ Soventol erfolgreich behandelt. Auch ein drittes Pferd mit gleichem klinischen Befund konnte auf die gleiche Art geheilt werden. Die vierte Stute erkrankte zweimal innerhalb von 17 Tagen. Zur Atembeschwerde kam in dem Falle noch Sistieren der Darmtätigkeit.

H. Haase. 5103.

Zakrzewski, A. und Donigiewicz, K.; Wroclaw, Landwirtsch. Hochschule, Pathol.-Anatom. Inst.; Nowy Sacz, Veterin.-Bezirksamt. **Zur Morphogenese des Blutharnens der Rinder (Haematuria vesicalis bovis chronica).** Mh. Veterinärmed. 18 (1963) Nr. 7. S. 243–247. – 13 Abb., 30 Lit.

Das Stallrot der Rinder wird in Polen im nördlichen Karpatenvorland sporadisch und in Einzelfällen selbst stationär beobachtet. Wie in der Literatur beschrieben, so erkranken die Tiere vom 3. Lebensjahr an. Der Verlauf ist meist chronisch. Arbeitsleistungen und Trächtigkeit verschlimmerten meist das Krankheitsbild. Das Untersuchungsmaterial besteht aus Harnblasen von 16 3–11jährigen Kühen, von denen 3 gefallen sind und die übrigen notgeschlachtet wurden. Makroskopisch lagen in 10 Fällen Blutknoten, in 9 Blutpunkte und in 8 begleitende Verdickungen der Halsgegend oder der ganzen Blasenwand vor. In 3 Fällen waren die subserösen Räume mit verdickt. Blutige Schleimhautinfiltrationen wurden bei 4 und „graue", die Schleimhaut überragende Knötchen bei 5 Organen beobachtet. Bei 2 Blasen nahmen die Auswüchse flächenhafte Ausbreitung an. In 3 Fällen lagen nur Blutpunkte vor und in einem fehlten pathologische Veränderungen. Nach der histologischen Auswertung müssen üppige, perivaskuläre, histiocytäre Infiltrate der Blasenschleimhaut als erste morphologische Veränderungen beurteilt werden. Die Umbildung der Infiltrate in neue Blutkapillaren wird als zweite, der Umbau der Blutknoten in „graue Knoten" und die Verdickung der Schleimhaut, evtl. verbunden mit polypenartigen Auswüchsen der Oberfläche, als 3. Phase angesehen. Die 3. Phase wird als lokale Genesung der Krankheit charakterisiert. Als Komplikationen im Verlaufe der Heilung können u. a. neue zellige Infiltrationsherde und geschwulstige Mutanten (Entstehung von Sarkomen und Karzinomen) auftreten. Auf Grund der histologischen Untersuchungen werden die Blutgefäße der Harnblase als Ausgangspunkt für das sich wiederholende Blutharnen angesehen.

H. Haase. 5145.

Višnjakov, S. I. (Wischnjakow, S. I.); Kursk, Landwirtsch. Inst. Patogenez i terapija rachita u svinej. **(Pathogenese und Therapie der Rachitis des Schweines.)** Veterinarija, Moskva 40 (1963) Nr. 2. S. 51–53. – 1 Tab.

Die Rachitis verursacht im Kursker Gebiet großen ökonomischen Schaden. In einer Reihe von Betrieben zeigt sich die Rachitis als sekundäres Symptom bei der infektiösen Gastroenterocolitis, beim Paratyphus und bei der Dyspesie infolge der durch die Diarrhoe bedingten gestörten Resorption der Calcium- und Phosphorsalze. Die Rachitis wird nach Auffassung des Vf. of zu einseitig von der Seite des Ca- und P-Stoffwechsels her betrachtet. Zur Klärung dieser Frage wurde der Stoffwechsel der wichtigsten Mikroelemente und der Kohlenhydrate unter den Bedingungen einer Eiweiß-Mineralstoff-Hungerdiät (1. Versuchsgruppe) und experimentellen Rachitis (2. Versuchsgruppe) bei 2–3 ½ Monate alten Schweinen untersucht. Die tabellarisch wiedergegebenen Ergebnisse

zeigen, daß in beiden Versuchsgruppen der Gehalt an Natrium im Blut, im Plasma und besonders in den Erythrocyten und der Calciumgehalt im Serum (bei relativ geringen P-Abfall) abnahmen. Bei Eiweiß-Mineralstoff-Hungerdiät war die Calciumabnahme weniger deutlich ausgeprägt als in der Versuchsgruppe mit experimenteller Rachitis. Weiterhin wurden folgende anorganischen und organischen Stoffe bestimmt: Cl, K, Ca, Mg, Reservealkalität im Plasma, Milchsäure im Blut, Blutzucker, anorganischer P im Serum.
H. Rauch. 5220.

Čepurkin, A. V. (Tschepurkin, A. W.); Leningrad, Veterinärmed. Inst., Lehrstuhl für Chemie. Ob acetonovych telach krovi u moločnych korov. **(Über Acetonkörper im Blut bei Milchkühen.)** Sbornik naučnych trudov studentov Estonskoj sel'skochozjajstvennoj akademii, Tartu **2** (1961) S. 29–34. – 1 Tab. Orig.: russ., Ausz.: estn.
Ziel der vorliegenden Arbeit bestand darin, unter verschiedenen Bedingungen, wie Alter, Laktationsstadien und Trächtigkeit, bei Milchkühen den Ketonkörpergehalt im Blut zu untersuchen. Es wurden hierbei Tiere aus drei verschiedenen Wirtschaften im Bezirk Leningrad zur Untersuchung genommen. Bei 3- bis 5jährigen Kühen ist der Acetonkörpergehalt im Blut relativ niedrig und liegt zwischen 10 und 50 mg%, wobei ein nur geringer Prozentsatz höhere Werte aufweist. Im Alter von 5–7 Jahren verschiebt sich das Verhältnis zugunsten des höheren Acetonkörpergehaltes im Blut, so daß von einem Anstieg gesprochen werden kann. Alle untersuchten Tiere waren ungefähr gleichgewichtig und befanden sich in der gleichen Laktationsperiode. Bei Tieren mit geringer Milchproduktion war im Vergleich zu den hochproduktiven Tieren der Acetonkörpergehalt vermindert. Während der ersten Trächtigkeitsmonate fand sich in der Regel ein niedriger Acetonkörpergehalt, der erst in den letzten zwei Monaten einen Anstieg zeigte. Das Körpergewicht bleibt ebenfalls nicht ohne Einfluß auf den Acetonkörpergehalt: bei größeren Tieren liegt er höher als bei kleineren. Während der Laktationsperiode findet sich ein phasenhafter Verlauf; in den ersten zwei Laktationsmonaten sind die Acetonkörper erhöht, fallen dann ab, um gegen Ende der Laktation wieder anzusteigen.
H. John. 5230.

Procos, J.; Onderstepoort, Veterin. Res. Inst. Ovine ketosis. III. The effect of starvation on the blood sugar and ketone body levels of wethers. **(Ketose beim Schaf. 3. Mitt. Der Einfluß des Hungerzustandes auf den Blutzucker- und Ketonkörperspiegel bei Hammeln.)** Onderstepoort J. veterin. Res. **29** (1962) Nr. 2. S. 259–267. – 1 Abb., 3 Tab., 18 Lit. 2. Mitt. vgl. LZ. Abt. IV **8** (1963) Nr. 1. S. 100.
Es wurde geprüft, welchen Einfluß der Hungerzustand auf den Blutzucker- und Ketonkörperspiegel bei nichtträchtigen Schafen ausübt. Die Versuchsdauer betrug 72 Tage. Die auf Diät (Luzerneheu bzw. Luzerne-Grünfutter und Rinderfutter) umgestellte Vorfasten- und Nachfastenperiode dauerte 33 bzw. 31 Tage. Der eigentliche Hungerzustand erstreckte sich auf 8 Tage. Dem Versuch dienten 6 in guter Kondition befindliche erwachsene Merino-Hammel. Die stets morgens vor dem Füttern aus der V. jugularis entnommenen Blutproben wurden quantitativ auf Ketonkörper (Aceton, Acetessigsäure, β-Oxybuttersäure) und Blutzucker nach Lehmann und Silk (1952), modifiziert nach Folin und Wu (1920), untersucht. Es wurde festgestellt, daß der Hungerzustand bei Hammeln zu einer leichten Hypoglykämie mit einem durchschnittlichen Blutzuckergehalt von 25 mg% führt und eine geringgradige Ketonämie von 4,9 mg% hervorruft. Während Aceton und Acetessigsäure während des Hungerns ansteigen, nimmt der Gehalt an β-Oxybuttersäure zunächst zu, fällt jedoch später ab. Klinische Symptome wurden nicht beobachtet. Eine Ausnahme bildete I Tier, bei dem der Ketonkörperspiegel 14 mg% erreichte. Der Grund für dieses Ansteigen ist nicht sicher erklärbar, zumal das Gewicht

und die Blutzuckerwerte mit denen der anderen Versuchstiere übereinstimmten. Wahrscheinlich stellte der Futterentzug für dieses Tier einen größeren Stress dar. Es wird angenommen, daß der Hungerzustand von 8 Tagen nicht ausreicht, um bei nichtträchtigen, nichtlaktierenden Tieren eine echte hypoglykämische Ketose hervorzurufen. R. Jungmann. 5230.

Tabel, Hinrich; Berlin-Dahlem, Univ., Klin. für Tiergeburtshilfe und Klauentierkrankh.; Bad Tölz, Med.-Meteorol. Beratungsstelle. **Über den Einfluß des Wetters auf das Auftreten der Weidetetanie bei Rindern.** Diss. Berlin-Dahlem **1963** 36 S. — 15 Abb., 6 Tab., 27 Lit.

Im Rahmen der Untersuchung der Frage, ob die Weidetetanie durch Wetterstörungen ausgelöst werden kann, hat Vf. alle 1952–1961 in einem schleswig-holsteinischen Praxisgebiet aufgetretenen 701 Fälle von Weidetetanie analysiert. Dabei zeigte es sich, daß die Weidetetanie in den kalten Formen der Wetterphasen, also mehr an kalten Tagen auftritt. Sie tritt vermehrt an Tagen auf, an denen eine durch aktive Kaltluft verzögerte Wetterberuhigung herrscht. Gleichzeitig läßt sich jedoch auch eine Beziehung zum Abgleiten nachweisen, d.h. die Weidetetanie tritt überzufällig gehäuft auch an übersteigert schönen Tagen, denen bald ein Witterungsumschlag folgt, auf. Diese Wirkung der biotropen Wetterphasen läßt sich nur als direkter Einfluß auf den Organismus erklären. Ein indirekter Einfluß über eine Änderung der gehaltlichen Zusammensetzung des Grases erscheint nicht als sicher.

E. Wiesner. 5232.

Herd, R. P. und Peebles, R. M.; Benalla, Dep. of Agric. Hypomagnesaemia and grass tetany in sheep. **(Hypomagnesämie und Grastetanie bei Schafen.)** Austral. veterin. J. **38** (1962) Nr. 9. S. 455–456. — 3 Lit.

Es wird über 5 Ausbrüche von Grastetanie bei laktierenden Mutterschafen in Victoria berichtet. Der Tod erfolgte gewöhnlich sehr schnell. Die Anfälle wurden oft durch Aufregung ausgelöst. Bei der Sektion fanden sich keine Veränderungen von diagnostischer Bedeutung. Die Behandlungserfolge waren sehr unterschiedlich. Da Todesfälle nur in der Periode der höchsten Milchproduktion kurz nach dem Lammen auftraten, wird angenommen, daß die Verabreichung von Magnesium in dieser kritischen Zeit das Auftreten der Krankheit verhüten kann. Es liegen jedoch bisher darüber in Australien noch keine Erfahrungen vor. W. Wittig. 5232.

Stellmacher, W.; Berlin, Staatl. Veterinärmed. Prüfungsinst. **Sanierungsversuch in einem Rinderbestande mit S. dublin.** Mh. Veterinärmed. **18** (1963) Nr. 8. S. 296–302. — 4 Tab.

In einer Rinderherde von 500, später 1000 Tieren werden erhöhte Kälberverluste, verursacht durch *Salmonella dublin*, beobachtet. Trotz erheblicher anderer Schwierigkeiten (Kälber aus anderen Betriebsteilen, Mastkälber aus anderen Beständen, Weidegang, überschwemmte Weiden und Zukauf von Tbc-freien Rindern) wird versucht, die Herde zu sanieren. Die Kotproben werden in einem modifizierten Medium nach Preuß angereichert, das 2mal überpipettiert wird. Die meisten positiven Befunde werden durch die 2. Anreicherung erzielt. Der Nachweis von Kotantikörpern und von Salmonellen im Blutkuchen sowie die serologische Blutuntersuchung bringen keinen nennenswerten Erfolg. Die Untersuchung von Harnblasen bzw. Harnproben verläuft negativ. 1959 werden mit Hilfe der Kotuntersuchung 21 Ausscheider, 1961 7 Ausscheider von *S. dublin* ermittelt. Für die Sanierung eines Rinderbestandes werden folgende Vorschläge gemacht: 1) zweimalige Überprüfung des Gesamtbestandes, 2) gründliche Überprüfung der Mütter positiver Kälber, 3) 2malige Kotuntersuchung zugekaufter Kälber und Rinder sowie neugeborener Tiere, 4) Absonderung von Ausscheidern, 5) Untersuchung der beiden Nachbarkühe von Ausscheidern, wenn die Rinder angekettet sind, 6) Schlachtung 3mal positiver Tiere, 7) 5malige Kotuntersuchung von Zufallsausscheidern und später weitere Kontrolle bei besonderer Belastung, 8) Sanierungsversuch bei besonders wertvollen Ausscheidern durch Vaccination und Dislokation, 9) exakte Säuberung und Desinfektion der Ställe, 10) räumliche Trennung der Kälbermast, 11) bakteriologische Untersuchung von Wasser- und gegebenenfalls von Futterproben, 12) zweimalige Kotuntersuchung angekaufter Rinder in jedem Bestand. E. Tempel. 5360.

Tomov, C. (Tomow, Z.) Prinos kŭm razprostranenieto i sezonnostta na anaerobnite infekcii po ovcete u nas. **(Beitrag zur jahreszeitlichen Verbreitung der anaëroben Infektionen beim Schaf in Bulgarien.)** Izvestija na Centralnija veterinaren institut za zarazni i parazitni bolesti, Sofija **6** (1962) S. 65–72. – 3 Abb., 2 Tab., 15 Lit. Zus. in Russ., Engl.
Im Laufe von 8 Jahren und 7 Mon. wurden 3722 verendete Schafe (über 6 Mon. alt) oder Material aus diesen bakteriologisch untersucht. Die Todesursache war zurückzuführen in 1510 Fällen (41%) auf eine der drei am häufigsten auftretenden anaëroben Infektionen: infektiöse, nekrotisierende Hepatitis (20%), D-Enterotoxaemie (14%) und C-Enterotoxaemie (7%), ferner auf das bösartige Ödem und polyanaërobe Infektionen (2%) und in 815 Fällen auf andere infektiöse Erkrankungen (22%). In 1336 Fällen war die Untersuchung auf infektiöse oder organische Erkrankungen negativ; Häufig blieb dabei die Todesursache wegen des im Laboratorium eingetroffenen ungeeigneten, unvollständigen, verfaulten Materials oder aus anderen Gründen ungeklärt. Das Verhältnis der diagnostizierten anaëroben Infektionen war: 49 (infektiöse nekrotische Hepatitis); 34 (D-Enterotoxämie); 17 (C-Enterotoxämie) oder annähernd 3:2:1. Die infektiöse nekrotische Hepatitis tritt zu allen Jahreszeiten auf, am häufigsten Sept. und Okt., die D-Enterotoxämie am meisten in der zweiten und die C-Enterotoxämie in der ersten Jahreshälfte. Es gab jedoch keinen einzigen Monat, in dem eine der beiden Enterotoxämien nicht festgestellt worden wäre. Z. Tomow. 5416.

Nedjalkov, S. und Stojanov, I. (Nedjalkow, S. und Stojanow, I.) Vŭrchu patogenezata na enterotoksemijata po ovcete. I. Vlijanie na tenzionnoto drazнene na tŭrbucha vŭrchu razvitieto na njakoi grupi črevni bakterii. **(Über die Pathogenese der Enterotoxämie bei Schafen. 1. Mitt. Einfluß des Tensionsreizes des Pansens auf die Entwicklung einiger Darmbakteriengruppen.)** Izvestija na Instituta po sravnitelna patologija na domašnite životni. Bŭlgarska akademija na naukite, Sofija **9** (1962) S. 61–71. – 2 Tab., 23 Lit. Zus. in Russ., Engl.
Bei 7 Fistelschafen wurde der Einfluß des mechanischen (Tensions-)Reizes des Pansens auf die normale Darmflora geprüft. Die Reizung des Pansens wurde durch Aufblasen eines durch die Pansenfistel eingeführten großen, dünnwandigen Ballons bewirkt. Der Druck wurde entsprechend durch Quecksilber-Manometer gemessen und im Mittel auf einer 35 mm Hg-Säulenhöhe innerhalb von 2–6 Std. unterhalten. Im Ergebnis der durchgeführten 20 Versuche wurden die Veränderungen in der Mikroflora von Labmagen, Duodenum u. Ileum festgestellt. Die Zahl der sulfitreduzierenden anaëroben Mikroorganismen wurde durch Tiefimpfung in Sulfitagar nach Wilson-Blair-Mand, die der coliaërogenen Bakterien auf Klimmer-Agar mit Tripaflavin 1:20000 und die Zahl der Milchsäurebakterien durch Tiefimpfung in Agar auf Kohlsaft und Kreide bestimmt. Man fand, daß der Tensionsreiz des Pansens eine bedeutende qualitative und quantitative Verlagerung in der Mikroflora von Duodenum und Ileum verursachte. In allen Fällen wurde im Duodenum eine bedeutende Zunahme (10-, 30-, 50- bis 500mal) der Anzahl der sulfitreduzierenden anaëroben Mikroorganismen festgestellt. Auch die Zahl der coliaërogenen Bakterien stieg von 5–10 auf 1000 an. Bei länger anhaltendem Druck (und Unterdrückung der Dünndarmperistaltik) lag die Zahl der anaëroben Mikroorganismen und der coliaërogenen Bakterien insgesamt gesehen höher. In der gleichen Zeit wurde in der Milchsäurebakteriengruppe bei manchen der

Versuche die Tendenz einer Abnahme, bei anderen eine solche zur Unterhaltung derselben Höhe oder einer schwachen Zunahme beobachtet. Der regelmäßigen und erheblichen Zunahme der Zahl der ersten zwei Gruppen von Mikroorganismen im Duodenum folgte in der Tat immer eine verhältnismäßige Abnahme der Milchsäurebakterien. Beim Tensionsreiz des Pansens wurde im Ileum im allgemeinen dieselbe Tendenz zur Erhöhung der Zahl der Mikroorganismen der ersten und zweiten Gruppe und relative Abnahme der Bakterien der dritten Gruppe beobachtet. Z. Tomow. 5416.

Todorov, T. und Trifonov, S. (Todorow, T. und Trifonow, S.) Vŭrchu patogenezata na enterotoksemijata po ovcete. II. Proučvanija vŭrchu rezorbcijata na toksina na Cl. perfringens tip D prez červoto. **(Über die Pathogenese der Enterotoxämie bei Schafen. 2. Mitt. Studien über die Darmresorption des Toxins von Cl. perfringens Typ D.)** Izvestija na Instituta po sravnitelna patologija na domašnite životni. Bŭlgarska akademija na naukite, Sofija **9** (1962) S. 73–85. – 3 Tab., 11 Lit. Zus. in Russ., Engl. 1. Mitt. vgl. vorst. Ref.
ZwecksUntersuchung derToxinresorption durch das Darmlumen wurden 13 Kaninchen (von denen 7 vorbereitet waren und Fistelkanülen am Jejunum hatten) und 2 Zicklein laparatomiert. Bei unmittelbar vor dem Versuch laparatomierten Tieren wurde das Toxin eingeführt: a) in den abgebundenen Abschnitt des Jejunums, während von der Zeit, in der der Tod eintritt, auf die Resorption geschlossen wird; b) in einen gleichen Abschnitt mit isoliertem Kreislauf des venösen Blutes und portionsweisem Sammeln des ausfließenden Blutes, dessen Toxingehalt an Mäusen gemessen wird; c) im längeren (25 cm) proximal und distal geöffneten Jejunumabschnitt (das ausfließende Toxin wurde durch frisches ersetzt und die Blutproben aus der isolierten Vene gesammelt und titriert) und d) in das intakte Jejunum der laparatomierten und sofort zugenähten Kaninchen. Bei den Fisteltieren wurde das Toxin einmalig, auf einmal oder langsam innerhalb von 2 Stunden durch die Kanüle eingeführt. Die Versuche haben ergeben, daß die Toxinresorption durch das Darmlumen bereits mit den ersten Minuten seines Eintritts dort selbst beginnt. Um eine verhältnismäßig stetige Toxinresorption zu ermöglichen, ist es notwendig, einen unveränderten Toxinspiegel im Darmlumen zu unterhalten. Zur Ermöglichung der Resorption ist die Toxinkonzentration in bezug auf die resorbierende Fläche von großer Bedeutung. Zumindest in den ersten 30–45 Minuten nach dem Eintritt des Toxins in den Darm ist seine Resorption mit keiner entzündlichen oder nekrotisierenden Einwirkung auf die Darmschleimhaut verbunden. Das Toxin verursacht das Einsetzen einer starken Peristaltik, die imstande ist, das Toxin im Darm zu verdünnen und es daraus zu entfernen, womit sie seine Resorption verhindert. Z. Tomow. 5416.

Sotirov, N. (Sotirow, N.) Vŭrchu patogenezata i enterotoksemijata po ovcete. III. Vlijanie na toksina na Cl. perfringens tip D vŭrchu funkcijata na bŭreka na ovcata. **(Über Pathogenese und Enterotoxämie bei Schafen. 3. Mitt. Einfluß der Toxine von Cl. perfringens Typ D auf die Nierenfunktion des Schafes.)** Izvestija na Instituta po sravnitelna patologija na domašnite životni. Bŭlgarska akademija na naukite, Sofija **9** (1962) S. 87–99. – 5 Abb., 2 Tab., 22 Lit. Zus. in Russ., Engl. 2. Mitt. vgl. vorst. Ref.
Es wurden Untersuchungen über die durch Toxineinwirkung verursachten Veränderungen in der Nierenfunktion beim Schaf durchgeführt. Dabei wurden zwei Gruppen zu je 7 Schafen intravenös mit Cl. perfr.-Toxin geimpft. Den Tieren der zweiten Gruppe wurde vor der Toxinimpfung ein Liter Wasser in den Pansen eingeführt. Die verabreichte Toxinmenge bewegte sich von 10 bis 50 letalen Mäuseeinheiten (ME) je kg Kgw. Bei 80% der mit je 20 ME kg/Kgw. behandelten Schafe erfolgte exitus letalis. Die Nierenfiltration und die Reabsorption wurden nach der Methode der endogenen Kreatinin-Clearance (Papper, Mandel u. Mayer), die Urinereaktion mit pH-Meter vor und

nach der Toxinimpfung bestimmt. Die Diurese bei den gesunden Schafen beträgt im Mittel 1,73 ml/min, die Nierenfiltration 2,01 ml/min je kg Kgw., dagegen werden 97% des Urins in den Nierenkanälchen reabsorbiert. Die klinischen Symptome bei den Versuchsschafen waren ähnlich wie bei der spontanen Enterotoxämie. Nach der Toxininjektion tritt infolge Abnahme der Filtration in den Glomerula und der schwachen Steigerung der Reabsorption in den Tubuli eine starke Herabsetzung der Diurese ein. Der Urin der kranken Tiere wird sauer; es treten Zucker, Erythrocyten und Nierenepithelzellen auf. Diese Veränderungen in der Nierenfunktion gehen dem Auftreten der klinischen Symptome der Erkrankung voraus und hängen wahrscheinlich mit der Pathogenese der Krankheit zusammen. Z. Tomow. 5416.

Sotirov, N. (Sotirow, N.) Vŭrchu patogenezata na enterotoksemijata po ovcete. IV. Promeni v arterialnoto krŭvno naljagane i dišaneto na zajci pod vlijanieto na toksina na Cl. perfringens tip D. **(Über die Pathogenese der Enterotoxämie bei Schafen. 4. Mitt. Veränderungen im arteriellen Blutdruck und in der Atmung der Kaninchen unter der Toxineinwirkung von Cl. perfringens Typ D.)** Izvestija na Instituta po sravnitelna patologija na domašnite životni. Bŭlgarska akademija na naukite, Sofija **9** (1962) S. 101–112. – 6 Abb., 9 Lit. Zus. in Russ., Engl. 3. Mitt. vgl. vorst. Ref.
Die Versuche wurden an 18 mit Toxin i.v. geimpften Kaninchen (je 20 letale ME auf 1 kg Kgw.) angestellt. Der Blutdruck wurde an der Kopfschlagader unter Verwendung von Heparin und die Atmung mittels Mareewschen Kapsel sowie einer an die Vorderbrust gelegten Gummimanschette gemessen. Das Toxin verursacht eine schroffe Erhöhung des arteriellen Blutdruckes und den Tod der Tiere innerhalb von 10 bis 28 Minuten. Unter der Toxineinwirkung werden die Atembewegungen der Kaninchen verlangsamt, oberflächlich und ungleichmäßig; Diese Veränderungen setzen vor der Blutdruckerhöhung ein. Bei einem Drittel der Kaninchen entwickeln sich Lungenödeme.
Z. Tomow. 5416.

Fechner, J. und Meyer, W.; Berlin, Staatl. Veterinärmed. Prüfungsinst. **Zur Serologie und Epizootologie der Pferdebrucellose.** Mh. Veterinärmed. **18** (1963) Nr. 7. S. 262–267.; Nr. 8. S. 308–314. – 5 Tab., 83 Lit.
Es wurden insgesamt 16 Versuchspferde (3× künstliche Infektion, 5× natürliche Infektion und 8 Kontrolltiere), 200 Pferde aus ländlichen Betrieben mit brucellosefreien und bruceloseverseuchten Rinderbeständen, 1000 für den Export vorgesehene Schlachtpferde sowie 59 Serum- und Schlachtpferde mit Hilfe der Langsamagglutination (LA), Komplementbindungsreaktion (KBR) und zum großen Teil mit der Kolloid-KBR auf Brucellose untersucht. Zur Unterstützung der serologischen Befunde wurden bakteriologische Untersuchungen durchgeführt. Auf Grund der mehrjährigen umfangreichen Untersuchungen ergab sich folgender Beurteilungsschlüssel für die serologische Diagnose der Pferdebrucellose: positiv: LA-Titer 1:80 ++ und höher; zweifelhaft: 1:40 ++++ bis 1:80 +; negativ: 1:40 +++ und weniger. Eine positive KBR führt zur Endbeurteilung positiv, unabhängig vom Ergebnis der LA. Von den 1259 mit Hilfe der LA und KBR untersuchten Pferden reagierten 26 (2,0%) positiv, 34 (2,7%) zweifelhaft und 1199 (95,2%) negativ. Für den Verlauf des LA-Titers bei Pferden nach erfolgter Aufnahme von Brucellen ergeben sich folgende Möglichkeiten: Ausbildung von Bang-Agglutininen bei jahrelang gleichbleibenden positiven Titerwerten ohne chirurgische Erkrankung (latente Infektion) bzw. mit chirurgischer Erkrankung; Ausbildung von Bang-Agglutininen für einige Monate; wechselnder Agglutinin-Titer; schwache oder keine Ausbildung von Bang-Agglutininen. Während die Brucellenausscheidung durch den Harn temporär und geringgradig erfolgt, können mit den Geburtsabgängen größere Mengen Brucellen ausgeschieden werden. Es wird für erforderlich gehalten, alle Stuten in rinderhaltenden Pferdezucht-

betrieben serologisch auf Brucellose untersuchen zu lassen. Serologisch positive Stuten müßten entweder von der Zucht ausgeschlossen oder nach besonderer Kennzeichnung ausschließlich in rinderfreien Zuchtbetrieben verwendet werden. Das mitunter gehäuft auftretende Verfohlen der Stuten ist im Gegensatz zum Rind kaum auf eine Brucellose-Infektion zurückzuführen.

E. Kunter. 5490.

Dimitrov, N. (Dimitrow, N.) Brucelozata po švinete i borbata sreštu neja v Bŭlgarija. **(Die Schweinebrucellose und ihre Bekämpfung in Bulgarien.)** Izvestija na Centralnija veterinaren institut za zarazni i parazitni bolesti, Sofija **6** (1962) S. 213–232. – 1 Abb., 3 Tab., 43 Lit. Zus. in Russ., Engl.
Die Schweinebrucellose wurde nach Bulgarien im Jahre 1939 durch aus dem Auslande eingeführte Zuchtsauen und -eber eingeschleppt. Im Laufe von 15 Jahren wurden 990 Ortschaften als verseucht registriert, 2244579 Schweineblutproben serologisch untersucht, wobei 74166 (3,3%) Schweine auf Brucellose positiv reagierten. Die bedeutungsvollste Verbreitung der Krankheit wurde in Ost-Bulgarien, und zwar ausschließlich unter dem Ostbalkanischen Schwarzschwein festgestellt, das in freier Weideaufzucht gehalten wird. Hier können keine für die schnelle Krankheitstilgung geeigneten tierärztlichen Maßnahmen durchgeführt werden.

Z. Tomow. 5490.

Genev, Ch. (Genew, Ch.) Njakoi danni otnosno klinikata pri červenkata. **(Einige Angaben über die Klinik beim Rotlauf.)** Izvestija na Centralnija veterinaren institut za zarazni i parazitni bolesti, Sofija **6** (1962) S. 129–136. – 1 Tab., 11 Lit. Zus. in Russ., Engl.
Zur Beobachtung der Incubationszeit, der Fieberreaktion und des Krankheitsverlaufs bei versuchsweise infizierten und an Rotlauf verendeten Schweinen wurden 18 gesunde, 4½ und 6 Monate alte Ferkel aus Wirtschaften benutzt, wo keine Rotlaufschutzimpfung vorgenommen worden war. An 15 dieser Ferkel wurden Organe (0,5–50 g), vorwiegend Milz, von an Rotlauf verendeten Schweinen verfüttert; die restlichen drei wurden zwecks Kontaktinfektion bei kranken Ferkeln belassen. Man stellte fest, daß bei 11 Ferkeln die Incubationsperiode nur innerhalb von 24 Stunden verlief, bei 11 anderen die Temperaturreaktion dem Auftreten der klinischen Zeichen um 1–3 Tage vorausging. Bei drei angesteckten und an Rotlauf verendeten Ferkeln verlief die Krankheit ohne hohes Fieber, bei anderen zwei auch ohne klinische Zeichen.

Z. Tomow. 5535.

Kulesko, I. I. und Šikov, A. T. (Kulesko, I. I. und Schikow, A. T.); Charkow, Ukrain. Forsch.-Inst. für Exp. Veterinärmed. Peroral'naja immunizacija porosjat protiv čumy i roži. **(Zur peroralen Immunisierung von Ferkeln gegen Schweinepest und Rotlauf.)** Visnyk sil's'kogospodars'koï nauky, Kyïv **4** (1961) Nr. 11. S. 105–107. – Orig.: ukrain., Ausz.: russ.
Die Vff. führten Immunisierungsversuche an Ferkeln mit lapinisiertem Schweinepestvirus, kombiniert mit der Applikation von Rotlauf-und Paratyphusbakterien-Substraten, durch. Sie stellten dabei fest, daß sowohl die antigene Wirkung des lapinisierten Virus als auch diejenige der Bakterienvaccine gesteigert wurde und eine stabile Immunität gegenüber der Virus- und der jeweiligen bakteriellen Infektion resultierte. Die kombinierte Applikation zweier Vaccinen mit dem Futter oder über Aërosole gibt nach Ansicht der Vff. die Möglichkeit, Gruppenimmunisierungen von Tieren zu entwickeln.

K.-H. Pehl. 5540.

Semenova, L. P. und Černucha, Ju. G. (Semjonowa, L. P. und Tschernucha, Ju. G.); Moskau, Gamaleja-Inst. für Epidemiol. und Mikrobiol. der Akad. der Med. Wiss. der UdSSR. Ėksperimental'noe izučenie vospriimčivosti melkich mlekopitajuščich k različnym serologičeskim tipam leptospir. Soobščenie I. Vospriimčivost' belych myšej k leptospiram grippotyphosa i muris. **(Experi-**

mentelle Untersuchungen zur Empfänglichkeit kleiner Säugetiere für verschiedene serologische Leptospirentypen. 1. Mitt. Empfänglichkeit weißer Mäuse für Leptospira grippotyphosa und L. muris.) Žurnal mikrobiologii, ėpidemiologii i immunobiologii, Moskva **33** (1962) Nr. 6. S. 94–95.
Zwecks Ausarbeitung einer Methodik zum Studium der experimentellen Leptospirose bei wildlebenden Nagern wurden 150 weiße Mäuse der Linie Balb mit *L. grippotyphosa* und *L. muris* infiziert. Die Versuche variierten sowohl in der Infektionsdosis als auch in der Beobachtungszeit (maximal 233 Tage). 5 Tage p.i. und weiterhin alle 4–6 Tage wurde der Harn im Dunkelfeld mikroskopiert. Bei den mit *L. muris* infizierten Tieren wurden sechsmal mehr Leptospiren nachgewiesen als bei den mit *L. grippotyphosa* inoculierten; in gleicher Weise verhält sich auch die qualitative Eigenschaft der nachgewiesenen Erreger. Die Infektionsdosis von *L. muris* war um das Zehnfache geringer als bei *L. grippotyphosa*. Die Untersuchungen sprechen für eine ausgeprägtere Adaptation von *L. muris* an den Mäuseorganismus und erklären die intensive Verbreitung und Zirkulation von *L. muris* unter den Hausmäusen in Leptospirosereservoiren bei gleichzeitigem Auftreten dieses oder jenes Leptospirentyps. Bei 55 Tieren, die von ausscheidenden Muttertieren stammten, konnten weder in den Organen noch im Blut Leptospiren bzw. Antikörper festgestellt werden. W. Bathke. 5702.

Stoenner, Herbert G., Hadlow, W. J. und Ward, J. K.; Hamilton, Mont., U. S. Dep. of Health, Education, and Welfare, Public Health Serv., Nat. Inst. of Health; Nat. Inst. of Allergy and Infectious Diseases, Rocky Mountain Lab. Neurologic manifestations of leptospirosis in a dairy cow. **(Neurologische Feststellungen bei Leptospirose einer Milchkuh.)** J. Amer. veterin. med. Assoc. **142** (1963) Nr. 5. S. 491–493. — 1 Tab.
Bei einer 8jährigen trächtigen Jersey-Kuh, die mit erheblicher Hämoglobinurie und blutig verfärbter Milch eingeliefert wurde, waren Heilungsversuche mit Penicillin, Dihydrostreptomycin, Terramycin und Bluttransfusionen erfolglos. Nach der Notschlachtung wurde neben vielen kleinen Blutungen eine schwere Leber-Gallenblasenentzündung festgestellt. Das Zentralnervensystem war nicht verändert. Blutproben reagierten positiv auf *Leptospira pomona*-Antigen. Durch Verimpfungen von Blut und Cerebrospinalflüssigkeit auf Hamster konnten die Erreger übertragen werden. M. Dietrich. 5710.

But'janov, D. D. (Butjanow, D. D.) Lečenie i mery bor'by s leptospirozom svinej. **(Therapie und Bekämpfung der Leptospirose der Schweine.)** Veterinarija, Moskva **40** (1963) Nr. 5. S. 27–28.
Nachdem in den Jahren 1959–1962 in sechs Kälberbeständen die Leptospirose aufgetreten war, folgten 1962 in acht Schweinebeständen Seuchenausbrüche, wobei sich letztere in unmittelbarer Nähe der infizierten Kälber befanden. Klinisch standen Aborte, Totgeburten und die Austragung lebensschwacher Tiere im Vordergrund; vereinzelt erkrankten auch Absatzferkel (Futterverweigerung, Abgeschlagenheit, kurzer Fieberanstieg auf 41–41,5 °C, Durchfall, rasche Abmagerung). Die Obduktion ergab neben Blutungen auf Serosen und Schleimhäuten vermehrte Flüssigkeit in Brust- und Bauchhöhle sowie Gelbfärbung der Organe. Erkrankte Tiere wurden mit Streptomycin und Penicillin sowie mit Hyperimmunserum behandelt. Nach 10–12 Tagen wurde das Serum nochmals gegeben. Alle erwachsenen Tiere und Ferkel ab 1 Monat erhielten die 1. und 2. Dosis der Vaccine mit 7tägigem Intervall.
W. Bathke. 5720.

Degtjarev, V. I. (Degtjarew, W. I.) Rol' chrjakov v rasprostranenii leptospiroza. **(Die Bedeutung der Eber bei der Verbreitung der Leptospirose.)** Veterinarija, Moskva **40** (1963) Nr. 5. S. 25–26.
Vf. zieht aus Literaturangaben und eigenen Untersuchungen die Schlußfolgerung, daß stehende Gewässer bei der Leptospirose der Schweine keinesfalls

als primärer Ansteckungsherd angesehen werden können, obwohl sie zur weiteren Ausbreitung beitragen. In 16 Wirtschaften gelang Vf. der Nachweis mittels serologischer, bakteriologischer und histologischer Untersuchungen, daß diese Infektion mit zugekauften Zuchtebern aus Gebieten, in denen keine Leptospiroseuntersuchungen durchgeführt wurden, eingeschleppt worden war. Die Infektion erfolgte nicht nur über infizierte Einstreu und Ausläufe, sondern auch beim Deckakt. Bei experimentell infizierten Ebern waren nach 120 Tagen im Hoden zahlreiche Erreger nachweisbar. W. Bathke. 5720.

Stojanov, V. (Stojanow, W.) Prinos kŭm epizootologijata, klinikata i ėtiologijata na edemnata bolest po prasetata. **(Beitrag zur Epizootiologie, Klinik und Ätiologie der Ödemkrankheit der Ferkel.)** Izvestija na Centralnija veterinaren institut za zarazni i parazitni bolesti, Sofija **6** (1962) S. 121–128. — 5 Abb., 21 Lit. Zus. in Russ., Engl.

Man fand, daß gesunde, aus verseuchten Farmen stammende Ferkel die Krankheit in seuchenfreie Farmen übertragen können. In solchem Falle wurden aus den frischerkrankten Ferkeln β-hämolytische *E. coli*-Stämme isoliert, die gleichen Antigenbau zeigten wie der Bakterienträgerstamm, der aus dem in die Farm eingeführten Ferkel isoliert worden war. Untersucht und beschrieben wurden die subklinische Form (Prodromalstadium) der Ödemkrankheit, die mit Erhöhung der Körpertemperatur, Vermehrung der β-hämolytischen *E. coli* in Dünndarm und Mesenteriallymphknoten, seltener in Dickdarm und Magen (sowie als Ausnahme bei 2–3% der Tiere auch im Blutstrom) verläuft. Bei der Beschreibung des klinischen Krankheitsbildes werden drei Formen unterschieden: 1) die perakute verursacht den plötzlichen Tod, ohne daß die Ferkel etwaige Krankheitszeichen zeigten, 2) die akute, die 2–24 Stunden währt, und 3) die chronische, die 5–6 Tage dauert. Bei diesen Untersuchungen wurden aus den Lungen verendeter oder kranker Ferkel (21 Stück) über 7 Tage alte Hühnerembryonen sieben Viren isoliert. Versuche zur experimentellen Erzeugung der Ödemkrankheit mit diesen Viren blieben erfolglos. Z. Tomow. 5766.

Underdahl, Norman R., Stair, E. L. und Young, George A.; Lincoln, Univ. of Nebraska, Dep. of Veterin. Sci. Transmission and characterization of edema disease of swine. **(Übertragung und Charakterisierung der Ödemkrankheit der Schweine.)** J. Amer. veterin. med. Assoc. **142** (1963) Nr. 1. S. 27–30. — 1 Tab., 7 Lit.

Von Schweinen war ein übertragbares Agens isoliert worden, das für Ödemkrankheit charakteristische Symptome und Veränderungen hervorruft (Underdahl, N. R., Blore, I. C., und Young, G. A. vgl. J. Amer. veterin. med. Assoc. **135** [1959] S. 615.); über weitere Untersuchungen an diesem Agens wird berichtet. Bei intranasal-oraler Verabreichung an 119 ohne Colostrum aufgezogene Saugferkel im Alter von 1–4 Wochen betrug die Mortalität 97%; bei Schweinen von 9–12 Mon. betrug die Mortalität 18%. Ältere Sauen erkrankten, ohne zu verenden. Die Schweine, die überlebten, waren immun. Bei intranasal-oraler Verabreichung an ohne Colostrum aufgezogene Saugferkel trat der Tod nach durchschnittlich 3,6 Tagen und bei i.p. Verabreichung nach durchschnittlich 1,6 Tagen ein. Die klinischen Zeichen der Krankheit bei experimentell infizierten Schweinen waren Erhöhung der Körpertemperatur, Leukocytose gefolgt von Leukopenie, Diarrhoe und Anorexie. Bei einem Schwein wurde 6 Wochen nach Gesundung Ausscheidung des Erregers festgestellt. Im Darminhalt infizierter, verendeter Schweine konnten durch i.v. Verimpfung an Saugferkel keine toxischen Substanzen nachgewiesen werden. Behandlung mit hohen Dosen von Penicillin, Streptomycin, Chlortetracyclin oder Tylosin vor oder gleichzeitig mit der Infektion verhinderte die Infektion in den meisten Fällen. Das Agens passierte durch das 0,5 μ Seitzfilter, nicht jedoch durch das 0,1-μ-Seitzfilter. W. Wittig. 5766.

Pašov, T. V., Kurbala, M. Ja. und Sereda, D. I. (Paschow, T. W., Kurbala, M. Ja. und Sereda, D. I.); Poltawa, Veterinärmed. Forsch.-Stat. Adaptacija vozbuditelja infekcionnogo atrofičeskogo rinita svinej k krysam, krolikam i drugim životnym. **(Adaptation des Erregers der infektiösen atrophischen Rhinitis des Schweines an Ratten, Kaninchen und andere Tiere.)** Veterinarija, Moskva **40** (1963) Nr. 5. S. 34–37. – 3 Abb., 3 Tab.

Nachdem spontane Übertragungen des Erregers der infektiösen atrophisierenden Rhinitis des Schweines auf Hunde und Katzen bekannt geworden waren, prüften Vff. die experimentelle Übertragbarkeit auf weiße Ratten, Kaninchen Meerschweinchen und Jungkatzen mittels intranasaler Applikation von Schleimhautsuspensionen der an Rhinitis atrophicans erkrankten und verendeten Schweine. Von den Ratten, die am 5. bzw. 25. Lebenstage infiziert wurden, erkrankten 50% der Versuchstiere; bei weiteren Passagen erkrankten schließlich alle, obwohl der Infektionsverlauf gutartig war. Klinisch konnte man Schnupfen und schleimig-eitrigen Nasenausfluß beobachten. Auch 10tägige Kaninchen ließen sich infizieren, wobei das bereits über Ratten passagierte Material eine größere Infektiosität besaß. Auch hier beobachtete man heftiges Niesen und schleimig-eitrigen Nasenausfluß; Nasenmuscheln und Siebbeinknochen waren teilweise oder vollständig atrophiert. Im Gegensatz zu den Ratten verendeten hierbei sehr viele Tiere an Pasteurellose. Durch Rückübertragungen auf gesunde Schweine wurde nochmals die Identität der Infektion bestätigt. Das vom Kaninchen stammende Material war weniger virulent als das von Ratten. Vff. wiesen nach, daß derartige Tierversuche zur intravitalen Diagnostik der infektiösen atrophisierenden Rhinitis geeignet sind. Von 199 Wildratten aus verseuchten Betrieben wiesen 33 die für diese Infektion typischen Veränderungen auf. Übertragungsversuche gelangen auch mit Meerschweinchen und Jungkatzen. W. Bathke. 5767.

Minčev, P., Želev, V. und Kostov, V. (Mintschew, P., Shelew, W. und Kostow, W.) Proučvanija vŭrchu zaraznija keratokonjunktivit po govedata v Bŭlgarija. **(Untersuchungen über die infektiöse Keratoconjunctivitis bei Rindern in Bulgarien.)** Izvestija na Instituta po sravnitelna patologija na domašnite životni. Bŭlgarska akademija na naukite, Sofija **9** (1962) S. 263–274. – 7 Abb., 20 Lit. Zus. in Russ., Engl.

Eine verhältnismäßig starke Ausbreitung der Keratoconjunctivitis wurde bei Rindern in Bulgarien festgestellt. Es sind eine Reihe von Krankheitsübertragungen von einer Wirtschaft auf die andere und auch Fälle spontanen Auftretens der Krankheit beschrieben. Von der Krankheit werden gewöhnlich 6 Mon. alte Kälber befallen. Durch Verringerung des Kälberzuwachses, Kümmern und durch Erblinden richtet die Erkrankung wirtschaftliche Schäden an. Die Krankheit verläuft meistens als Katarrhalconjunctivitis und parenchymatöse Keratitis, manchmal auch mit Ulceration und selten mit Nekrose der Hornhaut oder als eitrige Panophthalmie. Die Infektion hat eine vielseitige Ätiologie. Isoliert wurden *Str. viridans*, *Moraxella bovis*, selten *Staph. aureus* u. a., aber keine Rickettsien. Z. Tomow. 5770.

Reddy, A. Madhava Krishna; Hyderabad, Andhra Pradesh. A note on mycotic pneumonia in sheep and goats. **(Eine Bemerkung über mykotische Pneumonie bei Schafen und Ziegen.)** Indian veterin. J. **40** (1963) Nr. 3. S. 153–154. 5770.

Wilkinson, G. T.; Norwich. Feline infectious anaemia: A case in a cat and its successful treatment. **(Infektiöse Anaemie der Katze; ein Fall mit erfolgreicher Behandlung.)** Veterin. Rec. **75** (1963) Nr. 12. S. 324–325. – 9 Lit.

1942 wurde ein Blutparasit in den Erythrocyten der Katze in Südafrika entdeckt und *Eperythrozoon felis* benannt, später von Amerikanern in *Haemobartonella felis* umbenannt. Bei einer 2jährigen Katze wurde nach 3tägiger

Krankheit mit Abmagerung, Gleichgültigkeit, Inappetenz und Exsiccose sowie anaemischen Schleimhäuten ein Blutausstrich angefertigt. Ein großer Teil der Erythrocyten enthielt vor allem an der Peripherie purpur gefärbte wie Kokken aufgereihte Mikroorganismen, die meist ovale Form besaßen; sie machten den Eindruck, daß sie an der Oberfläche angeheftet oder im Erythrocytenkörper eingeschlossen sind. Die Behandlung wurde mit Chloramphenicol täglich 100 mg über 18 Tage durchgeführt, klinisch trat eine Heilung ein. Ein Blutausstrich zeigte nur noch vereinzelte befallene Erythrocyten. Die Übertragung durch blutsaugende Ektoparasiten wird angenommen.

H. Trolldenier. 5770.

X. HÄMATOLOGIE

Juszkiewicz, Teodor; Puławy, Inst. Weteryn. Niektóre wskaźniki fizjologiczne u kurcząt rasy Polbar. **(Verschiedene physiologische Indices bei Küken der Polbarrasse.)** Med. weteryn. 18 (1962) Nr. 12. S. 744–746. – 1 Tab., 16 Lit. Zus. in Russ., Engl., Franz., Dtsch.

Die Untersuchungen betrafen zwölfwöchige Polbarküken. Diese Rasse entstand aus der Kreuzung der Grünfußhühner mit Plymouth-Rock-Hähnen. Das Blut zur Untersuchung wurde aus dem Herzen entnommen und nach der Tötung wurden Nebennieren-, Milz- und Leberproben herausgeschnitten. Blutglukose 184,80 mg%, Serumascorbinsäure 2,05 mg%, Nebennierenrindenascorbinsäure 160,65 mg pro 100 g Gewebe, Serumcholesterol 162,62 mg%, Nebennierencholesterol 48,06 mg pro 100 g Gewebe, Lebercholesterol 10,83 mg pro 1 g Gewebe, Serumnatrium 375,38 mg%, Serumkalium 19,60 mg%, Serumcalcium 12,02 mg%, anorganisches Phosphor in Serum 7,30 mg%, Serummagnesium 2,55 mg%, Chlorverbindungen im Serum 335,87 mg%, Leberglykogen 9,96 mg pro 1 g Gewebe, Nebennierengewicht 132,24 mg, Milzgewicht 4,02 g.

W. Radomiński. 5910.

Müller, G.; Magdeburg, Med. Akad., Biol. Inst. **Ein Beitrag zur Kenntnis des Blutbildes von Lagurus lagurus Pallas 1773.** Z. Versuchstierkunde 2 (1963) Nr. 3/4. S. 103–125. – 2 Abb., 4 Tab., 232 Lit.

Der Grau- oder Steppenlemming kann wegen seiner Anspruchslosigkeit und leichten Vermehrung unter Laborbedingungen eine Bedeutung für Tierversuche erlangen. Die Erythrocytenwerte betrugen bei Neugeborenen im Mittel 6,75 Mill., bei Tieren im Alter von 1–4 Tagen 5,64 Mill., um dann rasch anzusteigen, am 30. Tag wird die Zahl der erwachsenen Tiere mit 16,85 Mill. pro mm^3 erreicht. Der Erythrocytendurchmesser nimmt nach der Geburt ständig ab, gleichzeitig der Grad der Anisocytose. Der Hämatokrit zeigt in den ersten Lebenstagen eine Abnahme, liegt bei erwachsenen Tieren hoch. Das MCV nimmt mit zunehmendem Alter ab, das geschlechtsreife Tier hat einen Wert von 33 μ^3. Auch der Hämoglobingehalt zeigt ein Absinken nach der Geburt, der mittlere Hb-Gehalt der Erythrocyten sinkt mit zunehmendem Alter. Die Leukocytenzahl betrug im Mittel 2240, zeigte große Schwankungen: geschlechts-, alters- und jahreszeitlich bedingte Unterschiede konnten nicht festgestellt werden. Das Differentialblutbild war lymphocytär (Monocyten 1,8%, Lymphocyten 60,43%, Neutrophile 32,55%, Eosinophile 2,70%, Basophile 2,52%). Kernanhänge konnten bei den Segmentkernigen nicht nachgewiesen werden. Die erhobenen Befunde werden mit den Literaturwerten für die einzelnen Labortiere ausführlich und kritisch verglichen.

B. Busch. 5910.

Domańska, Janina; Lublin, Wyższa Szkoła Rolnicza. Sezonowe zmiany we krwi obcodowej owiec. **(Jahreszeitliche Veränderungen des peripheren Blutes beim Schaf.)** Ann. Univ. Mariae Curie-Skłodowska, Sect. DD 15 (1962) S. 93 bis 104. – 4 Abb., 4 Tab., 34 Lit. Zus. in Russ., Engl.

An 52 Schafen in 2 Gruppen wurde der Einfluß verschiedener Umweltfaktoren (Klima, Fütterung, Akklimatisation, physiol. Zustände) auf die Erythrocytenzahl, den Hämatokrit, das Hämoglobin sowie die osmotische Erythrocytenresistenz untersucht. In der einen Gruppe befanden sich Tiere mit normalem Sexualzyklus (Brunst, Trächtigkeit, Laktation, Ruhepause), in der anderen hingegen unfruchtbare Schafe. Alle genannten Faktoren werden durch die Umwelt wesentlich verändert. Nach Weidebeginn steigen die Werte von Erythrocyten (E), Hämoglobin (Hb) und Hämatokrit (Hk), während die minimale osmotische Resistenz (oR) zunimmt, die maximale oR hingegen abnimmt. Im Herbst verändern sich alle Werte in umgekehrter Weise. Während des Überganges vom Herbst zum Winter zeigt das Blutbild des Schafes die niedrigsten Werte bei E, Hb, Hk und oR. Die Veränderungen im peripheren Blut unfruchtbar werdender Schafe verlaufen analog den Veränderungen bei Tieren mit normalem Geschlechtszyklus. Alle ermittelten Veränderungen überschreiten die physiol. Grenzen weder nach oben noch nach unten und sind deshalb als Ausdruck der Reaktion des Tierkörpers auf die Umweltveränderungen zu betrachten. W. Radomiński. 5920.

Lombard, Ch.; Toulouse, École Nat. Vétérin., Lab. d'Anatomie Pathol. Numération globulaire et mensuration électronique des hématies, chez le mouton des Pyrénées centrales formule leucocytaire. **(Zählung und elektronische Messung der roten und weißen Blutkörperchen bei Schafen aus den zentralen Pyrenäen.)** Rev. Méd. vétérin. [N.S.] **26(114)** (1963) Nr. 4. S. 290 bis 299. — 7 Tab.
Die Untersuchungen wurden an 90 Schafen verschiedenen Alters und Geschlechts vorgenommen, die zum Schlachten bestimmt waren. Die Tiere befanden sich in gutem bis mittlerem Futterzustand und waren bei der Blutentnahme nüchtern. Bei 30 Hammeln und weiblichen nichttragenden Tieren im Alter von 6 Mon. bis zu 7 Jahren betrug die Zahl der roten Blutkörperchen 6,811 Mill. und der weißen 7200. Ein Unterschied zwischen den einzelnen Altersgruppen bestand nicht. Diese Zahlen liegen unter den Angaben verschiedener anderer Autoren. Die Differenz wird als Rassemerkmal deklariert. Weiterhin wurden 20 tragende Muttertiere im Alter von 2–7 Jahren untersucht. In der ersten Hälfte der Trächtigkeit zeigen 10 Schafe einen Durchschnitt von 5,554 Mill. Erythrocyten und 7300 Leukocyten, während 10 Schafe in der zweiten Hälfte der Trächtigkeit 5,65 Mill. Erythrocyten und 6500 Leukocyten haben. Bei 15 männlichen und 25 weiblichen Lämmern im Alter von 2 Wochen bis 5 Mon. wurden im Durchschnitt 7,43 Mill. Erythrocyten und 9100 Leukocyten ermittelt. Alters- und Geschlechtsunterschiede innerhalb dieser Gruppe konnten nicht festgestellt werden. Der höchste Anteil an Reticulocyten betrug 2%. Der Durchmesser der Erythrocyten, mit dem elektronischen Apparat nach Casella gemessen, betrug bei den Lämmern zwischen 4μ und 4,4 μ und bei den erwachsenen Tieren 4 μ. Das Differentialblutbild zeigt folgende Werte: Schafe unter 6 Mon. 26,67% Neutrophile, 7% Eosinophile, 1,03% Basophile, 62% Lymphocyten, 3,3% Monocyten, Schafe über 6 Mon. 33,04% Neutrophile, 5,34% Eosinophile, 0,4% Basophile, 57,37% Lymphocyten, 3,85% Monocyten. A. Meyer. 5924.

Ruckpaul, K. und Stopp, G.; Berlin-Buch, Inst. für Pharmakol. der Dtsch. Akad. der Wiss. zu Berlin. **Zur Bestimmung des Hämoglobingehaltes mittels der Hämoglobin(3)-cyanid-Methode.** Dtsch. Gesundheitswes. **18** (1963) Nr. 17. S. 730–732. — 2 Abb., 1 Tab., 6 Lit.
Vff. geben einen Hämoglobincyanid-Standard zur Eichung sowie entsprechende Transformationsreagentien zur Hb-Bestimmung bekannt. Die Methode ist einfach und zeigt eine gute Reproduzierbarkeit der Ergebnisse in Abhängigkeit von der Empfindlichkeit der Meßanordnung. Durch photoelektrische und visuelle Methoden werden nicht kontrollierbare Fehler einer sub-

jektiven Ablesung vermieden. Standardlösung – als Hb-cyanid 0,1 mval/l zur Hb-Bestimmung deklariert – ist eine Hb-cyanid-Lösung mit einer Extinktion von 1,15 bei 540 nm und einer Schichtdicke von 1,0 cm. Diese Extinktion, die mit einer Streuung von 0,3% garantiert wird, entspricht einer 0,1 mval-Hb-cyanid-Lösung unter Zugrundelegung eines valaren Extinktionskoeffizienten von 11500. Die Extinktion der Lösung ist in der geschlossenen Ampulle über ½ Jahr haltbar. Für die Aufstellung einer Eichkurve wird der Inhalt der Ampulle (20 ml) so verdünnt, daß eine arithmetische Verdünnungsreihe mit der Differenz 0,5 oder 1 entsteht. Jeder Wert der Verdünnungsreihe entspricht einem Extinktionswert, der sich aus der Extinktion der Ausgangslösung berechnen läßt. Die Farbintensität der einzelnen Verdünnungsstufen der Reihe ist zu messen (Filter: Durchlässigkeitsmaximum bei 540 nm). Der Konzentrationsbereich sollte so gewählt werden, daß eine Konzentration von 4–28 g% erfaßt werden kann. Die exakten Konzentrationswerte für Hb (in mval/l) lassen sich unter Berücksichtigung des Molekulargewichts und des valaren Extinktionskoeffizienten in g% Hb umrechnen $\left(g\% = \frac{E \times \text{Verd. Fakt.} \times 1{,}611}{11{,}5}\right)$. Die Zusammensetzung der Transformationsreagentien lehnt sich an die von Renner angegebenen Werte an. Trafo.-Reagenz I: 5 ml 2 M NaOH und 160 mg KCN. Trafo.-Reagenz II: 330 mg Kalium-Ferricyanid und 1,25 g Borsäure. Der Inhalt dieser 2 gelieferten Ampullen ist mit Aqua dest. auf 1000,0 ml aufzufüllen. Die Lösung ist vor Lichteinwirkung zu schützen und im Kühlschrank aufzubewahren (6 Tage haltbar). Überalterte Lösung führt zu Fehlresultaten. Hingewiesen wird auf den sorgfältigen und vorsichtigen Umgang mit den Substanzen der Trafo.-Lösung und der Lösung selbst (Cyanid !; Sicherheitspipetten !). Abschließend wird der bekannte eigentliche Vorgang der Hb-Bestimmung beschrieben.

Chr. Garlt. 5926.

Tomcsic, J. und Scherrer-Cervai, M.; Basel, Univ., Hyg.-Inst. **Topographie der Antigen-Schicht in der Membran der Rinder-Erythrocyten.** Vox Sanguinis 7 (1962) Nr. 5. S. 559.

5948.

Schwichtenberg, Sigrid-Gerlinde; Berlin-Dahlem, Univ., Veterinärmed. Fak., Klin. und Poliklin. für Kleine Haustiere. **Untersuchungen über Kalium und Natrium in den Erythrocyten und im Plasma des Hundes.** Diss. Berlin-Dahlem **1963** 38 S. – 2 Abb., 5 Tab., 53 Lit.

Immer mehr gewinnt in der modernen Medizin die Überwachung des Wasser- und Elektrolythaushaltes an Bedeutung für Diagnose und Therapie. Da sich eine Bilanz-Untersuchung bei unseren Patienten technisch nicht durchführen läßt, sucht man eine leicht zugängliche Zellart, um intracelluläre Elektrolyt-Konzentrationen bestimmen zu können. Vfn. hat untersucht, ob der Erythrocyt in dieser Hinsicht als Repräsentant der übrigen Körperzellen angesehen werden kann. Es wurde an 94 Hunden geprüft, ob eine Beziehung zwischen den Plasma- und Erythrocyten-Konzentrationen besteht: Plasma-Na = 149,18 maeq/l ± 6,21 (343,11 mg%), Erythrocyten-Na = 110,75 maeq/l ± 7,03 (254,73 mg%), Plasma-K = 4,89 maeq/l ± 0,59 (19,12 mg%), Erythrocyten-K = 5,55 maeq/l ± 0,74 (21,70 mg%). 14 Welpen zwischen 9 und 14 Wochen hatten signifikant veränderte Werte: Plasma-Na = 145,62 maeq/l ± 3,02(334,93 mg%), Erythrocyten-Na = 102,17 maeq/l ± 11,99 (234,99 mg%), Plasma-K = 5,35 maeq/l ± 0,41 (20,92 mg %), Erythrocyten-K = 8,34 maeq/l ± 0,50 (32,61 mg%).

E. Wiesner. 5955.

Oshima, M. und Taylor, T. G.; Reading, Univ., Dep. of Physiol. Chem. Phytic acid in chicken erythrocytes. **(Phytinsäure in Küken-Erythrocyten.)** Biochem. J. 86 (1963) Nr. 3. S. 13P–14P.

5990.

Müller, Jörg; Berlin, Humboldt-Univ., Med. Tierklin., Abt. für Pathol. Physiol. **Die Vergleichbarkeit papierelektrophoretischer Werte aus Geräten verschiedener Hersteller.** Z. ges. inn. Med. Grenzgebiete **18** (1963) Nr. 10. S. 443–446. – 7 Tab., 11 Lit.

Den papierelektrophoretischen Verfahren haften zahlreiche Mängel an, die dazu führen konnen, daß mit unterschiedlicher Methodik erhaltene Werte nicht vergleichbar sind oder sogar nach ein und derselben Methodik gewonnene Ergebnisse stark differieren. Um die praktische Auswirkung aller dieser Mängel auf die Vergleichbarkeit papierelektrophoretischer Werte, die mit unterschiedlichen Apparaten erhalten werden, zu prüfen, testete Vf. verschiedene Geräte. 1) Die Trennkammer der Fa. Diel, Leipzig, n. Knapp und Sieler in Verbindung mit einem nach den Angaben von Dittmer hergestellten Gleichrichter, 2) Die Trennkammer des VEB Medizinische Gerätefabrik (+ Gleichrichter), 3) Die Trennkammer des VEB Carl Zeiss Jena (+ Gleichrichter), 4) Das Auswertegerät Elphor-Integraph der Fa. Bender und Hobein, München, 5) Das Auswertegerät „ERI 10" des VEB Carl Zeiss, Jena, 6) Das Auswertegerät des VEB Medizinische Gerätefabrik, Berlin, 7) Das Pulfrich-Photometer mit photoelektrischem Zusatz „Elpho 2" des VEB Carl Zeiss Jena. Von einem normalen menschlichen Serum wurden in den 3 genannten Trennkammern je 6 Analysen auf Papier 2043 b, Fa. Schleicher und Schüll durchgeführt (Veronal-Acetatpuffer; Ionenstärke 0,06; pH 9). Jeweils 5 μl Serum wurden auf 29 × 4 cm großen Streifen 16 Std. bei einer Spannung von 80 V der Elektrophorese unterworfen. Nach der Trennung erfolgte die Vortrocknung mit Luft und anschließende Erhitzung für 20 Min. auf 100 °C; ferner Amidoschwarzfärbung und Transparentmachung mit Anisol. Die von automatischen Geräten gelieferten Kurven wurden einmal durch Planimetrieren der Gauß-Kurven und durch Integrationseinrichtungen ausgewertet. Unter Verwendung verschiedener Trennkammern (Diel, MGF, Zeiss) differierten die gewonnenen Werte nur geringfügig. Die Ergebnisse verschiedener direktphotometrisch arbeitender Auswertegeräte (Elphor-Integraph, MGF-Gerät, ERI 10) waren untereinander beschränkt vergleichbar. Sie unterschieden sich aber stark von den Ergebnissen der Elutionsauswertung. Die für die einzelnen Kammern und direktphotometrischen Auswertegeräte gefundenen mittleren Fehler unterschieden sich nur wenig; dagegen war die Elutionsauswertung den direktphotometrischen Verfahren hinsichtlich der Genauigkeit eindeutig überlegen. Unter den direktphotometrischen Geräten verdiente das ERI 10, vor allem wegen der Einfachheit und Schnelligkeit, den Vorzug. Chr. Garlt. 6027.

Boyer, Samuel H. und Hiner, Richard; Baltimore, Md., Johns Hopkins Univ., School of Med., Dep. of Med., Div. of Med. Genetics. Modified apparatus for starch gel electrophoresis. **(Eine modifizierte Apparatur zur Stärke-Gel-Elektrophorese.)** J. Lab. clin. Med. **61** (1963) Nr. 5. S. 879–881. – 2 Abb., 2 Lit.

Die von O. Smithies entwickelte Stärke-Gel-Elektrophorese ist eine der gebräuchlichsten und bekanntesten Methoden. Die spätere Einführung der vertikalen Geltechnik gestattete die direkte Applikation von Lösungsproben, den Gebrauch von größeren Probenmengen und lieferte bessere Reproduktibilität. Die technische Durchführung ist mit bestimmten Schwierigkeiten verbunden; Vf. beschreiben eine abgeänderte Methode. Die von S. beschriebene Form für das Gel wurde modifiziert; ferner wurde eine neue Schneideeinrichtung für das Gel gebaut. Eine schmale rechteckige Platte, die in ihrer Länge der Breite der Gelform entspricht, trägt ein schmaleres, rechteckiges, langes Metallstück, aus dem einzelne kleine Metallplättchen (die Aluminiumplättchen werden vor dem Gebrauch mit reinem Krylon angestrichen, was die Bläschenbildung verhindert) zahnartig hervorstehen. Diese

Platte wird von unten in die Gelform eingesetzt, und darauf erfolgt die Füllung der Form mit Gel. Dort wo die Metallplättchen vorstehen, werden Schlitze in das Gel eingepreßt. Ist die Form gefüllt, wird die Gelfläche mit einer Fensterglasplatte abgedeckt, wobei das an den schmalen Deckelkanten austretende überflüssige Gel abdichtend wirkt. Hat sich das Gel abgesetzt, wird die Form umgekehrt, der Deckel entfernt, und die durch die Zähnchen geformten Schlitze zur Einführung der Proben werden sichtbar. Sind die Proben eingeführt, wird der um die Schlitze befindliche gelfreie Raum mit flüssiger Vaseline gefüllt. So präpariertes Stärke-Gel bestitz eine co-planare Oberfläche, die Gleichheit des elektrischen Feldes liefert. Eine Ausbreitung des Gels vom Zeitpunkt der Füllung der Form bis zur vollständigen Elektrophorese ist unmöglich, wodurch potentielle Ungenauigkeiten ausgeschlossen werden. Die Schneidevorrichtung besteht aus einem Schlitten, in dessen eingekerbten Füßen eine 0,2 mm starke Klaviersaite eingelassen ist. Zu schneidendes Gel wird auf eine glatte, feste Unterlage gebracht und mit einer kleinen Glasplatte bedeckt. Der Schlittenkörper fährt darüber, und der Draht schneidet schnell und einfach das Gel. Chr. Garlt. 6027.

Bouda, Josef; Hodonin, ČSSR, Heilanst., Biochem. Zentrallab. **Über eine photometrische Modifikation der Weltmann-Reaktion.** Z. ges. inn. Med. Grenzgebiete 18 (1963) Nr. 10. S. 459–462. – 3 Tab., 11 Lit.

Beschrieben wird eine photometrische Modifikation der Weltmann-Reaktion, welche gegenüber den ursprünglichen 10 Reagenzgläsern höchstens 2 Gläser benützt und daher zeit- und materialsparend ist. Sie erlaubt auch, den wahrscheinlichen Verlauf des Nephelogramms zu bestimmen. Ihre Ergebnisse sind bei Einhaltung konstanter Konzentration des Calciumchlorids, konstantem pH, der Dauer und Intensität des Siedens beinah übereinstimmend mit der ursprünglichen Methode. Ihre Abhängigkeit von den Veränderungen der α- und γ-Globulinfraktionen gleicht der Abhängigkeit der klassischen Reaktion. Mit Hinsicht auf die Sparsamkeit eignet sich die beschriebene Modifikation zur routinemäßigen Ausübung. (Methodische Einzelheiten s. Original.) Chr. Garlt. 6036.

Prokop, O., Schlesinger, D. und Falk, H.; Berlin, Humboldt-Univ., Inst. für Gerichtl. Med.; Wrocław, Poln. Akad. der Wiss., Ludwik-Hirszfeld-Inst. **Ein Schnellverfahren zur Darstellung der menschlichen Serumproteinfraktionen: Elektropräzipitation.** Dtsch. Gesundheitswes. 18 (1963) Nr. 18. S. 760–761. – 1 Abb.

Die gerichtliche Medizin hat als neues Aufgabengebiet die Bestimmung der erblichen Serumgruppen übernommen und für praktische Zwecke ausgebaut. Vff. bemühten sich, auch für die Hirschfeld'schen G-c-Gruppen ein schnelles Präzipitationsverfahren auszuarbeiten. Bei der Auftrennung in Agargel mit dem Hirschfeld'schen Veronallactatpuffer (pH 8,6) wandern die Albumine, G-c-Gruppenproteine, Haptoglobuline, das α_1 und α_2 M anodenwärts, während γ-Globulin kathodenwärts wandert. Das Transferrin verbleibt bei diesen Pufferverhältnissen annähernd im Bereich des Starttüpfels (etwas anodenwärts). Demnach müßte es möglich sein, auch das antikörpertragende γ-Globulin aus dem präzipitierenden Anti-Mensch-Serum kathodenwärts auswandern zu lassen und die in Flecken aufgetrennten Proteine, die anodenwärts wandern – im Gleichstromfeld –, aufeinander zuwandern zu lassen. Elektropräzipitationsvorgang: 1) In üblicher Weise wird das zu untersuchende menschliche Serum aus dem Starttüpfel der Agarplatte heraus im Gleichstromfeld bei einer Spannung von etwa 7 V/cm aufgetrennt. 2) Der Kanal zur Aufnahme des präzipitierenden Antiserums wird parallel zur Auftrennungsstrecke und im Mittel 1,5 cm daneben in das Agargel eingeschnitten, die Platte um 90° gewendet und die Kontaktierung mit Filterpapier so angelegt, daß das Papier der Anode auf der Kanalseite, das Papier der Kathode auf der

Seite des Starttüpfels, entlang der aufgetrennten Fraktionen liegt. Halbe Spannung. Die Antikörperglobuline wandern auf die Proteinfraktionen zu und präzipitieren diese. Laufzeit 4 Std. Die G-c-tragende Fraktion stellt sich bei dieser Art der Sichtbarmachung kanalnahe dar. Die entstehenden Antigen-Antikörper-Komplexe wandern bei Überschreitung der Laufzeit im Spannungsfeld nur noch gering weiter – bis auf das Albuminpräzipitat, das in der Weise auseinandergezogen wird, daß sich häufig nur die beiden äußeren Schenkel des Präzipitatbogens noch darstellen. Chr. Garlt. 6040.

Komisarenko, V. P., Levčenko, M. N. und Klymenko, O. S. (Komissarenko, W. P., Lewtschenko, M. N. und Klymenko, O. S.); Kiew, Physiol. Bogomolez-Inst. der Akad. der Wiss. der Ukrain. SSR. Zminy vmistu mineral'nych komponentiv u syrovatci krovi pid vplyvom spleninu v umovach splenektomiï i paratyreoïdektomiï. **(Die Veränderungen des Mineralstoffgehaltes im Blutserum nach Verabreichung von Splenin, nach der Splenektomie und der Parathyreoidektomie.)** Fiziologičnyj žurnal, Kyïv **9** (1963) Nr. 1. S. 6–12. – 4 Abb., 10 Lit. Orig.: ukrain., Ausz.: russ., engl.
Es wird über den Einfluß eines Milzpräparates „Splenin", der Splenektomie und der Parathyreoidektomie auf den Mineralstoffgehalt im Blutserum von Kaninchen berichtet. Der Na-, K- und Ca-Gehalt wurde mit dem Flammenphotometer bestimmt. Der Phosphorgehalt wurde nach der Methode von Fish u. Subarow ermittelt. Eine einmalige Injektion des Milzpräparates „Splenin" ruft keine wesentlichen Veränderungen im Mineralstoffgehalt des Blutserums hervor. Nach der Splenektomie kommt es zu einer allmählichen Erhöhung des K-Gehaltes und zu einem Absinken der Ca-Konzentration sowie zu einer starken und schnellen Verminderung des Na-Gehaltes. Der Phosphorgehalt zeigt keine Veränderungen. Nach der Splenektomie führt eine einmalige Injektion von „Splenin" zur Verringerung des Na-, K- und P-Gehaltes sowie zu einer Erhöhung der Ca-Konzentration. Nach mehrmaligen Injektionen von „Splenin" erhöht sich bei splenektomierten Tieren die Na- und Ca-Konzentration, der K-Gehalt verringert sich dagegen etwas. Nach der Parathyreoidektomie kommt es zu einem starken Absinken des Ca-Gehaltes bei gleichzeitiger Erhöhung des Na- und K-Spiegels. Aus den erhaltenen Ergebnissen wird gefolgert, daß die Milz an der Regulation des Mineralstoffgehaltes im Blutserum aktiv beteiligt ist. W. Verter. 6050.

Beutler, Ernest, Duron, Olga und Kelly, Barbara Mikus; Duarte, Calif., City of Hope Med. Center, Dep. of Med. Improved method for the determination of blood glutathione. **(Eine verbesserte Methode zur Bestimmung von Blut-Glutathion.)** J. Lab. clin. Med. **61** (1963) Nr. 5. S. 882–888. – 2 Abb., 1 Tab., 11 Lit.
Vff. beschreiben eine einfache und exakte Methode zur Blut-Glutathionbestimmung (GSH). Die Methode basiert auf der Entwicklung einer relativ stabilen gelben Farbe wenn 5,5'-dithiobis-(2-nitrobenzoësäure) (DTNB) zu Sulfhydrilverbindungen zugefügt wird. Reagentien: Präzipitationslösung: 1,67 Gm Eismetaphosphorsäure; 0,2 Gm Dinatrium- oder Dikaliumaethylendiamintetraessigsäure (EDTA) und 30 Gm Natriumchlorid pro 100 ml Aqu. dest. (haltbar 3 Wo. bei 4°). EDTA wurde zugefügt, um Fehler zu verhüten, die entstehen, falls Wasserzusätze metallionenhaltig sind. Phosphatlösung: 0,3 M Na_2HPO_4-Lösung wurde mit Aqu. dest. hergestellt (unbegrenzt haltbar; evtl. Kristallbildung läßt sich durch Erwärmung lösen). DTNB-Reagens: 40 mg 5,5'-dithiobis-(2-nitrobenzoësäure) pro 100 ml einer 1%igen Natriumcitrat-Lösung (haltbar im Kühlschrank wenigstens 13 Wo.). Der pH des Natriumcitrats paßte zur Löslichkeit und Stabilität des Reagens. Die Verwendung eines Phosphatpuffers (pH 7–8) ist ebenfalls möglich. Arbeitsgang: 0,2 ml Gesamtblut wurden zu 1,8 ml Aqu. dest. gegeben. 3 ml der präzipitierenden Lösung wurden mit dem Hämolysat gemischt (5 Min. stehen lassen,

anschließend filtrieren). 2 ml Filtrat wurden zu 8 ml Phosphatlösung hinzugefügt und in einem 25 × 105 mm Coleman Junior-Spektrophotometer o. a. Küvette gebracht. Dazu wurde 1 ml der DTNB-Lösung gegeben. Die Vergleichslösung bestand aus 8 ml Phosphatlösung, 2 ml gelöster Präzipitatlösung und 1 ml DTNB-Reagens. Messung der opt. Dichte bei 412 mμ im Coleman Junior o. a. passendem Spektrophotometer. Standardisierung d. Glutathionlösung: Gekauftes Glutathion wurde jodometrisch auf Reinheit geprüft (n. Woodward und Fry), sie betrug annähernd 102%. Bei einem Reaktionsablauf zwischen 0 und 40 °C trat kein Unterschied in der Farbbildung ein. Eine doppelte DTNB-Menge oder nur halbsoviel hatte keinen Einfluß auf die gebildete Farbmenge. Das Maximum der Farbentwicklung war gleich bei der ersten Ablesung festzustellen (weniger als 30 Sek.). Kein Farbschwund trat bis wenigstens 5 Min. nach Zugabe von DTNB-Reagens auf. Bei 10 Min. Stehenbleiben trat häufig ein Farbverlust von 1–2% ein. Die Ablesung sollte daher innerhalb von 5 Min. erfolgen. Bei einem möglichen Aufschub (5–15 Min.) war der Fehler nur gering. Bei Vergleichsuntersuchungen in verschiedenen pH-Bereichen erwies sich ein pH-Wert von 5,7–8,3 als am zufriedenstellendsten. In den beschriebenen Versuchen betrug der End-pH-Wert annähernd 7,7. Bei Untersuchungen betr. verschiedene Mengen des verwendeten Blutes wurde festgestellt, daß beim Gebrauch von 0,1–0,5 ml Blut eine lineare Beziehung zwischen der Farbe und der Blutmenge bestand. Weitere lineare Beziehungen bestanden zwischen der Quantität des zugefügten Filtrats zu der Küvette und der opt. Dichte, die nach Farbbestimmung mit DTNB gefunden wurde, und zwischen der Menge GSH in 1% hinzugefügtem Metaphosphor und der optischen Dichte, solange wie die zugefügte Glutathionmenge nicht 75 mg überschritt. Ablesungen von weniger als 0,500 O.D. Einheiten bei dieser Methode wurden als zuverlässig angesehen. Die Vorteile dieser Methode, besonders gegenüber der Methode von Stevenson [Verwendung von bis-(p-nitrophenyl] disulfid = PNPD), werden diskutiert.

Chr. Garlt. 6060.

Tomoda, Isamu; Tokyo, Univ., Fac. of Agric., Div. of Veterin. Sci., Dep. of Med. Clinical studies on serum protein changes in canine filariasis. V. (1). Changes in serum protein, serum compound protein, and ascitic protein. **(Klinische Untersuchungen über Veränderungen des Serumeiweißes bei der Hunde-Filariasis. 5. Mitt. Veränderungen im Serumeiweiß, im zusammengesetzten Serumeiweiß und im Ascitesprotein.)** J. Japan. veterin. med. Assoc. 15 (1962) Nr. 10. S. 404–410. – Orig.: engl. 6060.

Kraczkowski, Henryk; Lublin, Wyższa Szkoła Rolnicza. Białka surowicy krwi u ptaków domowych w cyklu rocznym. **(Die Serumproteine des Geflügelblutes im Jahreszyklus.)** Ann. Univ. Mariae Curie-Skłodowska, Sect. DD 15 (1962) S. 239–272. – 12 Abb., 10 Tab., 42 Lit. Zus. in Russ., Engl.
40 Hühner, 30 Enten, 20 Gänse und 20 Truthähne wurden 2 Jahre lang untersucht (Gesamteiweiß mittels Zeiss-Refraktometer, Proteinfraktionen mittels Papierelektrophorese bei pH 8,6, 300 V, 6 Std.). Die höchsten Gesamteiweißwerte wurden bei Gänsen ermittelt, die niedrigsten bei Truthähnen. Diese Unterschiede sind außerdem von den einzelnen Jahreszeiten abhängig. Der höchste Albuminspiegel wurde bei Gänsen und Truthähnen, der niedrigste bei Hühnern beobachtet. Alpha- und Betaglobulin zeigen keine signifikanten Schwankungen. Nur bei Hühnern überwiegen die Gammaglobuline gegenüber den Albuminen, wobei die Gammaglobuline während der Lege- und Mauserzeit am stärksten schwanken. Bei den übrigen Geflügelarten liegen stets die Albumine höher als die Gammaglobuline. W. Radomiński. 6060.

Tanaka, Kyoichi, Hirasawa, Kiyoshi und Takanami, Mitsuru. Macroglobulin of normal horse serum. **(Makroglobulin des normalen Pferdeserums.)**

Nat. Inst. Animal Health Quart. **2** (1962) Nr. 4. S. 222–228. – 4 Abb., 4 Tab., 9 Lit. Orig.: engl.
Vorliegende Untersuchungen wurden ausgeführt, um den elektrophoretischen Charakter des Makroglobulins bei normalen Pferdeserum zu klären. Die Seren stammten von klinisch und hämatologisch gesunden Pferden. Durch wiederholte Ultrazentrifugierung wurde das Makroglobulin konzentriert. Zu UZ.-Analysen diente eine Spinco-Modell-E-Zentrifuge (60000 rpm ⌀). Das zur Analyse verwendete Serum wurde 5mal mit 0,14 M NaCl gelöst. Die Sedimentierungskonstante wurde nach der Methode von Svedvery bestimmt. Die Konzentrierung des Makroglobulins erfolgte mit einer in den Hitachi-Werken hergestellten Ultrazentrifuge bei 38000 rpm für 4 Std. Das konzentrierte Material wurde 3mal mit 0,14 M NaCl gelöst. Die Stärke-Zonen-Elektrophorese diente zur Fraktionierung der Serumeiweißkörper (Technik früher v. Vf. beschrieben). Die Untersuchungen ergaben, daß das Makroglobulin des normalen Pferdeserums hauptsächlich aus α-Globulin zusammengesetzt war und nicht aus γ-Globulin. Auf den Unterschied zu menschlichen Seren wird hingewiesen. Chr. Garlt. 6065.

Jungblut, P. W.; Würzburg, Univ., Physiol.-Chem. Inst. **Biosynthese von Rattenserumalbumin. I. Nachweis, Isolierung und Charakterisierung von Albumin aus Zellelementen der Rattenleber.** Biochem. Z. **337** (1963) Nr. 3. S. 267–284. 6068.

Jungblut, P. W.; Würzburg, Univ., Physiol.-Chem. Inst. **Biosynthese von Ratten-Serumalbumin. II. Untersuchung der Synthese und Sekretion von Serumalbumin mit der isoliert durchströmten Rattenleber.** Biochem. Z. **337** (1963) Nr. 3. S. 285.–296. – 1. Mitt. vgl. vorst. Titel. 6068.

Jungblut, P. W.; Würzburg, Univ., Physiol.-Chem. Inst. **Biosynthese von Ratten-Serumalbumin. III. Bildungsmechanismus der Polypeptidkette.** Biochem. Z. **337** (1963) Nr. 3. S. 297–302. – 2. Mitt. vgl. vorst. Titel. 6068.

Rhodes, Marvin B., Urman, Huseyin K., Marsh, Connell L. und Grace, Oliver D.; Lincoln, Univ. of Nebraska, Coll. of Agric., Dep. of Veterin. Sci. Serum enzyme studies of a hydrocephalic syndrome of newborn calves. **(Serumenzym-Untersuchungen beim Hydrocephalus-Syndrom des neugeborenen Kalbes.)** Proc. Soc. exp. Biol. Med. **111** (1962) Nr. 3. S. 735–737. – 1 Tab., 16 Lit.
Bei 4 neugeborenen Kälbern mit Hydrocephalus-Syndrom (Encephalo-Ophthalmo-Myopathie) wurde eine Bestimmung der Aktivität der Serumenzyme GOT, GPT, MDH, LDH und Aldolase sowie des Gesamtproteingehaltes des Blutes vorgenommen und mit den Werten bei gesunden Kälbern verglichen. Bei allen untersuchten Serumenzymen war eine beträchtliche Steigerung der Aktivität eingetreten (GOT, MDH, LDH, ALD auf das 30fache, GPT auf das 100fache), die auf die Freisetzung dieser Enzyme aus der dystrophischen Muskulatur zurückgeführt wird. Der Serumproteingehalt der kranken Tiere war vermindert, eine Verschiebung der Fraktionen jedoch nicht festzustellen. E. Grün. 6105.

Constantinescu, C., Simon, Mario De und Constantinescu, Cr. Influenţa rasei şi fazei de gestaţie a iepelor donatoare asupra titrului serului gonadotrop. **(Der Einfluß der Rasse und Trächtigkeit der Spenderstuten auf den Titer des gonadotropen Serums.)** Lucrările ştiinţ, Inst. Seruri Vaccinuri Pasteur – Bucureşti **6** (1962) S. 351–359. – 1 Abb., 1 Tab., 16 Lit. Zus. in Russ., Franz., Dtsch.
Die Gonadotropine erscheinen im Blut der trächtigen Stuten zwischen 38 bis 42 Tagen mit einen Titer, der zur Verwendung des gonadotropen Serums in der Praxis genügt. Der höchste Titer wurde zwischen 60–100 Tagen festgestellt. Einige Stuten zeigen eine ansteigende Kurve der Titer, die bis zum

80. bis 90. Tag steigt und dann allmählich fällt. Bei anderen Tieren konnte ein konstantes Niveau der Gonadotropine festgestellt werden. Diese Tatsache beweist, daß der Titer nicht nur von der Trächtigkeitsperiode, sondern auch von den individuellen Eigenschaften der Stuten abhängt. Die Gonadotropine des Serums wurden in einer bedeutenden Menge (40–60 Mäuse-Einheiten/ml) auch nach 120 Tagen der Trächtigkeit, und zwar bis zum 140. Tag festgestellt, was eine bedeutende Rolle für die Produktion spielt, zumal man noch eine Blutentnahme vornehmen kann. Neben der Trächtigkeitsdauer und den individuellen Eigenschaften des betreffenden Tieres beeinflußt den Titer der Gonadotropine auch die Rasse des Spendertieres. So wurde festgestellt, daß bei Kaltblutstuten (Ardenner und Metisardenner) der Titer des Serums bei 46 Mäuse-Einheiten/ml, bei Arabern und Lipizzanern der Titer des Serums bei 65–66 Mäuse-Einheiten/ml lag, also um ungefähr 30% höher.

F. Luntz. 6110.

Bílek, Jan, Janovský, Milos, Makoč, Zdeněk und Kozlík, Vladimír; Praha, Ústav pro Péči o Matku a Dítě; Ústav Letechého Zdravotnictví; Státni Ústav pro Kontrolu Léčiv. Hodnoty oxytocinu v krvi při ejekčním reflexu. **(Die Oxytocinwerte im Blut beim Ejektionsreflex.)** Živočišná Výroba **8(36)** (1963) Nr. 1. S. 41–46. – 2 Abb., 3 Tab., 10 Lit. Zus. in Russ., Dtsch.

Bei Kühen der Tschechischen Rotfleckvieh-Rasse wurde durch biologische Titration das aus dem Blute extrahierte Oxytocin bestimmt. Es wurde festgestellt, daß der Oxytocinspiegel bei Kühen in der Ruhezeit, d. h. außerhalb der Melkzeit verhältnismäßig hoch (0,009 i.E.) ist. Weiter konnte festgestellt werden, daß sich wider Erwartung der Gehalt des Hormons im Blute nach Reizung der Euterzitzen durch Massage nicht steigert. Man kann annehmen, daß das Oxytocin durch Stimulation der Neurohypophyse (wahrscheinlich durch die Reizwirkung auf die Barorezeptoren der Milchdrüse auch außerhalb der Ejektionszeit) kontinuierlich ausgeschieden wird. Es ist wahrscheinlich, daß im Verlauf der Ejektion die Inaktivierung durch die Milchdrüse beschleunigt wird. Dies läßt sich aus der beobachteten Senkung des Oxytocinspiegels im Blut während der Ejektion ableiten. Auch die Stimulation der Hypophyse während des Versuches durch einige bedingte Faktoren, z. B. durch visuelle und Schallwirkung u.a., läßt sich nicht von der Hand weisen. Auch dadurch konnte die Tatsache erklärt werden, daß der Oxytocinwert schon vor der Reizung der Euterzitzen verhältnismäßig hoch sein kann und warum er bereits zu Beginn des Melkens ansteigt. ČSSR/ÚVTI. 6110.

Short, R. V., McDonald, M. F. und Rowson, L. E. A.; Cambridge, Univ., A. R. C., Unit of Reproduct. Physiol. and Biochem.; Dep. of Veterin. Clin. Studies. Steroids in the ovarian venous blood of ewes before and after gonadotrophic stimulation. **(Steroide im venösen Ovarblut von Schafen vor und nach der Stimulation mit Gonadotropinen.)** J. Endocrinol. [London] **26** (1963) Nr. 1. S. 155–169. – 4 Abb., 3 Tab., 50 Lit.

Schafen wurde am 9. und 15. Tage des Zyklus FSH, LH und Prolactin vom Schaf, menschliches Choriongonadotropin, PMS (pregnant mare's serum) und ein Endometriumextrakt i.v. verabreicht. Im Ovarvenenblut wurde vorher und nachher der Progesterongehalt kontrolliert. Keine dieser Substanzen bewirkte eine deutliche oder anhaltende Veränderung der Progesteron-Sekretionsrate (PSR) während der 1. Std. nach der Injektion. Das Corpus luteum des Schafes reagiert daher auf gonadotrope Hormone anders als die Hoden, bei denen LH eine sofortige und anhaltende Reaktion zur Folge hat. Die mittlere PSR wurde zu 150 μg/Std. bestimmt, was mit dem indirekt bestimmten Wert von 113 μg/Std. gut übereinstimmt. Es bestand keine Differenz in den Sekretionsraten vom 9. bzw. 15. Tage des Zyklus. Die „turnover time" des Progesterons aus dem Corpus luteum beträgt 10 Min. bei der Annahme, daß das Hormon so von der Drüse freigesetzt wird, wie es gebildet wird.

Neben Progesteron konnten im Ovarvenenblut während der mittleren und späten Gelbkörperphase noch Pregnenolon, 20 α-Hydroxy-4-Pregnen-3-on, Oestron und 17 β-Oestradiol isoliert werden. Bei Tieren im Oestrus war es unmöglich, Progesteron und 20α-Hydroxy-4-Pregnen-3-on selbst nach Choriongonadotropingabe im Ovarvenenblut festzustellen. 17 β-Oestradiol und Oestron waren in gleicher Konzentration enthalten wie während der Gelbkörperphase des Zyklus. Da der venöse ovarielle Blutfluß während des Oestrus geringer als in der Gelbkörperphase ist, folgt, daß auch die Oestrogensekretionsrate im Oestrus geringer ist. Die 24-Std.-Sekretionsrate von 17 β-Oestradiol lag bei 2 brünstigen Schafen bei 3,3–7,4 μg. Dies liegt in derselben Höhe wie die mittlere wirksame Dosis von 7 μg 17β-Oestradiol, die zur Auslösung des Oestrus beim kastrierten, unter Progesteron-Einfluß stehenden Schaf notwendig ist. E. Grün. 6110.

Kirsten, Eva, Gerez, Carmen und Kirsten, Roland; Marburg, Univ. Physiol.-Chem. Inst. **Eine enzymatische Mikrobestimmung des Ammoniaks, geeignet für Extrakte tierischer Gewebe und Flüssigkeiten. Bestimmung des NH_4^+-Gehaltes im Blut.** Biochem. Z. **337** (1963) Nr. 3. S. 312–319. 6115.

Spryszak, Antoni; Puławy, Inst. Weteryn. Grupy krwi bydła w praktyce hodowlanej. **(Blutgruppen beim Rind in der Zuchtpraxis.)** Postępy Nauk rolniczych **9** (1962) Nr. 2. S. 129–137. – 3 Tab., 9 Lit.
In der künstlichen Besamung können irrtümliche oder vorsätzliche Verwechslungen von Sperma vorkommen. Es wird deshalb auf die bereits bekannten Möglichkeiten hingewiesen, die Blutgruppenuntersuchung zum Identitätsnachweis zu benutzen. Vf. hat in einem begrenzten Umfang entsprechende Untersuchungen durchgeführt und dabei ermittelt, daß 30% der Angaben im Kälberregister falsch waren. Er empfiehlt deshalb, alle zur Zucht bestimmten Tiere vorher bereits auf ihre Blutgruppe zu untersuchen.
W. Radomiński. 6125.

Saison, Ruth; Guelph, Ontario, Canada, Ontario Veterin. Coll., Pathol. and Bacteriol. Dep. The blood groups of mink. I. Six blood group factors and a blood group system in mink. **(Blutgruppen des Nerzes. 1. Mitt. Sechs Blutgruppenfaktoren und ein Blutgruppensystem beim Nerz.)** J. Immunology **89** (1962) Nr. 6. S. 881–885. – 5 Tab., 2 Lit.
Durch Immunisierung (I) konnten 6 Antisera beim Nerz isoliert werden. 11 Tiere wurden zweimal wöchentlich 2 Wochen lang immunisiert. Am 9. Tag nach der letzten I und manchmal noch am 10. oder 11. Tag wurde durch Herzpunktion 10 ml Blut entnommen. Die Seren reagierten in der Direktagglutination. An 20 Familien wurden 6 Blutgruppenfaktoren (E, F, B, C, D und G) nachgewiesen. E und F scheinen von Allelen eines einzigen Locus kontrolliert zu werden und B und C zum selben System zu gehören. 3 Loci wurden bei diesen Untersuchungen für diese 6 Faktoren erkannt. G. Becker. 6125.

Zelenka, Jiří, Dressler, Jiří, Ponížilová, Emilie und Panešová, Julie; Brno, VŠZ, Agronom. Fak., Katedra pro Biotechnol. Výroby Živočišné, Katedra Veterin. Disciplin. Změny periferního krevního obrazu a obsahu mědi v krevním seru a játrech kuřat, přikrmovaných vysokými dávkami $CuSO_4 \cdot 5H_2O$. **(Änderungen des peripheren Blutbildes und des Kupfergehaltes im Blutserum und in der Leber der mit hohen Gaben von $CuSO_4 \cdot 5H_2O$ beigefütterten Hühner.)** Živočišná Výroba **8(36)** (1963) Nr. 1. S. 57–66. – 4 Abb., 4 Tab., 19 Lit. Zus. in Russ., Dtsch.
22 Tage alte Küken bildeten 2 Gruppen und erhielten eine für Küken fabrikmäßig erzeugte Eiweißfuttermischung, jedoch ohne antibiotische und vitaminhaltige Zusätze. Die Versuchsgruppe erhielt außerdem einen Zusatz von 0,1% kristallisiertem Kupfersulfat. Die Eiweißmischung, Wasser und Silikatgrit konnten die Küken nach Belieben aufnehmen. Der Versuch dauerte

56 Tage, die Blutproben wurden jede Woche entnommen, um die Zahl der roten und weißen Blutkörperchen sowie den Hämoglobin- und Haematokritwert festzustellen. Vor der Blutentnahme wurden die Küken gewogen. Zum Schluß wurden sie nach 24stündigem Hungern geschlachtet und der Kupfergehalt im Blut, in der Leber und Muskulatur wurde festgestellt. Es zeigte sich, daß der hohe Kupfersulfatzusatz keinen Einfluß auf den Zuwachs oder auf den Futtermittelverbrauch und die Schlachtausbeute hatte. Desgleichen blieb der Cu-Gehalt im Blutserum und in der Muskulatur fast unverändert; auch in der Leber der Versuchsgruppe blieb der Cu-Gehalt im wesentlichen auf derselben Höhe. Die unterschiedliche Wirkung des Cu-Zusatzes auf die Küken und die Säugetiere wird durch abweichenden Stoffwechsel erklärt.

ČSSR/ÚVTI. 6135.

Fouad, K.; München, Univ., Chirurg. Tierklin. **Die Einwirkung von Combelen und Polamivet auf das Blutbild des Hundes.** Berliner Münchener tierärztl. Wschr. **76** (1963) Nr. 8. S. 148–151. – 4 Abb., 5 Tab., 17 Lit.

Von insgesamt 35 Hunden, die entweder Combelen+Polamivet (15), Combelen (5) oder Polamivet (5) erhielten, sind Erythrocyten- und Leukocytenzahl, Hb und Hämatokritwert oder während Combelen-Polamivet-Betäubung die Na- und K-Spiegel im Serum bestimmt worden. In allen Fällen, in denen Combelen beteiligt ist, sinken die Blutwerte innerhalb einer halben Std. nach der Injektion auf ein Minimum, um dann langsam wieder anzusteigen; dagegen bleiben die Na- und K-Werte nahezu konstant. Daraus kann man schließen, daß die Verdünnung des Blutes nicht auf eine Wasser- oder Elektrolyt-Retention, sondern auf die Zufuhr interstitieller Flüssigkeit zurückzuführen ist.

R. Maune. 6135.

Gensicke, Friedrich; Berlin-Buch, Dtsch. Akad. der Wiss., Inst. für Med. und Biol.; Inst. für Angew. Isotopenforsch. **Zur Frage des Transportmechanismus von Radionukliden im Blut. I. Der Transport von ^{144}Ce, ^{147}Pm und ^{90,91}Y im Mäuseserum.** Strahlentherapie **118** (1962) Nr. 3. S. 369–374. – 2 Abb., 20 Lit. Aus: Dok.-Dienst Kernforsch. u. Kerntechn.

In einer grundlegenen Arbeit wurde der Transport von ^{144}Ce, ^{147}Pm und ^{90,91}Y im Serum untersucht. Als Versuchstiere dienten Mäuse eines institutseigenen Inzuchtstammes, denen pro Tier 100 μc ^{144}Ce, ^{147}Pm und ^{90,91}Y als Chlorid in 0,2 ml i.p. oder i.v. injiziert wurde. 15 und 30 Min. nach der Injektion wurden die Tiere getötet, das Blut entnommen und das erhaltene Serum für die Elektrophorese verwendet. Die Untersuchungen zeigten, daß die genannten Radionuclide keine Bindung mit den Eiweißen oder Lipoproteiden eingehen. Vf. vermutet, daß ^{144}Ce und ^{147}Pm als Metallcitratkomplex im Serum befördert werden. Auch für das $^{90/91}$Y wird teilweise derselbe Transportmechanismus angenommen.

E. Magdon. 6135.

Smith, Robert L., Maickel, Roger P., Brodie, Bernard B.; Bethesda, Md., Nat. Inst. of Health; Nat. Heart Inst., Lab. of Chem. Pharmacol. ACTH-hypersecretion induced by phenothiazine tranquilizers. **(Durch phenothiazinhaltige Tranquillizer verursachte ACTH-Hypersekretion.)** J. Pharmacol. exp. Therapeut. **139** (1963) Nr. 2. S. 185–190. – 2 Abb., 5 Tab., 20 Lit.

Männliche nichtnarkotisierte Sprague-Dawley-Ratten, Kgw. 180–200 g, erhalten verschiedene Dosen von Chlorpromazin, Promazin, Trifluoperazin oder Chlorpromazinsulfoxyd (als Hydrochloride, gelöst in Wasser i.p.). Da es noch keine Möglichkeit gibt, routinemäßig ACTH im Blut zu bestimmen, wird als Maß der ACTH-Hypersekretion der Ascorbinsäuregehalt der Nebenniere verwendet. Außerdem werden der Corticosterongehalt im Plasma, die Leber-Tryptophanpyrrolase (TPO) und der ACTH-Gehalt der Hypophyse bestimmt. Wie die Ergebnisse zeigen, verursachen alle untersuchten Substanzen außer Chlorpromazinsulfoxyd in sedativen Dosen eine Erniedrigung des Ascorbinsäuregehaltes, was auf eine ACTH-Hypersekretion schließen läßt. Die

TPO-Aktivität und der Corticosterongehalt des Plasmas werden erhöht. Durch wiederholte große Dosen von Chlorpromazin wird der ACTH-Gehalt der Hypophyse teilweise bis auf 30% des Normalwertes reduziert, so daß keine Reaktion auf Stress-Situationen erfolgen kann. R. Maune. 6135.

Thilander, Holger; Stockholm, Roy. Schools of Dentistry, Dep. of Oral Surgery; Umeå, Sweden, Med. School, Dep. of Pathol. Disappearance rate of trypan blue in rat plasma after intraperitoneal injection. **(Die Rate des Verschwindens von Trypanblau aus Rattenplasma nach intraperitonealer Injektion.)** Acta pathol. microbiol. scand. **57** (1963) Nr. 1. S. 57–59. – 1 Abb., 5 Lit.

Bei insgesamt 7 Ratten (Alter 15 Mon.) ist durch i.p. Injektion einer 1%igen Trypanblau-Lösug (1 ml/100 g Kgw.) und spektrophotometrische Bestimmung (590 nm, Schichtdicke 5 cm) des Trypanblaus im Plasma (je 40 μl Blut aus der Schwanzspitze) festgestellt worden, daß bei einer einmaligen Injektion ein Maximum nach 2 Std. erscheint und daß bei wiederholten Injektionen an 6 aufeinanderfolgenden Tagen der durchschnittliche Plasmaspiegel allmählich ansteigt. Trypanblau kann für in vivo-Färbungen empfohlen werden. Toxische Erscheinungen sind nicht beobachtet worden, sind aber bei längerer Versuchsdauer vorauszusehen. Wie Elektrophoreseuntersuchungen ergeben, bewirkt der Anstieg der Plasmakonzentration über einen bestimmten Punkt hinaus vor allem einen Anstieg des freien Farbstoffs. R. Maune. 6135.

Erbe, R. W., Weller, J. M.; Ann Arbor, Univ. of Michigan, Dep. of Internal Med. Acute effects of chlorothiazide on plasma electrolytes and acidbase pattern of nephrectomized rats and dogs. **(Akute Wirkungen des Chlorothiazids auf die Plasmaelektrolyten und das Säure-Basen-Gleichgewicht nephrektomisierter Ratten und Hunde.)** Proc. Soc. exp. Biol. Med. **110** (1962) Nr. 2. S. 265. 6135.

XI. VIRUSKRANKHEITEN

Mussgay, Manfred und Weibel, Josef; Caracas, Venezuela, Inst. Venezolano de Investigaciones Cient., Dep. de Virol. Electron microscopic and biological studies on the growth of Venezuelan equine encephalitis virus in KB cells. **(Elektronenmikroskopische und biologische Untersuchungen über das Wachstum von Venezuela-Pferde-Encephalitis-Virus in KB-Zellen.)** Virology **16** (1962) Nr. 1. S. 52–62.

Gewebekulturen von KB-Zellen wurden mit Venezuela-Pferde-Encephalitis-Virus (VEE-Virus) beimpft, 260 plaque-bildende Einheiten pro Zelle. Nach 1 Std. Incubation waren 90% der Zellen infiziert, nach 4–5 Std. konnte ein erhöhter Titer festgestellt werden, und nach 11 Std. wurde der höchste Titer von extracellulärem Virus erhalten. Weitere Einzelheiten werden beschrieben. Elektronenmikroskopisch zeigt sich, daß die Viruspartikel (40–45 mμ ⌀) auf Membranen reifen, die Cytoplasmavacuolen umgeben. Von dort wandern sie zur Zellmembran, wo sie ausgeschleust werden. In noch nicht geklärter Weise stehen 25 mμ große Partikel ebenfalls mit der Virusentwicklung in Verbindung. Es ergaben sich Diskrepanzen insofern, daß vor einem Anwachsen des Virustiters Viruspartikel zu sehen sind, und daß das meiste zellgebundene Virus durch spezifische Antikörper neutralisiert wurde, obwohl VEE-Virus intracytoplasmatisch reifte. In der Diskussion wird eine mögliche Erklärung u.a. darin gesucht, daß es sich um unreifes Virus handelt und die Partikel ihre Infektiosität erst nach Verlassen der Zellmembran erhalten. Das VEE-Virus hat in Dynamik und Morphologie der Entwicklung Ähnlichkeit mit dem WEE-Virus, gleicht ihm jedoch nicht in allem. P. Schulze. 6205.

Fonbrune, P. de und Reculard, P. Étude cinématographique des effets cytopathogènes du virus de Rubarth en „microcultures“ cellulaires spéciales.

(Kinematographische Studien über den cytopathischen Effekt des Virus der Rubarthschen Krankheit in speziellen Mikrokulturen.) Ann. Inst. Pasteur 104 (1963) Nr. 3. S. 335–346.

Vff. berichten über mikrokinematographische Studien über den cytopathischen Effekt des Virus der Rubartschen Krankheit in Gewebekulturen aus Hundenieren-Epithelzellen. Dazu wurden die Gewebekulturen in einer Spezialkammer gezüchtet, die eine kontinuierliche Beobachtung und Photographie der Zellen nach der Virusinfektion gestattete. Nach einer Latenzperiode von 20 Std. traten Zellveränderungen auf, die sich von der Peripherie zum Zentrum der Kulturen hin fortsetzten und in Zellkerntransformationen sowie Retraktionen des Cytoplasmas bestanden. 115 bis 147 Stunden p.i. waren die Kulturen vollständig zerstört. E. Benndorf. 6205.

Popescu, Ar., Pascu, L., Tican, V. und Diaconescu, Al. Virusul febrei aftoase în culturi de celule. Cultivarea şi titrarea tulpinii indegene O_2 pe celule tripsinizate de cortex renal porcin. **(Das MKS-Virus in Gewebekulturen. Die Züchtung und Titration des einheimischen O_2-Stammes auf trypsinisierten Schweinenierenrindenzellen.)** Lucrările ştiinţ. Inst. Seruri Vaccinuri Pasteur-Bucureşti 6 (1962) S. 131–139. – 6 Abb., 15 Lit. Zus. in Russ., Franz., Dtsch.

Mittels Trypsination der Schweinefetennierenrinde wurden Einschichtzellkulturen und sekundäre Kulturen gezüchtet. Diese wurden mit den 1959 isolierten MKS-Virus Stamm O_2 beschickt und über 10 Passagen weiter geführt. Der cytopathogene Effekt dieses Stammes äußerte sich durch Abrundung der Zellen, ihre Gruppierung in Traubenform, Erscheinen von globulären Formationen im Zellkern, Vacuolisierung in der Einzellschicht und Cytolysis in 24–37 Std. Diese Erscheinungen sind hier schneller und viel ausgeprägter festgestellt worden, als die, bei den mit den gleichen Stamm infizierten, einschichtigen Kälbernierenzellen. Bei der 10. Passage, zeigte die Viruskultur einen Infektionstiter sowohl bei Zellkulturen als auch bei i.p. beimpften Säuglingsmäusen von $D.C.P._{50} = 10^{-5,4}$ und $LD_{50} = 10^{-4,8}$. Die Passagen werden auf Zellkulturen fortgesetzt, um sie auf die Frenkelkultur zu adaptieren.

F. Luntz. 6210.

Bontscheff, N.; Sofia, Bulg. Akad. der Wiss., Veterin.-Virus-Forsch.-Inst. **Kultivierung des Ferkelpneumonie-Virus in Hühnerembryonen und Erforschung seiner Eigenschaften.** Zbl. Bakteriol., Parasitenkunde, Infektionskrankh. Hyg. I. Abt., Orig. 181 (1961) Nr. 4. S. 423–428. – 3 Tab., 5 Lit.

0,25 ml einer 15%igen Viruspneumonie-Ferkellungensuspension wurden in den Dottersack von 5–6 Tage alten Hühnerembryonen injiziert. Von 2mal 110 Hühnerembryonen starben 110 bzw. 105, vorwiegend am 5.–7. Tag. Sie zeigten Punktblutungen um die Augen und scharf begrenzte Hautnekrosen am Scheitel. Im Wachstum waren sie zurückgeblieben. Teilweise war eine allgemeine starke Hämorrhagie und ein Ödem der Subcutis und der Embryonalhüllen vorhanden. Histologisch bestand eine Retentionshyperämie mit cyanotischer Atrophie des Leberparenchyms. Nach 10 Eipassagen war das Virus für Bruteier und Saugferkel unvermindert infektiös. Eingefroren hält sich das Virus 171 Tage und lyophilisiert bis zu 210 Tagen. Die Züchtung des Virus im Dottersack ist ein gutes diagnostisches Hilfsmittel. Hyperimmunserum vom Kaninchen konnte nicht hergestellt werden.

W. Vetterlein. 6210.

Cohen, D., Mazzur, S., Kaplan, M. M. und Koprowski, H.; Philadelphia, Wistar Inst. Factors inhibiting the interference of Western equine encephalitis virus by rabies virus in chick embryo tissue cultures. **(Hemmende Faktoren bei der Interferenz zwischen dem Western Equine Encephalitis Virus und dem Tollwutvirus in der Kükenembryonen-Gewebekultur.)** Nature [London] 198 (1963) Nr. 4877. S. 270–271. – 5 Tab., 2 Lit.

Monolayer-Kulturen von Kükenembryonen wurden mit Tollwut-Virus fixe und 24 Std. später mit dem Virus der Western Equine Encephalitis infiziert. Es trat eine Interferenzerscheinung bei der Western Equine Encephalitis Virus-Plaquebildung durch das Tollwutvirus auf. Von 41 Versuchen verliefen 22 positiv, 10 zum Teil positiv und 9 negativ. Durch gewisse, nicht näher untersuchte Substanzen im normalen Mäusegehirn wird diese Interferenzerscheinung blockiert. Die hemmende Wirkung von normalem Mäusegehirn kann durch stärkeres Erhitzen oder durch einen Überschuß an aktivem Tollwutvirus aufgehoben werden. Vor der routinemäßigen Anwendung der Interferenzerscheinung zwischen dem Western Equine Encephalitis Virus und dem Tollwutvirus für wissenschaftliche oder diagnostische Zwecke sind weitere Untersuchungen zur Ausschaltung der Unsicherheitsfaktoren (Herkunft der Kükenembryonen) erforderlich. E. Kunter. 6210.

Popescu, Ar. und Tican, V. Izolarea şi titrarea virusului Rubarth în culturi celulare tripsinizate de rinichi embrionar porcin. **(Isolierung und Titration des Rubarth-Virus auf trypsinisierten Gewebekulturen von embryonalen Schweinenieren.)** Lucrările ştiinţ. Inst. Seruri Vaccinuri Pasteur-Bucureşti **6** (1962) S 163–170. – 6 Abb., 25 Lit. Zus. in Russ., Franz., Dtsch.
Das Virus der H.c.c. (Rubarth), von letalen Fällen, wurde mittels der trypsinisierten Gewebezellkultur aus dem Schweinenierenepithel isoliert. Der cytopathogene Effekt des Virus in solchen Gewebekulturen ist ähnlich dem, der auf Hundennierenzellen festgestellt wurde. Die Spezifität der degenerativen Phänomene wurde auch durch den Serumneutralisationstest überprüft. Die typischen Kerneinschlüsse erscheinen nach ungefähr 36 Std., ihre Anzahl stieg in den folgenden 48 Std. Die Fibroblasten aus der Kultur zeigten im Vergleich zu den Epithelialzellen eine größere Resistenz gegenüber der destruktiven Wirkung des Virus, um trotzdem vier Tage p.i. Schädigungen aufzuweisen. Die Titration der Virulenz des Rubarth-Virus, auf Gewebezellen der Schweinenierenepithels, zeigte einen Titer von 10^6 $DCCT_{50\%}$ per ml. Die Technik der trypsinisierten Gewebezellen ist eine gute Methode zur Schnelldiagnostik der Hepatitis contagiosa canis. F. Luntz. 6210.

Greuel, E.; Bonn, Univ., Inst. für Anatomie und Physiol. der Haustiere. **Laboratoriumsuntersuchungen zur atypischen Geflügelpest unter besonderer Berücksichtigung der Kultur im exembryonierten Brutei.** Arch. exp. Veterinärmed. **17** (1963) Nr. 2. S. 315–350.
An Hand von ausführlichen Untersuchungen verglich Vf. die Wachstumsbedingungen des ND im exembryonierten Ei mit denen im bebrüteten Ei. Bei der Virusisolierung aus infiziertem Material war die erste Methode der letztgenannten in vielen Fällen überlegen. Die zahlenmäßig besseren Ergebnisse werden auf die Größe des möglichen Inoculums sowie auf die Unempfindlichkeit des exembryonierten Eies gegenüber Einflüssen, die Embryonen intercurrent abtöten, zurückgeführt. Weitere Vorteile sind die frühe Diagnosestellung und die Einsparung von Eiern. Gute Ergebnisse wurden auch bei der Durchführung von Neutralisationstesten erzielt. U. Schmidt. 6210.

Cohen, A. und Biddle, F.; London, Univ. Coll., Hospital, Med. School, Dep. of Bacteriol. Haemagglutination inhibition: Interaction of influenza viruses with horse serum inhibitor. **(Hemmung der Hämagglutination: Wechselwirkung von Influenza-Viren mit einem Pferde-Serum-Inhibitor.)** Nature [London] **198** (1963) Nr. 4879. S. 508–509. 6220.

Muceniece, A. und Pakalninš, N.; Inst. für Mikrobiol. der Akad. der Wiss. der Lett. SSR. O roli virusov koksaki i ECHO v vozniknovenii paralitičeskich zabolevanij. **(Über die Rolle der Coxsackie- und ECHO-Viren bei der Entstehung paralytischer Erkrankungen.)** Izvestija Akademii nauk Latvijskoj SSR, Riga **1962** Nr. 12. S. 103–112. – 1 Tab., 39 Lit. Orig.: russ., Ausz.: lett.

Bei Menschen, die unter dem Bild der paralytischen Poliomyelitis erkrankt waren, wurden virologische und serologische Untersuchungen durchgeführt. Bei 16 von 80 untersuchten Patienten konnten ECHO (13mal, 1mal ECHO- und Polio-Virus) und Coxsackie-Viren (2mal) aus dem Kot isoliert werden. Die einzelnen Virustypen verursachten verschiedene klinisch Bilder; ECHO-Virus Typ 9: spinale Poliomyelitis; ECHO-Virus Typ 11: Encephalitis; Coxsackie-Virus Typ B 2: Meningoencephalitis und Guillain-Barré'sches Syndrom. Die Bedeutung der anderen isolierten Enteroviren (ECHO-Virus Typ 1, 4, 6, 19 und nichttypisierte ECHO-Viren) für die Erkrankung ist noch nicht völlig geklärt. Die ECHO-Viren Typ 9 und 11 unterscheiden sich in der Antigenstruktur von den entsprechenden Prototypen. Nach den klinischen Symptomen ist eine ätiologische Diagnose nicht möglich. D. Urbaneck. 6225.

Seelemann, M., Heeschen, W. und Krüger, K.-E.; Kiel, Bundesforsch.-Anst. für Milchwirtsch., Inst. für Milchhyg. **Das Problem der Rinderleukose. 1. Teil.** Mh. Tierheilkunde **14** (1962) Nr. 11. Rindertuberkulose, Brucellose u. Leukose **11** S. 128–134. – 6 Tab.

Nicht nur aus tierzüchterischen, sondern auch aus milchhygienischen Gründen ist eine Bekämpfung der in Schleswig-Holstein in den vergangenen 35–40 Jahren auffallend häufig gewordenen Rinderleukose notwendig. So wird im Schlachthof Kiel auf 550 Rinderschlachtungen eine Leukose festgestellt. Das Ausmaß der Bestandsverseuchung, das den Besitzern gewöhnlich in seiner Tragweite nicht klar ist, wird an Hand einiger tabellarischer Beispiele von hämatologischen Ergebnissen nach dem Götze-Schlüssel dargelegt. G. Becker. 6288.

Seelemann, M., Heeschen, W. und Krüger, K.-E.; Kiel, Bundesforsch.-Anst. für Milchwirtsch., Inst. für Milchhyg. **Das Problem der Rinderleukose. 2. Teil.** Mh. Tierheilkunde **14** (1962) Nr. 12. Rindertuberkulose, Brucellose u. Leukose **11** S. 135–154. – 7 Abb., 1 Tab., 49 Lit. 1. Teil vgl. vorst. Ref.

Die Technik der Blutuntersuchungen wird im einzelnen beschrieben. Sie kann erleichtert werden durch ein Blutausstrichgerät, einen Schüttelapparat, einen mechanischen Zählapparat zur Zelldifferenzierung, ein elektrisches Blutkörperchenzählgerät „Celloscope“ und automatische Pipetten für die Verdünnungsflüssigkeit. Es wird auf die Übertragungsgefahr beim Zukauf von Tieren aus sogen. Leukosebeständen hingewiesen, sogar eine Übertragung durch z. Z. noch hämatologisch negative Tiere kann nicht ausgeschlossen werden. Unter Hinweis auf die Leukosebekämpfungsmaßnahmen in Dänemark werden für die DBR radikale Maßnahmen wie die Totalausmerzung der stark und mittelgradig (10–20% positive und verdächtige Tiere) verseuchten Bestände einschließlich der Jungtiere und Verkaufssperre für alle verseuchten Bestände empfohlen. Weiterhin soll durch allgemeine Blutuntersuchungen eine Vervollständigung der Statistik und Feststellung sogen. leukosefreier Bestände erreicht werden. Als leukosefrei ist ein Bestand erst dann anzusehen, wenn alle über 2 Jahre alten Tiere 2mal im Abstand von 3–6 Mon. hämatologisch negativ befunden wurden und in den vergangenen 12 Mon. keine Neueinstellungen erfolgten. G. Becker. 6288.

Jacquier, Claude; Genève. Contribution à l'étude des leucoses chez le chien. **(Ein Beitrag zur Leukose des Hundes.)** Schweiz. Arch. Tierheilkunde **105** (1963) Nr. 4. S. 208–223. – 2 Abb., 1 Tab.

Vf. hat in seiner Praxis in 8 Jahren 15 Fälle von Leukämie beim Hund festgestellt. Die Tiere waren 8–12 Jahren alt. Ein Hund war bereits mit 6 Mon. erkrankt. Die Eltern von zwei Hunden waren auch an Leukämie gestorben. Es wurden unterschiedliche Blutbilder gefunden. In der Regel waren die Zahl der Erythrocyten und der Hb-Gehalt erniedrigt, oder sie gingen im Laufe der Erkrankung zurück. Zwei Fälle werden als Myelose bezeichnet. Den größten Teil der Erkrankungen benennt Vf. als Lymphosarkomatose und versteht darunter eine Pseudoleukose. Hierbei erkranken gewöhnlich zuerst die Mediastinallymphknoten, und die Granulocyten sind meist stark vermehrt. Klinisch zeigten die Tiere Störung des Allgemeinbefindens, Inappetenz, Vergrößerung der palpierbaren Lymphknoten und allgemeine Schwäche. Die Behandlung mit Corticosteroiden, Antimitotica und Vitaminen führte nur zu kurzer Besserung des Krankheitszustandes. 1 Hund zeigte allerdings eine Überlebenszeit von 500 Tagen. Bei der Zerlegung hatten die meisten Tiere eine Vergrößerung der Hals- und Buglymphknoten. Mediastinal-, Mesenterial- sowie Kniefaltenlymphknoten waren seltener erkrankt. Bei einem Hund war nur die Milz stark vergrößert. A. Meyer. 6292.

Christoforov, L. und Sivovski, I. (Christoforow, L. und Siwowski, I.) Vŭrchu RSK pri tuberkuloza na govedata. II. Izpitvane na delipidiran karbamiden antigen. **(Über die KBR bei Rindertuberkulose. 2. Mitt. Prüfung lipoidfreien Karbamidantigens.)** Izvestija na Centralnija veterinaren institut za zarazni i parazitni bolesti, Sofija **6** (1962) S. 37–44. – 2 Tab., 9 Lit. Zus. in Russ., Engl.

Aus *Mycobacterium tuberculos. var. bovis* und *Mycob. avium* gewonnene Proteinantigene wurden durch Einwirkung von Harnstoff (4%) auf trockene, nach Soxleth lipoidfreie und nicht lipoidfreie Bakterienleiber geprüft. Die aus den lipoidfreien Bakterienleibern gewonnenen Antigene erwiesen sich spezifischer als die aus den nichtlipoidfreien gewonnenen. Bei der Prüfung der 1023 Rinderseren von Tieren, die bei der intracutanen Tuberkulinisierung unspezifisch positiv reagiert hatten, hatte die KBR mit lipoidfreiem Rinderantigen 9mal (0,8%) ein positives und 1014 mal ein negatives Ergebnis, mit lipoidfreiem Geflügelantigen 457mal (44%) ein positives und 566mal ein negatives Ergebnis. Aus diesem Grunde wird angenommen, daß die unspezifischen Tuberkulinreaktionen bei Rindern auf Infektionen mit Geflügeltuberkelbakterien zurückzuführen sind. Eine andere Gruppe von 483 Rindern, die mit Tuberkelbakterien (*var. bovis*) infiziert waren, zeigten bei der KBR mit lipoidfreiem Rinderantigen in 399 Fällen ein positives und in 84 Fällen ein negatives Ergebnis. Mit dem Geflügelantigen war die Reaktion bei diesen Rindern negativ. Mit dem lipoidfreien Antigen vom Rindertypus wurden auch die Seren von 3146 Rindern untersucht, von denen nur 31, d.h. weniger als 1%, positiv oder zweifelhaft reagierten. Z. Tomow. 6335.

Arbeiten zur Pathogenese und zur Bekämpfung der Maul- und Klauenseuche. Insel Riems, Friedrich-Löffler-Inst. Dtsch. Akad. Landwirtsch.-Wiss. Berlin Plan-Nr.: 1701 20 h-2-01a. Teil-Abschlußber. (20/6. 1963). – 71 Anlagen.

Wissenschaftliche Berichte zu den Ergebnissen der Untersuchungen über Pathologie, Epizootiologie, Züchtungsmethoden, Tenazität und immunogenes Verhalten verschiedener Virusstämme bei Maul- und Klauenseuche. 6342.

Khera, K. S.; Hissar, Punjab, Coll. of Veterin. Sci. and Animal Husbandry. Foot-and-mouth disease virus. II. Effect on the virulence of foot-and mouth disease virus (type Asia 1) serially passaged in goat kidney monolayers. **(Maul- und Klauenseuche-Virus. 2. Mitt. Zur Virulenz des in Ziegennierenzellkulturen passagierten Maul- und Klauenseuche-Virus [Typ Asia 1].)** Indian veterin. J. **39** (1962) Nr. 10. S. 523–527. – 1. Mitt. vgl. LZ. Abt. IV 8 (1963) Nr. 6. S. 1250.

Während der MKS-Epizootie in Hissar (April 1960) wurde der „IH-Stamm" des MKS-Virustyp „Asia 1" isoliert. Nach 58 Passagen dieses Stammes in Einschicht-Ziegennierenzellkulturen erfolgte im Mai 1961 die Prüfung seiner Virulenz im Feldversuch an 434 Rindern. 38 Färsen (1–2 Jahre alt) wurden intradermolingual infiziert, die restlichen 396 nichtinfizierten Rinder dienten als Kontrollen. Auf Grund der sowohl bei den Impflingen als auch bei den Kontrollen beobachteten Temperaturerhöhung, der ausgeprägten Zungenveränderungen, der häufigen Klauenläsionen und der Ausbreitungstendenz der MKS muß angenommen werden, daß der „IH-Stamm" nach 58 Passagen in Ziegennierenzellkulturen weder seine Virulenz, Pathogenität noch Kontagiosität geändert hat. D. Weyhe. 6342.

Moine, Gilbert. L'évolution de la fièvre aphteuse dans le Département du Nord, depuis 1878. **(Die Entwicklung der Maul- und Klauenseuche im Nord-Departement seit 1878.)** Bull. Acad. vétérin. France [N.S.] **35** (1962) Nr. 9. S. 371–375. 6342.

Moine, Gilbert. Facteurs épidémiologiques de la fièvre aphteuse particuliers au Nord, Département Frontalier. **(Epidemiologische Faktoren der Maul- und Klauenseuche, besonders im Norden, Grenzdepartement.)** Bull. Acad. vétérin. France [N.S.] **35** (1962) Nr. 9. S. 377–382. 6342.

Arbeiten zur Pathogenese und zur Bekämpfung der Schweinepest. Insel Riems, Friedrich-Löffler-Inst. Dtsch. Akad. Landwirtsch.-Wiss. Berlin Plan-Nr.: 1701 20 h-2-01b-6. Teil-Abschlußber. (20/6. 1963). – 48 Anlagen. Wissenschaftliche Berichte zu den Ergebnissen der Untersuchungen über Pathogenese, Pathologie, Histologie, Epizootiologie, Klinik und spezifische Prophylaxe der Schweinepest. 6382.

Dräger, K. und Kamphans, S.; Marburg/L. **Neue Beobachtungen bei der Anwendung des Antigens nach Sarnowiec als diagnostisches Hilfsmittel bei der Schweinepest.** Tierärztl. Umschau **17** (1962) Nr. 8. S. 267–269.
Es werden im Gegensatz zu früheren Arbeiten nur noch Antigene mit 0,3% Formalin verwandt. Das Schweinepestvirus-haltige Blut wird durch Serum ersetzt. Die Versuchstiere (133) sind künstlich mit dem SP-Virusstamm Eystrup infizierte Schweine und Tiere eines natürlich erkrankten Bestandes. Die Versuchsergebnisse zeigen, daß das Antigen aus SP-Virus-haltigem Serum keine positive Reaktion hervorzurufen vermag. Bei der vergleichenden Prüfung von Antigenen aus SP-Virus-haltigem Blut und aus dem Blut eines gesunden Schweines wurden bei SP-kranken Tieren durch beide Antigene in den meisten Fällen positive Reaktionen erzeugt. Antigen aus dem Blut eines gesunden Schweines verursachte bei gesunden Schweinen keine positiven Reaktionen. Vff. lehnen auf Grund der vorliegenden Befunde die Spezifität der Reaktion ab und erklären die Reaktionen als eine Störung der Kreislaufdynamik der Schweinehaut bei mit SP-Virus infizierten Tieren.
E. Wittmann. 6385.

Simonyi, E., Bognár, K. u.a. Kristályibolya-vakcinák összehasonlító hatékonysági vizsgálata. **(Vergleichende Wertigkeitsprüfung von Kristallviolettvaccinen.)** Magyar Állatorvosok Lapja [Ung. veterinärmed. Bl.] **17** (1962) Sonderh. Sept. S3. 34–36. – Aus: Ung. Agrar-Rdsch. **1963** Nr. 2.
An 273 Schweinen wurden vergleichende Wertigkeitsprüfungen von 8 verschiedenen Kristallviolettvaccinen vorgenommen. Es werden zwei Serien von Versuchen beschrieben, deren Ergebnisse wie folgt zusammengefaßt werden. Die Schweine können am ursprünglichen Aufzuchtort nicht wirksamer als im Kontrollinstitut immunisiert werden. Es konnten keine erheblichen Unterschiede zwischen Gruppen von Schweinen, die mit 1000, 10000 und einer Mill. tödlichen Virusdosen infiziert wurden, festgestellt werden. In der Wertigkeit der Vaccinen konnten keine Unterschiede festgestellt werden, unabhängig davon, ob die immunisierte Schweinegruppe mit einer Mill. tödlichen Virusdosen s.c. oder durch Kontakt mit kranken Tieren infiziert worden war. Die Wertigkeit der Vaccinen wurde erheblich verbessert, wenn nicht nur eine, sondern zwei Injektionen verabfolgt wurden. Nach Meinung der Vff. ist eine Immunisierung mit nur einer Vaccineinjektion zum Nachweis von Unterschieden in der Wertigkeit von Vaccinen verschiedener Qualität empfindlicher als eine solche mit zwei Injektionen. 6395.

Mihăiţa, S., Popa, M. und Albu, T. Încercari de imunizare contra pestei porcine cu virus lapinizat sub formă de aerosoli. Nota I. **(Untersuchungen zur Immunisierung gegen die Schweinepest mit lapinisiertem Virus in Aërosolform. 1. Mitt.)** Lucrările ştiinţ. Inst. Seruri Vaccinuri Pasteur – Bucureşti 6 (1962) S. 57–65. – 1 Tab. Zus. in Russ., Franz., Dtsch.
Die aktive Immunisierung gegen die Schweinepest kann mit dem lapinisierten Virus auch auf andere Weise als parenteral erreicht werden. Die durch lapinisiertes Virus in Form von Aërosol auf respiratorischem Wege verliehene Immunität ist vergleichbar mit der, die mittels Impfung erreicht wird. Die Verabreichung des lapinisierten Virus in Aërosolform in wäßrigen Lösungen gibt bessere Ergebnisse als die Methode, bei der die Virus-Vaccine mit Calciumcarbonatpulver vermischt ist. F. Luntz. 6395.

Kulesko, I. I., Šikov, A. T. und Jarnych, V. S. (Kulesko, I. I., Schikow, A. T. und Jarnych, W. S.); Ukrain. Forsch.-Inst. für Exp. Veterinärmed.; Unions-Forsch.-Inst. für Veterinärmed. Hyg. Aėrozol'naja immunizacija porosjat protiv čumy. **(Aërosol-Immunisierung der Ferkel gegen Schweinepest.)** Veterinarija, Moskva **40** (1963) Nr. 5. S. 30–32. – 1 Tab.
Nachdem in früheren Aërosolimmunisierungsversuchen mit der lapinisierten Schweinepestvaccine ASW nur bei 50% der Versuchstiere eine Immunität gebildet wurde, wurden neue Versuche eingeleitet, bei denen vorwiegend auf eine Verbesserung des Aërosols geachtet wurde (Beschreibung der verwandten Apparatur: Veterinarija, Nr. 1, 1963). Die behandelten Tiere (25 kg Kgw.) standen 1–2 Monate unter Kontrolle; es traten eine länger anhaltende Erhöhung der Körpertemperatur, Leukopenie, allgemeine Abgeschlagenheit sowie Futterverweigerung auf. Ein Vergleich zu i. m. geimpften Tieren zeigte, daß in beiden Gruppen analoge Reaktionen gleicher Intensität zu erkennen waren. Bei fast allen Tieren versiegten diese Merkmale in der 3. Woche p.i. Eine direkte Beziehung zwischen der Dosierung und der Reaktionsstärke war nicht zu erkennen; wahrscheinlich ist die Empfänglichkeit der einzelnen Organismen von vorrangiger Bedeutung. Belastungsproben zeigten, daß bei Tieren dieser Gewichtsgruppe in allen Fällen eine solide Immunität vorhanden war. Versuche mit 35 kg schweren Ferkeln zeigten, daß diese weitaus weniger für die Aërosolvaccine empfänglich sind und dementsprechend auch keinen Belastungsversuchen widerstanden. Abschließend berichten Vff., daß die i.m. Applikation und die Aërosol-Verabreichung der Vaccine bei ca. 4 Mon. alten Tieren die gleiche immunisatorische Wirkung zeigen. W. Bathke. 6395.

Schaaf, A. van der; Utrecht, Rijksuniv., Hoogleraar Fac. der Diergeneeskunde. Galtier en de rabies. **(Galtier und die Tollwut.)** Tijdschr. Diergeneeskunde **87** (1962) Nr. 24. S. 1547–1552. 6412.

Arbeiten zur Pathogenese und zur Bekämpfung der Tollwut. Insel Riems, Friedrich-Löffler-Inst. Dtsch. Akad. Landwirtsch.-Wiss. Berlin Plan-Nr.: 1701 20h-2-01d-6. Teil-Abschlußber. (20/6. 1963). – 25 Anlagen.
Wissenschaftliche Berichte zu den Ergebnissen der Untersuchungen über Pathogenese, Diagnose, Immunitätsbildung und Klinik der Tollwut, ferner der Tenazität und des Infektionsspektrums des Tollwutvirus. 6412.

Tuiševa, R. M. (Tuischewa, R. M.) Puti ulučšenija vakcinoprofilaktiki bešenstva. **(Wege zur Verbesserung der prophylaktischen Vaccinierung gegen Tollwut.)** Voprosy virusologii, Moskva **7** (1962) Nr. 6. S. 680–683. – 3 Tab., 7 Lit. Zus. in Engl.
Ziel dieser Untersuchungen war es, die bei Anwendung der Tollwutvaccine nach Fermi beobachteten encephalitischen Komplikationen beim Menschen auszuschalten. Aus diesem Grunde stellte Vfn. eine antirabische Vaccine her aus einer 5%igen Suspension von Gehirnmaterial neugeborener Kaninchen, die mit 0,08 ml 1:10 verdünntem Tollwutvirus (Virus fixe) infiziert worden

waren. Als Konservierungsmittel diente 0,02%iges Betapropiolacton. Der Virustiter im Gehirn war am 2.–3. Tage p. i. am höchsten. Prüfungen zweier Versuchsvaccinen (Charge 16 und 17) ergaben, daß mit abnehmendem Virustiter sich auch die immunogene Wirkung des Impfstoffes verringert. Tollwutvaccinen, die aus Gehirn neugeborener Kaninchen hergestellt worden waren, verursachten bei Meerschweinchen keine encephalitischen Erscheinungen.

D. Weyhe. 6425.

Forrest, Guillermo E. Vacunas antirrabicas fenoladas. Un estudio de su poder protector. **(Phenolisierter Tollwutimpfstoff; Untersuchung seiner Schutzwirkung.)** Gac. veterin. [Buenos Aires] **25** (1963) Nr. 151. S. 57–64. – 3 Tab., 12 Lit. Zus. in Engl.

6425.

Ochi, Yuichi, Konishi, Shin-ichiro, Sasaki, Norimasa, Nakai, Masahisa und Iwamoto, Ichizo; Tokyo, Univ., Fac. of Agric., Div. of Veterin. Sci., Dep. of Bacteriol.; Kyoto, Biochem. Co., Ltd., Microbiol. Lab. Studies on canine distemper. II. Adaptation and properties of virus on the chorio-allantoic membranes of embryonated hen's egg. **(Studien am Staupevirus. 2. Mitt. Anpassung und Eigenschaften des Virus auf der Chorioallantoismembran embryonierter Hühnereier.)** Jap. J. veterin. Sci. **24** (1962) Nr. 5. S. 259–265. – 2 Abb., 4 Tab., 17 Lit. Orig.: jap., Ausz.: engl. 1. Mitt. vgl. LZ. Abt. IV **7** (1962) Nr. 2. S. 371.

Anpassungsversuche des Straßen-Staupevirus auf irgendeinem Wirt direkt Veränderungen hervorzurufen als auf Hunden oder Frettchen, schlugen fehl. In früheren Versuche isolierten die Vff. aus Frettchen das Virus und passierten es über mehrere Generationen auf der Chorioallantois des Hühnerembryos. Die Stämme „B" und „D" des Hundestaupevirus wurden adaptiert, um sie auf dem 6 Tage alten Hühnerembryo direkt oder nach mehreren Blindpassagen in 1 Tag alten Hühnereiern zu vermehren. Veränderungen wurden als charakteristisch angesehen. Ein starkes und spezifisches Antiserum von Hunden und Frettchen und die Seren von Tieren – mit Staupe infizierte Membransuspensionen – inoculiert, verhinderten die Entwicklung dieser Veränderungen. Das eiadaptierte Virus war bei der 40. Passage immunogen und avirulent für Hunde, aber dadurch nur mit einer Fieberreaktion virulent für Frettchen. Die Tiere wurden für völlig resistent gegenüber einer Reinfektion mit virulentem Material befunden. Es wurde angenommen, daß die Passagehöhe, bezogen auf die Adaptation an den Hühnerembryo und den Virulenzverlust von Virus stammspezifisch sei.

W. Winkler. 6432.

Völker, H. und Graumann, H.; Neubrandenburg, Veterinäruntersuchungs- und Tiergesundheitsamt. **Ein Beitrag zur Aujeszkyschen Krankheit bei Schweinen.** Arch. exp. Veterinärmed. **17** (1963) Nr. 2. S. 483–497.

An Hand von klinischen, pathologisch-anatomischen sowie histologischen Untersuchungen an Schweinen aus einem Aujeszky-infizierten Schweinebestand wird die Epizootiologie der Aujeszkyschen Krankheit in der DDR erörtert. Aus ihren Untersuchungsergebnissen schlußfolgern Vff., daß die Aujeszyksche Krankheit, bedingt durch die Umstellung auf Massentierhaltung, in unseren Schweinebeständen erst seit einigen Jahren Bedeutung erlangen konnte.

E. Benndorf. 6458.

Kojnok, J. und Surján, J. A colostralis immunitás vizsgálata sertés Aujeszky-féle betegsége esetén. **(Untersuchungen über die colostrale Immunität bei der Aujeszkyschen Krankheit der Schweine.)** Magyar Állatorvosok Lapja [Ung. veterinärmed. Bl.] **17** (1962) Nr. 10. S. 361–364. – Aus: Ung. Agrar-Rdsch. **1963** Nr. 2.

Die Untersuchungen wurden in drei Richtungen durchgeführt. Erstens wurde der Antikörpergehalt der Blutseren von Sauen in der Virusneutralisationsprobe verglichen, um die Verhältnisse des Antikörperübergangs zu untersuchen. Es wurde festgestellt, daß die Gesetzmäßigkeiten, die für die Tierarten mit einer Placenta epitheliochorialis im allgemeinen gültig sind, auch bei der Aujeszkyschen Krankheit der Schweine bestehen. Sauen, die während der Geburt im Blutserum Antikörper enthalten, übergeben ihrer Nachzucht, vornehmlich mit der Colostralmilch, aber einige Tage lang nach der Geburt auch mit der Milch, genügend Antikörper, um diese sogar vor einer tödlichen Virusinfektion zu schützen. Diese Resistenz dauert etwa 5 bis 7 Wochen. Infektionsversuche bewiesen, daß die im Serum der Ferkel serologisch nachweisbaren Antikörper tatsächlich eine Resistenz bewirken. Antikörper konnten in den Ferkelseren durch die Virusneutralisationsprobe noch 47 Tage nach der Geburt nachgewiesen werden, und die Ferkel widerstanden einer intranasalen Infektion bis zu einem Alter von 38 Tagen. Die Dauer der auf diese Weise erworbenen Resistenz ist infolge verschiedener Einflüsse sowohl bei verschiedenen Würfen als auch innerhalb der Würfe unterschiedlich. Es wurden auch quantitative Änderungen in den Eiweißfraktionen des Blutserums der Ferkel untersucht. Man forschte nach Zusammenhängen zwischen der Eiweißzusammensetzung und dem Antikörpertiter des Serums und stellte fest, daß das Eiweiß, das in niedriger Konzentration im Blutserum neugeborener Ferkel zugegen ist, auf Grund seiner elektrophoretischen Motilität einem Gemisch von Albumin und α-Globulin entspricht. Im Blutserum der einen Tag alten Ferkel erscheinen die aus der Colostralmilch resorbierten γ- und β-Globuline in so großen Mengen, daß sein Eiweißgehalt auf mehr als das Doppelte gesteigert wird. Gleichzeitig steigt auch die virusneutralisierende Aktivität des Serums auf maximale Höhe. Während der folgenden Wochen kann ein gradueller Umbau der Eiweißzusammensetzung des Serums beobachtet werden. Die Menge des γ-Globulins sinkt, die des Albumins aber steigt an. Parallel mit dem Abbau der von der Colostralmilch stammenden γ-Globuline vermindert sich auch der Antikörpergehalt des Serums. Dieses Versuchsergebnis ist ein erneuter Beweis dafür, daß die Antikörper in der γ-Globulinfraktion der Colostralmilch enthalten sind und mit dieser den Ferkeln übermittelt werden. Auf Grund dieser Feststellungen äußern Vff. die Meinung, daß eine zu einem entsprechenden Zeitpunkt vorgenommene aktive Immunisierung der Sauen zur Vorbeuge der Aujeszkyschen Krankheit von Saugferkeln geeignet sein kann. 6458.

Kojnok, J. und Bartha, A. Immunizálási kisérletek a csökkentvirulenciáju Aujeszky-féle virussal. **(Immunisierungsversuche mit dem abgeschwächten Stamm des Aujeszkyschen Virus.)** Magyar Állatorvosok Lapja [Ung. veterinärmed. Bl.] 17 (1962) Sonderh. Sept. S. 19–20. – Aus: Ung. Agrar-Rdsch. **1963** Nr. 2.

Der abgeschwächte Stamm des Aujeszkyschen Virus (K-Variante, Bartha, 1961) wurde in großen Mengen in Einschichtkulturen von Kükenembryonen- sowie von Kälberhodengewebe vermehrt. Der Titerwert (KID_{50}) des Virus, in Einschichtkulturen von Schweinenierengewebe titriert, erreichte 10^{-4} bis 10^{-5}. Die virushaltige Gewebekulturflüssigkeit wurde ohne jegliche Präparation als Vaccine verwendet. Schweine und Schafe wurden mit dieser Lebendvirus enthaltenden Vaccine geimpft. Es wurden 14 Schweine einmal und 7 zweimal mit je 1,2 bzw. 5 ml Virus geimpft. Virusneutralisierende Antikörper konnten nur in Blutseren der zweimal vaccinierten Tiere nachgewiesen werden. Alle 21 immunisierten Schweine widerstanden einer intratrachealen Infektion mit einem virulenten Stamm des Aujeszkyschen Virus, aber alle 8 Kontrollschweine, die auf dieselbe Art infiziert wurden, unterlagen der Infektion. Es wurden 14 Schafe einmal mit 0,5, 1 bzw. 3 ml der Vaccine geimpft. Zwei i.m. geimpfte Schafe unterlagen, 12 aber widerstanden der Infektion, nach der alle 7 Kontrollschafe eingegangen waren. Der praktische Wert der Vaccine wird in Praxisversuchen festgestellt. 6458.

Ivaničová, Š., Škoda, R., Mayer, V. und Sokol, F.; Bratislava, Inst. of Virol., Czechoslov. Acad. of Sci. Inactivation of Aujeszky disease (Pseudorabies) virus by nitrous acid. **(Inaktivierung von Virus der Aujeszkyschen Krankheit durch salpetrige Säure [HNO_2].)** Acta virol. [Praha] **7** (1963) Nr. 1. S. 7–15. – 8 Abb., 18 Lit.

Als Versuchsobjekt diente der Bukarest-Stamm des Aujeszykrankheitsvirus bei 368–372. Passage über Gewebekultur aus Hühnerembryo (CEC), titriert nach Plaquemethode auf CEC Monolayer. Die Inaktivierung erfolgte bei verschiedenen $NaNO_2$-Konzentrationen, bei verschiedenen, pH und bei verschiedener Temperatur. Anfangs verlief die Inaktivierung rasch, später wurde sie langsamer und setzte sich dann exponentiell fort. Sie war mit der $NaNO_2$-Konzentration proportionell, und von der Konzentration der Wasserstoffionen war sie linear abhängig. Die Inaktivierungsenergie der Reaktion betrug 15,2 kcal/mol. Die Wirkung von HNO_2 auf die Infektiosität des Virus bezieht sich auf die Desoxyribonucleinsäure und auf das Protein des Virus, wobei jedoch das Virus seine immunogene Fähigkeit beibehält. Diese Fähigkeit wurde an Kaninchen überprüft.
ČSSR/ÚVTI. 6458.

Ljubašenko, S. Ja. und Tjul'panova, A. F. (Ljubaschenko, S. Ja. und Tjulpanowa, A. F.) Sravnitel'naja ėffektivnost' različnych vakcin pri bolezni Aueski pušnych zverej. **(Untersuchungen über die Wertigkeit verschiedener Vaccinen gegen die Aujeszky-Erkrankung der Pelztiere.)** Veterinarija, Moskva **39** (1962) Nr. 3. S. 54–57. – 3 Tab.

Von 10 Vaccinevarianten, die von aus Pelztieren isoliertem und über Kaninchen passagiertem Virus hergestellt waren, erwies sich eine Formolthermoglycerin-Vaccine als diejenige mit den besten immunogenen Eigenschaften. Weniger wirksam war eine Karbol-Aluminiumhydroxyd-Vaccine, während die restlichen 8 Varianten nicht wirksam waren. Die Bruteivaccine des GNKI nach Professor Wazylev zeigte gute immunogene Eigenschaften bei der Applikation an Pelztiere, während die Aluminiumhydroxyd-Formol-Vaccine nach Solomkin bei Pelztieren nur schwache immunogene Eigenschaften entfaltete.
K.-H. Pehl. 6458.

Kazanskij, I. I. (Kasanski, I. I.) Ispytanie gamma-globulinov, polučennych osaždeniem chloristym natriem i soljanoj kislotoj pri jaščure i bolezni aueski. **(Zur Prüfung der durch Fällung mit Natriumchlorid und Salzsäure gewonnenen Gammaglobuline bei MKS und Aujeszkyscher Krankheit.)** Trudy Vsesojuznogo instituta ėksperimental'noj veterinarii, Moskva **24** (1961) S. 173 bis 178. – 12 Lit.

Die Applikation von Gammaglobulinen, 24 Stunden vor der Infektion, gewonnen aus den entsprechenden Blutseren, in Dosen von 0,2 bis 0,4 g je kg Kgw. schützte bei Aujeszkyscher Krankheit weiße Mäuse in 62,9%, Meerschweinchen in 66,6% der Fälle und gegen MKS weiße Mäuse zu 63,3% und Meerschweinchen zu 95–100%. Die unbehandelten Kontrolltiere starben bei Aujeszkyscher Krankheit in 91,6% (weiße Mäuse) bzw. 85,5% (Meerschweinchen) der Fälle, während bei MKS eine Todesrate von 94,5% bis 100% resultierte. Das Auftreten von Primäraphthen bei Meerschweinchen konnte nicht verhindert werden. Bei der Aujeszky-Infektion erwies sich eine Therapie bereits erkrankter oder bei kranken Müttern befindlicher Ferkel als wenig erfolgreich. In einer Dosis von 0,4 g/kg appliziertes Gammaglobulin (am 1. oder 2. Lebenstag) schützte infektionsgefährdete Saugferkel für 10–17 Tage in 93,4 bis 95% der Fälle. In mit MKS-verseuchten Schweineställen schützten 0,4 g/kg Gammaglobulin die bei gesunden Müttern befindlichen Ferkel zu 82–100% und bei kranken Sauen befindlichen Saugferkel in 50,8–81,2% der Fälle. Unter den gleichen Bedingungen war Rekonvaleszentenserum für Saugferkel von kranken Müttern nur zu 19,7% wirksam. – Bei Aufbewahrung im Kühlschrank blieben die flüssigen Gammaglobuline bis zu 3,5 Mon. und die trockenen bis zu 10 Monaten (Ende der Beobachtungszeit) wirksam. K.-H. Pehl. 6458.

Popescu, Ar., Tican, V., Constantinescu, C., Constantinescu, Cr., Totorcea, N., Marinescu, I., Diaconescu, Al. und Iftimovici, R. Cercetări privind difuzarea virusului Aujeszky de către cabalinele hiperimmunizate pentru producția serului specific. **(Untersuchungen über die Ausstreuung des Aujeszky-Virus durch zur spezifischen Serumproduktion hyperimmunisierte Pferde.)** Lucrările științ. Inst. Seruri Vaccinuri Pasteur-București **6** (1962) S. 171–176. – 2 Abb., 14 Lit. Zus. in Russ., Franz., Dtsch.
Von 9 hyperimmunisierten Pferden, die zur Immunserumproduktion der Aujeszky-Krankheit dienten, wurden Proben von Serum, Urin und Kot im Abstand von 6,12, 24, 48, 72 Std. und 7 Tagen nach der letzten Antigeninoculation geerntet. Die Anwesenheit des Aujeszkyvirus in diesen Proben, wurde durch i.m. Inoculation bei Kaninchen und gleichzeitig auf trypsinisierten Kulturen von Schweinenierengewebe getestet. Alle Ergebnisse blieben negativ. Durch die Antigenverimpfungen verbreiteten die Serumspenderpferde das Virus nicht durch Urin oder Kot in die Umwelt.
F. Luntz. 6458.

Stepenko, M. F. Enzootija bolezni Aueski u sobak. **(Eine Aujeszky-Enzootie bei Hunden.)** Veterinarija, Moskva **39** (1962) Nr. 3. S. 61.
Der Vf. beschreibt den Verlauf einer Aujeszky-Infektion in einem 17 Hunde umfassenden Bestand einer Zuckerfabrik im Bezirk Kiew. Nach Schilderung der klinischen Symptome wird auf die Therapieversuche eingegangen. Die Hunde erhielten insgesamt 85 ml Aujeszky-Serum und je 5 ml 30%ige Urotropinlösung 3× täglich, Coffein-Natrium (0,3 ml) und Glukose (je 25 ml). Von den 17 Hunden starben insgesamt 10 Tiere. Nach ca. 1 Woche angelieferte Hunde (7) zeigten keine Erscheinungen der Infektion. Sie wurden sofort prophylaktisch mit Aujeszky-Serum und Urotropin behandelt. Am 7. Tag nach der Serumapplikation wurden sie mit der Aluminiumhydroxyd-Vaccine nach Solomkin geimpft (5 ml s.c.). Da keine Literaturangaben über die Dosierung dieser Vaccine für Hunde vorhanden waren, erfolgte die Dosierung nach Erfahrungswerten bei Kälberimpfungen. Nach einer Woche wurde die Vaccinierung mit der gleichen Dosis wiederholt. Die isoliert gehaltenen Hunde blieben gesund und zeigten auch keinerlei Impfreaktionen.
K.-H. Pehl. 6458.

Ivanov, K. und Božkov, S. (Iwanow, K. und Boshkow, S.) Elektroforetični izsledvanija na serumnite beltŭci pri intranazalno zarazjavane na ovci s virusa na Variola ovina. **(Elektrophoretische Untersuchungen der Serumeiweiße bei intranasaler Infektion von Schafen mit Variola ovina-Virus.)** Izvestija na Instituta po sravnitelna patologija na domašnite životni. Bŭlgarska akademija na naukite, Sofija **9** (1962) S. 225–230. – 2 Abb., 1 Tab., 3 Lit. Zus. in Russ., Franz.
Bei intranasal mit dem Virus von Variola ovina infizierten 8 Schafen und 3 Ziegen wurden die in den Eiweißfraktionen ihres Serums eingetretenen Veränderungen elektrophoretisch verfolgt. Bei einigen der Schafe traten generalisierte Pocken auf. Die Ziegen reagierten auf das Virus überhaupt nicht. Bei den erkrankten Tieren wurde neben einer Abnahme des Gesamteiweißes eine Zunahme der β_1-Globulinfraktion festgestellt. Die übrigen Fraktionen wie auch das Albumin-Globulin-Verhältnis nahmen proportional ab. Damit wurden die bei der Schafinfektion nach dem Borrel-Verfahren erhaltenen Ergebnisse (Labert, Porl) bestätigt. Z. Tomow. 6465.

Ivanov, K. (Iwanow, K.) Po vŭprosa za prenosimostta na Variola ovina vŭrchu kozata. **(Zur Frage der Übertragbarkeit von Variola ovina auf Ziegen.)** Izvestija na Instituta po sravnitelna patologija na domašnite životni. Bŭlgarska akademija na naukite, Sofija **9** (1962) S. 219–224. – 11 Lit. Zus. in Russ., Dtsch.

Diese Frage wird in bezug auf die spontane und experimentelle Übertragbarkeit eingehend untersucht. Einmal wird die fast einstimmige negative Auffassung vieler Autoren hervorgehoben, zum anderen jedoch auch der Fall mit der Pockenwelle in Deutschland (1906–1908) erörtert, als (Eber u. a. 1906) in einer Wirtschaft bei Leipzig die Schafpocken auch auf 5 Ziegen, die sich im selben Pferch befanden und von denen zwei verendeten, übertragen wurden. Zur gleichen Zeit verursachte Voigt mit demselben Virus künstlich durch s.c. Inoculation schwere Ziegenerkrankungen (mit einem tödlichen Ausgang). Zwecks Prüfung der Ziegenresistenz gegen das Schafpockenvirus hat Vf. durch nasale Inhalation ein solches Virus bei einer Ziege (0,1 ml iranischen Stammes) und zwei Zicklein (je 0,5 ml rumänischen Stammes) inoculiert. Das Ergebnis war volle Unempfindlichkeit der Ziege gegen das Schafpockenvirus. Damit keine unerwünschte Verwirrung entsteht, wird empfohlen, daß künftig in den Lehrbüchern auf die Einmaligkeit des damaligen Falles und Versuches in Deutschland hingewiesen werden sollte. Z. Tomow. 6467.

Domán, I. Adatok a malacok himlős kötőhártya és szaruhártyagyulladásához. **(Über eine durch das Pockenvirus verursachte Binde- und Hornhautentzündung bei Ferkeln.)** Magyar Állatorvosok Lapja [Ung. Veterinärmed. Bl.] **17** (1962) Nr. 10. S. 365–366. – Aus: Ung. Agrar-Rdsch. **1963** Nr. 2.

In einer Schweinezucht, in der Schweinepocken ermittelt wurden, konnten bei 42 von 98 drei bis fünf Monate alten Ferkeln Keratitis und die Entzündung der Augenlider und bei 21 uni- oder bilaterale parenchymatöse Keratitis festgestellt werden. Bei zwei Schweinen führte eine eitrige Entzündung der Hornhaut zu einer Panophtalmie und darauffolgenden Atrophie des Augapfels. Bei 72 von 112 Absatzferkeln konnte eine Entzündung der Augenlider und Bindehaut, bei 15 Tieren Keratitis beobachtet werden. Bei 7 Tieren führte die eitrige Bindehaut- und Hornhautentzündung zu allgemeiner Panophtalmie. Bei 45 von 180 Saugferkeln wurde eine Augenlid- und Bindehautentzündung beobachtet, und in 13 Fällen entwickelte sich auch Keratitis. Die Augenveränderungen, die sich bei den Schweinepocken ausbilden, sind meistens auf die Augenlider und die Bindehaut lokalisiert. Verhältnismäßig oft entwickelte sich eine eitrige Bindehautentzündung mit Abszessen. Nach Abheilung der Abszesse bleiben Schorfe zurück. Bei einer erheblichen Zahl der Schweine entwickelte sich auch Hornhautentzündung, die manchmal zu eitrigen Komplikationen führte. Es wird vermutet, daß eine oberflächliche Hornhautentzündung vom Virus der Schweinepocken hervorgerufen werden kann. 6470.

Bögel, K. (unter techn. Mitarb. von Klinger, L.); Tübingen/N., Bundesforsch.-Anst. für Viruskrankh. der Tiere. **Untersuchungen über die Epizootiologie und Diagnostik bei der Parainfluenza-3-Virusinfektion des Rindes.** Mh. Tierheilkunde **14** (1962) Nr. 3. S. 77–90. – 5 Tab., 19 Lit.

Auf Grund von Untersuchungen in Baden-Württemberg in den Jahren 1959 bis 1961 in Rinderbeständen mit respiratorischem Syndrom kommt Vf. zu dem Schluß, daß Rinderenzootien mit respiratorischem Syndrom häufig durch das Parainfluenza-3-Virus verursacht werden (PI-3-Virus). Solche Enzootien werden vorwiegend bei kalter Witterung beobachtet. In der Regel erkrankten Tiere bis zu einer gewissen Altersgrenze. Von 244 Rindern aus 23 Beständen zeigten 200 Rinder (= 82%) positive Serumtiter. Bei 8 Neuausbrüchen konnte in 4 Fällen das PI-3-Virus als Erreger nachgewiesen werden. In 9 anderen, durchseuchten Beständen waren alle Rekonvaleszentenseren positiv, während in 9 weiteren Beständen bei 50 % der Tiere keine positiven

Titer in der Rekonvaleszenz ermittelt werden konnten, so daß für diese letzteren 9 Bestände das Vorliegen einer PI-3-Virusinfektion nicht angenommen wird. K.-H. Pehl. 6485.

Arbeiten zur Pathogenese und zur Bekämpfung der Poliomyelitis des Schweines. Insel Riems, Friedrich-Löffler-Inst. Dtsch. Akad. Landwirtsch.-Wiss. Berlin Plan-Nr.: 1701 20h-2-01g-6. Teil-Abschlußber. (20/6. 1963). – 18 Anlagen.
Wissenschaftliche Berichte zu den Ergebnissen der Untersuchungen über Immunitätsbildung, Pathogenese, Epizootiologie und Diagnose der Poliomyelitis des Schweines sowie der Reinigung und Tenazitätsprüfung des Erregers. 6485.

Romváry, J. A psittacosis-lymphogranuloma-venereum-(PLV)-csoportba tartozó virus okozta hurutos tüdőgyulladás juhállományainkban. **(Über ansteckende katarrhalische Lungenentzündung in unseren Schafherden, die durch ein der Psittacose-Lymphogranuloma venereum [PLV]-Gruppe angehörendes Virus verursacht wird.)** Magyar Állatorvosok Lapja [Ung. veterinärmed. Bl.] **17** (1962) Nr. 9. S. 323–327. – Aus: Ung. Agrar-Rdsch. **1963** Nr. 2.
Es wird über Lungenentzündungen in ungarischen Schafherden berichtet, die durch ein der PLV-Gruppe angehörendes Virus verursacht werden. Die epizootiologischen, klinischen und pathologischen Merkmale der Krankheit werden beschrieben. Die Krankheit konnte in allen Schafherden festgestellt werden, in denen früher oder auch noch zur Zeit der Untersuchungen Virus-Aborte ermittelt wurden. Die Virusnatur der Krankheit wurde durch Isolierung der Erreger im Dottersack von 6–7 Tage alten Kükenembryonen sowie durch den Nachweis spezifischer Antikörper in den Blutseren infizierter Schafe und Kaninchen bestätigt. Die Krankheit konnte bei Lämmern durch Verimpfung von virushaltigem Lungenmaterial bzw. der isolierten Virusstämme ohne Schwierigkeiten erzeugt werden. Mäuse konnten durch eine intranasale oder intraperitoneale Injektion des Infektionsmaterials erfolgreich angesteckt werden. Das Virus wurde auch in intraperitoneal geimpften Meerschweinchen vermehrt. Der Erreger konnte in den Lungen, im Kot und manchmal auch in der Milch von Schafen nachgewiesen werden, die intratracheal bzw. intravenös infiziert wurden, und er war auch in der Milz und Leber einiger künstlich infizierter Lämmer nachzuweisen. Das Pneumonie-Virus konnte aus dem Kot einiger klinisch normaler Schafe isoliert werden. Manchmal verursachten die isolierten Virusstämme außer Lungenentzündung auch Durchfall. Die in Ungarn in Fällen des Virusabortes der Mutterschafe und aus dem Kot klinisch normaler Schafe isolierten Virusstämme verursachten nach intratrachealer Verimpfung Lungenentzündung bei Lämmern. Diese Virusstämme sowie diejenigen, die aus Pneumoniefällen isoliert wurden, erwiesen sich miteinander als eng verwandt oder sogar identisch. Das Lungengewebe der erkrankten Schafe behielt seine Infektiosität im eingefrorenen Zustande für 8–12 Mon., die isolierten Virusstämme aber unter ähnlichen Bedingungen für 6–10 Mon. In komplikationsfreien Fällen waren klinische Symptome und pathologische Veränderungen bald beseitigt. Verseuchte Tiere erwarben einen bestimmten Grad von Immunität. 6485.

Popescu, Ar., Constantinescu, C., Tican, V., Constantinescu, Cr., Mănoiu, I., Pătrăşcanu, I. und Totorcea, N. Prepararea serului contra hepatitei contagioase canine, pe cîne şi pe cal. **(Herstellung des H.c.c.-Serums bei Hund und Pferd.)** Lucrările ştiinţ. Inst. Seruri Vaccinuri Pasteur – Bucureşti **6** (1962) S. 155–162. – 2 Abb., 1 Tab., 26 Lit. Zus. in Russ., Franz., Dtsch.
Es wurde das H.c.c.-Serum (Rubarth) bei Hund und Pferd hergestellt. Bei der Hyperimmunisierung des Pferdes wurde ein Anstieg der relativen Konzentration der Gammaglobuline von 17,94% auf 22,0% festgestellt,

desgleichen wurden auch einige unbedeutende Variationen bei den anderen Serumproteinfraktionen festgestellt. Die komplementbindenden Antikörper sind um den 20. Tag nach der ersten Impfung des Pferdes erschienen und haben sich nachher schnell vermehrt. Die Titration bei Welpen hat bewiesen, daß das Pferdeimmunserum denselben Wert hat, wie das Hundeimmunserum. Die Dosis von 2 ml/kg hat die Tiere gegen eine i.m. Infektion mit 1 ml 25% virulenten Leberextrakt geschützt. Die Kontrolltiere kamen innerhalb 72 Std. mit Befunden der Hepat. contag ad exitum. Die Diagnose wurde histopathologisch bestätigt. F. Luntz. 6485.

XII. TUBERKULOSE UND IHRE BEKÄMPFUNG

Korlakowski, Janusz, Rapf, Tadeusz und Stefan, Jan; Kraków, Akad. Med. Prątki gruźlicy występujące u kaczek. **(Die bei Enten auftretenden Tuberkelbakterien.)** Med. weteryn. **18** (1962) Nr. 11. S. 672–674. – 1 Tab., 11 Lit. Zus. in Russ., Engl., Franz., Dtsch.

Es wurden Untersuchungen über die aus tuberkulös veränderten Organen der Enten in einer Geflügelzucht isolierten Tuberkelbakterien durchgeführt. Die klinischen Beobachtungen betreffen 800 Tiere, der Zerlegungsbefund dagegen 13 verendete Enten. Die klinischen Veränderungen beim tuberkulosekranken Geflügel sind atypisch und äußern sich durch Schleimhaut- und Kammblässe, Abmagerung, bisweilen durch Gelenködem und Bewegungsstörungen. Bei der Zerlegung können Leberödem und -tuberkelherde, Lungenknötchen, subseröse und submucöse Tuberkelherde im Blind- und Dickdarm, Knochenmarkentzündungsherde und Nierenknötchen festgestellt werden. Bakteriologische Untersuchungen ergaben als Infektionsursache *Mycobacterium avium*. Pathologisch-anatomische Veränderungen zerlegter Enten sowie experimentell infizierter Kaninchen u. Hühner bei gleichzeitigem Fehlen von Organenveränderungen bei experimentell infizierten Meerschweinchen schließen die Möglichkeit der Ansteckung der untersuchten Vögel mit Rinder- oder Humantypus der Tuberkelbakterien aus. Nachträglich wurden Untersuchungen über die Empfindlichkeit der gezüchteten Bakterien auf Isonicotinsäurehydrazid (INH) und auf dem Natriumsalz der Paraaminosalicylsäure (Na-PAS) durchgeführt. Die isolierten Bakterien zeigten einen hohen Resistenzgrad gegen INH, was für den Geflügeltypus charakteristisch ist. Die Katalase- und Oxydasereaktion bestätigten die Ergebnisse der biologischen Tests. Auf Grund der durchgeführten Untersuchungen wurde der Schluß gezogen, daß die Enten unter natürlichen Bedingungen gegenüber einer Ansteckung mit dem Geflügeltypus empfindlich sind und im besprochenen Fall dieser Typus als Erkrankungsfaktor betrachtet werden muß.

W. Radomiński. 6514.

Almássy, K. und Pogány, I. Emlős tipusu gümőbaktérium-törzsek tuberkulintermelőképességének vizsgálata. **(Untersuchungen über die tuberkulinproduzierende Fähigkeit von Tuberkelbakterienstämmen des Säugertyps.)** Magyar Állatorvosok Lapja [Ung. veterinärmed. Bl.] **17** (1962) Sonderh. Sept. S. 45–46. – Aus: Ung. Agrar-Rdsch. **1963** Nr. 2.

In Sauton-Kulturen von Stämmen des humanen und bovinen Typs von *Mycobacterium tuberculosis*, die zur Produktion von Tuberkulin verwendet wurden, wurden das Gewicht der Bakterien, der pH-Wert der Kultur, die Menge des durch Trichloressigsäure fällbaren Tuberkuloproteins sowie die Menge und Qualität der während der Bakterienvermehrung gebildeten Aminosäuren festgestellt. Während einer Züchtungsdauer von 3 Mon. wurden von den einzelnen Stämmen 8,7–11 g je Liter lufttrockene Bakterienmasse gebildet. Am Anfang der Bakterienzüchtung verschob sich der pH-Wert des Mediums in alkalischer Richtung (pH 7,8–8,4). Bei guten tuberkulinproduzierenden alten Laboratoriumsstämmen kehrten diese Werte ins Neutrale zurück, bei jüngeren Stämmen fiel der pH bis zu Werten von 5,0–5,5. Im Tuberkulinproteingehalt der Kulturen verschiedener Stämme konnten bedeutende Unterschiede festgestellt werden. Stämme, deren Kulturen annähernd neutrale oder leicht alkalische Werte zeigten, erzeugten bedeutend mehr durch Trichloressigsäure fällbares Tuberkuloprotein (2 mg/ml). Diese Versuchsergebnisse wurden auch in allergischen Proben an sensibilisierten Meerschweinchen bestätigt. Der Amino-Stickstoffgehalt der Kulturen zeigte umgekehrte Werte, da die Kulturfiltrate von Stämmen, die eine schwache Tuberkulinproduktion zeigten, doppelte oder dreifache Mengen von Aminostickstoff enthielten als die von guten Tuberkulinerzeugern. Bei diesen Stämmen wird nur ein geringer Teil der Aminosäuren in aktives Tuberkuloprotein verwandelt. Da das Kulturmedium nur Asparagin als einzige Stickstoffquelle enthält, sind die Mikroorganismen gezwungen, alle stickstoffhaltigen Stoffwechselprodukte aus dieser Verbindung zu synthetisieren. In papierelektrophoretischen Untersuchungen konnten neben der fortschreitenden Erschöpfung des Mediums an Asparagin die Synthese der verschiedenen Aminosäuren und auch die Ansammlung des Proteins, das sich vom Startplatz nicht bewegte, beobachtet werden. Dieses Protein ist mit der aktiven Substanz des Tuberkulins identisch. Mit dem Typ der Stämme verbundene qualitative oder quantitative Unterschiede konnten nicht festgestellt werden. 6522.

Meyer, W.; Berlin, Staatl. Veterinärmed. Prüfungsinst. **Untersuchungen zur Heteroallergie der Tuberkulinreaktion beim Rind.** Mh. Veterinärmed. 18 (1963) Nr. 9. S. 325–328.
Auf Grund seiner Untersuchungen an insgesamt 534 Schlachtrindern kommt Vf. zu dem Ergebnis, daß eine Brucelloseinfektion die Tuberkulin-Hautreaktion nicht beeinflußt. Desgleichen ließ sich auch bei leberegelbefallenen Rindern keine Beeinflussung der Tuberkulinprobe erkennen. Wurden jedoch Versuchsrinder mit 20 ml Leberegelbrei sensibilisiert, fielen 4 von 5 Tuberkulinreaktionen in den zweifelhaften Bereich. In praxi dürfte dieser Vorgang jedoch keine Rolle spielen. Aus 52 Leberegelproben konnte Vf. einmal einen *M. bovis*-Stamm isolieren. Möglicherweise ist das Vorkommen von Mycobakterien in Leberegeln in Verbindung zu bringen mit den unspezifischen Tuberkulinreaktionen bei Rindern. W. Richter/Jena. 6522.

Robertson, T. G.; Wellington, Dep. of Agric. Diagnosis of bovine tuberculosis. I. The evaluation of tuberculin tests. **(Diagnose der Rindertuberkulose. 1. Mitt. Die Beurteilung der Tuberkulinprobe.)** New Zealand veterin. J. **11** (1963) Nr. 1. S. 6–10.
Vf. nimmt kritisch zu der gebräuchlichen Art der Beurteilung von Tuberkulinproben Stellung und führt als Beispiele Meyn und Johnson an, die seiner Ansicht nach falsche Folgerungen aus ihren Experimenten gezogen haben. Robertson stellt Maßstäbe auf, an denen wissenschaftliche Untersuchungen hinsichtlich ihrer Aussagekraft gemessen werden sollten. Besondere Bedeutung mißt er den Tieren bei, die tuberkulinpositiv reagieren, ohne infiziert zu sein (no-visible-lesion-reactors) und denjenigen, die nicht reagieren, obwohl sie infiziert sind (no-tuberculin-reactors). Dabei ist es wesentlich, daß der Tuberkulose-Status jedes Tieres so genau wie möglich bestimmt wird. Dazu gehört auch die Schlachtung aller Testtiere, einschl. der Nichtreagenten. Nur so findet man die wirkliche Zahl der Tbc-freien und der infizierten Tiere und innerhalb jeder der beiden Gruppen getrennt wieder die Reagenten und die Nichtreagenten. Erst wenn man die Reagenten und Nichtreagenten innerhalb der Gruppen miteinander in Beziehung bringt, erhält man ein einwandfreies Bild von der Leistungsfähigkeit einer Probe. W. Richter/Jena. 6522.

Bendixen, Gunnar; Copenhagen, Univ., Inst. of Gen. Pathol. The influence of tuberculolipids on the type of hypersensitivity. **(Der Einfluß von Tuber-**

culolipoiden auf den Typ der Tuberkulinempfindlichkeit.) Acta pathol. microbiol. scand. **57** (1963) Nr. 2. S. 222–234.
Ziel der Arbeit war es, Klarheit zu schaffen über den Einfluß von Antigenmischungen verschiedener Zusammensetzung, z. B. ganze Bakterien, gereinigte Wachsfraktionen, Eieralbumin u. a., auf den Typ der Tuberkulinreaktionen beim Meerschweinchen: Typ J, d.i. Sofortreaktion und Typ D, d.i. verzögerte Reaktion. Besondere Beachtung wurde den Wachsfraktionen hinsichtlich der Entwicklung von Reaktionen des Typ D gewidmet. Die Wachsfraktion scheint aber keine Bedeutung für den Reaktionstyp selbst zu haben, sondern nur die Fähigkeit zu einer der beiden Reaktionstypen zu steigern. Vermutlich ist die Fähigkeit, Reaktionen vom D-Typ hervorzurufen, ursprünglich mit einer bestimmten Eigenschaft des Bakterienleibes selbst verbunden und nicht mit irgendeiner Fraktion. W. Richter/Jena. 6522.

Stottmeier, D.; Berlin-Dahlem, Univ., Inst. für Veterin.-Hyg. **Untersuchungen über die Eignung des Phenolrot- und Phenolrot-Malachitgrün-Nährbodens zur Typendifferenzierung von Mycobakterien.** Zbl. Bakteriol., Parasitenkunde, Infektionskrankh. Hyg., I. Abt., Orig. **187** (1962) Nr. 4. S. 524–532. – 4 Tab., 17 Lit. Zus. in Russ., Engl., Franz., Span.
Vf. unterwirft den Phenolrot- (P) und Phenolrot-Malachitgrün-Nährboden (PM) nach Nassal einer vergleichenden Prüfung auf Eignung gegenüber *Mycobacterium* (*M*) *bovis* (94 Stämme), *M. tuberculosis* (36 Stämme), *M. avium* (7 Stämme), *M. paratuberculosis*, *M. lacticola*, *M. giae*, *M. ulcerans*, *M. balnei* und *M. morbificus muris*. Die bovinen, humanen und aviären *M.* konnten mit Sicherheit isoliert, voneinander durch ihr Koloniewachstum und durch die für jeden Typ charakteristischen Farbveränderungen unterschieden werden. Für atypische und saprophytäre *M.* ist der P- und PM-Nährboden nicht geeignet. Der Tierversuch ist dazu unentbehrlich. Zur Herstellung der Nährböden müssen die angegebenen Rezepturen unbedingt eingehalten werden.
W. Boden. 6530.

Wiśniowski, J., Doleżal, M. und Romaniukowa, K.; Bydgoszcz, Inst. Weteryn. Obserwacje nad odczynem Coombsa w badaniach serologicznych bydła na gruźlicę. **(Beobachtungen über die Coombs'sche Reaktion in den serologischen Untersuchungen bei Rindertuberkulose.)** Med. weteryn. 18 (1962) Nr. 10. S. 577–583. – 6 Tab., 29 Lit. Zus. in Russ., Engl.
Vergleichende serologische Untersuchungen zur Tuberkulosediagnose: Hämagglutination mit Anwendung isotonischer (OHA-iso) und hypertonischer (OHA-hyper) NaCl-Lösung, hämolytischer Probe (OHL) und Coombstest (oC). Als Versuchstiere dienten Seren von 427 Kühen und Färsen. Eine Kontrollgruppe bestand aus 15 endoparasitenfreien und Tuberkulin-negativen Kühen. 377 Tiere wurden geschlachtet. Von diesen waren 338 Tuberkulin-positiv und 39 negativ. Unter den 110 von Endoparasiten befallenen Kühen dieser Gruppe wurden 26 Fälle von Distomatosis pulmonum festgestellt. Die Auswertung der Ergebnisse zeigte, daß der Coombstest keine so weitgehende Übereinstimmung wie andere Proben ergab; Parasiteninvasionen beeinflussen ihn, er eignet sich deshalb nach Ansicht der Vff. nicht zu Routineuntersuchungen.
W. Radomiński. 6535.

Lafont, P., Cazaillet, M. und Lafont, J.; Paris, Inst. Nat. d'Hyg., Lab. d'Hyg. Alimentaire. Myosite interstitielle nodulaire chez le porc et le boeuf. **(Knötchenförmige interstitielle Myositis bei Schwein und Rind.)** Bull. Acad. vétérin. France [N.S.] **35** (1962) Nr. 9. S. 393–397. – 1 Tab., 1 Lit.
Vff. hatten schon über 10 Fälle der Myositis interstitialis nodularis beim Schwein berichtet, über welche Arbeit bereits referiert wurde. Sie führten die Veränderungen auf Mycobakterien, besonders auf *M. tuberculosis* zurück. Bei einem Rind von 8 Jahren, das Tbc der Lungen, der Brustlymphknoten, der Darmbeinlymphknoten zeigte, entdeckte man in der Halsmuskulatur an

den bei der Teilung der Hälften entstandenen Schnittflächen eine Myositis interstitialis nodularis. Die veränderte Stelle wird durch ein hartes, wenig vascularisiertes Gewebe von perlmutterartiger Farbe gebildet und zeigt am Rande einen Übergang zu normalen Muskelbündeln. Auf der Schnittfläche sind kleine Knötchen von 2–3 mm Durchmesser, gelblich, teilweise verkäst, teilweise in der Verkalkung begriffen, zu sehen. Mikroskopisch wurden keine Bakterien festgestellt. Erst auf dem Nährmedium nach Löwenstein-Jensen wurde nach 4 Mon. ein säure-alkoholfestes, bis 100 γ/ml-INH- und -PAS-resistentes, Katalase-positives, nicht Kaninchen-pathogenes Mycobakterium festgestellt. Es handelt sich also um eine Myositis tuberkulösen Ursprungs. In der Diskussion wird festgestellt, daß im Schlachthof von Lille bisweilen 3–4 von 20 Schlachtrindern diese Veränderungen zeigen. Außerdem sollen im Osten Frankreichs an den Strichen der Milchkühe knötchenartige Veränderungen auftreten, die von *Mycobacterium balnei* hervorgerufen werden. Diese Veränderungen an den Zitzen erschweren das Melken, führen damit zu Euterentzündungen und geben eine falsche Tuberkulinreaktion.
K. Preißler. 6545.

Svoboda, Oldřich und Hradil, Milan; Brno. Příspěvek k ekonomickému hodnocení ztrát u tuberkulózy skotu. **(Beitrag zur ökonomischen Bewertung der Verluste durch Rindertuberkulose.)** Veterinářství **13** (1963) Nr. 2. S. 55 bis 57. — 3 Tab.
Es werden einzelne Kennziffern besprochen, nach denen die durch Rindertuberkulose verursachten Verluste sowie die mit der Bekämpfung der Tuberkulose verbundenen Kosten bewertet werden. Zu diesen Kennziffern gehört: Einfluß auf den Umsatz der Herde im landwirtschaftlichen Betriebe, Senkung des durchschnittlichen Alters der Kühe, Senkung der Milchleistung der Kühe, Verluste durch Beschlagnahme von Fleisch und Eingeweiden bei der Beschau von Schlachttieren und Fleisch, Verluste bei der Aufzucht von Jungtieren, Verringerung der Arbeitsproduktivität des landwirtschaftlichen Betriebes durch verlangsamte Einführung der neuen Technologie, Verluste vom züchterischen Gesichtspunkt, mit der Veterinärfürsorge, mit der Isolierung der Tiere, Desinfektions-, Untersuchungs- und Behandlungskosten von an boviner Tuberkulose erkrankten Personen verbundene Kosten. Außer den Geldwerten müssen Schäden, die durch Verluste an Rohstoffen und Nahrungsmitteln tierischen Ursprungs entstanden sind, ausgedrückt werden. Es werden einige Beispiele der Milchleistung im landwirtschaftlichen Betriebe während der Genesungsaktion angeführt. ČSSR/ÚVTI. 6560.

XIII. CHIRURGIE

Ormrod, A. Noel; Woodchurch, Wirral, Ches. Re-stabilisation of the femorotibial joint in the dog following rupture of the anterior cruciate ligament. A simplified method of fitting a prosthetic ligament. **(Wiederherstellung des Femorotibialgelenkes nach Ruptur des vorderen gekreuzten Bandes beim Hund.)** Veterin. Rec. **75** (1963) Nr. 14. S. 375–377. — 3 Abb., 3 Lit.
Vf. modifizierte eine Methode von Singleton, wobei die konvergierend verlaufenden, doppelten Bohrkanäle zur Aufnahme der Nylonschlinge durch einfache Kanäle ersetzt werden. Damit liegt die Operationsmethode im Bereich der durchschnittlichen Bedingungen und läßt größtenteils erfolgreiche Ergebnisse erwarten. Im einzelnen verläuft die modifizierte Operation wie folgt. In Rückenlage wird das Knie z. T. mit Sandkissen fixiert, die Haut und Fascie von der lateralen Trochlea bis zum Tibiakamm eröffnet. Nach Eröffnung des Gelenkes kann die Patella medial verlagert werden. In abgewinkelter Stellung wird die Mitte des lateralen Femurkondylus stumpf freipräpariert und von dort zur nichtarticulierenden Fossa intercondylica mit einem etwa 3 mm dicken Drillbohrer ein Kanal geschaffen. 1–3 Fäden

eines Nylonfadens, 35–40 cm lang, werden zuerst durch die zwei Löcher einer rostfreien Knopfscheibe und darauf zusammen durch den Tunnel geführt. Ein 2. Kanal wird vom Ansatz des gerissenen Bandes medial und distal durch die Tibia gebohrt. Ein 3. Loch wird durch den Tibiakamm vom medial nach lateral gebohrt und dort die Nylonschlinge über einem 2. Knopf geknüpft. In der Kasuistik werden 3 Fälle angeführt. H. Trolldenier. 6630.

Simmons, G. C. und Johnston, L. A. Y.; Yeerongpilly, Animal Res. Inst., Queensland Dep. of Agric. and Stock. Arthritis in calves caused by Mycoplasma sp. **(Arthritis bei Kälbern, verursacht durch Mycoplasma sp.)** Austral. veterin. J. **39** (1963) Nr. 1. S. 11–14. — 3 Abb., 10 Lit.
Es wird der Ausbruch einer durch Mycoplasmen verursachten Arthritis bei 1–2 Mon. alten Kälbern beschrieben. Anfangs bestand eine fibrinös-eitrige Entzündung mit Lahmheit, Gelenksschwellung und erhöhter Temperatur. Später bestand nur noch ein fibrinöses Exsudat. Die aus den Gelenken isolierten Mycoplasmen waren nicht identisch mit *M. mycoides*. Bei einem Kalb konnte durch intraarticuläre Infektion mit dem isolierten *Mycoplasma*-Stamm bzw. mit der Gelenksflüssigkeit von einem natürlich infizierten Kalb die Arthritis experimentell erzeugt werden. Das Tier verendete 17 Tage später an einer generalisierten fibrinösen Polyarthritis, die Reisolierung der Erreger gelang aus Blut, Leber, Lymphknoten und Gelenkflüssigkeit. Eine Behandlung mit Tetracyclinen in zwei spontanen Krankheitsfällen führte zu einer Beseitigung der Lahmheit, die Erreger waren aber noch 5 Mon. nach der Behandlung nachweisbar. Ch. Lehnert. 6696.

Blogg, R.; Armidale, Victoria. Exodontia in the dog. **(Zahnextraktion beim Hund.)** Austral. veterin. J. **39** (1963) Nr. 2. S. 57–61.
Es wird das gesamte Instrumentarium beschrieben, das zur Zahnbehandlung, speziell zur Zahnextraktion beim Hund, erforderlich ist. Dazu gehören u. a. eine Frontalbeleuchtung als Lichtquelle, ein Aspirator, verschiedene Arten von Zahnzangen, Wurzelzangen, Nadelhalter, Baumwoll- bzw. Gazetampons, Maulgatter und Nahtmaterial. Die Handhabung der einzelnen Instrumente und ihr Anwendungsgebiet werden einzeln aufgezählt. Die Phasen der Zahnextraktion bei zweiwurzeligen, einwurzeligen Zähnen, bei Schneidezähnen und Eckzähnen werden aufgezeichnet. Nach der Zahnextraktion sind weiterhin alle Knochensplitter aus der Alveole zu entfernen. Die Blutung kann durch Tamponade gestillt werden. Das verhindert gleichzeitig das Einkeilen von Futterresten. Schließlich wird die Resektion von frakturierten Zahnwurzeln beschrieben und besonders auf Indikation und Kontraindikation eingegangen. O. Dietz. 6762.

Launay, M. E.; Rosporden. Un cas d'obstruction de l'oesophage. Traitement à la faveur de la gastrotomie. **(Ein Fall von Verstopfung der Speiseröhre. Behandlung mit Hilfe der Gastrotomie.)** Bull. mens. Soc. vétérin. prat. France **47** (1963) Nr. 2. S. 152–154. 6792.

Bahrenberg, L. und Bahrenberg, H.; Ringenberg ü. Wesel. **Über die Blinddarmerweiterung, -verlagerung und -verdrehung des Rindes.** Prakt. Tierarzt **40** (1963) Nr. 1. S. 6–7.; Nr. 2. S. 44–45. — 4 Lit.
Vff. berichten über Krankheitsverlauf, Diagnose und Therapie der Blinddarmerweiterung und -verlagerung mit beginnender Rechtsdrehung bei einer 9 Jahre alten rotbunten Niederungskuh. Abends beim Eintreiben von der Weide stand das Tier nur mit Mühe auf und fraß im Stall das Mehlfutter nicht. Die Milchleistung war auf 1 kg abgesunken. Klinisch wurde bei der Erstuntersuchung Unruhe, Trampeln mit den Hinterbeinen, Schlagen mit dem rechten Hinterbein nach dem Leib, trauriger, teilnahmsloser Blick und vermehrte Füllung der rechten unteren Bauchhälfte festgestellt. Körpertemperatur, Puls, Herztöne, Atmung und Vormagenmotorik wichen nicht von der Norm

ab. Geblähte, z. T. ballonartig aufgetriebene Darmschlingen füllten die Bauchhöhle aus. Die Untersuchung bereitete dem Tier Schmerzen. Die Kuh erhielt vorerst 150 cm³ Sulben i.v. und 30.0 Socatylpulver p.o. Am Tage darauf fraß das Tier etwas Heu und kaute wieder, Milch gab sie keine. Bei der Rectaluntersuchung wurden nur noch 2 straff gespannte Darmteile an der rechten Bauchwand palpiert. Der Kotabsatz sistierte, die Kuh lag vorwiegend. 180 cm³ Sulben wurden verabreicht. Weitere 24 Std. später war der Befund bis auf etwas verstärkte Koliksymptome kaum verändert. An Medikamenten bekam die Kuh 1 kg Leinsamenschleim und 30.0 Socatylpulver p.o. und 50 cm³ Polysulfan i.v. Bei etwas verschlechtertem Allgemeinbefinden wurde am Tage darauf die Laparotomie vorgenommen und die Diagnose gestellt. Nach Eröffnung der Blinddarmspitze und Massage wurden größere Mengen von normalem dünnbreiigem Darminhalt entfernt. Verschluß des Darmes mit doppelter Lembertnaht, antibiotische Versorgung der Bauchhöhle, Bestreichen der entzündeten Darmwand mit 0.5%iger Combisonsalbe und Naht der Laparotomiewunde folgen. Am Tage p.op. bessert sich das Allgemeinbefinden, die Futteraufnahme war ungestört. Durchfall trat in den ersten 24 Std. nach der Operation auf. Die Milchleistung erreicht 3 Wochen später bereits wieder 18 l.
H. Haase. 6812.

Campbell, James R. und Lawson, Donald D.; Glasgow, Univ., Veterin. School. The signs of prostatic disease in the dog. **(Die Erscheinungen der Prostataleiden beim Hund.)** Veterin. Rec. **75** (1963) Nr. 1. S. 4–7.
Prostataleiden von 22 erkrankten Hunden werden beschrieben, ebenso sind die Röntgenbefunde tabellarisch dargestellt und durch 2 Röntgenogramme belegt. Die klinische Unterscheidungsmöglichkeit von einer einfachen Prostatahypertrophie, dem Carcinom und einer infektiös verursachten Prostatitis wird angezweifelt. Der von anderen Autoren beschriebene Tenesmus, verbunden mit diesen Erkrankungen, ist ganz selten angetroffen worden, dagegen war stets das Harnsystem in Mitleidenschaft gezogen. Es wird noch auf die Differentialdiagnose zur Perinealhernie eingegangen. Beziehungen zwischen diesen beiden Erkrankungen scheinen nicht zu bestehen. K.-P. Jakztien. 6818.

Bouters, R.; Gent, Rijksuniv., Klin. voor Veterin. Verloskunde en Voorplantingsstoornissen. Twee gevallen van vaginaperforatie bij de merrie door natuurlijke dekking. **(Zwei Fälle von Perforation der Vagina bei der Stute durch natürliche Paarung.)** Vlaams diergeneeskund. Tijdschr. **31** (1962) Nr. 12. S. 320–323. 6820.

Weaver, A. D.; Glasgow, Univ., Veterin. Hospital. Experimental urolithiasis in sheep. **(Experimentelle Urolithiasis bei Schafen.)** Veterin. Rec. **75** (1963) Nr. 11. S. 300–304. 6820.

Hanosh, George J. und Roberts, Irwin H.; Albuquerque, N. Mex., U.S. Dep. of Agric., A.R.S., Animal Disease and Parasite Res. Div. A portable table for examining small ruminants. **(Ein tragbarer Tisch zur Untersuchung kleiner Wiederkäuer.)** Amer. J. veterin. Res. **24** (1963) Nr. 98. S. 220–222. 6871.

McFarlane, I. S.; Onderstepoort, Veterin. Res. Inst., Sect. of Animal Reproduct. The lateral approach to pudendal nerveblock in the bovine and ovine. **(Der laterale Operationsweg zum Pudentalnerv bei Rind und Schaf.)** J. South African veterin. med. Assoc. **34** (1963) Nr. 1. S. 73–76. — 2 Abb.
Larsen beschreibt 1953 die Anästhesie des Pudendalnerven durch die Fossa ischiorectalis. Er versuchte auch, den Nerv über die Glutaeus-Region zu erreichen. Dies gelang ihm jedoch nicht. In vorliegenden Untersuchungen wurde erneut erprobt, ob eine Pudendalnervenblockade von lateral her möglich ist. Die Anästhesie wurde an 42 Tieren ausgeführt. Sie gelang an 38 Patienten. Beiderseits wurden 2 Injektionsstellen für die Anästhesie gewählt, nämlich

einmal wurde dort oberhalb des Pudentalnerven eingestochen, wo dieser nach medial zum Foramen ischiadicum minor zieht, die zweite Injektion wurde in der Gegend zwischen hinterem Hämorrhoidal- und Pudendalnerv durchgeführt. Im letzteren Fall ist es erforderlich, daß das Ligamentum sacroischiadicum perforiert wird. Dies geschah ohne Schwierigkeiten und ohne nachteilige Folgen. Die Anästhesie wurde im Notstand ausgeführt. Die zweite Injektion wurde unter rectaler manueller, beim Schaf unter rectaler digitaler Kontrolle durchgeführt.

O. Dietz. 6884.

Kralj, J., Janšek, E. und Milošević, Z.; Sarajevo, Univ., Veterinärmed. Fak., Chirurg. Tierklin., Röntgenabt. **Intravenöse Pyelocystographie beim Schaf.** Mh. Veterinärmed. **18** (1963) Nr. 7. S. 254–258.

Die röntgenologische Darstellung der Harnorgane bei Haustieren stößt auf eine Reihe von Schwierigkeiten. Nativ kann man wegen ungenügender Sichtbarkeit oder fast nicht bestehender Schattenkontraste nur bei Hunden und Katzen die Umrisse der Nieren und der Harnblase, nicht aber die Hohlräume dieser Organe darstellen, während die Harnleiter ohne Anwendung eines Röntgenkontrastmittels überhaupt nicht sichtbar sind. In der Röntgenographie im allgemeinen und besonders bei der Pyelocystographie werden hauptsächlich Jodkontraste angewendet, die i.v. verabreicht und durch die Nieren in die Harnleiter und Harnblase in genügend hoher Konzentration ausgeschieden werden, so daß man einen klaren Einblick in die erwähnten Organe bekommt. Die retrograde Pyelocystographie, d. h. die Methode der Darstellung der Harnorgane mittels retrograder Einführung des Kontrastes mit einem Katheter durch die Harnröhre und den Harnleiter in das Nierenbecken, ist nicht versucht worden, weil die genannte Methode keinen Einblick in die Funktion der Nieren erlaubt. Vff. befaßten sich nur mit der sog. exkretorischen Pyelocystographie. Die Schafe wurden entsprechend vorbereitet. Sie fasteten 36–48 Std., 18–24 Std. vor dem Versuch bekamen sie kein Trinkwasser. Alle Versuchstiere wurden ungeschoren geröntgt. Die Nierenbecken und die Harnleiter können nur röntgenologisch dargestellt werden, wenn das Kontrastmittel im Nierenbecken und im Harnleiter genügend hoch konzentriert ist. Das wird durch eine über die Bauchwand ausgeführte Kompression der Harnleiter, wodurch ein zeitweiser Abfluß des Harnes in die Harnblase verhindert wird, erreicht. Es kam eine modifizierte Kompression mit 2 Tennisbällen zur Anwendung. Weil die Masse des Abdomens auch noch nach der Kompression groß bleibt, wurden alle Aufnahmen mit einer Bucky-Blende, die eine ziemlich lange Expositionszeit verlangt, gemacht. Die Aufnahmen wurden in dorsoventraler Projektion in Rückenlage ausgeführt. In den Experimenten wurde mit 65–70 kV, 60 mA und 1,2 bis 1,5 sec exponiert. Die Fokus-Film-Entfernung betrug 90 cm. Diagnostisch verwertbare Röntgenaufnahmen wurden mit „Trijoden 0,3“ (0,5 ml je kg) und „Trijoden 0,4“ (0,36 ml je kg) 10–15 Min. nach der Injektion des Kontrastes erzielt. Die erhaltenen Röntgenbilder geben einen klaren Einblick in die physiologisch-exkretorische Funktion der Nieren und anatomische Lage der Nieren und Harnleiter beim Schaf.

O. Dietz. 7000.

Lawson, Donald D.; Glasgow, Univ., Veterin. School, Dep. of Surgery. The radiographie diagnosis of hip dysplasia in the dog. **(Die Röntgendiagnostik bei der Hüftgelenksdysplasie des Hundes.)** Veterin. Rec. **75** (1963) Nr. 17. S. 445–456.

Die Hüftgelenksdysplasie ist eine angeborene Abnormität des Hüftgelenks. Sie wurde erstmalig vor 30 Jahren als solche erkannt. Als erblich wird das Leiden erst seit einigen Jahren angesehen. Jetzt ist bekannt, daß es bei allen Hunderassen auftritt, wobei der Deutsche Schäferhund am meisten betroffen ist. Die klinischen Symptome bei den einzelnen Graden der Hüftgelenksdysplasie sind oft recht unterschiedlich, und der Röntgenbefund ist besonders im

Anfangsstadium nicht immer eindeutig. Vf. beschreibt zunächst die Teile des gesunden Hüftgelenkes, die röntgenologisch darstellbar sind. Dazu gehören das Acetabulum, der Femurkopf und der Hüftgelenksspalt, der sich zwischen beiden befindet. Das Acetabulum sollte tief sein und einen Halbkreis beschreiben. Im Acetabulum befindet sich die Fossa acetabularis. Durch sie wird die Pfanne in eine kraniale und kaudale Hälfte geteilt. Mit Hilfe der Fossa kann man durch das Acetabulum drei Linien, nämlich eine zum cranialen Pfannenrand, eine zum dorsalen Pfannenrand und eine zum caudalen Pfannenrand, legen. Der Verlauf dieser drei Linien wird beschrieben. Der normale Femurkopf beschreibt $^2/_3$ eines Kreises. Das einzige Unebene am Femurkopf ist die Fovea capitis, also die Stelle, wo das Ligamentum teres ansetzt. Der Gelenkspalt ist normalerweise eng, und auch Femurkopf und Acetabulum sollten eng aneinander liegen. Der wichtigste Befund bei der Hüftgelenksdysplasie ist die Abflachung der Pfanne. Damit einher geht eine abnormale Lage des Femurkopfes. Sekundär entwickeln sich Knochenveränderungen am Hüftgelenk in Form von Exostosen am Acetabulum an verschiedenen Stellen und/oder am Femurhals. Gleichzeitig kommt es zu Alterationen an der Gelenkfläche. Diese Veränderungen werden in allen Einzelheiten beschrieben. Zur röntgenologischen Darstellung des Hüftgelenks bei ventro-dorsalem Strahlengang gibt es zwei Möglichkeiten, entweder werden beide Hinterbeine stark nach caudal bei völliger Streckstellung der Knie- und Sprunggelenke gehalten, oder beide Hinterbeine werden seitlich in totaler Beugehaltung aller Gelenke fixiert. Die Beurteilung der Hüftgelenke nach der Methode von Norberg und Olsson wird diskutiert. Der sicherste Zeitpunkt zur Erkennung einer Hüftgelenksdysplasie ist das Alter zwischen 9 und 12 Mon. In 14 Abbildungen und dazugehörigen Skizzen werden das normale Hüftgelenk und die verschiedenen Grade der Dysplasie dargestellt. O. Dietz. 7000.

XV. GEBURTSHILFE, KRANKHEITEN DER MUTTERTIERE UND DER NEUGEBORENEN

Richter, W.; Jena, Außenstelle des Forsch.-Inst. für Impfstoffe Dessau. **Untersuchungen über die Trächtigkeitsunterbrechung bei Stuten. 2. Mitt.** Zuchthyg., Fortpflanzungsstör. Besam. Haustiere 7 (1963) Nr. 2. S. 81–88. — 1. Mitt. vgl. LZ. Abt. IV 7 (1962) Nr. 4. S. 852.

Frühere Trächtigkeitsunterbrechungen an 51 Stuten mit mehreren Litern verdünnter Lugol'scher Lösung erforderten in 33 Fällen nur eine, 15mal zwei, zweimal drei und einmal vier Infusionen bis zum Eintritt des Abortes, der im Durchschnitt nach 6–7 Tagen erfolgte. Bei 17 Stuten traten Komplikationen in Form von Nachgeburtsverhaltungen ein. Eine neue Versuchsreihe mit 49 Stuten, denen physiol. Kochsalzlösung infundiert wird, zeigt, daß bis auf 2 Fälle eine einzige Infusion zur Auslösung des Abortes genügt. Demnach ist der künstliche Abort auf diese Weise schneller und präziser zu bewerkstelligen. Immerhin aber treten hierbei mehr Komplikationen ein als bei der Lugol'schen Lösung. Es ist ganz allgemein festzustellen, daß entfruchtete Stuten nicht so leicht wieder konzipieren wie nach einer normalen Geburt. Außerdem werden die zeitlichen Abstände bis zu einer neuen Konzeption immer länger. Es nimmt auch der Gonadotropingehalt des gewonnenen Serums innerhalb von 3 Jahren zusehends ab. Es erscheint angebracht, die für die Hormonserumgewinnung bestimmten Stuten nicht mehrere Male hintereinander zu entfruchten, sondern jeweils ein über das andere Mal austragen zu lassen, um zeitraubende Komplikationen zu umgehen und die Konstanz der Serumgewinnungsmöglichkeit zu sichern. F. Schaetz. 7275.

Tarabrina, A. P. Aborty u svinej leptospiroznoj ètiologii. **(Leptospiroseaborte bei Schweinen.)** Veterinarija, Moskva 40 (1963) Nr. 5. S. 28.

Durch Einführung serologischer Untersuchungsmethoden (Mikroagglutination-Lysis) gelang es, im Bezirk W. zahlreiche Aborte bei Schweinen als Leptospirose zu erkennen. Eine besonders intensive Verbreitung stellte man unter den Jungsauen fest. Die Aborte traten in der Regel 2–5 Tage vor dem errechneten Abferkeltermin auf; u. U. kamen lebensschwache Ferkel zur Welt. In einer Wirtschaft beobachtete man klinische Erscheinungen bei Saugferkeln (Dysfunktion des Magen-Darmkanals). Zur Behandlung wurde Hyperimmunserum verwandt. Alle abortierenden und reagierenden Schweine wurden isoliert und erhielten für 6–7 Tage Futterterramycin. Die Bestände selbst impfte man mit einer polyvalenten Vaccine (Sauen vor dem Decken und nach dem Abferkeln). Durch gleichzeitige Verbesserung der Hygiene und Fütterung wurde die Erkrankung eingedämmt. W. Bathke. 7275.

Folkers, C.; Utrecht, Rijksuniv., Fac. der Diergeneeskunde. Toxoplasmosis en abortus bij schapen. **(Toxoplasmose und Abort bei Schafen.)** Tijdschr. Diergeneeskunde **88** (1963) Nr. 3. S. 161–162. – 7 Lit.
An Hand der Literatur wird ein kurzer Überblick über das Auftreten von Aborten bei Schafen durch *Toxoplasma gondii* gegeben. W. Wittig. 7276.

Szuman, J. und Skrzydlewski, A.; Poznan, Polen. **Der Verlauf des Geburtsaktes beim Sumpfbiber.** Dtsch. Pelztierzüchter **37** (1963) Nr. 7. S. 125–129. 7300.

Adams, J. W. E. und Bisschop, G. H. R.; Lloydminster, Alberta, Canada. Obstetrics in a general practice in Western Canada. **(Geburtshilfe [bei Rindern] in einer Landpraxis in West-Kanada.)** J. South African veterin. med. Assoc. **34** (1963) Nr. 1. S. 91–98. 7320.

Prandžev, Ivan. (Prandshew, Iwan.). Cezarovoto sečenie pri svinete. **(Kaiserschnitt bei Schweinen.)** Veterinarna sbirka, Sofija **59** (1962) Nr. 10. S. 13–17. – 4 Abb.
Bei der Ausführung der Schweine-Schnittentbindung empfiehlt Vf. den sog. paramedianen oder ventrolateralen operativen Zutritt. Der Bauchwandschnitt wird längs des dorsal von der Kniefalte und ventral vom Euterkomplex beschränkten Bereiches ausgeführt. Nach Eröffnung der Bauchhöhle und Zugang der trächtigen Gebärmutter wird diese durch einen Längsschnitt nahe der Bifurkation aufgeschlitzt. Durch den derart ausgeführten Schnitt wird die Herausnahme der Früchte aus beiden Hörnern fast immer ermöglicht. Nach Herausnahme der lebenden Früchte wird empfohlen, die Eihäute nicht künstlich zu entfernen, sondern durch Injizierung von 2–3 ml Hypophysin ihre spontane Ausstoßung zu provozieren. Das Zunähen der Gebärmutterwand erfolgt mittels der Einzelknopfnaht nach Plahotin-Sadowski und die des Peritoneums durch gewöhnliche durchlaufende Naht. Bei Fixation der Haut bedient man sich zweier Nähte. Nach dieser Operationstechnik wurden 37 Schweine operiert, von denen 34 (91,8%) gesundeten und nur 3 (8,1%) starben. G. Radew. 7375.

Georgiev, Georgi, Sertev, Minčo und Zagorski, Dragomir. (Georgiew, Georgi, Sertew, Mintscho und Zagorski, Dragomir.) Kombinirano lekuvane na chroničnija endometrit u kravite s antibiotici, sulfonamidi i tŭkanna emulsija po Filatov. **(Kombinierte Behandlung der chronischen Endometritis des Rindes mit Antibiotica, Sulfonamiden und Gewebeemulsionen nach Filatow.)** Veterinarna sbirka, Sofija **59** (1962) Nr. 12–13. – 1 Tab.
Eine Heilung von 26 an katarrhalischer Endometritis erkrankten Kühen wurde (während des Oestrus) folgendermaßen durchgeführt: bei 11 Kühen lokal eine Gebärmuttereinspritzung mit 30 ml Lebertran, 150000 IE Penicillin, 0,15 ml Streptomycin und 0,10 weißem Streptozid. Die übrigen 15 Kühe wurden einmal in gleicher Weise behandelt, außerdem wurden ihnen s.c. 40 ml Gewebeemulsion nach Filatow injiziert. Als Ergebnis der Behandlung wurden bei

der ersten Gruppe sechs Kühe befruchtet (d. h. 54,5% geheilt) und bei der zweiten Gruppe 14 Kühe (93,3%). Eine ähnliche Behandlung wurde an anderen 59, jedoch schwerer an eitrig-katarrhalischer Gebärmutterentzündung erkrankten Kühen durchgeführt. Sie wurden in Abständen von 7 Tagen dreimal behandelt, wobei die erste Behandlung während des Oestrus vorgenommen wurde. Den ersten 30 dieser Kühe wurde die gleiche Dosis Penicillin und Streptomycin, jedoch statt 30 ml Lebertran physiologische Kochsalzlösung lokal und 40 ml Gewebeemulsion nach Filatow einmalig s.c. appliziert. Die übrigen 29 Kühe erhielten genau dasselbe, nur wurde die Kochsalzlösung durch Lebertran ersetzt. Ergebnis dieser Behandlung war: von den ersten 30 Kühen wurden 20 (d. h. 66,6%) und von den restlichen 29 Kühen 21 befruchtet (d. h. 72,4% geheilt). Z. Tomow. 7400.

Brillot, M. J. Réanimation des veaux nouveau-nés par oxygénation. **(Wiederbelebung neugeborener Kälber durch Sauerstoffzufuhr.)** Bull. mens. Soc. vétérin. prat. France **46** (1962) Nr. 7. S. 250–251.
Die Wiederbelebung neugeborener Kälber stellt ein oft heikles Problem dar. Neben einer Reihe mehr oder weniger bewährter Hausmittel und der s.c. bzw. i.m. Applikation von diversen chemischen Präparaten spielt die Luftinfiltration in die Nase bei gleichzeitigen Bewegungen mit der oben liegenden Vorderextremität in der Praxis eine nicht unbedeutende Rolle. Bei Anwendung der beschriebenen Methode wird in Anlehnung an die in der Humanmedizin üblichen Verfahren zunächst ein Eimer kaltes Wasser kräftig auf die Nasenpartie gegossen. Unter Suffokationen werden die ersten Atembewegungen eingeleitet. In diesem Augenblick packt man den Kopf und den Hals des Kalbes in einen an beiden Enden offenen Polyaethylensack. Der Sack wird dann am Halsansatz zugeschnürt, um das weitere Entweichen des Gases zu verhindern. Mit der Nasenschlundsonde wird dann dem Kalbe aus einer mit O_2 gefüllten Flasche, deren Sauerstoffabgabe durch entsprechende Sperrvorrichtungen und Hähne zu regulieren ist, unter niedrigem Druck Sauerstoff zugeführt. Das Tier befindet sich fast unter reiner O_2-Spannung, und durch Einleiten der Sonde in das Maul wird die Strömung des Gases in die oberen Luftwege dirigiert. Vorher muß die Schleimhaut mit der Hand etwas geglättet werden. Die Wirkung tritt unmittelbar ein und beruht auf einer Verstärkung des Rhythmus der Atembewegungen, die durch den O_2-Anstieg in dem zugeleiteten Gasgemisch ausgelöst wird. Man soll die Behandlungsdauer nicht über einige Minuten ausdehnen. Eine Flaschenfüllung reicht für wenigsten 10 Behandlungen. Die Fragen der Dosierung des einzuatmenden Gasgemisches und dessen Feuchtigkeitsgehalt sind bisher nicht untersucht. Das komprimierte O_2 ist besonders trocken, seine längere Anwendung bewirkt eine Reizung der Schleimhäute der Atmungsorgane. H. Busse. 7450.

XVI. TRÄCHTIGKEITSDIAGNOSTIK, STERILITÄT, BESAMUNG

Dojčev, S. (Dojtschew, S.) Chidrofilnostta na tŭkanite pri kravi i teleta. **(Gewebehydrophilie bei Kühen und Kälbern.)** Izvestija na Naučnoizsledovatelskija institut po biologija i patologija na razmnožavaneto na selskostopanskite životni, Sofija **2** (1962) S. 203–212. – 6 Tab., 7 Lit. Zus. in Russ., Engl.
Zwecks Feststellung der Gewebehydrophilie bei trächtigen und nichtträchtigen Kühen hat Vf. Kochsalzlösung in Mengen von 3 cm³ in einige Unterschwanzfalten s.c. geimpft. Vor der Impfung und beim Ablesen wurde die Hautstärke an der Impfstelle mittels Schublehre gemessen. Bei den trächtigen Kühen wurde eine schwächere Dihydrophilie festgestellt. Die Kochsalzlösungsresorption des Unterhautbindegewebes war bei trächtigen Kühen um 5 Minuten und 33 Sekunden schwächer im Vergleich zu dieser bei den nichtträchtigen Kühen. Die Dynamik der Gewebehydrophilie wurde auch bei Kälbern geklärt. Man fand, daß die Hydrophilie in den ersten zwei Monaten nach

der Geburt zunimmt, zwischen dem 2. u. 4. Monat unbedeutend abnimmt, während die Abnahme der Hydrophilie des Gewebes im 5.–6. Monat erheblicher ist.

G. Radew. 7535.

Jordanov, S. (Jordanow, S.) Razprostranenie, patogeneza i diagnostika na vibriozata po govedata. **(Verbreitung, Pathogenese und Diagnostik der Rindervibriose.)** Izvestija na Naučnoizsledovatelskija institut po biologija i patologija na razmnožavaneto na selskostopanskite životni, Sofija 2 (1962) S. 171 bis 177. – 2 Tab., 10 Lit. Zus. in Russ., Engl.

In 22% der untersuchten Rinderfarmen wurden Vibriosevorkommen festgestellt. Der Prozentsatz der infizierten Kühe, die abortierten, war verhältnismäßig gering (2,9–5,5%). Die verworfenen Früchte beliefen sich auf 38,4% (1–4 Monate alt) und 61,5% (über 4 Monate). Die meisten Aborte erfolgten im 5. Monat (33,3% aller Aborte). Die mit Sperma kranker Bullen besamten Kühe wiesen eine fast 2mal längere Service-Periode auf (im Mittel 5–6 Monate) als die mit gesundem Samen befruchteten. In den verseuchten Wirtschaften schwankte die Befruchtung schon bei der ersten Besamung von 14,3% bis 42,3%.

G. Radew. 7562.

O'Briain, Conall; Dublin, Univ. Coll. Clinical aspects of the bacteriology of the reproductive tract of the thoroughbred mare. **(Klinische Gesichtspunkte zur Bakteriologie der Fortpflanzungsorgane der Vollblutstute.)** Irish veterin. J. **16** (1962) Nr. 10. S. 181–194.

7562.

Prachov, R. (Prachow, R.) Proučvanija vŭrchu estralnite i postestralnite metroragii pri kravite. II. Pričini ot alimentarno estestvo i sredstva za lekuvane na metroragii. **(Untersuchungen über die oestralen und postoestralen Metrorrhagien bei Kühen. 2. Mitt. Ursachen alimentärer Natur und Heilmittel gegen die Metrorrhagien.)** Izvestija na Naučnoizsledovatelskija institut po biologija i patologija na razmnožavaneto na selskostopanskite životni, Sofija **3** (1962) S. 43–56. – 4 Tab., 9 Lit. Zus. in Russ., Engl. 1. Mitt. vgl. LZ. Abt. IV **8** (1963) Nr. 11, S. 7557.

Auf Grund der Untersuchungsergebnisse nimmt Vf. als eine wesentliche Ursache und Voraussetzung der Entstehung von Methrorragien die Störung des Calcium-Phosphor-Verhältnisses im Futter an. Entsprechend dem veränderten Calcium-Phosphor-Verhältnis im Futter treten im Organismus Störungen in einigen inneren Organen und innersekretorischen Drüsen ein; es entstehen Störungen im endokrinen System, im Stoffwechsel, im Geschlechtsapparat und schließlich eine schwache Befruchtungsfähigkeit der Kühe. In den Heilerfolgen bei Metrorrhagien durch diätetische Fütterung sieht Vf. eine Bestätigung seiner Annahme. Gute Ergebnisse wurden erzielt durch Verwendung von Futterzusätzen, z. B. im Sommer 0,5–1,0 kg Kleie tägl., Salz nach Belieben, im Winter 150 g Scheidekalk und 100 g Polysal oder Vitaphoska und bei Carotinmangel: Karotten und Lebertran. Gleichlaufend mit der diätetischen Fütterung wurden auch Versuche zur medikamentösen Behandlung der Metrorrhagien vorgenommen. Bestes Heilergebnis brachte die viermalige, in Abständen von 24 Stunden ausgeführte i. v. Injektion einer hypertonischen Lösung von 100 g Glukose und 5 g Natriumbenzoat oder Natriumsalizylat in 150 ml Aqu. begleitet von tiefer cervicaler Besamung. Gute Ergebnisse wurden bei venöser Injektion von 0,5 g Methylenblau oder Kaliumpermanganat in 450–500 cm³ Aqu. erzielt. Geprüft wurden auch die im Laufe von 4–5 Tagen morgens und abends mit dem Futter verabreichten Gaben von Methylenblau und Kaliumpermanganat $\widehat{aa}$ 1,0. Eine Steigerung der Befruchtungsfähigkeit war auch bei der Behandlung mit gonadotropen Hormonen (Glanduantin) und Serum trächtiger Stuten sowie bei der Anwendung von Vitesterol-Präparaten feststellbar. An letzter Stelle hinsichtlich ihrer therapeutischen Wirksamkeit standen die angewandten neurotropen Mittel, Gewebeemulsionen aus Gelbkörpern, Antibiotica u. a. m. Abschließend betrachtet Vf. die Metrorrhagien als eine neue

Form der vorübergehenden Unfruchtbarkeit der Kühe und Färsen und empfiehlt einen energischen tierärztlichen Eingriff bei der Heilung und Prophylaxe der Metrorrhagien. G. Radew. 7580.

Prachov, R. und Mateeva, M. (Prachow, R. und Mateewa, M.) Proučvanija vŭrchu estralnite i postestralnite metroragii pri kravite. III. Opiti za lekuvane na metroragiite črez autochemoterapija. **(Untersuchungen über die oestralen und postoestralen Metrorrhagien bei Kühen. 3. Mitt. Versuche zur Heilung der Metrorrhagien mittels der Autohaemotherapie.)** Izvestija na Naučnoizsledovatelskija institut po biologija i patologija na razmnožavaneto na selskostopanskite životni, Sofija **3** (1962) S. 57–61. — 1 Tab., 3 Lit. Zus. in Russ., Engl. — 2. Mitt. vgl. vorst. Ref.

Bei der Heilung der postoestralen Metrorrhagien haben Vff. durch einmalige subcutane oder intramuskuläre Injektion von 200 ml Citratblut (Autohaemotherapie) gute Ergebnisse erzielt. Verfolgt wurde die Befruchtungsfähigkeit der so behandelten, in Abständen von 24 Std. 4mal tief cervical künstlich besamten Kühe. Man fand, daß die Befruchtungsfähigkeit im Vergleich mit jener der Kontrollkühe stieg, wobei sie bei der ersten Brunst 67,5 und am Ende der dritten Brunst 83,7% erreichte. Bei der s.c. und i.m. Autohaemotherapie lag der Durchschnittsbesamungskoeffizient bei 1,86 bzw. 1,87 gegenüber 2,86 bei den Kontrollen. Als Bekämpfungsmittel gegen die Metrorrhagien wird die s.c. Autohaemotherapie von Vff. besonders empfohlen. G. Radew. 7580.

Lieux, Pierre; Riverside, Calif. Anestrus and infertility in the mare. **(Brunstlosigkeit und Unfruchtbarkeit bei der Stute.)** Mod. veterin. Pract. **43** (1962) Nr. 10. S. 52–55. — 6 Abb.

Außerhalb der Zuchtsaison (Juli–März) werden bei nordamerikanischen Stuten Zyklusstörungen beobachtet. Es wäre verfehlt, in dieser Zeit Hormonbehandlungen vorzunehmen. Während der Paarungszeit sind es neben den genitalen Infektionen Regelwidrigkeiten des Zyklus, die die Fruchtbarkeit der Stute beeinträchtigen. Während Hormonbehandlungen bei Fohlenstuten recht erfolgreich sind, bereiten Stuten, die im Vorjahr nicht trächtig geworden sind und virginelle Stuten therapeutisch einige Schwierigkeiten, weshalb man in solchen Fällen mit einer Hormonbehandlung bis zum Frühjahr bzw. bis zum Eingewöhnen in neues Milieu (ehemalige Rennbahnstuten) wartet. Die Diagnostik hormonaler Dysregulationen beruht auf der Beobachtung des psychosexuellen Verhaltens, auf rectalen und vaginalen Untersuchungen sowie genauer Protokollierung von Einzelbefunden. Die hormonalen Dysregulationen im Genitale der Stute werden in Brunstlosigkeit (stille Brunst, Infantilismus, echte Brunstlosigkeit, schwache Brunst), anormale Brunst und anormale Zwischenbrunstzeit eingeteilt. Die Möglichkeiten der Diagnostik und Therapie (mechanische Reizung von Uterus und Cervix, Punktion von Follikelcysten, Hormonpräparate) werden erörtert. In 6 Abb. werden die zyklus- und trächtigkeitsbedingten Veränderungen an der Portio vaginalis uteri demonstriert. W. Rommel. 7580.

Gešev, S. (Geschew, S.) Opiti za prilagane na chidrotubacijata pri životni. I. Chidrotubacija pri kravite. **(Versuche zur Anwendung der Hydrotubation bei Tieren. 1. Mitt. Hydrotubation bei Kühen.)** Izvestija na Naučnoizsledovatelskija institut po biologija i patologija na razmnožavaneto na selskostopanskite životni, Sofija **2** (1962) S. 117–122. — 1 Abb., 1 Tab., 4 Lit. Zus. in Russ., Engl.

Vf. entwickelte ein Gerät zum Einbringen von Desinfektionslösungen und Antibiotica in die Eileiter unfruchtbarer Kühe. Das vorgeschlagene Gerät wurde nach dem Vorbild des zur Pertubation in der Gynäkologie angewandten konstruiert. Die in den Geschlechtsapparat einzubringende Lösungsmenge soll 120 bis 230 cm³ betragen, ist altersbedingt und hängt von der Gebärmuttergröße ab; der dazu erforderliche Druck beträgt 140 bis 280 mm. Die Durchblasedauer hängt von der Durchgängigkeit der Eileiter ab und schwankt zwischen 1 und 3 Min. Vf. hat das von ihm konstruierte Gerät sowohl für die Diagnostizierung wie auch zur Behandlung von Eierstockentzündungen und ihren Komplikationen (Stenosen, Verstopfungen u. a. Veränderungen in den Eileitern unfruchtbarer Kühe) benutzt. G. Radew. 7585.

Southcott, W. H.; Armidale, New South Wales, C.S.I.R.O., Div. of Animal Physiol., Pastoral Res. Lab. The etiology of ovine posthitis: transmission of the disease. **(Die Ätiologie der Posthitis der Schafe; Übertragung der Krankheit.)** Austral. veterin. J. 38 (1962) Nr. 9. S. 441–446. – 3 Abb., 18 Lit.
4 einjährige Merinohammel wurden in Einzelbuchten gebracht, in denen vorher Schafe mit Posthitis gewesen waren, und erhielten Luzernespreu. Innerhalb 14 Tagen entwickelten sich bei 3 dieser 4 Hammel typische Veränderungen außen am Präputium, während 4 Kontrolltiere in nicht infizierten Unterkünften, die in gleicher Weise gefüttert wurden, gesund blieben. Weiterhin wurden 4 einzeln gehaltene Hammel und 17 Hammel auf der Weide nach Skarifikation des Präputiums mit Material vom Präputium an äußerer Posthitis erkrankter Hammel infiziert. Die 4 einzeln gehaltenen Hammel erkrankten alle an Posthitis; bei den 17 Hammeln wurden nach 5 Tagen in 10 Fällen deutliche Ulcerationen festgestellt, während keines der 16 Kontrolltiere Veränderungen zeigte. Bei 3 Tieren entwickelten sich auch Ulcerationen innen am Präputium. In einem weiteren Versuch mit 8 Hammeln entstanden ebenfalls Veränderungen, die meist schnell wieder abheilten. Bei Applikation von bakterienfreien Filtraten wurden nur einige leichte verdächtige Veränderungen erzielt. Bei Applikation von unfiltriertem Material an der Vulva von weiblichen Schafen nach Skarifikation entstanden ebenfalls nur undeutliche verdächtige Veränderungen. Die Befunde zeigen, daß die äußeren Veränderungen der in Australien vorkommenden Form der Posthitis der Schafe übertragen werden können; die Krankheit verhält sich ähnlich wie die in Amerika auftretende Posthitis der Schafe, die durch ein filtrierbares Agens hervorgerufen wird.
W. Wittig. 7620.

Savov, N. (Sawow, N.) Prinos kŭm epizootologijata na vibriozata v Bŭlgarija. **(Beitrag zur Frage der Epizootiologie der Vibriose in Bulgarien.)** Izvestija na Centralnija veterinaren institut za zarazni i parazitni bolesti, Sofija **6** (1962) S. 171–179. – 1 Tab., 19 Lit. Zus. in Russ., Engl.
Vibrio fetus genitalis wurde unter anderem aus den Präputialspülungen von 60 Bullen und dem Sperma von 21 von ihnen isoliert, ein Befund, der die Anwendung nicht nur einer lokalen, sondern auch einer Gesamttherapie bedingt. Es wird lokale und parenterale Behandlung mit maximalen Streptomycin- und Penicillindosen empfohlen. Mit Erfolg (95% ausgeheilt) wurden als krank registrierte Bullen und Kühe behandelt. Als krank zu werten sind Tiere, aus welchen *Vibrio fetus genitalis* durch Kultur isoliert wurde; ferner Tiere bei denen aus nicht bereinigter Kultur eine Infektion trächtiger Meerschweinchen gelingt, aus denen Vibrionen reisoliert werden. Als krank gelten Kühe, die mit Vaginalschleim eine positive AR aufweisen, ferner Bullen bei positiver Bioprobe an Färsen und Bullen bei Feststellung von Vibrionen im Praeputialspülwasser oder dem Sperma. Bei Deckinfektionsgefahr der Kühe wird empfohlen, die Besamung unter Antibioticumschutz vorzunehmen, d. h. sofortige Injektionen von 1 Mill. IE Penicillin und 400 mg Streptomycin in 30 ml physiologischer Kochsalzlösung. Durch diese Methode wurde die Unfruchtbarkeit in einer Reihe von Tierzuchtfarmen im Gebiet von Sofia überwunden.
Z. Tomow. 7630.

Müller, E. und Szilagyi, J.; Wels, Thalheim, Bundesanst. für Künstl. Befrucht. der Haustiere. **Untersuchungen über den Einfluß von Alter und Rassen auf die Samenproduktion von Jungbullen.** Zuchthyg., Fortpflanzungsstör. Besam. Haustiere 7 (1963) Nr. 2. S. 111–119.

In zwei Versuchsreihen von 6 Braunvieh- und 6 Fleckviehbullen werden vom 15. Lebensmonat ab über 30 Mon. lang das Ejakulatvolumen, die Spermienkonzentration und die Gesamtzahl der Spermien festgestellt. Es gelangen 1440 Ejakulate zur Auswertung. Es ist festzustellen, daß die individuelle Veranlagung und das Alter auf das Ejakulatvolumen doppelt soviel Einfluß haben wie auf die Spermienkonzentration. Im übrigen steigen Ejakulatvolumen und Gesamtzahl der Spermien bis 45 Mon. geradlinig an. Es ist außerdem zu ermitteln, daß die Durchschnittswerte des Ejakulatvolumens für das Fleckvieh 4,26 und das Braunvieh 5,69 ml und für die Gesamtmenge der Spermien 6,71 bzw. 8,47 $\times 10^9$ betragen. Die Zahlen sind signifikant verschieden. Die Konzentration der Spermien nimmt aber bei beiden Rassen etwa bis zum 33. Monat gleichmäßig zu und zeigt auch übereinstimmende Werte.
F. Schaetz. 7680.

Abraham, K. A. und Bhargava, P. M.; Hyderabad, India, Regional Res. Lab. The uptake of radioactive amino acids by spermatozoa. The intracellular site of incorporation into proteins. **(Die Aufnahme radioaktiver Aminosäuren durch Spermatozoen. Der intracelluläre Ort des Einbaus in Proteine.)** Biochem. J. **86** (1963) Nr. 2. S. 308–313. – 2 Abb., 5 Tab., 9 Lit.
Entsprechend früheren Versuchen an Bullensperma, bei denen ^{14}C-gekennzeichnete Aminosäuren in das Spermatozoeneiweiß eingefügt werden konnten, war es auch in vorliegenden Versuchen möglich, mit der gleichen Methodik gleiche Ergebnisse bei Büffeln und Ziegen zu erzielen. Es handelt sich dabei wahrscheinlich um die Synthese neuer Eiweißmoleküle, die an den Spermatozoen des Hahnes nicht beobachtet werden konnte. Da die Säugetierspermien bei 18stündiger Lagerung bei 0 °C Akrosom und Hyaluronidase verlieren und nach der gleichen Behandlung ein etwa 50%iger Verlust der Radioaktivität eintritt, ist anzunehmen, daß der Einbau der radioaktiven Aminosäuren in den akrosomalen Gebieten stattfindet. G. Becker. 7680.

Swanson, E. W. und Boyd, L. J.; Knoxville, Univ. of Tennessee, Dep. of Dairying. Factors affecting coiled-tail spermatozoa in the bull. **(Faktoren, die gewundene Schwänze bei Bullenspermatozoen verursachen.)** Amer. J. veterin. Res. **23** (1962) Nr. 93. S. 300–309. – 7 Abb., 6 Tab., 19 Lit.
Bei 3 Jerseybullen befanden sich im Ejakulat mehr als 50% Spermien mit Schwanzanomalien, deren Bewegungsaktivität und Lebensfähigkeit vermindert waren. 2 Bullen wurden 3mal völlig entsamt, bis zu 10 Ejakulationen wurden hintereinander durchgeführt. Hierbei fiel auf, daß der Prozentsatz der anomalen Spermien jetzt bedeutend niedriger lag. Nach Schlachtung der Tiere wurden die Spermien aus dem Hoden in 3 Portionen ausgewaschen, nämlich aus der Ampulle und dem Vas deferens, der unteren und oberen Cauda epididymidis und dem Corpus epididymidis. Fast alle Spermien in Corpus und Cauda epididymidis hatten normale Schwänze, während die aus der Ampulle einen hohen Prozentsatz gewundener Schwänze aufwiesen. Wurde das normale Ejakulat und das epididymal gewonnene Sperma mit Eidottercitrat verdünnt und bei 5 °C aufbewahrt, blieb die Beweglichkeit und die Lebensfähigkeit gut. Beim Verdünnen mit isotonischer Citratlösung und nachfolgender Abkühlung erhöhten sich vor allem bei aus dem Nebenhoden gewonnenen Spermien die Schwanzanomalien. Es ist danach anzunehmen, daß die aufgerollten Schwänze erst nach der Wanderung der Spermien in den unteren Teil der Epididymidis entstehen. Die Abnormität nimmt zu, je mehr sich die Spermien dem Vas deferens nähern. Es ist mit Wahrscheinlichkeit anzunehmen, daß das Alter der Spermien und die Zeitspanne, die sie den Sekreten des unteren Genitaltraktus ausgesetzt sind, bei der Entstehung der aufgerollten Schwänze eine Rolle spielen. Man kann also durch häufiges Absamen die Spermaqualität o.a. Bullen verbessern, es ist jedoch zu bedenken, das solche Mängel eventuell erblich sind. G. Becker. 7680.

Scott, T.W., White, I.G. und Annison, E.F.; Sydney, New South Wales, Univ., Dep. of Veterin. Physiol.; Armidale, New South Wales, Australia, Univ. of New England, Fac. of Rural Sci. Glucose and acetate metabolism by ram, bull, dog and fowl spermatozoa. **(Glukose- und Acetat-Stoffwechsel bei Schafbock-, Bullen-, Hunde- und Geflügelspermatozoen.)** Biochem. J. 83 (1962) Nr. 2. S. 398–404. – 6 Tab., 31 Lit.
Der Mechanismus des Kohlenhydratstoffwechsels des Spermas der o.a. vier Tierarten wird mit spezifisch radioaktiv gekennzeichneter Glukose und Acetat untersucht. Es wurde beobachtet, daß Glukose und Acetat durchweg eine gesteigerte Sauerstoffaufnahme der Spermatozoen bewirken. Während das Sperma von Wiederkäuern Acetat bevorzugt oxydiert, läßt sich im Hundesperma eine vorzugsweise Oxydierung von Glukose nachweisen. Geflügelspermatozoen zeigen eine insgesamt niedrigere Stoffwechselaktivität, ihr Sauerstoffbedarf ließ sich durch Zugabe von Glukose und Acetat nur unwesentlich steigern. Schafbock-, Bullen- und Hundespermatozoen bauen Glukose unter aëroben Bedingungen nahezu quantitativ zu Milchsäure ab. Die endogene Mitwirkung am Stoffwechsel war bei allen Säugetierspermatozoen geringer als die exogene. G. Becker. 7680.

Milovanov, V. (Milowanow, W.); Moskau, Lenin-Akad. der Landwirtsch.-Wiss. Bystree vnedrjat' v praktiku iskusstvennogo osemenenija dostiženija i techniki. **(Schnellere Einführung der Erfahrungen der Wissenschaft und Technik in die Praxis der KB.)** Moločnoe i mjasnoe skotovodstvo, Moskva 8 (1963) Nr. 1. S. 25–30. – 4 Abb.
Zur Verbesserung der Spermauntersuchung und der Befruchtungsergebnisse wurden einige neuentwickelte Apparate und Methoden in die Praxis eingeführt. So das Photoelektrodensimeter, das als Elektrophotokolorimeter oder als photoelektrischer Erythrohämometer benutzt werden kann. Einfach in der Handhabung ist das optische Densimeter. Zur Aufbewahrung des Tiefkühlspermas werden Kühlanlagen vorgeschlagen mit einem Fassungsvermögen von 50–80000 Ampullen. Für die bisher üblichen Verdünnungsmittel ist eine neue Klassifikation ausgearbeitet worden. Bei der Spermagewinnung soll die aseptische Methode verstärkt zur Anwendung kommen. Die sicherste Methode der Trächtigkeitsuntersuchung ist die der Feststellung des spezifischen Gewichtes und der Kristallisation (Arborisation) des am Muttermund entnommenen Sekretes. R. Ihssen. 7687.

Chełmońska, Bronisława, Gałuszka, Halina und Lisiecki, Jerzy; Wrocław, Wyższa Szkoła Rolnicza. Elektroejakulacja u kaczorów. **(Elektroejakulation bei Erpeln.)** Med. weteryn. 18 (1962) Nr. 12. S. 712–714. – 6 Abb., 2 Tab., 7 Lit. Zus. in Russ., Engl.
Es wurden Untersuchungen mit der Anwendung des Elektroejakulators nach Watanabe in eigener Modifikation durchgeführt. Die Beobachtungen betrafen 17 Peking-Erpel im Alter von 1,5–2 Jahren. Der Eingriff beruhte darauf, daß nach der Elektrodeneinführung in die Kloake und in die Gegend des 3. Lendenwirbels der Elektroejakulator mit wechselnder Impulsmenge und Stromstärke von 41,5–62 mA bei anfänglich 3 und später 5 Impulsen/Min. arbeitete. Die Dauer des Eingriffs betrug 5 Min. Am Beginn des Eingriffs reagierte der Erpel mit allgemeiner Aufregung, und bei Steigerung der Stromstärke spannen die Vögel den Hals und die Extremitäten. Die mittels Elektroejakulation erhaltene mittlere Samenmenge betrug 0,23 ml (0,05–0,45), die durchschnittliche Spermakonzentration 5,3 Mill. pro 1 ml (1,8–12,8 Mill.). Wie aus den durchgeführten Untersuchungen hervorgeht, ist die mittels Elektroejakulation gewonnene Spermakonzentration und Samenmenge höher als bei der Handmassage; dieser Samen ist dabei auch wenig verunreinigt. Der beträchtliche Vorzug dieser Methode beruht darauf, daß sie eine Reaktionsbeständigkeit aufweist, die durch die auf Vögel ungünstig wirkenden Umwelt-

einflüsse nicht beeinflußt wird. Die Samengewinnung mittels dieser Methode ist ein verhältnismäßig einfacher und unter Praxisbedingungen leicht durchführbarer Eingriff. Wie die bisherigen Beobachtungen nachgewiesen haben, verursacht die Elektroejakulation keine sichtbaren schädlichen Elektroreizwirkungsfolgen. W. Radomiński. 7700.

Gajvoronskij, G. (Gaiworonski, G.); Charkow, Forsch.-Inst. für Tierzucht. des Waldsteppen- und Polessje-Gebietes der Ukrain. SSR. Novyj ob-ektivnyj metod opredelenija aktivnosti semeni. **(Neue objektive Methode zur Bestimmung der Aktivität des Spermas.)** Moločnoe i mjasnoe skotovodstvo, Moskva 8 (1963) Nr. 2. S. 28–31. – 2 Abb., 2 Tab.
Mit Hilfe des Photokolorimeters und des photoelektrischen Erythrohämometers kann die Dichte des Spermas von beliebigen Ejakulaten innerhalb 1–2 Min. bestimmt werden. In dem Gefäß verteilt sich das Sperma zu einer gleichmäßigen Schicht. Je nach Stärke der Aktivität der Spermien tritt eine mehr oder minder starke Trübung auf, wodurch sich die optische Dichte ändert. Während der Untersuchung herrschen in der thermostatischen Kammer Temperaturen von +40 °C. Die Bestimmung der Dichte des Ejakulates kann auch mit dem photoelektrischen Erythrohämometer 065–1961 durchgeführt werden. Zwischen der Reduktion des Ejakulates in Methylenblau und der Dichte bestehen enge Beziehungen. R. Ihssen. 7700.

Josifov, K. (Jossifow, K.) Sravnitelni biochemični proučvanija na spermata pri njakoi selskostopanski životni. II. Izsledvanija vŭrchu sŭdŭržanieto na aminokiselinite v prjasna i sŭchranjavana sperma ot koč, bik, nerez i žrebec. **(Vergleichende biochemische Spermauntersuchungen bei einigen landwirtschaftlichen Nutztieren. 2. Mitt. Untersuchungen über den Aminosäuregehalt im frischen und aufbewahrten Sperma von Bock, Bullen, Eber und Hengst.)** Izvestija na Naučnoizsledovatelskija institut po biologija i patologija na razmnožavaneto na selskostopanskite životni, Sofija 2 (1962) S. 71–79. – 4 Abb., 13 Lit. Zus. in Russ., Engl. 1. Mitt. vgl. LZ. Abt. IV 8 (1963) Nr. 11. S. 7680.
Vf. hat vergleichende chromatographische Untersuchungen über die qualitative Zusammensetzung der Aminosäuren im Samen von Bock, Bullen, Eber und Hengst durchgeführt und keinerlei Artenunterschiede beobachtet. Ermittelt werden folgende eiweißgebundene Aminosäuren: Cystin, Lysin, Histidin, Arginin, Asparaginsäure, Serin, Glycin, Glutaminsäure, Treonin, Alanin, Prolin, Tyrosin, Methionin, Valin, Phenylalanin, Leucin und Isoleucin. Dieselben Aminosäuren mit Ausnahme des Cystins wurden auch als freie Aminosäuren nachgewiesen. Vf. wies nach, daß in bei 37 °C aufbewahrtem, unverdünntem Sperma innerhalb von 5 Std. keine qualitativen Veränderungen in der Zusammensetzung der Aminosäuren eintreten.
G. Radew. 7700.

Josifov, K. (Jossifow, K.) Sravnitelni biochimični proučvanija na spermata pri njakoi selskostopanski žvotni. III. Izsledvane aktivnostta na sukcindechidrogenazata v spermatozoidite na koč, bik, nerez i žrebec. **(Vergleichende biochemische Spermauntersuchungen bei einigen landwirtschaftlichen Nutztieren. 3. Mitt. Untersuchung der Succinodehydrogenase-Aktivität in den Samenfäden von Bock, Bullen, Eber und Hengst.)** Izvestija na Naučnoizsledovatelskija institut po biologija i patologija na razmnožavaneto na selskostopanskite životni, Sofija 2 (1962) S. 81–85. – 7 Lit. Zus. in Russ., Engl. 2. Mitt. vgl. vorst. Ref.
Vf. stellte fest, daß die Succinodehydrogenase-Aktivität am stärksten in den Spermien vom Bock (151,6), gefolgt von dieser beim Bullen (120,4), Eber (112,7) und am schwächsten in den Samenfäden des Hengstes ist. Nach Vf. beruhen die Unterschiede in der Aktivität der Succinodehydrogenase wahrscheinlich auf manchen Besonderheiten in den Atmungsprozessen der Sper-

mien der einzelnen Zuchttiere sowie auf dem unterschiedlichen Prozentgehalt an toten Samenfäden in ihren Ejakulaten. G. Radew. 7700.

Sommer, L., Männiste, E. und Tootsi, V.; Lehrstuhl für Chirurgie und Geburtshilfe. Vlijanie biostimuljatora na kačestvo spermy žerebca. **(Einfluß von Biostimulatoren auf die Spermaqualität der Hengste.)** Sbornik naučnych trudov studentov Estonskoj sel'skochozjajstvennoj akademii, Tartu 2 (1961) S. 23–28. – Orig.: estn., Ausz.: russ.
Es sollte der Einfluß eines Milzpräparates auf Spermamenge, -dichte, -resistenz, pH und Teratospermie untersucht werden. Das Milzpräparat wurde nach der Methode von Filatow hergestellt. Die Untersuchungen erfolgten an einem Hengst. Im Verlauf von 1 Monat wurden dem Tier im Halsbereich 2mal wöchentlich 20 ml des Präparates appliziert und die Spermauntersuchungen innerhalb von 7 Tagen durchgeführt. Der Biostimulator führte zur 7fachen Resistenzerhöhung, während sich die Teratospermien um 7% verringerten. H. John. 7700.

Zal'cman, A. (Salzman, A.); Tadshik. Forsch.-Inst. für Landwirtsch. Sintetičeskie sredy dlja razbavlenija i chranenija semeni byka. **(Ein synthetisches Mittel zur Verdünnung und Aufbewahrung des Bullenspermas.)** Moločnoe i mjasnoe skotovodstvo, Moskva 8 (1963) Nr. 2. S. 26–28. – 2 Tab.
Das neuentwickelte synthetische Mittel „TWT“ zur Verdünnung und Aufbewahrung des Spermas arbeitet nach dem Prinzip der reversiblen Inaktivierung der Spermatozoiden durch schwache organische Säuren (bedingter Zustand der Anabiose). Durch chemische Umsetzung sondert sich freies CO_2 ab, das mit Wasser Kohlensäure bildet (pH 6,35–6,40). Durch die schwach saure Reaktion des Mittels kann das Sperma 3–4 Tage bei Temperaturen von 0 bis 22 °C aufbewahrt werden. Durch Anwendung von „TWT“ erhöht sich die Befruchtungsziffer gegenüber Glukose-Eiweiß-Citrat-Verdünner von 53,8 auf 55,5 bzw. 61,3%. R. Ihssen. 7710.

Hendrikse, J.; Utrecht, Rijksuniv., Klin. voor Veterin. Verloskunde en Gynaecol. Dekrust en dekfrequentie van K.I.-stieren. **(Deckruhe und Deckhäufigkeit bei Besamungsbullen.)** Tijdschr. Diergeneeskunde 88 (1963) Nr. 3. S. 154–160. – 1 Tab., 21 Lit. Zus. in Engl., Franz., Dtsch.
Zunächst wird eine Literaturübersicht über die Produktion, den Transport und die zeitweilige Aufbewahrung der Spermien im männlichen Geschlechtsapparat und über den Einfluß der Häufigkeit des Deckens bzw. Absamens und der Deckpausen auf die Spermaqualität gegeben. Es wird gefolgert, daß der Bulle regelmäßig decken soll, daß die Häufigkeit des Deckens keinen Einfluß auf die Spermabildung hat, daß die Tagesproduktion 6 Milliarden Spermien beträgt, daß bei häufigen Absamen mehr Sperma gewonnen werden kann und daß, wenn die verfügbare Tagesproduktion nicht überschritten wird, eine große Deckfrequenz nur der Libido schaden kann. In eigenen Untersuchungen von je 4 Ejakulaten vor und nach 280 sechswöchigen Deckpausen von 69 Besamungsbullen wurde nachgewiesen, daß die Ruhepausen keinen günstigen Einfluß auf die Spermaqualität ausgeübt hatten. Es wurde deshalb dazu übergegangen, gute Bullen regelmäßig abzusamen. W. Wittig. 7740.

Schröder, Günter. **Die Beziehungen der einzelnen Spermaeigenschaften zueinander und ihr Einfluß auf den Befruchtungserfolg bei Anwendung unterschiedlicher Verdünnungslösungen.** Diss. Landwirtsch. Fak. Halle-Wittenberg. 1963. (105 S.) 4°. (Diss. 9057)

XVII. KRANKHEITEN DER MILCHDRÜSEN

Alterauge, W.; Dortmund. **Über die Entstehung und Bekämpfung der Mastitis.** Prakt. Tierarzt 44 (1963) Nr. 5. S. 184. 186.
Theoretische Erwägungen über den causalen Zusammenhang zwischen Mastitis und Milchergiebigkeit und die sich aus dieser Abhängigkeit ergebende

Behandlung allgemein. Je höher die Milchleistung ist, um so stärker sind die der Überkompensation folgenden resorptiven Vorgänge, welche das Haften von Mastitis-Noxen begünstigen und für deren Ausbreitung fördernde Bedingungen schaffen. Es wird auf der Grundlage des Wechselgeschehens Überkompensation-Resorption eine Definition des Entzündungsbegriffes gegeben.
W. Kötsche. 7800.

Ceccarelli, A. und Agrimi, P. Alcuni studi sulla mastite stafilococcica dei bovini. Nota I. Osservazioni su di un episodio e rilievo delle caratteristiche e della sensibilità agli antibiotici degli stipiti isolati. **(Einige Untersuchungen über die Staphylokokkenmastitis von Rindern. 1. Mitt. Beobachtungen eines Vorkommens und Darstellung der Merkmale und der Sensibilität von isolierten Stämmen auf Antibiotica.)** Zooprofilassi [Rom] 18 (1963) Nr. 2. S. 83–104.
7890.

Kowalczyk, Stanisław; Warszawa, Szkoła Głowna Gospodarstwa Wiejskiego. Zmodyfikowana próba Whiteside's oraz jej wartość w rozpoznawaniu przewlekłych stanów zapalnych wymion u krów. **(Modifizierte Whiteside-Probe sowie ihre Brauchbarkeit zur Diagnose der chronischen Euterentzündungen bei Kühen.)** Med. weteryn. 18 (1962) Nr. 12. S. 710–712. – 1 Abb., 4 Lit.

Die Reaktion nach Whiteside pflegt nicht ganz einwandfrei zu sein, da ein typisch positiver Befund nicht immer zum Vorschein kommt und viele aus den infizierten Euterviertelu stammende Milchproben die genannte Reaktion nicht zeigen. Jedoch ergaben genauere Untersuchungen, daß die aus dem erkrankten Viertel stammende Milch nach NaOH-Zusatz Präzipitate enthält, auch wenn sie den von Whiteside beschriebenen positiven Befund nicht zeigt. Die Präzipitatmenge ist von den Veränderungen der chemischen Milchzusammensetzung abhängig. Die von Murphy und Hansen bearbeitete Modifikation dieser Methode hat folgende Technik. Die Milch wird aus jedem Euterviertel getrennt in einer Menge von je 5 ml in Mc-Cartney-Flaschen entnommen. Aus jeder Milchprobe werden je 5 Tropfen auf eine dunkle Kunststoff- oder Glasplatte aufgetragen, je 1 Tropfen NaOH beigemischt und mit einem Zündholz 20–25 Min. umgerührt. Es wurden 6 Ergebnisabstufungen angenommen: negativ (–), fraglich (±) sowie +, ++, +++ und ++++. Als negativer Befund wird ein solcher Zustand betrachtet, bei dem die Milch-Natronlauge-Mischung keine Präzipitate enthält. Beim fraglichen Befund entstehen zarte, im Mischungstropfen gleichmäßig verstreute Fasern, ein positiver Befund wird durch die Anwesenheit von größeren Gerinseln bis zur homogen-zähen Masse gekennzeichnet. Das Wesen dieser Reaktion beruht auf der Auflösung der sich in der Milch befindenden Leukocyten. Ein positiver Befund kann bei Anwesenheit von mindestens 500000 Leukocyten in 1 ml der untersuchten Milch erhalten werden. Es ist in Betracht zu ziehen, daß die von frisch abgekalbten oder in der Laktationsperiode sich befindenden Kühen stammende Milch auch positive Befunde ergeben kann, obwohl keine Euterentzündungen bestehen. Die beschriebene Methode bildet eine einwandfreie und einfache Praxisprobe, besonders bei chronischen Euterentzündungen.
W. Radomiński. 7935.

Langhof, E. und Kind, M.; Jessen, Staatl. Tierarztprax. **Beitrag zur Behandlung der Rindermastitis.** Mh. Veterinärmed. 18 (1963) Nr. 7. S. 248–250. – 1 Abb., 15 Lit.

Es wird eine Behandlungsmethodik der Rindermastitis mitgeteilt, die auf der entzündungswidrigen Nervenblockade der Euter-(Lenden-)Nerven mittels Jenacain (75,0 ml 0,25%ig mit 0,0025% Adrenalin) beruht. Verstärkt wird die Wirkung durch gleichzeitige Injektion von Solupront (25,0 ml der 90%igen wäßrigen Lösung) und in schweren Fällen durch ein Breitband-Antibioticum. Von 98 nicht ausgewählten Tieren konnten 72 durch diese Behandlungsmethode klinisch und funktionell geheilt werden, ohne daß in der Folgezeit Rezidive auftraten. Es wird auf die Wirtschaftlichkeit der Methode hingewiesen.

W. Kötsche. 7950.

Meeser, G.; Oranienburg, Inst. für Milchforsch. **Ergebnisse einer Mastitisbekämpfung in einem Großtierbestand mit Fischgrätenmelkstand.** Mh. Veterinärmed. 18 (1963) Nr. 8. S. 290–293. – 12 Lit.

Von den 14 untersuchten Beständen mit 979 Kühen war nur einer galtfrei. Bei 10% der Rinder bestand eine akute und bei 18% eine chronische Galtmastitis. Streptokokken- und Staphylokokkenmastitiden konnten bei 1% der Tiere nachgewiesen werden. Bei 4% der Kühe lag eine abakterielle Mastitis vor. In einem Rindergroßbestand mit Fischgrätenmelkstand wurden Sanierungsversuche angestellt. Von den 181 Tieren hatten 39 (22%) eine akute und 60 (33%) eine chronische Galtmastitis. Die Behandlung der galtinfizierten Euter erfolgte mit Mamycin: in alle 4 Viertel je 1 Tube Mamycin am ersten Tag und je eine halbe Tube am 2. und 3. Tag. Besonders schwer erkrankte Viertel erhielten an allen 3 Tagen eine ganze Tube Mamycin. Drei Wochen nach der Behandlung erfolgte die bakteriologische Nachkontrolle der Viertelgemelksproben. Von den 94 behandelten Kühen konnten 54 durch eine einmalige Behandlung geheilt werden, bei 11 Tieren mußte zweimal und bei 2 Kühen dreimal behandelt werden. Bei 19 Rindern (21%) trat keine Besserung des Eutergesundheitszustandes ein. Durch die Mastitis-Therapie in Verbindung mit hygienischen Maßnahmen konnte der Prozentsatz galtinfizierter Tiere in dem Bestand von 55 auf etwa 30% gesenkt werden. Ein Teil der nach der Sanierung beobachteten Steigerung der Milchleistung wird auf die Sanierungsmaßnahmen zurückgeführt. Die Behandlung euterkranker Kühe ist nur im Anbindestall möglich. Abschließend werden Vorschläge für die Galtsanierung unterbreitet, wobei gefordert wird, die euterkranken Kühe auch nach der Behandlung noch eine gewisse Zeit mit der Hand zu melken und die gesunden Tiere erst nach der Sanierung des gesamten Bestandes in den Offenstall zurückzubringen.

E. Kunter. 7950.

Stepanjuk, V. D., Stepanjuk, O. P., Bugrov, O. D., Safronov, I. O., Jaščenko, M. F. und Derenko, G. F. (Stepanjuk, W. D., Stepanjuk, O. P., Bugrow, O. D., Safronow, I. O., Jastschenko, M. F. und Derenko, G. F.) Likuvannja mastytiv. **(Behandlung der Mastitiden.)** Socialistyčne tvarynnyctvo, Kyïv 1962 Nr. 11. S. 50–51.

Vorliegende Arbeit besteht aus drei Einzelberichten, in denen über die Anwendung von Novocain mit Bizillin, Furazilin sowie Novocain mit Penicillin bei der Mastitisbehandlung und -tilgung berichtet wird. Die differenzierten Angaben über Behandlungsmodus und Dosierungen müßten dem Original, das nur in ukrainischer Sprache vorliegt, entnommen werden.

W. Bathke. 7950.

Prodanov, V. I., Marčenko, N. S. und Suchenko, V. P. (Prodanow, W. I., Martschenko, N. S. und Suchenko, W. P.); Krasnodar, Veterinärmed. Forsch.-Stat. Lečenie mastitov u korov. **(Mastitisbehandlung bei Kühen.)** Veterinarija, Moskva 39 (1963) Nr. 1. S. 43–45.

Eine antibiotische Behandlung ist zwar wirksam, muß aber i. d. R. bis zu 6–8 Tagen bei hohem Verbrauch an Penicillin und Streptomycin fortgeführt werden. Andererseits wurde festgestellt, daß die isolierten Bakterien eitrig-katarrhalischer Mastitiden unempfindlich gegen diese Antibiotica waren. Gegenüber den Präparaten Polymyxin, Mycerin und Monomycin ergab sich jedoch eine große Empfindlichkeit der Bakterien. Die intramammäre Anwendung dieser neuen Antibiotica bei 25 Kühen mit katarrhalischer (7), seröser (5) und eitrig-katarrhalischer (13) Mastitis in einer Dosierung von 10000 bzw. 4000 bzw. 5000 IE je ml 1%iger Novocainlösung oder in öliger

Emulsion (Lebertran) führte zu positiven Ergebnissen. Besonders wirksam erwies sich die Kombination von Polymyxin und Mycerin. Zur Beschleunigung des Heilerfolges kann zusätzlich eine allgemeine Antibioticatherapie vorgenommen werden. H. Rauch. 7950.

XVIII. JUNGTIERKRANKHEITEN

Gešev, S., Gerov, K. und Džambazov, G. (Geschew, S., Gerow, K. und Dshambazow, G.) Izpolzuvane na seruma po Belenkij pri lekuvane na bronchopnevmonijata po teletata. **(Verwendung des Serums von Belenki bei der Bronchopneumoniebehandlung der Kälber.)** Izvestija na Naučnoizsledovatelskija institut po biologija i patologija na razmnožavaneto na selskostopanskite životni, Sofija **2** (1962) S. 235–241. – 1 Tab., 23 Lit. Zus. in Russ., Engl.

Bei an Bronchopneumonie erkrankten Kälbern wurde eine Behandlung durch Kombination von nach der Methode von Belenki bearbeitetem Serum oder Blut und von Antibiotica (Penicillin und Streptomycin) angewandt. Das Serum und das Blut nach Belenki wurden in Abständen von 48 Stunden in Dosierungen von 80–200 ml dreimal i.m. oder i.v. injiziert. Dabei wurde festgestellt, daß die i.v. Applikation des Serums von bester Wirkung war. Das angewandte Serum nach Belenki steigerte bei den bronchopneumoniekranken Kälbern die Wirksamkeit der Antibioticatherapie, verkürzte die Genesungszeit und reduzierte den Prozentsatz der Rückfälle. Die in Abständen von 5 Tagen in Dosen von 50–80 ml dreimal mit dem Serum nach Belenki prophylaktisch ausgeführte intramuskuläre Impfung der neugeborenen Kälber steigerte ihre Widerstandsfähigkeit und verminderte ihre Anfälligkeit gegenüber der Krankheit. G. Radew. 8070.

Arbeiten zur Pathogenese und zur Bekämpfung der Ferkelgrippe. Insel Riems, Friedrich-Löffler-Inst. Dtsch. Akad. Landwirtsch.-Wiss. Berlin Plan-Nr.: 1701 20 h-2-01c-6Z. Teil-Abschlußber. (20/6. 1963). – 1 Anlage.

Wissenschaftliche Berichte über die Ergebnisse der Untersuchungen und der Literaturstudien zur Frage der Ferkelgrippe als Virusinfektion und ihre Prophylaxe. 8115.

Korniewicz, Adolf, Kotliński, Jerzy und Poznański, Wiesław; Wrocław, Inst. Zootechn. Imposil, mieszanka mineralna i ziemia leśna jako środki zapobiegające anemii u prosiąt ssących, stosowane w chowie alkierzowym i okólnikowym. **(Imposil, Mineralstoffmischung und Walderde als die in der Stall- und Auslaufzucht angewandten Vorbeugungsmittel der Saugferkelanämie.)** Med. weteryn. **18** (1962) Nr. 11. S. 689–694. – 4 Tab., 4 Lit. Zus. in Russ., Engl., Franz., Dtsch.

Imposil ist ein engl. Präparat und enthält pro ml 75 mg Fe. 9 Versuchswürfe mit 81 Ferkeln wurden am 4. Lebenstage in 3 Gruppen geteilt. Gruppe I wurde im Stall ohne Mineralstoffzusatz gehalten. Die Ferkel der gleichfalls im Stall gehaltenen Gruppe II hatten freien Zutritt zu Walderde und Gruppe III wurde im Auslauf gehalten. In jeder Gruppe wurden einem Teil der Tiere eisenhaltige Mittel vorenthalten, ein Teil bekam einmalig i.m. 2 ml Imposil und der Rest erhielt eine Mineralstoffmischung, in der u. a. Fe, Cu, Mg, Mn und Co enthalten waren. Bei Aufzucht im Stall ist es unbedingt notwendig, zur Gewährleistung einer guten Entwicklung der Ferkel unbedingt Anämiemittel zu geben. Bei Auslauf im Sommer besteht diese Notwendigkeit nicht, sofern die Tiere schon in den ersten Lebenstagen Erde vorgelegt bekommen. Imposil und Mineralstoffmischung beugen der Ferkelanämie sowohl bei Stall- als auch bei Auslaufhaltung erfolgreich vor. Imposil wirkt bei gleichem Endergebnis jedoch rascher als Mineralstoffmischung. W. Radomiński. 8142.

Alikaev, V. A., Ivanov, D. P. und Nikol'skaja, M. N. (Alikajew, W. A., Iwanow, D. P. und Nikolskaja, M. N.); Moskau, Veterinärmed. Akad. Primenenie glicerofosfata železa dlja predupreždenija i lečenija anemii porosjatsosunov. **(Die Anwendung von Eisen-Glycerinphosphat zur Prophylaxe und Behandlung der Saugferkelanämie.)** Veterinarija, Moskva **39** (1963) Nr. 1. S. 57–59. – 2 Tab.

Das Präparat wurde vergleichsweise mit der Eisendextranverbindung Imposil (Imferon) geprüft. Die Hb-Werte steigen in beiden Fällen deutlich an, jedoch erscheint Vff. die parenterale Applikation des Imferon nicht unriskant und bliebe deswegen nur einer qualifizierten Hand vorbehalten. Eisen-Glycerinphosphat wurde anfangs mit dem Trinkwasser oder Molke in einer Dosierung von 0,3–0,5 g täglich gegeben; einfacher für die breite prophylaktische Anwendung erwies sich aber die Beimengung zu einem besonders granulierten Saugferkelbeifutter (auf 100 kg 1,5 kg des Präparates). Mit der Beifütterung und der gleichzeitig unerläßlichen Trinkwasserversorgung wurde mit dem 5.–7. Lebenstage begonnen. Die 295 Versuchsferkel ließen sowohl in ihrem klinischen Status als auch in den Hb-Werten deutliche Vorteile gegenüber den 309 Kontrollferkeln während der 30tägigen Versuchsperiode und danach (60. Tag) erkennen. Die Gewichtszunahmen betrugen bei den Versuchsferkeln 7,8–8,0 kg nach 30 Tagen und 17,8–18,9 kg nach 60 Tagen, bei den Kontrolltieren entsprechend 5,9–6,2 kg bzw. 14,4–15,6 kg. Erfolgreich war auch die Behandlung von 68 bereits anämischen, kümmernden Ferkeln, die 15 Tage lang täglich 1,0–1,5 g des Präparates erhielten und im Alter von 60 Tagen ein Durchschnittsgewicht von 16,4 kg erreichten. H. Rauch. 8142.

Behrens, H.; Hannover, Landwirtschaftskammer, Tiergesundheitsamt. **Erfahrungen mit Eisendextrin-Cyanamid beim Eisenmangel der Saugferkel.** Tierärztl. Umschau 18 (1963) Nr. 2. S. 91–96. 98. – 6 Abb., 4 Tab., 9 Lit.

70 Ferkel aus 7 Würfen erhielten je zur Hälfte am 3.–4. Lebenstag prophylaktisch 2 mg Eisendextrin-Cyanamid (200 mg Eisen) oder ein Eisendextran-Präparat (150–200 mg Eisen). Bei weiteren 3 Würfen mit 30 Ferkeln, die eine Eisenmangelanämie aufwiesen, wurden die beiden Medikamente in der gleichen Dosierung therapeutisch eingesetzt. Bei der prophylaktischen Anwendung wurde das Absinken des Hämoglobinspiegels verhindert; bei der therapeutischen Anwendung wurde ein schneller Anstieg der Hämoglobinwerte erreicht, wobei gleichzeitig die klinischen Symptome der Ferkelanämie verschwanden. Beide Medikamente zeigten gleiche Wirksamkeit. Ein weiterer Versuch an 30 Ferkeln aus 3 Würfen ergab, daß sich das Eisendextrin-Cyanamid sowohl bei i.m. als auch s.c. und intraabdominaler Injektion als wirksam und verträglich erwies. W. Wittig. 8142.

Komorowski, Rajmund; Olsztyn, Wojewódzki Zakład Weteryn. Colienterotoksemia prosiąt. **(Coli-Enterotoxämie bei Ferkeln.)** Med. weteryn. 18 (1962) Nr. 11. S. 675. – 9 Lit.

Durch die Coli-Enterotoxämie können massenhafte Todesfälle bei Ferkeln verursacht werden. Die Krankheit wird durch die plötzliche Trennung der Ferkel vom Mutterschwein und durch den, besonders mit der Verfütterung von Roggenkleie verbundenen, Futterwechsel bewirkt. Die Erkrankung kann auch durch Magermilch begünstigt werden, der die fettlöslichen Vitamine (A, D, E, K) fehlen. Die Krankheit befällt meistens Ferkel im Zeitraum von 1–3 Wochen nach dem Absetzen. Der Krankheitsprozeß beruht auf Magendarmstörungen, auf der Vermehrung von hämolytischen Coli-Bakterien in Magendarmkanal und auf der Aufnahme von Bakterientoxinen, wodurch das Blutkreislaufsystem und das Nervengewebe geschädigt werden. Die eigene Behandlungsmethode beruht auf einmaliger i.m. Verabreichung von Vitamin A (50000–100000 E), Oxytetracyclin (20–40 mg pro Ferkel) oder Streptomycin (0,5 g). Peroral wird Methylenblau (3 Teelöffel einer 0,4%igen Lösung) sowie

1–2 g Sulfaguanidin (2mal täglich während 3 Tagen) verabreicht. Die übrigen, nur Durchfall zeigenden Ferkel bekommen Vitamin A und D (4 ml), Methylenblau (1 Teelöffel 2mal täglich zum Futter) und Sulfaguanidin (je 1 g 2mal täglich während 3 Tagen). In der Diät werden nur frisch gekochte Milch, Weizenkleie, Kartoffeln und Leinsamenschleim berücksichtigt. Die beschriebene Therapie hat sich beim Auftreten der ersten Krankheitserscheinungen wie Temperatursteigerung, Ödem der Augenlider und Zwangsbewegungen bewährt. Durch die prophylaktische Anwendung von Methylenblau, Vitamin A + D und Diät wurde die Verbreitung der Krankheit in allen Fällen verhindert. W. Radomiński. 8145.

Krŭstev, Minčo. (Krâstew, Mintscho.) Lekuvane na vibrionna dizenterija po svinite s neguvon. **(Heilung vibriöser Diarrhoe bei Schweinen mit Neguvon.)** Veterinarna sbirka, Sofija **59** (1962) Nr. 10. S. 6–7.
Es wurde ein praktischer Massenversuch zur Heilung von an vibriöser Diarrhöe erkrankten Ferkeln in 2 Wirtschaften durchgeführt. Diagnostiziert wurde auf Grund der klinischen Symptome: blutiger Durchfall, Futterverweigerung, Apathie, eingefallene Flanken, Durst, wankender Hinterkörper und Körpertemperatur von 39–39,5 °C. Sowohl die kranken als auch die gesunden Ferkel wurden mit 0,075 g Neguvon je kg Kgw. behandelt. Das Präparat wurde vermittels eines langstieligen Holzlöffels tief die in Mundhöhle des Tieres verabreicht. Die Heilwirkung zeigte sich sehr rasch; der blutige Durchfall brach nach 24 Stunden ab, am dritten Tage waren die Ferkel munter und lebendig und zeigten eine vollkommen wiederhergestellte Freßlust. Während bei der bisherigen Osarsol-Behandlung in der Regel auch unter den gesundgebliebenen, mit den geheilten im gleichen Stall untergebrachten Ferkeln nachträglich Durchfälle auftraten, ist Vf. der Ansicht, daß die neguvonbehandelten und gesundeten Ferkel keine Vibrionen mehr ausscheiden, die die Krankheit im Stall weiterhin unterhalten würden. Als Nebenwirkung der Neguvonbehandlung wird darüber hinaus eventuelle Räudetilgung sowie Entseuchung (von *Ascaris suum* in den Dünndärmen, und *Trichocephalus suum* im Mastdarm) beobachtet. Z. Tomow. 8145.

Gešev, S., Čuškov, P. und Bakŭrdžiev, K. (Geschew, S., Tschuschkow, P. und Bakârdshiew, K.) Priloženie na limonenata i vinenata kiselina pri nezaraznite chranosmilatelni razstrojstva pri prasetata. **(Anwendung der Citronen- und Weinsäure bei nichtinfektiösen Verdauungsstörungen der Ferkel.)** Izvestija na Naučnoizsledovatelskija institut po biologija i patologija na razmnožavaneto na selskostopanskite životni, Sofija **2** (1962) S. 229–233. – 1 Tab., 11 Lit. Zus. in Russ., Engl.
Vff. haben 3 Gruppen von bis zu 60 Tagen alten Ferkeln mit nichtinfektiösen Verdauungsstörungen mit 1- und 2%iger Citronensäure und 1%iger Weinsäurelösung behandelt. Die Lösungen wurden innerhalb von 2 Tagen, 2mal täglich, in Dosen von 1–2 Tee- oder 1 Eßlöffel per os verabreicht. Von insgesamt 551 behandelten Ferkeln heilten 542 aus; neun starben. Die Ergebnisse mit allen drei Lösungen waren gleich gut. 546 gesunde Ferkel wurden mit 1 Eßlöffel täglich verabreichter 2%iger Citronensäurelösung prophylaktisch behandelt. Unter den prophylaktisch behandelten Ferkeln wurde kein einziges krank, während im gleichen Zeitraum von den 21 unbehandelten Kontrollferkeln 17 erkrankten. Als verläßliches prophylaktisches und therapeutisches Gegenmittel empfehlen Vff. bei den bis zu 60 Tagen alten Ferkeln mit Verdauungsstörungen daher die perorale Verabreichung von 1- oder 2%iger Citronensäure- oder 1%iger Weinsäurelösung. G. Radew. 8145.

Minčeva, N. und Šerkov, Š. (Mintschewa, N. und Scherkow, Sch.) Prinos kŭm proučvane razprostranenieto na Balantidium i roljata mu pri zaboljavanija po svinete s priznaci na diarija i dizenterija. **(Beitrag zum Studium**

der Verbreitung von Balantidium und seine Rolle bei Schweineerkrankungen mit Diarrhöe- und Dysenteriezeichen.) Izvestija na Centralnija veterinaren institut za zarazni i parazitni bolesti, Sofija **6** (1962) S. 199–206. – 1 Abb., 3 Tab., 10 Lit. Zus. in Russ., Engl.

Vollkommen parasitenfreie Schweinefarmen wurden selten festgestellt. Die frisch abgesetzten Ferkel sind in manchen Farmen vollkommen parasitenfrei oder weisen ganz schwache Invasionen (bis 4%) auf. Bei ihrer Haltung in gemeinsamen Gruppen mit erwachsenen Schweinen nimmt der Parasitenbefall rasch zu und steigt von 55,5% im Jugendalter allmählich bis auf 79,5% bei 4–5 Mon. alten Ferkeln an. Die Invasion ist nicht jahreszeitlich bedingt, sondern hängt von der Haltung und Ernährung der Tiere ab. Bei den mit einseitigen Futtergemischen ernährten Schweinegruppen wurde die höchste Invasion beobachtet. Bei schroffem Futterwechsel, insbesondere bei Verschlechterung der Ernährung, nimmt der Parasitenbefall stark zu; umgekehrt sinkt er bei Grünfütterung (Gras oder Weidegang) stark ab. In dysenterieverseuchten Schweinezuchtfarmen wurde unterschiedliche Invasion festgestellt: starke (100%) bei 15–20 Parasiten im Sichtfeld, schwache (50%) bei 1–4 Parasiten im Gesichtsfeld; in manchen Fällen wurde überhaupt keine Balantidieninvasion festgestellt. Z. Tomow. 8145.

Marinov, P., Čilev, D., Trifonov, T. und Milanov, M. (Milanow, P., Tschilew, D., Trifonow, T. und Milanow, M.) Proučvanija vŭrchu letnite pnevmonii po agnetata. **(Untersuchungen über die Sommerpneumonie bei Lämmern.)** Izvestija na Naučnoizsledovatelskija institut po biologija i patologija na razmnožavaneto na selskostopanskite životni, Sofija **3** (1962) S. 119 bis 129. – 1 Abb., 4 Tab., 6 Lit. Zus. in Russ., Engl.

Vff. stellen fest, daß die Hauptursachen für das Auftreten und die Entwicklung der Sommerpneumonien bei Lämmern die mangelhafte Fütterung und Haltung sind. Sie spielen die Rolle eines physischen Traumas, das zur schroffen Schwächung der Widerstandskräfte der Lämmer führt und vom Auftreten und der Entwicklung von Pneumonieherden begleitet wird. Die durch Haemosporidien hervorgerufenen Erkrankungen und manche Helmintheninvasionen tragen zur Entstehung und Komplikationen der Pneumonie bei. Den aus den Pneumonieherden isolierten, bedingt pathogenen Bakterien wie Pasteurella, Nekrophorus, Corynebakterien schreiben Vff. die Rolle von zusätzlichen Ursachen in der Entwicklung des pathologischen Prozesses zu. Bei der Heilung der Lämmerpneumonie haben Vff. in allen Fällen die biogenen Stimulantia als Tonica angewandt. Die Applikation von Antibiotica, Sulfonamiden und parasitären Gegenmitteln war bei der Therapie und Prophylaxe von guter Wirkung. G. Radew. 8170.

XIX. FLEISCHBESCHAU, LEBENSMITTELÜBERWACHUNG

Grätz, H.; Bochum, Schlacht- und Viehhof. **Fleischhygiene und Rationalisierung.** Schlacht- u. Viehhof-Ztg. **63** (1963) Nr. 5. S. 163–167. – 25 Lit.

Vf. bespricht in seiner Arbeit die Entwicklung des Rationalisierungsgedankens nach dem 1. und besonders nach dem 2. Weltkrieg an einigen Beispielen. Das Ziel der Rationalisierung (R.), auf möglichst kleinem Raum mit möglichst geringen Kosten möglichst hohe Schlachtleistungen zu erzielen, kann nur bei Neubauten erreicht werden. In bestehenden Betrieben ist eine Symbiose zwischen R. und Fleischhygiene (F.) heute eine unabweisbare Notwendigkeit geworden. Für die Entwicklung des genossenschaftlichen und privaten Fleischversandes ist die R. Voraussetzung. Die F. hat sich mit ihr auseinanderzusetzen. Ihren beiden Grundforderungen, daß sich die R. den Erfordernissen der F. unterzuordnen hat und sie fleischhygienisch gelenkt und geleitet werden muß, kann nur eine Symbiose zwischen R. und F. gerecht werden. Die Entwicklung neuer Schlachtstraßen, die den detaillierten Forderungen der Fleischuntersuchung genügen, ist ein Weg zu diesem Ziel. Im Interesse der F. sollte eine Überwachung der Schlachtanlagen durch Aufsichtsbehörden gewährleistet sein. Eine Dienstanweisung für die Fleischbeschau-tierärzte im Verwaltungsgebiet Oldenburg (Ende 1961), die u. a. Untersuchungsrichtzahlen, Lebenduntersuchung, Trichinenschau und zulässige Arbeitszeit regelt, wird für andere Gebiete zur Nachahmung empfohlen. Die Forderung nach Errichtung eines schlachttechnischen Institutes oder eines Versuchsschlachthofes wird unterstrichen. Abschließend streift Vf. zwei Fragen, die im Rahmen der Forderungen der R. an die F. gründlicher Diskussion bedürfen: 1) Einfluß der Erfolge der Zoonosenbekämpfung auf die Fleischuntersuchungstechnik und 2) Einfluß der Teamarbeit anderer naturwissenschaftlicher und medizinischer Disziplinen auf die Fleischuntersuchung. H. Heimbürge. 8270.

Kante, Heinz; Berlin-Dahlem, Univ., Veterinärmed. Fak., Inst. für Lebensmittelhyg.; Flensburg, Schlachthöfe. **Untersuchungen über die Bedeutung von Brühhilfsmitteln bei Schweineschlachtungen.** Diss. Berlin-Dahlem **1963** 83 S. — 1 Abb., 7 Tab., 88 Lit.
Zur Rationalisierung der Fleischgewinnung werden von der chemischen Industrie seit Jahren lebensmittelrechtlich zulässige Brühhilfsmittel empfohlen, die eine kürzere Brühdauer sowie schnelles und besonders gründliches Entborsten der Schlachtschweine zulassen. Es sollte in lebensmittelhygienischer Hinsicht u. a. die Frage untersucht werden, ob diese Stoffe etwa in der Lage wären, durch eine Begünstigung der Lebensbedingungen eine Keimanreicherung im Brühkessel oder auf der Oberfläche der Schlachtschweine herbeizuführen oder ob sie im Gegenteil eine bakterizide Wirkung besitzen. Es zeigte sich, daß die beiden untersuchten Präparate (Ruppin und Lobe-das) auf den Oberflächenkeimgehalt gebrühter Schweine keinen nachweisbaren Einfluß hatten. Enthaarungsmaschine und Entborstungstisch waren in hohem Maße verkeimt. Den Brühhilfsmitteln kommt somit lediglich ein rein mechanischer Effekt bei der besseren Reinigung, Entborstung und sonstigen manuellen Bearbeitung zu. E. Wiesner. 8275.

Schön, L.; Kulmbach, Bundesanst. für Fleischforsch., Inst. für Fleischerzeug. **Die Einschätzung des Schlachtwertes am lebenden Tier.** Fleischwirtschaft **15** (1963) Nr. 4. S. 302–304. — 7 Tab., 1 Lit.
Die Schlachtwertschätzung kann nach folgenden Gesichtspunkten erfolgen: nach subjektiven Merkmalen am Schlachttier, nach dem DLG-Schema, auf Grund von Maßen am lebenden Tier, nach dem Lebendgewicht und dem Alter. Von einer Sachverständigenkommission wurden schwarzbunte Ochsen und Färsen sowie rotbunte Ochsen nach den verschiedenen Schätzverfahren, insbesondere auf den Fleisch-Fettgewebsanteil, beurteilt und die Ergebnisse am geschlachteten Tier überprüft. Hierbei erwiesen sich die auf Märkten übliche Beurteilung mit Hilfe der Fleischergriffe und die Anwendung des DLG-Schemas als unzureichend. Von den am lebenden Tier genommenen Maßen befriedigten nur die Beziehungen Brustumfang und Widerristhöhe zum Fleischanteil. Den besten Informationsgewinn lieferte das Gewicht der Tiere. — Die besonders von der Landwirtschaft erhobene Forderung nach Ablösung der Unsicherheit und Zufälligkeit der Schlachtwertschätzung am lebenden Tier durch objektive Bewertungsmaßstäbe am Schlachtkörper ist daher durchaus verständlich. H. Heimbürge. 8280.

Schön, I.; Kulmbach, Bundesanst. für Fleischforsch., Inst. für Fleischerzeug. **Ein methodischer Beitrag zur Schätzung der grobgeweblichen Zusammensetzung von Schlachtkörpern bei Rindern. 1. Mitt.** Fleischwirtschaft **15** (1963) Nr. 4. S. 307–310. — 1 Abb., 10 Tab.
An schlachtwarmen Rinderhälften und -vierteln (Ochsen und Färsen des rot- und schwarzbunten Niederungsviehs aus Schleswig-Holstein) wurde geprüft,

inwieweit die handelsübliche Bearbeitung von Rinderhälften geeignete objektive Maßstäbe bietet, die grobgewebliche Zusammensetzung zu erfassen. Die Berechnungen des Fleisch-, Fettgewebs- und Knochenanteiles, des Fettgewebes an der Niere und in der Beckenhöhle sowie des Zweihälftengewichtes erfolgte für Ochsen und Färsen getrennt. Ihre Beziehungen zur grobgeweblichen Zusammensetzung wurden bei Gruppierung nach Rasse, Zahnstand, Gewicht und Fettgewebsanteil der Schlachtkörper untersucht und statistisch ausgewertet. Aus den Untersuchungen geht hervor, daß der Fettgewebsanteil an der Niere und in der Beckenhöhle in Verbindung mit dem Zweihälftengewicht mit ausreichender Sicherheit eine Schätzung der grobgeweblichen Zusammensetzung gewährleistet. Ein Modellrahmen wurde für Schlachtkörper von Ochsen entwickelt. H. Heimbürge. 8280.

Mahr, F.; Augsburg, Schlacht- und Viehhof. **Schlachttier- und Fleischuntersuchung bei an Kälberlähme erkrankten Kälbern.** Tierärztl. Umschau 18 (1963) Nr. 4. S. 175–176. 179–180. – 9 Abb., 4 Tab.

Von insgesamt 361 227 in den Jahren 1950–1961 im Augsburger Schlacht- und Viehhof geschlachteten Kälbern waren 3182 an Kälberlähme erkrankt. Die wärmere Jahreszeit begünstigt hierbei das Zustandekommen der Kälberlähme. Bei der Fleischuntersuchung sind neben sämtlichen Gelenken auch die Darmbeinlymphknoten zu beachten. Oft ist ein vergrößerter Darmbeinlymphknoten der einzige Hinweis auf eine Erkrankung. Eine bewährte Untersuchungsmethode wird angegeben, nach der sämtliche Gelenke in bestimmter Reihenfolge untersucht wurden. Bei insgesamt 800 erkrankten Kälbern waren 5353 Gelenke erkrankt, wobei Sprung-, Knie- und Vorderfußwurzelgelenk am häufigsten betroffen waren (ca. 57%). Je Kalb entfielen i. D. 6,7 erkrankte Gelenke. Auf die gesonderte Schlachtung der erkrankten Tiere, Desinfektion der Geräte, vereinzelte Begleiterscheinungen der Kälberlähme und die notwendige BU sowie Beurteilungsmöglichkeiten wird hingewiesen. Abschließend schlägt Vf. vor, daß bei eventuellen weiteren Änderungen des FG das Anschneiden und Untersuchen sämtlicher Gelenke einschließlich der Rippen-Rippenknorpelverbindungen sowie die Herausnahme der Fleischlymphknoten bei allen an Kälberlähme erkrankten Kälbern zwingend vorgeschrieben wird. H. Heimbürge. 8280.

Pantaléon, J. und Rosset, R.; Paris, Serv. Sanitaire Vétérin., Dép. de la Seine, Lab. Dép. d'Hyg. Alimentaire. Technique nouvelle d'inspection bactériologique des viandes: principes directeurs, protocole de recherche. **(Neue Technik der bakteriologischen Fleischuntersuchung, Prinzipien und Untersuchungsgang.)** Bull. Acad. vétérin. France [N.S.] **35** (1962) Nr. 9. S. 365 bis 370. – Lit.

In Deutschland, Dänemark, Holland und Luxemburg macht man zur bakteriologischen Fleischuntersuchung Direktabstriche von mehreren Proben, von Muskeln, inneren Organen und Lymphknoten. In Frankreich dagegen unterwirft man nur die Muskulatur einer Anreicherung durch Erwärmung im Paraffinblock oder im Myektom. Der Untersuchungsgang aus einem Muskel als Ausgangsprodukt ist erschwert, da der Muskel in der Tiefe im allgemeinen nur schwach keimhaltig ist, die Gewebeflüssigkeit im Muskel gebunden ist und deshalb kein geeignetes Kulturmilieu darstellt, die Bildung von Milchsäure das Bakterienwachstum hemmt, bakteriostatische Enzyme im Muskel wirken oder eine vorhergehende antibiotische Therapie das Bakterienwachstum hemmen kann. Das kann teilweise durch Gewebezerkleinerung und Auflösung im gepufferten Milieu ausgeschaltet werden. In Frankreich werden gefärbte Ausstriche bakterioskopisch auf Zahl und Art der Keime untersucht, obwohl nach Meinung der Vff. Kulturen auf festen Nährböden zusätzlich nötig wären. Die Beschmutzung des Fleisches von außen muß berücksichtigt werden, besonders bei Notschlachtungen von Pferden und bei der

Erforschung der Ursachen von aufgetretenen Fleischvergiftungen. Als neues Untersuchungsverfahren wird vorgeschlagen, 20 g Muskel in 50 cm³ Anreicherungsflüssigkeit für Salmonellen zu bringen, 10 g Muskel in Peptonwasser mit gepuffertem pH-Wert von 7,2 und beide Verdünnungen dann in einen Zerreißer in 20 Sek. mit 24000 Umdrehungen/Min. zu zerkleinern, so daß die Bakterien freiwerden. Im Peptonwasser können dann Quantität und Qualität der Keime bestimmt werden. Nach Stehenlassen bei Laboratoriumstemperatur werden übliche Impfmengen in klassische, bisher in Frankreich verwendete flüssige Nährlösung und auf feste, in Petrischalen gegossene Nährböden gebracht. Diese enthalten Nähragar, Lactose, Mannit, Kristallviolett und Indikatoren für den pH-Wert. Auf den festen Nährböden entwickeln sich von einzelnen Keimen neue Kulturen. Die Salmonellen werden auf Brillantgrünagar festgestellt. Diese Technik wurde von den Vff. 1 Jahr geübt und hat zu häufigen Funden von *S. choleraesuis*, *S. dublin* und *S. derby* beim Schwein, *S. meleagridis*, *S. new haw* beim Pferd geführt. In der folgenden Diskussion wird aufgezeigt, daß es zuerst nötig ist, für Schmutzbeseitigung und allgemeine Hygiene beim Schlachten einzutreten und dann noch restliche Keime auf der Oberfläche des Fleisches zu suchen. Die Fleischwarenindustrie in Frankreich erleichtert aber den Fleischbeschautierärzten diese Aufgabe nicht, sondern zwingt durch täglich geforderte Leistungssteigerung den Arbeiter zur Vernachlässigung der hygienischen Prophylaxe. Auch die Lehrlinge werden nicht entsprechend belehrt. Es ist also ein Einwirken aller Fleischbeschautierärzte auf die Hygiene der Fleischproduktion erforderlich, um besonders die oberflächliche Verschmutzung des Fleisches zu vermeiden.
K. Preißler. 8285.

Pähr, J.; Regensburg, Schlachthof. **Über den bei der bakteriologischen Fleischuntersuchung festgestellten Keimgehalt und seine Aussage für den Fleischbeschautierarzt.** Tierärztl. Umschau **18** (1963) Nr. 4. S. 172–175.
Nach einer auszugsweisen Erläuterung einiger Anweisungen zur Durchführung der BU weist Vf. auf die Notwendigkeit hin, den Schwerpunkt der Diagnostik in der BU auf den spezifischen Keimgehalt zu legen. Während früher fast ausschließlich die Salmonellendiagnostik eine große Rolle bei der Beurteilung der Ergebnisse spielte, wissen wir heute, daß manche „andere Krankheitserreger" den Salmonellen hinsichtlich Pathogenität und epidemischer Neigung durchaus ebenbürtig sind. Die BU, der wichtigste Filter zwischen Tierkörper und Mensch, muß deshalb so intensiv und umfassend wie möglich sein. Es genügt nicht allein die Sallmonellen-, Rotlauf- und Milzbranddiagnostik. Proteus, Mikrokokken, *Pseudomonas aeruginosa* u. a. Keime können sogar zu einer Untauglichkeitserklärung nach § 32 Ziff. 7, AB. A führen. Keineswegs darf der unspezifische Keimgehalt, der oft erst postmortal entstanden ist und den tatsächlichen Keimgehalt des Tierkörpers nicht widerspiegelt, in den Vordergrund geschoben werden, da nur ein für Mensch und Tier völlig apathogener Keim „unspezifisch" ist. Es ist erforderlich, dem Fleischbeschautierarzt empfehlende Beurteilungshinweise zu geben. Da auch eine Antibioticabehandlung vor der Schlachtung den Ausgang der BU beeinflussen kann, wird der Einbau einer entsprechenden Nachweismethode in die BU vorgeschlagen.
H. Heimbürge. 8285.

Taylor, W. I., Buttiaux, R. und Catsaras, M.; Lille, Inst. Pasteur, Centre d'Enseignement et de Rech. de Bactériol. Alimentaire. Techniques de recherche des salmonella dans les viandes. **(Nachweismethoden für Salmonellen im Fleisch.)** Ann. Inst. Pasteur **104** (1963) Nr. 5. S. 638–646. — 4 Tab., 12 Lit. Zus. in Engl.
In Europa und Amerika werden verschiedene Nährböden zum Nachweis von Salmonellen verwendet. Vielleicht ist dies die Ursache, daß in beiden Kontinenten verschiedene Stämme und Serotypen ermittelt werden. Vergleichs-

weise werden von den Vff. 2 verschiedene Anreicherungsmethoden angewandt: 1) P.E.M. (préenrichissement sur bouillon au mannitol) aus Amerika, 2) Methode des Instituts Pasteur in Lille (I.P.L.) mit 3 verschiedenen Anreicherungsflüssigkeiten [a) Selenitbouillon, b) Flüssigkeit nach Müller-Kauffmann mit Tergitol, c) Tetrathionatbouillon mit Novobiocin]; 3) kombinierte Methode aus 1 und 2 mit Brillantgrünagar (I.P.L.-V.B.). Als Untersuchungsmaterial dient frisches und Gefrierfleisch aus Frankreich und dem Ausland. Trotz der verschiedenen Technik und Anreicherungsmittel werden durch die beiden ersten Methoden sowohl quantitativ als auch qualitativ die gleichen Ergebnisse erzielt, während die 3. Methode quantitativ leicht abfällt. In 26 von 51 Proben importierter Lebern werden Salmonellen nachgewiesen. Dies zeigt, wie leicht Schlachthäuser durch fremde Serotypen verunreinigt werden können. E. Tempel. 8308.

Gißke, W. und Klemm, G.; Kulmbach, Bundesanst. für Fleischforsch. **Beeinflussung des Hautkeimgehaltes bei Schlachtschweinen durch verschiedene Brühverfahren.** Fleischwirtschaft **15** (1963) Nr. 4. S. 288. 291–292. – 2 Tab., 14 Lit.

Von je 30 Schlachtschweinen, die einerseits nach dem alten Brühkesselverfahren, andererseits nach einem neuen Verfahren in feuchtigkeitsgesättigter Luft gebrüht worden waren, wurden Hautproben von der Schweinebacke sowie von der Außenfläche der Hinterschenkel zur Keimzahlbestimmung mittels des Koch'schen Plattengußverfahrens ausgestanzt (etwa 2 mm dick, 6 cm²). Außerdem entnahm man direkt neben der Probeentnahmestelle jeweils einen Tupferabstrich (4 cm²). Je eine Schweinehälfte wurde gleich nach dem Entborsten durch die Kratzmaschine, die andere nach dem Ausschlachten untersucht. Aus den Ergebnissen geht hervor, daß die im Brühkessel gebrühten Schweine 4–6mal höhere Keimzahlen aufwiesen als die im Hängen gebrühten, wobei bei der Stanzmethode stets signifikant höhere Keimzahlen (8–12mal so hoch) zu beobachten waren. Eindeutige Unterschiede zwischen dem Oberflächenkeimgehalt der Vorder- und Hinterviertel sowie zwischen der Probeentnahme unmittelbar nach dem Entborsten und nach dem Herrichten der Tiere bestanden nicht. H. Heimbürge. 8310.

Stoitscheff, M.; Russe, Bulgarien, Staatl. Fleischkombinat, Fabriklab. **Die Isolierung von Bact. rhusiopathiae aus rotlauferkrankten Schweinen nach deren Wiederherstellung.** Mh. Veterinärmed. **18** (1963) Nr. 9. S. 340–342. – 3 Tab., 13 Lit.

In einer Mastfarm brach nach Verabreichung von verschimmeltem Futter spontan Schweinerotlauf aus. 72 Schweine, die an Rotlauf erkrankt waren, wurden nach klinischer Wiederherstellung zu verschiedenen Zeitpunkten geschlachtet (die letzten 3 Mon. nach Wiederherstellung) und Organe und Muskulatur dieser Schlachttiere bakteriologisch untersucht. Bei 33 der 72 Schweine konnten Rotlaufbakterien isoliert werden, am häufigsten aus dem Herzen, dann aus Mesenteriallymphknoten, Milz, Leber, Nieren und Lunge. Je später die Schweine nach der Wiederherstellung geschlachtet worden waren, desto weniger Rotlaufbakterien wurden isoliert. Es wird der Schluß gezogen, daß bei solchen Schlachtschweinen anläßlich der bakteriologischen Fleischuntersuchung neben den bisher obligatorischen Proben auch Herz und Mesenteriallymphknoten untersucht werden müßten. G. Scheibner. 8310.

Carp, N., Caraman, V. und Rusu, V. Încercări de aseptizare a intestinelor subtiri crude, provenite de la procii bolnavi de pesta porcină, în vederea valorificării lor. **(Versuche zur Keimfreimachung frischer Dünndärme von schweinepestkranken Tieren zum Zwecke ihrer Verwertung.)** Lucrările științ. Inst. Seruri Vaccinuri Pasteur-București **6** (1962) S. 361–372. – 3 Tab., 12 Lit. Zus. in Russ., Franz., Dtsch.

0,15–0,25%ige NaOH, wie sie in der Darmkuttelei zur Mazeration benutzt wird, hat nach 12stündigem Kontakt mit den Därmen schweinepestkranker Schweine überhaupt keinen Einfluß auf das Virus. Dagegen zeigt technisches Wasserglas (Natriumsilikat) in 5- und 7%iger Lösung eine direkte bakterizide Wirkung, die bei 7%iger Lösung zur völligen Keimfreimachung der gereinigten Dünndärme führt, sofern diese 12 Std. in einer derartigen Lösung aufbewahrt werden. Im Gegensatz zur Bakterienflora wird das Schweinepestvirus in der gleichen Lösung aber auch nur teilweise zerstört. Sie ist deshalb für den genannten Zweck ebenfalls ungeeignet. F. Luntz. 8360.

Taylor, Joan; London, Public Health Lab. Serv. The serotypes of salmonella isolated from foods. **(Die Salmonella-Serotypen, isoliert aus Lebensmitteln.)** Ann. Inst. Pasteur **104** (1963) Nr. 5. S. 660–669. – 4 Tab., 9 Lit. Zus. in Franz.
Die Infektion von Lebensmitteln mit Salmonellen bildet ein zunehmendes ernstes Problem. Der Genuß solcher Lebensmittel ruft entweder sporadische Fälle oder Epidemien von Lebensmittelvergiftungen hervor. 1961 werden in Großbritannien 76 verschiedene Serotypen aus Lebensmitteln isoliert, von denen 22 häufiger vorkommen. *S. meleagridis*, *S. typhimurium*, *S. paratyphi* B und *S. ferlac* stehen an der Spitze. *S. typhimurium* wird in 14, *S. newport* in 10 verschiedenen Lebensmitteln ermittelt. *S. ferlac* ist spezifisch für Kokosnüsse. *S. enteritidis* ist weder in Fleisch, Fleischwaren noch Kokosnüssen vorhanden. 1961 werden 3663 Salmonellenstämme beim Menschen nachgewiesen mit 83 verschiedenen Serotypen. Hier stehen *S. typhimurium* mit 2544, *S. paratyphi* B mit 423, *S. heidelberg* mit 289 und *S. enteritidis* mit 90 Fällen an der Spitze. Eier und Eiprodukte weisen 1961 34 verschiedene Serotypen auf. Aus Eiprodukten aus China werden 15, aus Australien 10, aus Amerika und Israel je 9 Serotypen isoliert. In allen importierten Eiprodukten, außer jugoslawischen, holländischen, und argentinischen findet sich *S. typhimurium*, die zahlenmäßig an erster Stelle steht. Darauf folgen *S. enteritidis* und *S. thompson*. Vergleichend werden die Salmonellen bei Tieren angegeben, die zur menschlichen Ernährung dienen mit 181 Fällen von *S. thompson* (175 Küken), *S. menston* 119 (115 Küken), *S. typhimurium* 71. Zum Schluß werden einige Epidemien und deren Ursache eingehender beschrieben. Um Lebensmittelvergiftungen, hervorgerufen durch Salmonellen, zu verringern, ist es notwendig, die allgemeine Hygiene wesentlich zu verbessern, verdächtige Lebensmittel wie Eiprodukte, Gelatine, Fleisch durch hohe Hitze frei von Salmonellen zu machen. E. Tempel. 8420.

Fischer, M. und Dobberkau, H. J.; Bad Elster, Forsch.-Inst. für Mikrobiol. und Hyg. **Über das Auftreten von Salmonella stanley in Wurstprodukten.** Zbl. Bakteriol., Parasitenkunde, Infektionskrankh. Hyg., I. Abt., Orig. 188 (1963) Nr. 2. S. 264–266. – 1 Tab., 6 Lit.
Bis zum Winter 1962 ist niemals *Salmonella stanley* mit der Seroformel 4,5, 12:d:1,2 in Stuhl- und Lebensmittelproben isoliert worden. Am 6. Dez. 1962 wird dieser Keim anläßlich einer Stuhluntersuchung erstmalig ermittelt. In der Zeit vom 19. Dez. bis 10. Jan. 1963 wird *S. stanley* aus 98 von insgesamt 3268 Stuhlproben ermittelt (3%). Da in den Tagen zwischen dem 24. und 28. XII. eine Häufung positiver *S. stanley*-Fälle bei Personen in Gemeinschaftsverpflegung aufgetreten ist, lag der Verdacht auf ein salmonellenhaltiges Lebensmittel nahe. In einer groben Mettwurst wurde *S. stanley* sowohl direkt als auch durch Anreicherung in großen Mengen festgestellt. Die klinischen Erscheinungen äußerten sich in einer Gastroenteritis mit Fieber. Außerdem waren auch subjektiv gesunde Ausscheider vorhanden. E. Tempel. 8420.

Pantaléon, J.; Paris, Dép. de la Seine, Lab. du Serv. Vétérin. Sanitaire. Présence des salmonelles dans les viandes. Données françaises et étrangères.

(Salmonellen in Fleischarten französischen und fremden Ursprungs.) Ann. Inst. Pasteur **104** (1963) Nr. 5. S. 598–620. – 5 Tab., 89 Lit. Zus. in Engl.

Die Salmonellose stellt eine Zoonose der ganzen Welt dar. Fleisch und Fleischwaren sind oft die Ursache von Lebensmittelvergiftungen beim Menschen. Das Fleisch kann primär oder sekundär infiziert sein. Infolge der strengen Maßnahmen im Rahmen der Fleischbeschau und der bakteriologischen Fleischuntersuchung ist die Gefahr für den Menschen erheblich herabgesetzt. Von viel größerer Bedeutung für die Verbreitung der Salmonellen sind die latenten Salmonellenträger unter den Tieren, die zum Teil durch salmonellenhaltige Futtermittel entstehen. Die steigende Überbeanspruchung der Schlachthöfe führt zu einer starken Vermehrung der Salmonellen. In Frankreich steht das Pferd als Salmonellenquelle im Vergleich zu anderen Tieren an erster Stelle. Innerhalb von 3 Jahren sind folgende Serotypen in Hackfleisch vom Pferd nachgewiesen worden: *S. meleagridis* 52, *S. anatum* 17, *S. give* 6, *S. infantis* 1, *S. köln* 1mal. Es handelt sich sowohl um intravitale als auch um postmortale Infektionen. Die weltweite Verbreitung von latenten Salmonellenträgern zwingt den Hygieniker zu schärferen Maßnahmen, um die Gefahr für den Menschen herabzusetzen. Aus diesem Grunde werden die großen Schlachthöfe in Amerika dezentralisiert und in unmittelbarer Nähe der Produktionszentren errichtet, damit längere Transporte sowie Aufenthalt in den Schlachtställen vermieden werden. In Holland ist die Einstallung von Schweinen auf dem Gelände des Schlachthofes untersagt. Durch eine generelle technische Verbesserung in der Fleischindustrie, durch Beschleunigung der Arbeiten des noch nicht gekühlten und gefrorenen Fleisches wird die Möglichkeit der Salmonellenvermehrung erheblich herabgesetzt. Weiterhin werden folgende Maßnahmen empfohlen: 1) infizierte Tiere sind zu ermitteln und zu entfernen, 2) Futtermittel für Tiere müssen bakteriologisch untersucht werden, 3) Abwässer von Städten und Schlachthöfen sind zu desinfizieren.

E. Tempel. 8420.

Hamm, R.; Kulmbach, Bundesanst. für Fleischforsch., Inst. für Chem. und Physik. **Die Mikrostruktur des Muskels und ihre Beziehung zum Wasserbindungsvermögen des Fleisches.** Fleischwirtschaft **15** (1963) Nr. 4. S. 298 bis 301. – 3 Abb., 1 Tab., 25 Lit.

Nach einer übersichtlichen Erläuterung der Mikrostruktur und des chemischen Aufbaus des Muskels sowie der Erwähnung der Theorien über die Muskelkontraktion geht Vf. auf das Wasserbindungsvermögen des Muskels ein. Während das echte Hydratationswasser unmittelbar an die polaren Gruppen der Muskelproteine gebunden ist, befindet sich das immobilisierte Wasser, welches in der Fleischverarbeitung eine sehr große Rolle spielt, hauptsächlich im Gefüge der fibrillären Proteine Myosin, Actin bzw. Actomyosin. Eine Vergrößerung des Abstandes zwischen den Peptidketten der Proteine (Erhöhung der Protein-Nettoladung, Lösung von Querverbindungen) bewirkt eine Zunahme des immobilisierten Wassers, während eine Verringerung dieses Abstandes zu einer Abnahme führt. Eine starke Wasserzunahme läßt sich allerdings dadurch allein nicht erklären. Unterstützend wirkt wahrscheinlich eine Auflockerung der einzelnen Filamente, d.h. eine Abstoßung der Peptidketten innerhalb des Actins und Myosins. Die Veränderungen des Wasserbindungsvermögens beim Lagern und Verarbeiten des Fleisches beruhen wahrscheinlich auf einer Verschiebung des Wassers zwischen den intermolekularen Räumen der Fibrillen und dem Sarkoplasma. H. Heimbürge. 8440.

Ricca, Mario; Pesca, Ist. Sperimentale di Pescara fer l'Ig.; ControlloVeterin. del Prodotti. Principali alterazioni del pesce congelato nel corso del magazzinaggio. **(Hauptsächliche Veränderungen von Gefrierfisch während der Lagerung.)** Veterinaria ital. **14** (1963) Nr. 3. S. 248–261. 8440.

Billon, J., Cazaillet, M. und Lafont, Ph.; Paris, Serv. Vétérin. Sanitaires de la Seine, Lab. des Abattoirs de la Villette; Fac. de Méd., Lab. d'Hyg. Alimentaire. Les potages déshydratés à base de viande: Étude bactériologique et chimique. Influence de la conservation. **(Eingedickte Suppen auf Fleischgrundlage. Bakteriologische und chemische Untersuchung. Einfluß der Konservierung.)** Bull. Acad. vétérin. France [N.S.] **35** (1962) Nr. 9. S. 383 bis 391. 8450.

Wegener, Jürgen; Berlin-Dahlem, Univ., Inst. für Lebensmittelhyg. **Histometrische Kollagenbestimmungen an West-Berliner Rohwürsten.** Diss. Berlin-Dahlem **1962** 71 S. – 6 Abb., 12 Tab., 77 Lit.
1961/62 wurden 176 Rohwürste des West-Berliner Handels mittels Pointcounter nach Prändl histometrisch auf ihre Kollagenwerte untersucht. Das Gerät war dahingehend modifiziert, daß an Stelle der mechanischen Kraftübertragung ein Elektromagnet trat. Bei den Rohwürsten der drei Qualitäten fanden sich folgende mittlere Kollagenwerte: für die I. Qualität 20,8%, für die II. Qualität 27,1%, für die III. Qualität 40,4%. Die Differenzen zwischen den drei Qualitäten waren signifikant. Die mittleren Kollagenwerte für die einzelnen Wurstarten werden ermittelt und genannt. Es zeigt sich, daß die für das Kollagenvolumen vorgeschlagenen Grenzwerte von 25, 35 und 55% auch für den Raum des Untersuchungsgebietes keine ungerechtfertigte Forderung darstellen. E. Wiesner. 8485.

Zatočil, Oldřich; Brno, Ústav Hyg. a Technol. Potravin, Veterin. Fak. VŠZ. Dusitany jako příčina barevných vad uzenářských výrobků. **(Nitrite als Ursache von Färbungsfehlern bei Räucherware.)** Veterinární Med. **8(36)** (1963) Nr. 2. S. 135–142. – 2 Tab., 42 Lit. Zus. in Russ., Dtsch.
In der Arbeit werden Proben der sog. Touristen-Dauersalamiwurst und der sog. Jägersalamiwurst mit grünem Ring und einer Probe von geräuchertem Speck mit grünlicher Verfärbung beschrieben. Festgestellt wurden folgende Eigenschaften: pH, Trockensubstanz, Fettgehalt, NaCl, Nitrate, Nitrite, SH-Gruppen und das mikrobiologische Bild (aërobe Kultivierung auf Benzidinagar). Bei dieser Untersuchung wurden die Keime als Ursache der fehlerhaften Verfärbung ausgeschlossen. Die Untersuchungsergebnisse sind in einer Tabelle detailliert angegeben. Als Ursache des Fehlers wird die Oxydation der Haempigmente und anderer Haemoproteinverbindungen durch die Nitrite bezeichnet. Die angeführten Fälle sind ein Beispiel dafür, daß auch unter normaler Nitritkonzentration fehlerhafte Verfärbung entstehen kann, die der durch Mikroorganismen verursachten Verfärbung ähnlich ist. ČSSR/ÚVTI. 8495.

Enčev, S. (Entschew, S.) Nachodka na tuberkulozni mikobakterii v jajca ot spontanno i eksperimentalno zarazeni s tuberkuloza kokoški. **(Befund tuberkulöser Mykobakterien in Eiern von mit Tuberkulose spontan und experimentell infizierten Hühnern.)** Izvestija na Centralnija naučnoizsledovatelski veterinarnochigienen institut za životinski produkti, Sofija **2** (1962) S. 53–60. – 2 Tab., 26 Lit. Zus. in Russ., Dtsch.
Es wurden 68 Eier im Laufe von 2 Monaten von 11 spontan und 33 von 5 experimentell infizierten und auf Tuberkulin reagierenden Junghennen mikroskopisch, kulturell und mit Versuchstieren untersucht. Vor der bakteriologischen Auswertung wurden die Eier innerhalb von 21 Tagen im Vorbrüter bebrütet. Als infiziert wurden von der ersten 11 (16,2%) und von der zweiten Hennengruppe 23 (69,7%) Eier festgestellt. Den höchsten Prozentsatz an infizierten Eiern zeigten die im ersten Stadium der Tuberkuloseerkrankung befindlichen Legehennen. Z. Tomow. 8560.

Fleckinger, R.; Rouen, Serv. Vétérin. de la Seine-Maritime. L'inspection sanitaire et de salubrité des produits de la pêche fluviale et maritime en France.

(Hygienische Überwachung der Gesundheit von Produkten der Fluß- und Seefischerei in Frankreich.) Bull. Office int. Epizooties **59** (1963) Nr. 1/2. S. 155 bis 197. – Zus. in Engl., Ital.

Nach allgemeinen Ausführungen über Fragen der hygienischen Überwachung und der Gesundheit von Fischprodukten in Frankreich wird darauf hingewiesen, daß diese Fragen in den einzelnen Ländern verschieden behandelt werden. Wegen der wachsenden Bedeutung des internationalen Handels mit Fischen, Fischprodukten und Nebenprodukten ist eine allgemeine Regelung nach folgenden Gesichtspunkten notwendig: 1) Vorschriften betr. Hygiene, Gesundheit und Technologie für die verschiedenen Arten von Fischprodukten, 2) Gesetzgebung für die Kontrolle, 3) Methoden der organoleptischen Untersuchung, 4) Laboratoriumsmethoden, 5) Bedingungen für die Anstellung spezialisierter Tierärzte, 6) Vorlagen für Zeugnisse betr. Herkunft, Gesundheit der Fischprodukte und Nebenprodukte, 7) Vorbedingungen für die Ausstellung von Zeugnissen im Außenhandel, 8) Bereitstellung von Geldmitteln für die Überwachung, 9) Ausdehnung der Überwachung auf Nebenprodukte, die als tierische Futtermittel verwendet werden sollen. E. Tempel. 8570.

Salerni, A.; Rome. Organisation des services d'inspection des produits de la pêche en Italie préparation des vétérinaires inspecteurs. **(Organisation der Überwachungsdienste der Fischprodukte in Italien.)** Bull. Office int. Épizooties **59** (1963) Nr. 1/2. S. 199–216. – 21 Lit. Zus. in Engl., Ital., Span.

Der jährliche Verbrauch von Fischen und Fischprodukten beläuft sich in Italien auf 465000 Tonnen, von denen 210000 im eigenen Lande anfallen, der Rest importiert wird. Die tierärztliche Kontrolle und Überwachung in den Provinzen ist durch das Gesetz vom 13. Aug. 1958, Nr. 296 geregelt, in den Gemeinden durch das Dekret des Präsidenten der Republik Nr. 264. Das Gesetz vom 25. März 1959, Nr. 125 befaßt sich mit dem Großhandel von Gemüse, Früchten, Fleisch und Fischprodukten. Im Gesetz vom 30. April 1962, Nr. 283 werden in einigen Artikeln auch die Belange über Produktion, Verkauf und Veterinärkontrolle von tierischen Lebensmitteln einschließlich der Fische berücksichtigt. Die Fortbildung der Veterinärinspekteure erfolgt in Spezialinstituten in Pescara, Turin, Mailand und Parma. E. Tempel. 8570.

Kocot, Mariusz, Zawadzki, Zdzisław und Hejłasz, Zbigniew; Wrocław, Wyższa Szkoła Rolnicza. Wpływ przyżyciowego podawania „Biostatu G.P.“ na trawłość mięsa ryb. **(Einfluß von Gaben des Antibioticums „Biostat G.P.“ auf die Brauchbarkeit des Fischfleisches.)** Med. weteryn. **18** (1962) Nr. 12. S. 721–726. – 4 Tab., 12 Lit. Zus. in Russ., Engl.

Intravitale Antibioticagaben an Fische führten zu einer Verlängerung der Brauchbarkeitsdauer des Fleisches. Zu den beschriebenen Untersuchungen wurde das in einer Dosis von 10 mg pro 1 kg Kgw. intraperitoneal verabfolgte Präparat „Biostat G.P.“-Pfizer gebraucht. Das Experiment wurde an Karpfen (1300–1600 g Kgw.) durchgeführt. Die Karpfen wurden im Verlauf von verschiedenen Zeitabschnitten nach der Verabreichung des Präparates getötet, und das Fleisch wurde auf seinen Gehalt an Bakterien, pH und NH_3-Konzentration geprüft. Zu Vergleichszwecken wurde auch eine andere Konservierungsmethode, nämlich Baden von lebenden Karpfen in der Biostatlösung (50 mg auf 1 Liter Wasser) während 2,5–5 Std. berücksichtigt. Auf Grund der durchgeführten Untersuchungen konnten folgende Schlüsse gezogen werden. Durch eine intravitale intraperitoneale Einverleibung von 10 mg Biostat pro 1 kg Kgw. kann eine Verlängerung der Brauchbarkeitsdauer des Fischfleisches um 150–200% im Vergleich mit Kontrollfischen erzielt werden. Während bei Kontrollfischen das Fleisch spätestens noch 48–72 Std. nach der Schlachtung gebrauchsfähig war, wurde dieser Zeitabschnitt nach Biostatanwendung bis zu 168–192 Std. verlängert. Durch Baden von lebenden Fischen in der Biostatlösung (50 mg auf 1 Liter Wasser) konnte die Brauchbarkeit des Fleisches um 50–90% verlängert werden. Biostatanwendung für Konservierungszwecke verursacht weder Geschmacks- noch Geruchsveränderungen des Fleisches. W. Radomiński. 8575.

Lück, H., Wallnöfer, P. und Bach, Helmgard; München, Dtsch. Forsch.-Anst. für Lebensmittelchem. **Lebensmittelzusatzstoffe und mutagene Wirkung. 7. Mitt. Prüfung einiger Xanthen-Farbstoffe auf mutagene Wirkung an Escherichia coli.** Pathol. Microbiol. [Basel] **26** (1963) Nr. 2. S. 206–224. – 6. Mitt. vgl. LZ. Abt. IV **6** (1961) Nr. 1. S. 147
Bei der vielfältigen Verwendung von Lebensmittelzusatzstoffen muß an die Gefährdung des Menschen durch mutagene Eigenschaften gedacht werden. In bereits beschriebenen Versuchen hatte unter 21 Substanzen nur das zu den Xanthen-Farbstoffen gehörige Erythrosin eine schwache mutagene Wirkung gegenüber *Escherichia coli* gezeigt. Vff. prüften 10 Derivate des Xanthens auf einen mutagenen Effekt auf Bakterien, wobei der Mutationsschritt Aminosäure-auxothroph →-prototroph und Streptomycin-abhängig →-unabhängig bei *E. coli* untersucht wurde. Dabei wurden Stämme, bei denen möglichst viele Stoffe Mutationen auslösen, ausgewählt (Disk-Methode von Iyer und Szybalsky). Es ergab sich, daß Erythrosin, Eosin, Eosin BNX (Konz. 10^{-4}) eine schwache mutagene Wirkung auf *E. coli* besitzen, die vermutlich auf dem Xanthengerüst beruht. Bei zum Vergleich vorgenommenen Untersuchungen mit Streptomycin-abhängigem *E. coli* zeigte sich, daß der Mutantenbruchteil bei Erythrosin (Konz. 1%) und Rhodamin (Konz. 0,5%) erhöht war (Mutantenbruchteil M/N, wobei M = Zahl der Mutanten und N = Gesamtzahl der eingesäten Keime; bzw. nach der „Papillen“-Methode von Ryan und Mitarb.). Abschließend wird darauf hingewiesen, daß die mutagene Wirkung einer Substanz auf Mikroorganismen allein kein Grund ist, einen Stoff als Lebensmittelzusatz abzulehnen, wenn die Reaktionsweise des betr. Stoffes nicht genau geklärt ist. Jedoch muß derartigen Stoffen besondere Beachtung geschenkt werden. Chr. Dietz. 8630.

Davidek, Jiři, Klein, Stanislav und Žačková, Antonie; Prag, Chem.-Techn. Hochschule, Lehrstuhl für Lebensmittelchem.; Lehrstuhl für Konservierungstechnol. **Colorimetrische Bestimmung von Nitrat und Nitrit in biologischem Material.** Z. Lebensmittel-Unters. u. -Forsch. **119** (1963) Nr. 4. S. 342 bis 346. – 1 Abb., 6 Tab., 18 Lit.
Vff. diskutieren zunächst die verschiedenen bekannten Methoden der Nitrat (I)- und Nitrit(II)-Ionen-Bestimmung und gelangen zu dem Schluß, daß es keine verläßliche Methode zur Bestimmung der genannten Ionen in Lebensmitteln gibt. Die zu den Versuchen benutzte Methode beruht auf zwei Messungen: 1. (II)-Oxydation (mit Kaliumpermanganat und Schwefelsäure) zu (I) und Gesamt-(I) Bestimmung (mit 2,4-Xylenol) als 6-Nitro-2,4-xylenol. 2. Zerstörung von (II) (durch Methylnitritbildung) und (I)-Bestimmung (Diferenz aus 1. und 2. ergibt (II)- Gehalt. Photometrische Messung bei 450 nm. Beide Bestimmungen werden durch Chloride gestört, die mit Silbersulfat gefällt wurden. So wurden mit dieser Methode verschiedene Lebensmittel überprüft (u.a. gepökelter Schinken), wobei 10 g Ausgangsmaterial benutzt wurden (Eiweißfällung mit Phosphor-Wolfram-Säure). Weitere methodische Einzelheiten müssen dem Original entnommen werden.
H. Liebenow. 8640.

Grau, R., Fleischmann, O. und Schweiger, A.; Kulmbach, Bundesanst. für Fleischforsch., Inst. für Chem. und Physik. **Bestimmung von Bindegewebe mittels der Hydroxyprolinmethode und von Verdickungsmitteln.** Fleischwirtschaft **15** (1963) Nr. 4. S. 295–297. – 3 Abb., 8 Lit.
Vff. bestimmten mit der nach Neumann und Logan modifizierten Hydroxyprolinmethode, die sie noch in einigen Punkten verbesserten (anstelle der

Glasröhrchen verwendeten sie markierte Glaseprouvetten mit Glasstopfen, die Durchmischung erfolgte durch Schütteln), an Teilstücken von 11 Rinderhintervierteln und 12 Vordervierteln den Bindegewebsgehalt. Zur Analyse gelangte sowohl Fleisch „gut entsehnt" als auch Fleisch „wie gewachsen". Es wurde festgestellt, daß Vorderviertel sehnenreicher als Hinterviertel sind. Dies ist auch in gut entsehntem Zustand noch deutlich. Auf die Festlegung von Grenzzahlen verzichtete man vorläufig noch. – Mit der Methode von Becker und Eder, die ebenfalls in einigen Punkten verändert wurde, erfolgte der Nachweis von Verdickungsmitteln mittels Hydrolyse und Dünnschichtchromatographie. Verwendet wurden Cellulose-Pulver der Fa. Macherey und Nagel und Geräte der Fa. Desaga. Besonders bei Spezialrezepturen können hohe Gehalte an bestimmten Gewürzen (z. B. Piment, Zwiebel, Senf, Senfmehl, Zitronenschale u.a.) wegen ihres Polysaccharidgehaltes zu Störungen Anlaß geben. Jedoch ist mit Sicherheit ein Quellstoffzusatz von 1% zu entdecken. Einige Beispiele dazu werden angeführt.

H. Heimbürge. 8640.

Wundram, Georg und *Schönberg, Fritz.* **Tierärztliche Lebensmittelüberwachung.** 7., völl. neubearb. Aufl. Berlin; Hamburg: Parey. 1962. (VIII, 458 S. m. 259 Abb. u. 1 Tab.) 8°. (1963 A659)

XX. MILCHKUNDE

Kraus, H.; Hannover, Tierärztl. Hochschule, Inst. für Tierärztl. Lebensmittelkunde und Milchhyg. **Aktuelle milchhygienische Aufgaben und Ziele des Tierarztes.** Prakt. Tierarzt **44** (1963) Nr. 5. S. 186–188.

Es wird dargelegt, was auf dem Gebiet der Milchhygiene bisher erreicht wurde und welche Aufgaben für die Zukunft stehen. Zu den Erfolgen der letzten Jahre zählen in erster Linie die Tuberkulose- und Brucellosebekämpfung sowie die Sicherstellung einer gesetzlich geregelten Pateurisierung, wobei die Kurzzeiterhitzung immer mehr in den Vordergrund rückt. Jetzt und in Zukunft ist die Hauptfrage in der Milchhygiene das Mastitisproblem, wobei Streptokokken- und Staphylokokkenmastitiden die größte Bedeutung haben. 2–40% der Bestände sind davon betroffen. Es geht also um eine sichere Erfassung dieser Betriebe und um die erfolgreiche Bekämpfung der ermittelten Eutererkrankungen und Sekretionsstörungen. Das wird eine neue große Daueraufgabe für den Tierarzt sein. Damit im Zusammenhang steht die sowohl milchhygienisch wie milchwirtschaftlich notwendige gesetzliche Regelung des Hemmstoffnachweises und eine kontrollierte Antibioticatherapie.

R. Held. 8700.

Sander, W.; Schwerin-Neumühle, Bezirkstierklin. **Zur Abgabe der Milch stationär in der Tierklinik behandelter Kühe an die Molkerei.** Mh. Veterinärmed. **18** (1963) Nr. 10. S. 390–395.

Vf. versucht die Frage zu klären, ob die Milch stationär behandelter Kühe an die Molkerei abgegeben werden darf. Von 112 Patienten, unterteilt in verschiedene Krankheitsgruppen, wurden in regelmäßigen Abständen Untersuchungen von Milch- und Blutstatus vorgenommen und mit dem Allgemeinzustand verglichen. Die Ergebnisse davon werden in sehr großzügig zusammengefaßten Krankenberichten wiedergegeben und lassen keine Vorstellung zu über Art der Milchuntersuchungen, Untersuchung auf welche Keime, verwendete Nährböden usw. – Vf. kommt auf Grund von lediglich (einigen) bakteriologischen und unvollkommenen cytologischen Untersuchungsbefunden zu der Schlußfolgerung, daß es bei strengem Maßstab (?) möglich ist, Milch stationär behandelter Kühe aus einer Tierklinik an die Molkerei abzuliefern.

Chr. Dietz. 8780.

Wahby, A. M.; München, Univ., Gynäkol. und Ambulator. Tierklin. Counterstaining of milk cells in the test tube. **(Färbung von Milchzellen in Reagenzgläsern.)** Zbl. Veterinärmed., R.B **10** (1963) Nr. 2. S. 173–180.
Auf der Suche nach einer leicht und schnell durchzuführenden Methode zur Färbung und Zelldiagnostik von Milchproben erarbeitete Vf. ein Verfahren, bei welchem die Zellen im Reagenzglas gefärbt und anschließend auf dem Objektträger ausgestrichen werden. Eine genaue Beschreibung wird gegeben. Der Ausstrich auf einer Fläche von 5 cm² gewährleistet ein klares Bild und eignet sich für die mikroskopische Unterschung besser als der auf 1 cm² Fläche. Dabei werden 20 Blickfelder untersucht (4 auf jeder Seite und 4 in der Mitte). — 200 Anfangsgemelkproben bekannter Herkunft wurden u.a. nach der beschriebenen Methode gefärbt und mikroskopisch untersucht. Das Erkennen der Morphologie der Zellen bereitete keine Schwierigkeiten. Das Aussehen der gefundenen Zellen (Epithelzellen, Lymphocyten, Leukocyten, Monocyten) wird beschrieben und in 12 photographischen Abbildungen dargelegt. Chr. Dietz. 8792.

Mutovin, V. I. (Mutowin, W. I.); Unions-Forsch.-Inst. für Veterinärmed. Hyg. Lizocimy moloka v profilaktike stafilokokkovych moločnych intoksikacij. **(Lysozym der Milch zur Prophylaxe der Staphylokokkenintoxikationen durch Milch.)** Veterinarija, Moskva **40** (1963) Nr. 5. S. 54–55. — 2 Tab.
Vf. widerspricht der Auffassung, daß Mastitiden der Kühe und am Euter haftende hämolytische Staphylokokken die Hauptursache für Staphylokokkenintoxikationen durch Milch sein sollen. In den Jahren 1954–1962 ermittelte Vf. eine starke Verbreitung subklinischer Mastitisformen in zahlreichen Rinderbeständen; im Gegensatz hierzu traten Intoxikation aber selten auf, die durch die umfassenden hygienischen Maßnahmen in den Konditoreien sichtbar verringert werden konnten. Vf. sieht die Frischmilch als eine biologische Flüssigkeit mit hohen antibakteriellen Eigenschaften an. In mehr als 10000 untersuchten Milch-Colostrum- und Milchsekretproben wies der Vf. vier verschiedene Lysozymformen nach, die sich auf Grund der Agardiffusion, des Spektrums der antibakteriellen Wirkung u.a. Eigenschaften unterscheiden. Hierbei handelt es sich um: Milchlysozym, Euterlysozym, thermostabiles Lysozym und Hauptlysozym. Letzteres verfügt über hohe antibakterielle Eigenschaften und hemmt in den Verdünnungen 1:500–1:1000 das Wachstum von *Esch. coli.* W. Bathke. 8798.

Kisza, Jan und Sobina, Adam; Olsztyn, Polen, Landwirtsch. Hochschule, Inst. für Milchwirtsch. Technol. **Über einige Veränderungen in den Caseinfraktionen normaler und anomaler Milch (Colostralmilch und Milch von an Mastitis erkrankten Kühen).** Milchwissenschaft **18** (1963) Nr. 4. S. 171–176.
Im Hinblick auf die industrielle Verarbeitung der Milch von an Mastitis erkrankten Kühen wurden die Chlor-Milchzucker-Zahl, Gesamtstickstoff- und Caseinstickstoffgehalt, Caseinzahl, Calcium-Phosphor-Gehalt und Calcium-Phosphor-Verhältnis in der Milch gesunder sowie an Mastitis erkrankter Kühe und in Colostralmilch festgestellt. Die Untersuchungen ergaben große Schwankungen des Gesamtstickstoffgehalts in der Colostralmilch und bei kranken Kühen, ein Abnehmen von Caseinstickstoff- und Lactosegehalt und ein Ansteigen des Chloridgehalts. In weiteren Untersuchungen wurde das Casein der gleichen Milch elektrophoretisch (Schwachstrompapierlektrophorese im Veronalpuffer mit Harnstoffzusatz) in 3 Fraktionen — α-Casein, β- und x-Casein und in sog. „übrige Bestandteile“ (γ-Casein) — aufgetrennt. Bei sehr kranken Kühen (Chlor-Milchzucker-Zahl über 10) wurde ein wesentlicher Anstieg der „übrigen Bestandteile“ auf Kosten des β- und x-Caseins verzeichnet; auch der Gehalt an α-Casein sank ab. — Parallel zur Bestimmung des prozentualen Anteils der einzelnen Fraktionen wurde die Stickstoffmenge aus den Fraktionsspherogrammen errechnet. Das kleinere Verhältnis von Calcium zu

Phosphor sowie die Veränderungen im Gehalt der einzelnen Caseinfraktionen und die niedrigen Molkeneiweißfraktionen in der Milch kranker Kühe lassen den Schluß zu, daß bei der industriellen Verarbeitung einer derartigen Milch Störungen hervorgerufen werden. Chr. Dietz. 8820.

Schwarz, H. und Konrad, H.; Potsdam, Veterinäruntersuchungs- und Tiergesundheitsamt; Oranienburg, Inst. für Milchforsch. **Über ein neues Reagenzpapier zum Kurzzeiterhitzungsnachweis in Molkereien.** Mh. Veterinärmed. **18** (1963) Nr. 9. S. 349–350.

Vff. berichten über ein neues Reagenzpapier zum Nachweis alkalischer Phosphatase in Milch. Dabei handelt es sich um weiße Streifen, die in die zu untersuchende Milch getaucht und in einen vor und nach Gebrauch als Verpackung dienenden Kunststoffbeutel verbracht werden. Nach 1½stündiger Erwärmung bei 38 °C (Brutschrank, Wasserbad oder Körperwärme) ist bei Vorhandensein von aktiver Phosphatase eine Gelbfärbung festzustellen. – Vergleichende Untersuchungen ergaben, daß das leicht zu handhabende Reagenzpapier in seiner Empfindlichkeit dem Lactognosttest von Heyl nicht nachsteht. Chr. Dietz. 8830.

Karlin, R.; Lyon, Inst. Pasteur. Les vitamines dans les fromages. **(Der Vitamingehalt der verschiedenen Käsesorten.)** Lait **42** (1962) Nr. 415/416. S. 241–260.; Nr. 418. S. 490–508.; Nr. 419/420. S. 612–636. – 19 Abb., 17 Tab., 112 Lit. Zus. in Engl.

In einer ausführlichen Arbeit, welche sich über 3 Fortsetzungen erstreckt, behandelt Vf. die Vitamine verschiedener Käsesorten, wobei er die Abhängigkeit des Vitamingehaltes von der Dauer des Reifeprozesses, dem Verlaufe der Fermentation mit verschiedenen Bakterien, Pilzen u. Hefen, der Vorbehandlung (Erwärmung und Pasteurisierung) der Milch und der Dauer der Konservierung berücksichtigt. Im einzelnen werden behandelt: Vitamin A und die Carotinoide, Vitamin E und D, Vitamin C, Vitamin B_1 und B_2, Vitamin-P-Gruppe, Pantothensäure, Biotin (Vitamin H), Vitamin B_6 u. B_{12}, Folsäure und Folininsäure. Es wird festgestellt, daß der Käse eine bemerkenswerte Quelle sowohl wasser- als auch lipoidlöslicher Vitamine für die menschliche Ernährung darstellt. So führt er alle Vitamine der B-Gruppe, auch Vitamin B_{12}, welche in pflanzlichen Produkten nicht enthalten sind, der menschlichen Ernährung zu. Besonders die fermentierten Käsesorten haben einen hohen Gehalt an Vitamin B. – Das sehr instabile Vitamin C ist nur in frischem Käse enthalten. C. Wolf. 8845.

Mocquot, G., Lafont, P. und Vassal, L.; Paris, Inst. Nat. d'Hyg., Stat. Centr. de Microbiol. et Rech. Laitières; Jouy-en-Josas, Lab. d'Hyg. Alimentaire. Nouvelles observations concernant la survie des salmonella dans les fromages. **(Neue Beobachtungen hinsichtlich des Überlebens der Salmonellen in Käsen.)** Ann. Inst. Pasteur **104** (1963) Nr. 5. S. 570–583. – 6 Abb., 2 Lit. Zus. in Engl.

In einer früheren Arbeit wurde festgestellt, daß das Überleben von Salmonellen in den Weichkäsen weitgehend vom pH-Wert der Käsemasse beeinflußt wird. Da bis jetzt über solche Zusammenhänge bei der Herstellung von Schimmelkäse nichts bekannt ist, werden diese künstlich hergestellt und mit Salmonellen infiziert. Außerdem wird durch verschieden hohe Dosen von *Streptococcus lactis* C 10 und verschieden lange Incubationsdauer ein verschieden hoher Säuregrad erzielt. Käse im Alter von 1 Woche enthält 49–50% Wasser und 4–5% Salz an der Oberfläche, 3% im Innern, solcher im Alter von 1 Monat 47% Wasser und generell 3,2–3,5% Salz. Fünf verschiedene Serotypen (*S. typhi*, *S. paratyphi* B, *S. paratyphi* C, *S. typhimurium* und *S. dublin*) werden für die Versuche verwendet. Die Zerstörung der Salmonellen im Laufe der Fabrikation und Reifung hängt eng mit den aufeinanderfolgenden technischen Arbeitsvorgängen zusammen. Dies gilt sowohl für den französichen Käse „Bleu d'Auvergne" als auch für ausländische Käsesorten. In 24 Std. altem Käse hängt die Höhe der abgetöteten Salmonellen vom pH-Wert ab; je niedriger der pH-Wert, desto stärker der Untergang der Salmonellen. In allen Fällen beträgt das prozentuale Überleben in 6 Tage altem Käse weniger als 0,01%. Trotzdem der pH-Wert an der Oberfläche weniger lange sauer bleibt als im Innern, werden die Salmonellen in beiden Partien in der gleichen Zeit und in der gleichen Weise zerstört. E. Tempel. 8845.

XXI. TIERZUCHT, FÜTTERUNGSLEHRE

Malnati, Giancarlo; Arusha, Tanganyika, Veterin. Dep. Su alcuni problemi zoo-economici in un paese africano. **(Einige tierzüchterisch-ökonomische Probleme in einem afrikanischen Land.)** Zootecn. e Veterin. **18** (1963) Nr. 1/2. S. 19–23. 8900.

Burgkart, M. und Schmid, D. O.; Grub, Bayer. Landesanst. für Tierzucht; München, Tierzucht e.V., Inst. für Blutgruppenforsch. **Blutgruppen und Vererbung von Farbmerkmalen beim Rind.** Züchtungskunde **35** (1963) Nr. 2. S. 49–53. – 4 Abb., 2 Tab., 2 Lit.
An 115 Nachkommen eines Fleckviehbullen wurden die Beziehungen zwischen den erblichen Zeichnungsmerkmalen Oberlippenflecke, Kronenränder und Brille und den Blutgruppen mit Hilfe von 38 monovalenten Testseren untersucht. Es ergaben sich keine Anhaltspunkte dafür, daß Zusammenhänge zwischen Blutgruppen und Zeichnungsmerkmalen bestehen. B. Busch. 8920.

Lüps, P.; München, Univ., Gynäkol. und Ambulator. Tierklin. **Die Fischschuppenkrankheit (Ichthyosis universalis congenita), eine in Bayern beobachtete Erbkrankheit des Rindes.** Berliner Münchener tierärztl. Wschr. **76** (1963) Nr. 11. S. 204–206. – 2 Abb., 38 Lit.
Die Fischschuppenkrankheit ist beim Menschen bereits seit 135 Jahren und beim Rinde seit etwa 110 Jahren bekannt. Sie kommt relativ selten vor, tritt angeboren auf und ist in sehr variierenden Schweregraden zu beobachten. Die Haut der Kälber ist dabei mit verschieden großen unregelmäßigen Hornplatten bedeckt, die durch Rhagaden voneinander getrennt sind. Pathologisch-anatomisch zeigt sich eine allgemeine Hyperkeratose der Haut, die histologisch auf eine starke Entwicklung des Coriums, eine Verdickung des Rete Malpighii und eine Verbreiterung des Stratum corneum in den Hornplatten zurückzuführen ist. Vf. führte Untersuchungen im Pinzgauer Zuchtgebiet in Bayern, wo im Verlaufe von 15 Jahren insgesamt 22 derartige Kälber befallen waren. Er bestätigt in genealogischen Untersuchungen die Vermutung, daß die Ursache der Krankheit ein einfaches rezessives, autosomales, subletales Gen sei, das durch einen Hemmungsfaktor eine nur sehr geringe Penetranz erreicht. E. Wiesner. 8930.

Weber, W.; Bern, Univ., Inst. für Tierzucht. **Erbliche Mißbildung bei der Schwarzfleckviehrasse.** Schweiz. Arch. Tierheilkunde **105** (1963) Nr. 6. S. 289–294. – 3 Abb., 1 Lit.
In einer früheren Arbeit (gl. Z. **104** [1962] Nr. 2. S. 67–76) hat Vf. das klinische und pathologisch-anatomische Bild einer Fehlbildung beim Rind beschrieben, die er als Dyschondroplasie bezeichnete. Es besteht eine vollkommene Steifheit aller vier Gliedmaßen infolge einer Wachstumsdisharmonie zwischen Knochen, Muskeln und Sehnen, also nicht infolge Ankylose. Die meistens ähnlich einer Schlittenkurve bauchwärts gekrümmten Hintergliedmaßen trugen den betroffenen Tieren den Namen „Schlittenkälber" ein. Nunmehr wird die Genetik dieser erstmals beschriebenen Fehlbildung dargelegt. Das rezessive Letalgen ist relativ stark im Rassenbestand des Schwarzfleckviehs verbreitet. Vf. hat im Verlaufe von nur 6 Jahren insgesamt 30 Schlittenkälber

ermittelt, hält ihre Gesamtzahl jedoch für wesentlich größer. Maßnahmen zur Elimination des unerwünschten Genes werden kurz besprochen.

E. Wiesner. 8930.

Walser, K.; München, Univ., Gynäkol. und Ambulator. Tierklin. **Wiederholte hydropische Gravidität bei einer Ziege.** Berliner Münchener tierärztl. Wschr. **76** (1963) Nr. 11. S. 206–208. – 2 Abb., 22 Lit.

Es wird der seltene Fall einer Ziege beschrieben, in dem bei zwei aufeinander folgenden Geburten jeweils mit Kunsthilfe (1. Geburt Kaiserschnitt, 2. Geburt Embryotomie) eine hydropische neben einer normalen, lebenskräftigen Frucht zur Entwicklung kam. Die klinischen Erscheinungen und die Befunde an Frucht und Eihäuten werden unter Berücksichtigung des bisherigen Schrifttums dargelegt. Als Ursache glaubt Vf. Umwelteinflüsse ausschalten zu können, weil in einem solchen Fall alle Feten und die gesamte Placenta mehr oder weniger betroffen wären. Das in zweimaliger Folge beobachtete Auftreten je einer hydropischen und einer normalen Frucht von in beiden Fällen denselben Eltern läßt die Annahme väterlicher- oder mütterlicherseits bedingter genuiner Anlagen zu. Diesbezügliche Untersuchungen werden zur Zeit noch geführt.

E. Wiesner. 8930.

Lubrini, Angelo. Aspetti zootecnici dell' allevamento bovino nel Congo. **(Tierzüchterische Gesichtspunkte der Rinderaufzucht in Kongo.)** Riv. Zootecn. **34** (1961) Nr. 12. S. 497–500.

8995.

Belling jun., Theodore H.; University Park, New Mexico State Univ., Dep of Animal Husbandry. Reproduction efficiency in the Hereford cow. **(Zuchtleistung des Hereford-Rindes.)** J. Amer. veterin. med. Assoc. **142** (1963) Nr. 5. S. 494–501. – 4 Abb., 1 Tab., 103 Lit.

Es wurden 1454 Rectaluntersuchungen an 4 Herden, die je 95–189 Tiere umfaßten, durchgeführt. Pathologisch-anatomische Abnormitäten konnten rectal nur in 4 Fällen festgestellt werden. Der Trächtigkeitsprozentsatz schwankte zwischen 46–100% bei einer durchschnittlichen Fetalmortalität von 4% (0 bis 11%). Die beste Konzeptionsrate lag zwischen dem 3. und 7. Lebensjahr, weiterhin spielten die Zwischenkalbezeiten eine Rolle. 60 Tage post partum waren bessere Befruchtungsergebnisse zu verzeichnen als vor diesem Termin. Abgesehen vom Alter der Kühe bestanden signifikante Beziehungen zwischen dem Geschlecht der Kälber und der Zwischenkalbezeit (ZK). Bei Färsenkälbern betrug die ZK 355 Tage, bei Bullenkälbern 367 Tage, was auf die intensivere Saugtätigkeit der kräftigeren männlichen Kälber zurückführbar sein soll.

G. Becker. 8995.

Zipper, Josef; Berlin, Humboldt-Univ., Veterinärmed. Fak., Tierklin. für Geburtsh. und Fortpflanzungsstör. **Untersuchungen über den Einfluß der Rasse auf Fortpflanzungsleistungen, Lebensdauer und Abgangsursachen von Kühen des schwarzbunten Niederungsviehs, Höhenfleckviehs und Frankenviehs.** Diss. Berlin **1963** 154 S. – 7 Tab., 144 Lit.

Vf. hat für seine Arbeit das Zuchtgebiet des Thüringischen Kreises Gotha gewählt und ausschließlich Tiere der Landeszucht und insbesondere Fragen der Fortpflanzungsleistungen, die mittlere Lebensdauer und die Abgangsursachen analysiert. Er kommt zu dem Schluß, daß das Schwarzbunte Rind die günstigsten Zwischenkalbezeiten und Trächtigkeitsindices aufweist. Hinsichtlich des Abgangsalters ist das Frankenvieh den beiden anderen Rassen um mehr als 7 Mon. überlegen. Unter den Abgangsursachen stellt die Sterilität bei allen drei Rassen den größten Anteil, untereinander verglichen beim Sbt. mit 44,3% gegenüber 50,1% beim Höfl. und 45,8% beim Fra. den niedrigsten. Vf. glaubt, daß alle diese Unterschiede weniger umweltbedingt, als vielmehr genetisch bedingt seien.

E. Wiesner. 8997.

Menzel, R. und Menzel, R.; Tel Aviv, Univ., Psychol. Abt. **Erfahrungen über Hundezucht und Hundehaltung im subtropischen Klima.** Festschr. Wiener tierärztl. Mschr. **1963** S. 391–397. 9115.

Piatkowski, B., Steger, H. und Püschel, F.; Dummerstorf bei Rostock, Inst. für Tierzuchtforsch. der Dtsch. Akad. der Landwirtsch.-Wiss. zu Berlin. **Zur praktischen Durchführung von Verdaulichkeitsbestimmungen von Weidegras mit Hilfe von Chromogen an Milchkühen.** Arch. Tierernähr. **13** (1963) Nr. 1. S. 17–19. – 2 Tab., 2 Lit.
Es wurde gezeigt, daß der natürliche Farbstoffgehalt des Grünfutters (Chromogen) als eine brauchbare Indikatorsubstanz zur Bestimmung der Verdaulichkeit von jungem, nicht überständigem und nicht vergilbtem Weidegras herangezogen werden kann. Für die Untersuchungen der Verdaulichkeit von Weidegras mit Hilfe von Chromogen im praktischen Betrieb erweist sich eine tägliche 2malige Kotsammlung auf der Weide von mindestens 5 Kühen als ausreichend. Die Probeentnahme des Weidegrases erfolgt auf der beweideten Grünfläche an 3–4 aufeinanderfolgenden Tagen. E. Kolb. 9145.

Wagner, J. und Rothe, G.; Halle/S., Martin-Luther-Univ. Halle-Wittenberg, Inst. für Tierernähr. **Die Bestimmung der niederen Fettsäuren in Silage mit Hilfe chromatographischer Methoden.** Arch. Tierernähr. **13** (1963) Nr. 1. S. 37–57. – 8 Abb., 12 Tab., 31 Lit.
Die Beurteilung der Silagequalität setzt u.a. die Kenntnis der darin enthaltenen niederen Fettsäuren voraus. Mit Hilfe säulen- und gaschromatographischer Verfahren wurden verschiedene klassische Methoden der Fettsäurebestimmung in Silagen überprüft, wozu Luzerneproben, die unter Zusatz von Milchsäurebakterien, Kofasalz und Kaliummetabisulfit und unter verschiedenen Druckverhältnissen ensiliert worden waren, Verwendung fanden. Die chromatographischen und nach Friedemann erhaltenen Silagefettsäurewerte stimmten gut überein. Die Methode nach Lepper dagegen ergibt erheblich abweichende Werte, woraus während der Ensilierung hinsichtlich der Tendenz ein anders geartetes Bild entsteht. In den Destillaten der Methode nach Lepper wurden mit Hilfe der Säulenchromatographie die darin enthaltenen Säuren bestimmt und daraus die Übergangskonstanten errechnet, die gegenüber den von Lepper angegebenen bis zu 60% differieren können (Milchsäure bis zu 30%, Essigsäure bis zu 50% und Buttersäure bis zu 60%).
E. Kolb. 9145.

Porter, G., Lane-Petter, W. und Horne, Nancy; Carshalton, Surrey, Med. Res. Council Lab.; Lab. Animals Centre. Assessment of diets for mice. **(Die Einschätzung von Diäten für Mäuse.)** Z. Versuchstierkunde **2** (1963) Nr. 3/4. S. 75–91. – 3 Abb., 16 Tab., 23 Lit. Zus. in Dtsch.
Bei der Prüfung von 5 handelsüblichen Diäten, von denen 3 nach dem gleichen Rezept von verschiedenen Firmen hergestellt waren, mit je einem Inzucht- und Nichtinzuchtmäusestamm (Absetzgewichte und Gewichtszunahmen in mehreren Generationen) ergab, daß eine genau bezeichnete Diät nicht als Standarddiät anzusehen ist, da Unterschiede zwischen den 3 gleichen Diäten bestanden. Inzuchtstämme sind zur vergleichenden Prüfung von Futtermitteln besser geeignet als Nichtinzuchtstämme, da in kürzerer Zeit und bei weniger Tieren brauchbare Ergebnisse gewonnen werden können.
B. Busch. 9145.

Čepelák, Václav, Horáková, Zdena und Pádr, Zdeněk; Plzen, Charles Univ., Med. Clin.; Prague, Res. Inst. for Pharmac. and Biochem. Protease inhibitor from groundnut skins. **(Ein Proteasehemmstoff von Erdnußschalen.)** Nature [London] **198** (1963) Nr. 4877. S. 295.
Aus entfetteten Erdnußschalen kann mittels Aethanol ein Proteasehemmstoff extrahiert werden, der ziemlich thermostabil und mit Aceton nicht fällbar

ist. In vitro verursacht er in Konzentrationen von 10^{-6} eine signifikante Hemmung des Plasmins, in Konzentrationen von 10^{-3}–10^{-4} hemmt er die Aktivierung des Hagemannfaktors und des Thrombins und damit den Mechanismus der Blutgerinnung. Ein hämostatischer Faktor der Blutgerinnung wurde bereits in früheren Untersuchungen von Astrup in Erdnüssen nachgewiesen, der von dem in vorliegenden Untersuchungen isolierten Proteasehemmstoff auf Grund seiner chemischen Eigenschaften und biologischen Wirkungen verschieden sein dürfte. E. Kolb. 9145.

Veličkin, P. A. und Kosjak, A. I. (Welitschkin, P. A. und Kosjak, A. I.); Balaschicha, Gebiet Moskau, Landwirtsch.-Unions-Inst. für Fernstudium. Sanitarno-gel'minotologičeskaja ocenka silosovannych kormov. **(Hygienisch-helminthologische Charakteristik silierter Futtermittel.)** Veterinarija, Moskva **39** (1962) Nr. 7. S. 77–78.

Eier, invasionsfähige und nicht invasionsfähige Larven verschiedener Helminthenarten (*Fasciola, Monezia, Trichostrongylidae, Strongylidae, Parascaris, Ascaris* u.a.) wurden in 50–100 g Fäkalien, eingewickelt in Filtrierpapier, isoliert auf Filtrierpapier und in mit Wattepfropfen verschlossene Glasröhrchen für 2,5–8 Monate in silierte Futtermittel gebracht. Durch Mikroskopieren, Bebrütungsversuche in Brutschränken und Infizieren von Meerschweinchen wurde die Infektionsfähigkeit der Eier bzw. Larven nach verschiedenen Zeitabständen untersucht. Alle geprüften Eier zeigten schon nach 2,5 Mon. starke Deformationen. Nur zwei Proben mit Parascaris- und Ascariseiern aus Silomais waren noch nach 6 Mon. entwicklungsfähig und ergaben nach Ausreifung im Thermostaten und Infektion von Meerschweinchen ein schwaches Migrationsphänomen in den Lungen. Die Versuche ergaben, daß das Silofutter für unsere Haustiere keine Infektionsquelle darstellt. Eine begrenzte Ausnahme machen nur die Parascaridiose bei Pferden und die Ascaridiose bei Schweinen. Als Hauptfaktoren, die die Entwicklung und Erhaltung der Infektionskeime beeinträchtigen, konnten eine Erhöhung der Temperatur (über 40 Grad), anaërobe Bedingungen und ein stark saures Milieu (pH = 4,2 bis 4,5) ermittelt werden. V. Palm. 9155.

Grosse, F. und Pfeiffer, H.; Halle/S., Martin-Luther-Univ. Halle-Wittenberg, Inst. für Tierzucht. **Der Einfluß der Umgebungstemperatur auf die Ansatzleistung, den Futterverbrauch und die Energieverwertung beim Schwein.** Arch. Tierernähr. **13** (1963) Nr. 1. S. 1–7. – 1 Abb., 3 Tab., 9 Lit.

Der Einfluß unterschiedlicher Haltungsverhältnisse auf die Wirtschaftlichkeit der Schweinemast wurde geprüft. Dabei wurde festgestellt, daß die täglichen Zunahmen bei Freilufthaltung (Durchschnittstemperatur 3,0 bzw. 2,6 °C) signifikant niedriger als bei Stallhaltung (18,8 bzw. 19,3 °C) lagen. Der Futterverbrauch je kg Zunahme stieg bei der Freilufthaltung (um 0,6 bis 0,8 kg je kg Zunahme) an, was einem erhöhten Kalorienaufwand von 23% bei dem Deutschen Edelschwein und von 21,6% bei dem veredelten Landschwein entspricht. Aus betriebsökonomischen Gründen wird die Schweinemast während der kalten Jahreszeit in Freilufthaltung abgelehnt. Der durchschnittliche Fettansatz nahm geringfügig ab. E. Kolb. 9160.

Weissbach, F. und Laube, W.; Rostock, Oskar-Kellner-Inst. der Dtsch. Akad. der Landwirtsch.-Wiss. zu Berlin. **Der Einfluß der unterschiedlichen Futterbefeuchtung auf die Verdaulichkeit einer Mischfutterration bei wachsenden Schweinen.** Arch. Tierernähr. **13** (1963) Nr. 1. S. 9–15. – 4 Tab., 14 Lit.

Arbeitstechnische und ökonomische Erfordernisse haben zu einer verstärkten Anwendung der Selbstfütterung in der Schweinemast geführt. In vorliegenden Versuchen wird die Verdaulichkeit der Futtermittel bei unterschiedlicher Futterbefeuchtung geprüft. Dabei kam ein Mischfutter in trockener, feuchtkrümeliger bzw. fließfähiger Form zur Anwendung. Ein Zusatz von 2,5 l Wasser pro kg Trockenfutter hatte keinen wesentlichen Einfluß auf die Verdaulichkeit der Nährstoffe. Bei Trockenfütterung wurden zwar die höchsten Verdauungskoeffizienten gefunden, wobei die absoluten Differenzen zu den übrigen Fütterungsformen aber praktisch bedeutungslos waren. Die Zunahme der Verdaulichkeit der Rohfaser mit der Entwicklung wurde als bemerkenswert herausgestellt. Die Untersuchungen zeigen, daß alle 3 gewählten Fütterungsmethoden gleichermaßen geeignet sind, da die Unterschiede im Grad der Verdaulichkeit nur gering sind. E. Kolb. 9160.

Stojkov, D. (Stojkow, D.). Usvojavane na kalcija ot životnite pri podchranvaneto im s mineralno kalcievi pribavki. **(Die Beifütterung von Calcium und die Verdaulichkeit für die Tiere.)** Veterinarna sbirka, Sofija **59** (1962) Nr. 6. S. 15–18. — 2 Tab.
Die Verdaulichkeit der Futterration ist bei Zugabe von Knochenmehl und Scheidekalk besser als bei Kreide-, Muschelmehl- und Vitaminphosphat-Zusatz. Z. Tomow. 9172.

Kudrjavceva, L. A. (Kudrjawzewa, L. A.); Moskau, Veterinärmed. Akad., Lehrstuhl für Pharmakol. Dejstvie selena na organizm ovec. **(Wirkung des Selens auf den Organismus der Schafe.)** Ovcevodstvo, Moskva **9** (1963) Nr. 3. S. 26–27.
Die Wirkung des Selens wurde an 8 Schafen im Alter von 1,5–3 Jahren erprobt. Das Präparat wurde als Natriumselenit zu je 0,1; 0,5; 1,0 und 3,5 mg je 1 kg Kgw. verabfolgt. Die Gaben von 0,1 mg riefen keine wesentlichen Veränderungen im Organismus der Tiere hervor und können daher zur Prophylaxe empfohlen werden. Gaben von 0,5–1,0 mg hatten bereits klinische Erscheinungen (um 10–28% schnelleres Atmen und um 10–25% erhöhten Puls) zur Folge, während Gaben von 3,5 mg sich bereits nach 10–11 Std. tödlich auswirkten. E. Kahn. 9172.

Myburgh, S. J.; Onderstepoort, Veterin. Res. Inst. The stability of vitamin A in synthetic vitamin A concentrates (acetate or palmitate). I. In phosphatic stock licks with and without trace elements. **(Die Stabilität von Vitamin A in synthetischen Vitamin A-Konzentraten [Acetat oder Palmitat]. 1. Mitt. In Phosphatlecksteinen mit und ohne Spurenelmenten.)** Onderstepoort J. veterin. Res. **29** (1962) Nr. 2. S. 269–278. — 6 Tab., 27 Lit.
Stabilisiertes synthetisches Vitamin A (entweder als Acetat oder als Palmitat), welches in Gelatinekapseln enthalten war, wurde phosphatreichen Lecksteinen zugesetzt. Diese wurden in feucht-heiße Umgebung verbracht, welche dem Klima in Sommerregengebieten Südafrikas entspricht, und bis zu einer Woche der Vitamin A-Gehalt kontrolliert. Innerhalb dieses Zeitraumes trat je nach den äußeren Bedingungen (diffuses oder direktes Sonnenlicht, Temperaturen zwischen 10,5 und 27,5 °C, relative Luftfeuchte zwischen 60–70%) ein Verlust um 47,3–91,5% ein. Das führte zu der Schlußfolgerung, daß eine Fütterung von stabilisiertem Vitamin A in Lecksteinen unpraktisch ist. E. Grün. 9174.

Bakŭrdžiev, K. (Bakårdshiew, K.) Stimulirane na rasteža na prasetata. II. Značenie na vitamin D_2 za rasteža i ustojčivostta na prasetata. **(Stimulation des Ferkelwachstums. 2. Mitt. Bedeutung von Vitamin D_2 für das Wachstum und die Widerstandsfähigkeit der Ferkel.)** Izvestija na Naučnoizsledovatelskija institut po biologija i patologija na razmnožavaneto na selskostopanskite životni, Sofija **3** (1962) S. 137–141. — 2 Tab., 4 Lit. Zus. in Russ., Engl.
Vf. stellte fest, daß in den Schweinezuchtfarmen im Winter, wenn die Fütterung spärlich und einseitig ist, die Verwendung von Vitamin D_2 oder Calciumglukonat bei den trächtigen Schweinen und Saugferkeln sich als zweckmäßig erwiesen hat. Die Injektion von 1,2 Mill. IE Vitamin D_2 vom 85. bis zum 95. Tage Trächtigkeit bzw. von 200000 IE am 3.–4. Tag nach der Geburt) war

für das Wachstum und die Entwicklung der Ferkel förderlich; gleichzeitig wurde auch die Anfälligkeit gegen Krankheiten und die Sterblichkeit um die Hälfte vermindert. Ähnliche Ergebnisse erzielte man auch bei 3–4tägigen Ferkeln durch Applikation von 2,5 cm³ Calciumglukonat, nach 2 Wochen mit 5 cm³ wiederholt. G. Radew. 9174.

Tkačev, I. F. (Tkatschow, I. F.); Kuban, Landwirtsch. Inst. Nekotorye voprosy ispol'zovanija močeviny. **(Einige Fragen der Harnstoffanwendung.)** Životnovodstvo, Moskva **25** (1963) Nr. 1. S. 19–24. – 6 Tab.

In den Futterrationen der Wiederkäuer soll der Harnstoff als Ergänzung des unzureichenden Eiweißgehaltes der Futtermittel verwendet werden, und zwar vor allem bei Jung- und Mastrindern. Um subklinische Intoxikationen zu vermeiden, soll die Tagesgabe 20 g Harnstoff/100 kg Lebendgewicht nicht überschreiten. Zwecks besserer Synthese des bakteriellen Eiweißes im Pansen ist der Harnstoff unter Zusatz von Ammoniumsulfat und Phosphaten zu verfüttern; den höchsten Nutzeffekt bringt die Verabreichung mit sauren oder trockenen Schnitzeln (Anstieg der Tagesdurchschnittszunahmen von 168 g bei Heu, Silage und Harnstoff, auf 203 g bei Schnitzeln). Die Verfütterung von Harnstoff im Sommer zu Grünfutter mit aureichendem Eiweißgehalt bringt keinen besonderen Nutzeffekt und ist deshalb unzweckmäßig. Bei der Silierung von Mais und Schnitzeln soll nicht nur Harnstoff, sondern auch Ammoniumsulfat und Kobaltchlorid (Synthese von Vitamin B_{12}) zugesetzt werden. Wenn Harnstoff zur Düngung von Silomais in Mischsaat mit Sojabohnen verwendet wird, erhöht sich der Eiweiß- und Carotinertrag je Flächeneinheit um fast 100%. B. Schenk. 9187.

Popov, I. S. (Popow, I. S.) Teorija i praktika primenenija sintetičeskich aminokislot v korm sel'skochozjajstvennym životnym. **(Theorie und Praxis der Anwendung synthetischer Aminosäuren zur Fütterung der landwirtschaftlichen Nutztiere.)** Životnovodstvo, Moskva **25** (1963) Nr. 1. S. 5–16. – 10 Tab.

Wenn der Bedarf an essentiellen Aminosäuren nicht mit natürlichen Futtermitteln gedeckt werden kann, müssen synthetische Aminosäuren in solcher Höhe zugesetzt werden, daß die Rationen ausbalanciert sind. Wichtig ist dabei das richtige Verhältnis der einzelnen essentiellen Aminosäuren und das Verhältnis zwischen Aminosäuren und Vitaminen sowie zwischen den Aminosäuren und den Grundnährstoffen der Ration. Z. Z. werden vor allem Methionin und Lysin angewendet, und zwar hauptsächlich im Mischfutter für Schweine, Legehennen und Puten. Dadurch wird eine Erhöhung der Zunahmen bzw. der Legeleistung, eine Senkung des Futterverbrauchs und eine bessere Ausnutzung des Stickstoffs im Futter erreicht. Bei Zusatz von Aminosäuren, Mineralstoffen und Vitaminen können auch mit rein pflanzlichen Rationen bei Schweinen und Hühnern hohe Leistungen erzielt werden. B. Schenk. 9187.

Fenton, B. K.; Nassau, Bahamas, Dep. of Agric. The use of thiofuradene as a growth stimulant and anthelmintic in the production of pork in the Bahamas. **(Die Anwendung von Thiofuraden als Wachstumsstimulans und Anthelminthicum bei der Schweinefleischproduktion auf den Bahamas.)** Veterin. Rec. **74** (1962) Nr. 45. S. 1222–1225. – 1 Tab., 4 Lit.

120 Absatzläufer wurden in 16 Gruppen von je 5–10 Tieren eingeteilt. 6 Gruppen erhielten in ihrem Futter 0,0021%, 4 Gruppen 0,01375% und 2 Gruppen 0,01925% Thiofuraden, während 4 weitere Gruppen als Kontrollen dienten. In den beiden höheren Dosierungen hatte Thiofuraden eine signifikante Wirkung auf Zunahme und Futterverwertung vom Absetzen bis 90 Tage danach. Vom 90. Tag nach dem Absetzen bis zur Schlachtung nahmen die Kontrollen etwas mehr zu; aber dennoch hatten die beiden Gruppen mit der höheren

Dosierung auch bei der Schlachtung noch ein höheres Gewicht. Dagegen hatte 0,0021% Thiofuraden keine Wirkung auf Futterverwertung und Zunahme. Die Untersuchung des Kotes ergab beim Fortschreiten der Versuche einen immer geringer werdenden Gehalt an Parasiteneiern. Nach der Schlachtung konnten nur in 2 Fällen erwachsene Lungenwürmer und in einem Fall erwachsene Ascariden gefunden werden. Es wird deshalb für möglich gehalten, daß die Ausscheidung des Medikamentes mit Harn und Kot eine Wirkung auf die Lungenwurmlarven im Boden, im Zwischenwirt oder im Endwirt ausübt. W. Wittig. 9187.

Bubień, Zenon und Bąk, Tadeusz; Wrocław, Wyższa Szkoła Rolnicza. Masowe zachorowania bydła i owiec w następstwie wypasania na ścierniskach. **(Massenhafte Rinder- und Schaferkrankungen infolge Weidens auf Stoppelfeldern.)** Med. weteryn. **18** (1962) Nr. 12. S. 739–741. – 1 Tab., 11 Lit.
Die Stoppelfelder gehören zu den sich am besten für Rind und Schafe eignenden Sommerweiden. Der Wert solcher Weiden hängt vor allem von der Menge des Grases sowie vom Rest der vorher angebauten Pflanzen ab. Das Stoppelfeld kann jedoch gefährlich werden, wenn zu viel Ähren mit Korn liegengeblieben sind, besonders, wenn ein solches Getreide infolge der Feuchtigkeit gequollen ist. Auf Grund zahlreicher Praxisfälle wurde das klinische und pathologisch-anatomische Bild solcher Vergiftungen dargestellt. Die Erkrankungen betrafen ausschließlich Schaf und Rind. Sie hatten einen massenhaften, akuten und stürmischen Verlauf, wobei die ersten Krankheitserscheinungen bereits nach einigen Stunden auftraten. Die Erkrankung umfaßte häufig ganze Herden, jedoch ist das Krankheitsbild bei etwa 50% der Fälle weniger deutlich zum Ausdruck gekommen. Die Krankheit dauerte meistens wenige Tage. Während dieser Zeit verendeten oder wurden notgeschlachtet mehrere Prozent der erkankten Tiere. Sowohl bei Schafen als auch beim Rind wurden Appetitlosigkeit, Stöhnen, Festliegen, Bewegungsunfähigkeit, Steifheit der Hintergliedmaßen, Pansenatonie, Tympanie, Durchfall und beträchtliche Herz- und Atemfrequenzbeschleunigung beobachtet. Die Körperinnentemperatur war normal. Im Zerlegungsbefund wurden meistens Katarrh der Magendarmschleimhaut, Leber- und Milzdegeneration sowie Pansenüberladung mit kompaktem, viel Getreidekorn enthaltendem Inhalt festgestellt. Der Dünndarminhalt besaß eine halbflüssige Konsistenz. W. Radomiński. 9190.

Brandsch, Heinz. **Vergleichende Untersuchungen zur Vererbung des Kryptorchismus und der Intersexualität bei Haustieren.** Diss. Landw. Fak. Halle-Wittenberg. 1962. (141 S.) 4°. (Diss. 9052)

XXII. PARASITOLOGIE

Volkheimer, G.; Berlin, Charité, I. Med. Univ.-Klin. **Zur Frage der Invasion von Parasiteneiern aus dem Darm in den Organismus.** Praxis [Bern] **52** (1963) Nr. 10. S. 269. 9220.

Dojčev, S. (Dojtschew, S.) Adaptacijata na Trichomonas foetus kŭm visoki koncentracii na natrievija chlorid. **(Adaptation von Trichomonas fetus an hohe Konzentrationen von Natriumchlorid.)** Izvestija na Naučnoizsledovatelskija institut po biologija i patologija na razmnožavaneto na selskostopanskite životni, Sofija **2** (1962) S. 161. – 4 Tab., 6 Lit. Zus. in Russ., Engl.
Vf. hat Versuche zur Anpassung von *Trichomonas fetus* an höhere NaCl-Konzentrationen ausgeführt. Zu diesem Zwecke wurde der Nährboden nach Goerttler mit 0,5 und 0,75% Natriumchlorid verwendet. Die Adaptation wurde im Laufe von 33 Tagen durch 7 Passagen in Abständen von 96 Stunden vollbracht. Der angepaßte Stamm hat seine erworbenen Resistenzeigenschaften gegenüber hohen Kochsalzkonzentrationen in den nachfolgenden Passagen beibehalten. Die Überlebensdauer von *Trichomonas fetus* in Natriumchlorid-freien Nährböden nach Goerttler war länger. G. Radew. 9268.

Almejew, Ch.; Lwow, Lehrstuhl für Pathol. Anatomie und Histol., Veterinär-inst. **Zur Frage der Ausbreitung von Balantidien im Darm der Schweine.** Mh. Veterinärmed. **18** (1963) Nr. 7. S. 250. – 8 Abb., 2 Tab., 10 Lit.

Vf. unterscheidet im Verdauungstrakt von Schweinen nach Sitz und Lebensweise verschieden lebende Protozoen der Gattung *Balantidium*. Die einen leben parasitär als stark pathogene Formen in der Darmwand und nähren sich von Produkten der hervorgerufenen Entzündungen, die anderen leben als Kommensalen im Darmlumen und nehmen aus dem Darminhalt organische Substanzen auf. Die beim Schwein vorkommenden Parasiten dieser Gattung sind *B. coli* und *B. suis*, die zwar ohne Schädigung der Darmwand existieren, aber auch schwere Veränderungen derselben verursachen können. Symptome der akuten Balantidienruhr sind Tenesmus mit dünnem, manchmal schleimigem und bluthaltigem Kot ohne Temperaturerhöhung. Ohne Behandlung führt die Krankheit schließlich nach langer Dauer zum Tode. Die Vermehrung der Balantidien geschieht mehrere Generationen hindurch als ungeschlechtliche Zweiteilung, zwischendurch kommt es dann zur Konjugation mit anschließender Encystierung. Ausgeschiedene reife Cysten werden von anderen Schweinen per os aufgenommen. Bei günstiger Temperatur, Feuchtigkeit und Tätigkeit der Verdauungssäfte verlassen die Balantidien im Darminhalt ihre Cysten und wandern aktiv der Schleimhaut entlang. Es erfolgt eine schnelle Vermehrung und durch mechanische und toxische Einflüsse eine Zerstörung der Epithelschicht. Dadurch können sie tiefer in die Schleimhaut eindringen, gelangen in die Drüsen und durch erneute Zerstörung deren Wände in das interglanduläre Gewebe. Beim weiteren Vordringen in die Tiefe zerstören sie die Muscularis mucosae und erreichen die Submucosa. Hier ändern sie ihre Bewegungsrichtung und dringen in Gruppen parallel zur Oberfläche der Schleimhaut vor. Ihre kapillarenähnlichen Wanderungskanäle werden von Lymphocyten und Leukocyten infiltriert. Die Struktur der Submucosa setzt den Parasiten einen erheblichen Widerstand entgegen und verschlechtert das Lebensmilieu. Dadurch encystieren sich hier einzelne Balantidien, die Mehrzahl verfällt der Nekrose und wird resorbiert. G. Diez. 9275.

Kretschmar, W.; Tübingen, Univ., Tropenmed. Inst. **Weitere Untersuchungen über die Immunität bei der Nagetiermalaria.** Z. Tropenmed. Parasitol. **14** (1963) Nr. 1. S. 41–48. – 4 Tab., 25 Lit. Zus. in Engl.

Bei mit *Plasmodium berghei* infizierten Mäusen kommt es regelmäßig ohne therapeutische und diätetische Beeinflussung zum Auftreten von Spontanheilungen. Die Immunitätserscheinungen nach der Infektion mit *Pl. berghei* (Originalstamm K 173 von Vincke und Lips 1948 isoliert), wie sie bei spontangeheilten Mäusen des Stammes NMRI (Tübingen) vom Vf. 1962 beobachtet worden waren, wurden weiter untersucht. Zu diesem Zweck wurden 181 spontangeheilte Mäuse nach einem Zeitraum von 420 Tagen (Spätrezidive können ausgeschlossen werden) einer Reinfektion ausgesetzt. Keine der spontangeheilten Mäuse erlag der Infektion. Nach Splenektomie zeigten 50 Tiere, bei denen nach der Organentfernung hämatologisch noch vereinzelt Parasiten nachzuweisen waren, schwere Rückfälle mit 46%iger Mortalität, während bei 40 hämatologisch negativen Tieren keine Rezidive auftraten. Schlußfolgernd wird gesagt, daß die von der Maus gegen *Pl. berghei* erworbene Immunität eine relative, jedoch dauernde und sterile Immunität darstellt. R. Jungmann. 9290.

Boch, J. und Wiesenhütter, E.; Berlin-Dahlem, Univ., Veterinärmed. Fak., Inst. für Parasitol. **Beitrag zur Klärung der Pathogenität der Schweinecoccidien.** Tierärztl. Umschau **18** (1963) Nr. 5. S. 223–225. – 12 Lit.

Vff. teilten die Ferkel von 4 Würfen jeweils in 2 gleichwertige Gruppen auf und verabreichten der einen ab 2. Lebenswoche über 21–29 Tage von einer

Mischkultur (80% *Eimeria deblieckі*, 15% *E. scabra*, 5% *E. polita*) sporulierte Oocysten in unterschiedlichen Dosen. Die täglich mit der Magensonde gegebenen Oocystenmengen steigerten sie von anfänglich 40000 bis auf 10 Mill. Stück mit zunehmendem Alter. Insgesamt erhielten die Versuchstiere 3,2 Mill. bis 32,5 Mill. Coccidienoocysten pro Ferkel. Die 2. Gruppe wurde parasitenfrei als Kontrolle gehalten. Alle Ferkel bekamen als Nahrung nur Muttermilch. Während bei täglichen Gaben bis zu 400000 Oocysten keinerlei klinische Erscheinungen wahrgenommen werden konnten, zeigten Ferkel 7–16 Tage nach massiveren Infektionen regelmäßig einen etwa 10 Tage andauernden starken Durchfall und in der Folge Anzeichen des Kümmerns. Signifikante Unterschiede im Körpergewicht zwischen den Ferkeln der Versuchs- und Kontrollgruppen ließen sich regelmäßig vom 23. Infektionstag an feststellen. Das Auftreten klinischer Symptome wurde von der Menge der verabreichten Oocysten sowie vom Alter und dem Entwicklungsstand der Versuchstiere beeinflußt. Bei der Oocystenausscheidungsquote konnte eine Abhängigkeit ermittelt werden. Bei gleich stark künstlich infizierten Tieren verhielt sich die Oocystenzahl in 1 g Kot umgekehrt proportional zum Körpergewicht. Vff. sind auf Grund der vorliegenden Untersuchungsergebnisse der Ansicht, daß bei Saugferkeln auftretende Entwicklungsstörungen sehr wohl primär durch Coccidien verursacht werden können. S. Nickel. 9305.

Smith, Willard N. und Davis, Leonard Reid; Auburn, Ala., U.S. Dep. of Agric., A.R.S., Animal Disease and Parasite Res. Div., Regional Animal Disease Res. Lab. Direct transmission of coccidial infection in sheep. **(Direkte Übertragung einer Coccidien-Infektion beim Schaf.)** J. Parasitol. [Lancaster] **49** (1963) Nr. 1. S. 59.

Bei einem coccidienfreien Schaflamm, das mit 2 Oocystenausscheidern (*Eimeria ahsata*) während eines vierstündigen Transportes zusammen war, traten 19 Tage danach (Präpatentperiode von Ei. ahsata) Coccidien vorerwähnter Art im Kot auf. Die Anzahl der Oocysten betrug 25000 je g Faeces. Die Infektion scheint durch das Ablecken der versporte Oocysten enthaltenden Wolle zustande gekommen zu sein. R. Jungmann. 9305.

Kleeberg, H. H. und Steenken jun., W.; Onderstepoort, Veterin. Res. Inst.; Saranac Lake, N.Y., Trudeau Foundation, Inc., Trudeau Lab. Severe coccidiosis in guinea-pigs. **(Schwere Coccidiose bei Meerschweinchen.)** J. South African veterin. med. Assoc. **34** (1963) Nr. 1. S. 49–52. 9305.

Callow, L. L. und Johnston, L. A. Y.; Yeerongpilly, Animal Res. Inst., Queensland Dep. of Agric. and Stock; Oonoonba, Queensland, Animal Health Stat., Queensland Dep. of Agric. and Stock. Babesia spp. in the brains of clinically normal cattle and their detection by a brain smear technique. **(Babesia spp. in den Gehirnen klinisch normaler Rinder und ihr Nachweis durch ein Gehirn-Ausstrichverfahren.)** Austral. veterin. J. **39** (1963) Nr. 1. S. 25–31. – 1 Abb., 2 Tab., 12 Lit.

Unter Verwendung der Gehirn-Ausstrichtechnik konnte bei 76 von 88 latent infizierten Laboratoriumsrindern *Babesia argentina* nachgewiesen werden. Von 458 Gehirnen von Schlachtrindern, die aus enzootisch mit Babesien verseuchten Gegenden stammten, enthielten 299 ebenfalls *B. argentina*. Von 5 Kälbern aus enzootisch mit *B. argentina* verseuchten Gebieten enthielten alle 5 Tiere Babesien im Gehirn, ein Tier in Nieren, Herz und Leber und ein weiteres den Parasiten nur in den Nieren. Durch Blut gehirnpositiver Tiere konnte *B. argentina* auf andere Tiere übertragen werden. *B. bigemina* wurde bei einem von 15 infizierten Tieren nachgewiesen. Vereinzelt konnte *B. bigemina* in den Gehirnkapillaren bei 5 Tieren festgestellt werden, obwohl der Parasit in großer Anzahl im Ausstrich des peripheren Blutes anwesend war. Bei 6 weiteren Tieren mit gleichem Blutbefund verlief die Gehirnuntersuchung negativ ebenso wie bei allen Schlachttieren. Die Babesien in Gehirnausstrichen sind schwieriger zu differenzieren als im peripheren Blut. Die Technik wird für den Nachweis von *B. argentina* empfohlen. H. Gürtler. 9307.

Callow, L. L. und McGavin, M. D.; Yeerongpilly, Queensland, Animal Res. Inst., Dep. of Agric. and Stock. Cerebral babesiosis due to Babesia argentina. **(Auf Barbesia argentina zurückgehende cerebrale Piroplasmose.)** Austral. veterin. J. **39** (1963) Nr. 1. S. 15–21. – 4 Abb., 1 Tab., 17 Lit.

An 10 Rindern, die künstlich mit *Babesia argentina* infiziert wurden und später an cerebraler Piroplasmose starben, wurden Beobachtungen über die Symptome, Behandlung, das Vorhandensein von Parasiten im Blut, Sektionsbefunde und Histopathologie der Krankheit angestellt. Es konnten verschiedene nervöse Zeichen, wie Konvulsionen, Inkoordination, Manie und Koma, bemerkt werden. Die befallenen Tiere reagierten nicht auf die übliche Babesien-Behandlung. Wenn auch in 3 Fällen die Parasiten in Ausstrichen peripheren Blutes nicht zahlreich waren, so muß doch die Parasitämie im allgemeinen als schwer bezeichnet werden. Die bei der Sektion beobachteten Veränderungen, abgesehen von denen im Gehirn, konnten mit der Schwere der vor dem Tod beobachteten Parasitämie in Verbindung gebracht werden. Blutandrang nach der grauen und weißen Substanz des Gehirns wurde in allen Fällen festgestellt. Ausstriche und Hirnschnitte zeigten eine allgemeine Erweiterung der Kapillaren durch Erythrocyten, die fast alle mit *B. argentina* befallen waren. Außerdem ergab die Prüfung der Schnittpräparate perivasculäre, perineurale und interstitielle Ödeme im gesamten Gehirn und Rückenmark. G. Diez. 9307.

Robinson, E. M.; Knysna. Biliary fever (nuttalliosis) in the cat. **(Nutalliose bei der Katze.)** J. South African veterin. med. Assoc. **34** (1963) Nr. 1. S. 45–47. 9307.

Gałuszka, Jan; Katowice, Wojewódzki Zakład Hig. Weteryn. Próba zastosowania trypsynowanych komórek płodowych świnki morskiej do hodowli Toxoplasma gondii. **(Versuch der Anwendung von trypsinisierten Meerschweinchenfetuszellen zur Züchtung von Toxoplasma gondii.)** Med. weteryn. **18** (1962) Nr. 12. S. 746–747. – 2 Abb., 6 Lit. Zus. in Russ., Engl., Franz., Dtsch.

Die Kulturen von trypsinisierten Fetuszellen wurden nach der Youngner-Methode vorbereitet. Die Wuchsnährbodenlösung bestand aus Hanks'scher Pufferlösung mit 20% Rinderserum- und 0,5% Laktalbuminhydrolysatzusatz sowie 100 IE Penicillin und 100 γ Streptomycin pro 1 ml. Die Erhaltungsnährbodenlösung enthielt nur 10% Rinderserum. Für die Zelltrypsinisierung wurde 0,25%ige Trypsinlösung in Phosphatpuffer gebraucht. Die Zellemulsion von Konsistenz 10^6 pro 1 ml und pH = 7,2 wurde in Reagenzgläser gegossen und bei 37 °C bebrütet. Zum Versuch wurde der RH-*Toxoplasma-gondii*-Stamm von der in TCID (Tissue Culture Infectious Dosis) = $10^{-5,6}$ berechneten Titerhöhe benützt. Die Infektionsdosis für einzelne Passagen betrug 2×10^5 Toxoplasmen pro 0,1 ml Tyrode-Lösung. Der untersuchte Stamm wurde in vitro in 26 aufeinanderfolgenden Passagen (alle 5 Tage während 130 Tagen) gezüchtet. Ausdrückliche cytopathogene Effekte konnten am 3.–5. Tage nach der Infektion beobachtet werden. Im zugänglichen Schrifttum wurden keine Angaben über die Anwendung solcher Gewebekultur zur Toxoplasmenzüchtung gefunden. W. Radomiński. 9308.

Ciordia, H. und Bizzell, W. E. The effects of various constant temperatures on the development of the free living-stages of some nematode parasites of cattle. **(Der Einfluß verschiedener konstanter Temperaturen auf die Entwicklung der freilebenden Stadien einiger parasitischer Nematoden beim Rind.)** J. Parasitol. [Lancaster] **49** (1963) Nr. 1. S. 60–63. – 1 Abb., 2 Tab., 13 Lit.

Vff. untersuchten die Einwirkung verschiedener Temperaturen auf die Entwicklung der ektogenen Stadien von *Cooperia punctata*, *C. oncophora*, *Ostertagia, ostertagi*, *Trichostrongylus axei* und *T. colubriformis*. Die Züchtung der Entwicklungsformen erfolgte auf Faeces mit einem Feuchtigkeitsgehalt von 60–70% und bei Temperaturen von 5, 6, 8, 10, 15, 20, 25, 32, 35 und 40 °C. Die Entwicklung verlief bei allen untersuchten Nematodenarten ohne wesentliche Unterschiede. Dagegen variierten die Eier ein und derselben Kultur hinsichtlich ihrer Entwicklungsfähigkeit in starkem Maße. Als unterste Grenze für die Entwicklung kann eine Temperatur von 6 °C angesehen werden, bei der nur 1,3% der vorhandenen Eier sich zu infektionsfähigen Larven entwikkelten. Bei steigenden Temperaturen nimmt der Prozentsatz der Infektionslarven stetig zu, wobei sich die Zeitabstände bis zum Erreichen dieses Stadiums regelmäßig verkürzen. Als optimale Temperatur für die Entwicklung können 25 °C angesehen werden; bei ihr erreichen 30% der Eier das Infektionsstadium. Bei Temperaturen über 30 °C geht die Embryonierung der Eier zwar sehr rasch vor sich, jedoch ist die Mortalität der Präinfektionslarven so hoch, daß lediglich 0,03% das dritte Larvenstadium erreichen.

R. Buchwalder. 9328.

Spedding, C. R. W., Brown, T. H. und Large, R. V.; Hurley, Berks., Grassland Res. Inst. The effect of milk intake on nematode infestation of the lamb. **(Der Einfluß der Milchaufnahme auf den Nematodenbefall des Lammes.)** Proc. Nutrit. Soc. **22** (1963) Nr. 1. S. 32–41. — 2 Abb., 6 Tab., 32 Lit.

Es ist allgemein bekannt, daß die den Verdauungstrakt bewohnenden Nematoden die Wachstumsrate von Lämmern vermindern können. Das geht zum Teil auf die Reduktion der Futteraufnahme zurück, aber auch auf eine hervorgerufene Störung der Verdauung selbst. Die Anwesenheit der Parasiten kann also auf die Ernährung des Wirtstieres einwirken. Einige Lämmer erhielten zusätzlich festes Futter, und es wurde gewöhnlich beobachtet, daß dadurch das nebenher aufgenommene Weidegras mengenmäßig zurücktritt. Für die große Mehrzahl der Lämmer ist jedoch Milch ein bedeutender Futterbestandteil. Die Milchaufnahme und die Wachstumsrate stehen in den ersten 4–6 Lebenswochen der Lämmer in hoher Wechselbeziehung zueinander. Im allgemeinen wachsen einzelne Lämmer schneller als Zwillinge und diese schneller als Drillinge. Je schneller also ein Lamm sein Ablieferungsgewicht erreicht, um so weniger Gelegenheit hat es, sich auf der Weide mit Parasiten zu infizieren. Das sind vor allem die vom Muttertier reichlich mit Milch versorgten Einzellämmer. Je mehr Lämmer ein Wurf bringt, desto geringer die vom Muttertier erhältliche Milchmenge, desto länger die Weideperiode bis zur Ablieferung und desto größer die Gelegenheit zur Parasiteninfektion. Während der künstlichen Lämmeraufzucht wurde ferner beobachtet, daß wenig festes Futter verbraucht wird, wenn hohe Milchmengen gegeben werden, und daß die Aufnahme festen Futters während der Entwicklung der Jungtiere stark ansteigt. Der Einfluß der Milchaufnahme auf die Grasaufnahme brachte folgendes Ergebnis. Wurde ein Lamm auf eine geringe Milchmenge gesetzt, dann stieg sein Weidegrasverbrauch merklich an. Bezüglich der Wirkung der Milchaufnahme auf den Wurmbefall konnten Vff. tatsächlich feststellen, daß bei Zwillingslämmern bis zum Ablieferungsalter bedeutend mehr Würmer vorhanden sind als bei einzelnen. G. Diez. 9328.

Vasilev, I. (Wassilew, I.) Kŭm morfologičnata charakteristika na Ascaridia dissimilis Vigneras, 1931 i diferenciraneto i ot Ascaridia galli (Schrank, 1788), Freeborn, 1923. **(Zur morphologischen Charakteristik von Ascaridia dissimilis Vigneras, 1931, und ihre Differenzierung von Ascaridia galli [Schrank, 1788], Freeborn, 1923.)** Izvestija na Centralnata chelmintologična laboratorija. Bŭlgarska akademija na naukite, Sofija 7 (1962) S. 5–10. — 5 Abb., 9 Lit. Zus. in Russ., Engl.

Zwecks Klärung der Frage der Spezifität beider Parasiten für Truthühner und Hühner wurden die von 158 aus verschiedenen Teilen des Landes stammenden Truthühnern gesammelten Ascariden untersucht. Dabei wurde festgestellt, daß auch in Bulgarien in den Truthühnern vorwiegend *Ascaridia dissimilis* schmarotzen, doch wurden bei 17 Truthühnern *Ascaridia galli*, sei es in reiner Invasion, sei es zugleich mit *Ascaridia dissimilis* vorgefunden. Es wurden auch morphologische Einzelheiten festgestellt. Das proximale Ende der Spicula beider Arten kann trichterförmig erweitert sein, weshalb dieses Merkmal nicht als Zeichen ihrer Differenzierung dienen kann. Leichter und genauer können die männlichen Exemplare durch die Lage des vierten Paares ventraler Schwanzpapillen nach der Form der Spicula und ihres distalen Endes voneinander unterschieden werden. Die Weibchen von *A. dissimilis* weisen drei Paare, die von *A. galli* nur ein Schwanzpapillenpaar auf. Z. Tomow. 9330.

Dimitrova, E. (Dimitrowa, E.) Kŭm vŭprosa za natrupvaneto i razpredelenieto na lipidite v Ascaris suum L. **(Zur Frage der Ablagerung und Verteilung der Lipoide in Ascaris suum L.)** Izvestija na Centralnata chelmintologična laboratorija. Bŭlgarska akademija na naukite, Sofija 7 (1962) S. 29–32. – 7 Abb., 7 Lit. Zus. in Russ., Engl.
Der Nachweis der Lipoide mit den klassischen Methoden (Färbung der histologischen Schnitte mit Alkohol-Aceton-Lösung von Sudan IV und durch gewöhnliche mikroskopische Untersuchung) zeigte, daß *Ascaris suum* sehr reich an Lipoiden ist. Unter allen Organen zeigten die bestausgeprägte Sudanophilie: die Rachis, die Ovocyten, das Eicytoplasma, die Darmzellen, die Subcuticula. Eine schwächere Sudanfärbung zeigten das Uterusepithel, der Cytoplasmateil der Muskelzellen und der fibrilläre Teil derselben, die spermapoetischen Zellen, die fibröse Schicht der Cuticula. Keine Sudanophilie zeigten das kubische Epithel der Eierstöcke, die übrigen Cuticulaschichten, die alle Innenorgane umhüllende Membran und die Eischalenhaut. Z. Tomow. 9330.

Cleeland, Roy; New York, Cornell Univ., Med. Coll., Dep. of Microbiol. and Immunol. The effects of different atmospheres and various supplements on the in vitro survival and growth of Ascaris suum larvae. **(Die Wirkung unterschiedlicher atmosphärischer Einflüsse sowie verschiedener Zusatzmittel auf Lebensdauer und Wachstum von Ascaris suum-Larven in vitro.)** J. Parasitol. [Lancaster] 49 (1963) Nr. 1. S. 64–68. – 2 Abb., 4 Lit.
Vf. gelang es, aus Eiern isolierte Larven von *Ascaris suum* in vitro bis zu einem Stadium zu züchten, wie es im natürlich infizierten Wirt während der visceralen Wanderung erreicht wird, d.h. bis zu einer Größe von 2300 × 83 μ. Allerdings waren für die Entwicklung in vitro bei einer Temperatur von 37,5 °C 80–110 Tage notwendig (in vivo 9–12 Tage!). Als Kulturflüssigkeit wurden Medium 199 (Morgan et al., 1950) sowie Eagle's Medium (Eagle et al., 1957) mit einem Zusatz von 20% Kälber- oder Rinderserum verwendet. Bei der Züchtung erwiesen sich die Konzentration der Larven in der Kultur sowie die Umweltbedingungen als wichtige Faktoren. So kam es zu einem Wachstum der Larven nur dann, wenn sich mindestens 2000 Larven/ml im Kulturmedium befanden. Wahrscheinlich sondern die nicht wachsenden Larven eine Substanz ab, die in bestimmter Menge vorhanden sein muß. Bei Zufuhr von Sauerstoff starben die Larven in den Kulturen innerhalb 10–20 Tagen ab, so daß angenommen werden muß, daß teilweise anaërobe Verhältnisse die Züchtung begünstigen. Auch Stickstoff sowie ein Stickstoff-Kohlendioxyd-Gemisch (5% CO_2) wirkten ungünstig auf die Entwicklung der Larven, wenn auch nicht in so starkem Maße wie Sauerstoff. Hatten die Larven jedoch eine Länge von 400–1000 μ erreicht, so erwies sich ein Wechsel der atmosphärischen Verhältnisse als notwendig. Zu diesem Zeitpunkt ging die Entwicklung nur weiter, wenn das oben erwähnte Stickstoff-Kohlendioxyd-Gemisch zugeführt wurde. R. Buchwalder. 9330.

Zam, S. G., Martin, W. E. und Thomas jun., L. J. In vitro uptake of Co^{60}-vitamin B_{12} by Ascaris suum. **(Die Aufnahme von ^{60}Co-Vitamin B_{12} durch Ascaris suum in vitro.)** J. Parasitol. [Lancaster] **49** (1963) Nr. 2. S. 190–196. – 4 Tab., 40 Lit.
Vff. untersuchten die Aufnahme von gebundenem und freiem ^{60}Co-Vitamin B_{12} durch *Ascaris suum* bei verschiedenen pH-Werten in Abhängigkeit von Zeit, Geschlecht und Größe. Würmer, deren Vorder- und Hinterende künstlich verschlossen worden waren, wiesen kein radioaktives Vitamin im Gewebe auf, ein Beweis dafür, daß dieses nicht durch die Cuticula absorbiert werden kann. Versuche, die bei verschiedenen pH-Werten vorgenommen wurden, zeigten, daß die maximale Aufnahme von ^{60}Co-Vitamin B_{12} im Bereich pH 6,4 lag. Allgemein nahmen Männchen mehr Vitamin auf als Weibchen; da reife Männchen kleiner sind als reife Weibchen, ist nach Meinung der Vff. die unterschiedliche Aufnahme mehr eine Frage der Größe als des Geschlechts. Dafür sprechen auch die Ergebnisse der Untersuchungen mit Weibchen von unterschiedlichem Gewicht, wobei die kleineren Exemplare eine größere Menge von Vitamin aufnahmen. – In einer weiteren Versuchsreihe wurden Askaridenweibchen und -männchen für 12 Std. radioaktivem Vitamin B_{12} ausgesetzt, 7 bzw. 14 Tage danach Cuticula, Muskulatur, Verdauungstraktus, Genitalapparat und Peritonealflüssigkeit auf ihre Radioaktivität untersucht und daraus der Vitamin B_{12}-Gehalt errechnet. Die Radioaktivität von Cuticula und Muskulatur änderte sich während der angegebenen Zeitdauer wenig, während die Peritonealflüssigkeit die Radioaktivität teils an den Verdauungstraktus, teils an den Genitalapparat abgab. Der Übergang von Vitamin B_{12} auf die Geschlechtsdrüsen ist nicht verwunderlich, da es eine Rolle bei der Aminosäure- und Eiweißsynthese sowie im Nucleinsäure- und Lipoidstoffwechsel spielt und diese Verbindungen bei der Gametenbildung notwendig sind. R. Buchwalder. 9330.

Stewart, T. B. und Godwin, H. J.; Tifton, Ga., U. S. Dep. of Agric., A. R. S., Animal Disease and Parasite Res. Div.; Georgia Coastal Plain Exp. Stat. Cuticular lesions of Ascaris suum caused by Pseudomonas sp. **(Cuticulaverletzungen bei Ascaris suum, verursacht durch Pseudomonas sp.)** J. Parasitol. [Lancaster] **49** (1963) Nr. 2. S. 231–234. – 4 Abb., 7 Lit.
Bei Untersuchungen an *Ascaris suum* wurden bei einer großen Anzahl von Würmern Cuticulaverletzungen festgestellt, von denen 3 Mikroorganismen isoliert werden konnten: *Escherichia coli*, *Candida sp.* und *Pseudomonas sp.* Experimentell waren diese Verletzungen lediglich durch *Pseudomonas sp.* zu reproduzieren. Auf Grund der Ergebnisse der in vitro-Versuche hat es den Anschein, daß *Pseudomonas sp.* für *Ascaris suum* pathogen ist, denn in den Versuchskulturen starben die Würmer wesentlich früher ab als in den Kontrollen. Die Verletzungen traten in Form erst weißlicher, später gelbbrauner Flecke auf, die in fortgeschrittenem Zustand im histologischen Schnitt kraterförmig erschienen. Die Cuticula war verdickt und nekrotisch. Der Erreger konnte in keine bisher beschriebene Art eingeordnet werden. R. Buchwalder. 9330.

Poláková, Milena; Brno. Reinvaze v chovech drůbeže po léčbě askaridiózy. **(Reinvasion nach der Heilung von Ascariasis in der Geflügelzucht.)** Veterinářství **13** (1963) Nr. 1. S. 10–13. – 2 Tab.
In 13 Geflügelhaltungen mit 6911 Stück Geflügel verfolgte man nach massenhafter Entwurmung durch Piperazincitrat oder -adipat in einer Gabe von 0,5 g/kg Kgw., im Trinkwasser oder Futter verabreicht, wie lange nach der Ascaridiosetherapie und mit welcher Intensität die Invasion beim Geflügel wieder ausbricht. Nach 6 Wochen war die durchschnittliche Invasion noch bedeutend niedriger als vor der Behandlung, aber nach 8–9 Wochen war sie wieder höher, und zwar um etwa $^1/_3$, als vor der Behandlung. Wenn das Geflügel bei niedriger Invasion gehalten werden soll, muß die Behandlung spä-

testens alle 6 Wochen wiederholt werden. Man kann annehmen, daß bei Anwendung anderer Mittel die Verhältnisse ähnlich liegen. Durch nur eine, nicht wiederholte Behandlung wird das akute Absterben und Sinken der Nutzleistung nur einstweilen eingestellt. Wenn es nicht möglich ist, die Tiefstreu im ganzen zu erneuern, muß man sie wenigstens unterhalb der Hühnerstangen auswechseln oder man wechselt die obere Schicht bis zu einer Tiefe von 10 cm aus. Bloßes Wenden der Streu und ihr Durchscharren genügen nicht.

ČSSR/ÚVTI. 9330.

Lozanov, L. (Losanow, L.) Kŭm chelmintofaunata na debelite červa na konja v Bŭlgarija. **(Zur Helminthenfauna des Pferdedickdarms in Bulgarien.)** Izvestija na Centralnata chelmintologična laboratorija. Bŭlgarska akademija na naukite, Sofija 7 (1962) S. 153–160. – 6 Lit. Zus. in Russ., Engl.
Es werden die Untersuchungen mitgeteilt, die bezüglich der Anaplocephaliden und der Oxyuriden bei den im Zeitabschnitt 1953–1956 am Dickdarm von aus verschiedenen Landesteilen stammenden Pferden (im Alter von 8 Mon. bis zu 24 Jahren) vorgenommenen 100 helminthologischen Zerlegungen durchgeführt wurden. Dabei wurden folgende Arten festgestellt: *Anaplocephala perfoliata* 14%, *Anaplocephala magna* 2%, *Oxyuris equi* 52% und *Probstmayria vivipara* 29%. Der niedrige Prozentsatz der Verbreitung von *An. magna* wird dadurch erklärt, daß dieser Parasit in der Regel im Dünndarm und nicht im Dickdarm des Pferdes schmarotzt. Ferner wurde festgestellt, daß sich *Oxyuris equi* in 90,6% aller Fälle im dorsalen Colon und in sehr wenigen Fällen (9%) in den anderen Teilen des Dickdarms befindet. Eine ähnlich bevorzugte Lokalisation (im Dickdarm) wurde auch für *An. perfoliata* beobachtet, die in allen beobachteten Fällen im Caecum vorgefunden wurde.

Z. Tomow. 9335.

Veljanov, D. (Weljanow, D.) Rezultati ot proučvanija vŭrchu roljata na larvite na Strongyloides papillosus (Wedle, 1856) kato inokulatori na infekcii. **(Untersuchungsergebnisse über die Rolle der Larven von Strongyloides papillosus [Wedle, 1856] als Infektionsinoculatoren.)** Izvestija na Centralnata chelmintologična laboratorija. Bŭlgarska akademija na naukite, Sofija 7 (1962) S. 113–120. – 5 Lit. Zus. in Russ., Engl.
Verschiedene Versuchstiere wurden percutan und intestinal gleichzeitig mit Larven von *Strongyloides papillosus* und Kulturen aus *Erysipelothrix insidiosa* und *Pasteurella multocida* infiziert. Die fadenförmigen Larven wurden nach dem Verfahren von Baermann aus Koprokulturen isoliert, die aus dem Kot von mit *Strongyloides papillosus* spontan invadierten Schafen gewonnen wurden. Die Larven, allein oder mit einer bestimmten Menge Bakterienkultur vermengt, wurden durch einfaches Schmieren auf die Haut aufgetragen oder mit Brot bzw. mittels Pipette per os verabreicht. Für Mäuse, Tauben und Kaninchen betrug die Larvenmenge einige Hundert, für Schweine einige Zehntausend Stück. Bei den derart durchgeführten Versuchen wurden folgende Ergebnisse erzielt. Bei perkutaner Applikation von Larven und Rotlaufkultur gingen von 23 Versuchsmäusen 19 ein, von 10 Tauben 9 und alle vier Kaninchen. Alle drei 7 Monate alten Ferkel erkrankten an Rotlauf. Von den nur mit Kultur beschmierten Kontrolltieren verendeten von insgesamt 9 Mäusen 1 und von 2 Tauben die eine, während von den nur mit Larven behandelten Tieren alle am Leben blieben. Ähnlich verliefen auch die Versuche mit Larven und Kultur von *Pasteurella multocida*. Dadurch werden die Versuchsergebnisse einer Reihe früherer Forscher (DeBlieck und Baudet, 1920, Beweridge, 1934, Enigk, 1952, Stefanski, 1956) bestätigt. Auf Grund der Versuchsergebnisse mit Ferkeln lehnt Vf. die negative Stellungsnahme von Kotlan (1960) über die Rolle der perkutan eindringenden Larven als Infektionsinoculatoren ab. Bei den Versuchen mit den per os verabreichten Larven und Kulturen wurden Ergebnisse erzielt, die nachweisen, daß die durch die Darmwand

migrierenden Larven von *Strongyloides papillosus* nicht imstande sind, in den Organismus der Versuchstiere *Er. insidiosa* und *P. multocida* einzubringen. Von insgesamt 74 Larven und Kulturen erhaltenden Versuchstieren starben 24, während von den Kontrolltieren, die nur Kultur erhielten, 28 verendeten. Z. Tomow. 9340.

Sawyer, Thomas K. und Weinstein, Paul P.; Bethesda, Md., Nat. Inst. of Allergy and Infectious Diseases; Nat. Inst. of Health, U. S. Dep. of Health, Education, and Welfare, Public Health Serv. The in vitro development of microfilariae of the dog heartworm Dirofilaria immitis to the „sausage-form". **(Die Entwicklung der Mikrofilarie vom Herzwurm des Hundes Dirofilaria immitis in vitro bis zur „Wurstform".)** J. Parasitol. [Lancaster] **49** (1963) Nr. 2. S. 218–224. – 4 Abb., 4 Tab., 17 Lit.
Vff. untersuchten die Lebensdauer und Entwicklungsfähigkeit der Mikrofilarien von *Dirofilaria immitis* in verschiedenen Kulturmedien. Zur Anwendung gelangten heparinisiertes Blut von natürlich und künstlich infizierten Hunden, Blut anderer nicht mit Filarien infizierter Säuger sowie Medium NCTC 109 (McQuilkin et al., 1957) mit einem Zusatz von Pferdeserum. Im Blut infizierter Hunde entwickelten sich die Mikrofilarien sowohl bei 27 °C als auch bei Zimmertemperatur innerhalb 10–14 Tagen zur reifen Larve I, die die charakteristische Wurstform aufweist. Auch im Blut nicht infizierter Hunde sowie fremder Wirte (Mensch, Kaninchen) kam es zur Entwicklung bis zur Wurstform, wobei der Prozentsatz im menschlichen Blut am höchsten lag. In unverdünntem Plasma nicht infizierter Hunde lebten die Mikroflilarien einige Wochen, es traten jedoch keine weiterentwickelten Formen auf. In Medium NCTC 109 ohne Zusatz hatten die Mikrofilarien eine Lebensdauer von maximal 7 Tagen, entwickelten sich jedoch nicht weiter. Nach Zugabe von Serum verlängerte sich die Lebensdauer auf 8 Tage, und es traten wurstförmige Larven auf. Ihre Anzahl war offensichtlich abhängig von der Art und Konzentration des Serums, wobei sich eine Konzentration von 5% sowie ein Erhitzen des Serums als optimale Bedingungen erwiesen. R. Buchwalder. 9348.

Schoop, G. und Lamina, J.; Frankfurt/M., Johann-Wolfgang-Goethe-Univ., Inst. für Zoonosenforsch. **Über die Wirkung eines wasserlöslichen Phosphonsäureesters auf Trichinellen. 1. Mitt. Beeinflußbarkeit von Darm- und Wandertrichinellen bei experimentell infizierten Mäusen.** Zbl. Bakteriol., Parasitenkunde, Infektionskrankh. Hyg., I. Abt., Orig. **186** (1962) Nr. 4. S. 562–573.
Mäuse, die je 100 Trichinen erhalten hatten, wurden mit durchschnittlich 4 mg Phosphonsäureester (Genonn) pro Tag behandelt. Das Präparat wurde oral, subcutan, intravenös oder intraabdominal appliziert. Bei Behandlungsbeginn in den ersten 3 Tagen nach der Infektion beträgt die Absterbequote der Trichinen über 90%. Bei späterer Behandlung sinkt die Vernichtungsquote bis 34% ab. Vom 9. Tage an steigt die Zahl der vernichteten Trichinellen wieder an. Der verminderte Behandlungserfolg ist möglicherweise auf das Stadium der Blutpassage der Wurmlarven zurückzuführen. L. Stoll. 9351.

Matov, K. und Komandarev, S. (Matow, K. und Komandarew, S.) Po vŭprosa za muskulnata trichineloza, proizvedena črez intravenozno inžektirane na muskulni trichineli. **(Über die Frage der mittels intravenöser Impfung von Muskeltrichinen künstlich erzeugten Muskeltrichinose.)** Izvestija na Centralnata chelmintologična laboratorija. Bŭlgarska akademija na naukite, Sofija **7** (1962) S. 59–76. – 7 Abb., 4 Tab., 2 Lit. Zus. in Russ., Engl.
Zur Klärung der Erzeugung von Muskeltrichinose durch i.v. Applikation von Muskeltrichinen wurden 38 Kaninchen und 13 Hunde in die V. jugularis (bei den Kaninchen) oder die V. brachialis (bei den Hunden) je 20000 bis 30000 Trichinen injiziert. Sie wurden mit dem Blut der Vena cava in die rechte Herzhälfte und von dort mit dem Blut der Arteria pulmonalis in die Lunge fortge-

tragen. Die Mehrzahl der Trichinen ist allmählich eingegangen, doch drang ein kleiner Teil derselben in die Trachea ein, wo sie sich festgesetzt als „Darm"-Trichinen entwickelten und wo die Weibchen ihre Jungtrichinen lebend hervorbringen. Über das Lymphsystem, durch die regionalen Lymphknoten, werden eben diese Trichinen zuerst auf dem Wege des kleinen und später des großen Blutkreislaufs verschleppt und gelangen so in die quergestreifte Muskulatur, wo sie sich bis zum Stadium der spiralig eingerollten, eingekapselten und invasionsfähigen Trichinen entwickeln. Bei den Hunden war der parasitologische Befund in der Luftröhre und in der Muskulatur negativ. Z. Tomow. 9351.

Matov, K. und Komandarev, S. (Matow, K. und Komandarew, S.) Vŭrchu intensiteta na trichinelnata invazija v različnite muskuli na svinjata. **(Über die Intensität der Trichinellainvasion in den verschiedenen Schweinemuskeln.)** Izvestija na Centralnata chelmintologična laboratorija. Bŭlgarska akademija na naukite, Sofija 7 (1962) S. 77–90. – 1 Tab., 32 Lit. Zus. in Russ., Dtsch.

Zwecks Untersuchung von verschiedenen Arten quergestreifter Muskeln auf Trichinellavorkommen wurden 16 versuchsweise infizierte Schweine benutzt. Auf Grund der angestellten Untersuchungen und der Besprechung fremder Erfahrungen wurden zahlreiche Schlüsse gezogen. Der wichtigste Maßstab zur Beurteilung der Eignung eines gegebenen Muskels für trichinoskopische Diagnostik ist die Intensität seiner Invadierung. In dieser Hinsicht werden die Muskeln in folgende absteigende Reihenfolge geordnet: Crura diaphragmatica, Zunge, Pars costalis, Halsmuskulatur, Masseter, Larynx, Rippenmuskulatur, Speiseröhre, Magenmuskulatur usw. Zur trichinoskopischen Probeentnahme, d.h. zum Ersatz der Crura diaphragmatica ist im Notfall die Zunge geeignet, nicht aber die Speiseröhre, wie auch ihre am stärksten invadierte pars cervicalis. In der Regel kommen praktisch keine Fälle vor, in welchen nur die Diaphragmamuskulatur invadiert und die übrige Körpermuskulatur trichenenfrei wäre. Das zufällige und unvermeidliche Übersehen von durch Trichinella spiralis sehr schwach invadierten Schweinen bei der üblichen standardmäßigen Untersuchung der Crura diaphragmatica oder der Zunge ist im übrigen nicht verhängsnisvoll und stellt vom hygienischen Standpunkt aus keine Gefahr dar. (?! Die Red.) Z. Tomow. 9351.

Douvres, Frank W., Beltsville, Md., U.S. Dep. of Agric., A. R. S., Animal Disease and Parasite Res. Div., Parasitol. Lab. The in vitro cultivation of Oesophagostomum radiatum, the nodular worm of cattle. I. Development in vitamin-supplemented and nonsupplemented media. **(Über die Züchtung von Oesophagostomum radiatum, dem Knötchenwurm des Rindes in vitro. 1. Mitt. Die Entwicklung in Kulturmedien mit und ohne Vitaminzusatz.)** J. Parasitol. [Lancaster] 48 (1962) Nr. 2. S. 314–320. – 6 Tab., 12 Lit.

Vf. gelang in 5 zell- und bakterienfreien Kulturmedien aus Kaninchenembryonenextrakt, Schweineleberextrakt, Rinderserum, Nährbouillon und Antibiotica in unterschiedlicher Zusammensetzung die Weiterentwicklung des Knötchenwurmes *O. radiatum* bis zur 4. Häutung, ohne daß wahrnehmbare morphologische Veränderungen bei den Larven als Einfluß der Zuchtmedien auftraten. Vitaminbeigaben zu den Medien beschleunigten die Larvenentwicklung. In vitro gezüchtete 4. und im Stadium der 3. und 4. Häutung befindliche Larven wiesen im Vergleich zu denen mit einer Entwicklung in vivo Wachstumsabweichungen auf, z.B. eine verzögerte Geschlechtsdifferenzierung, und benötigten mehr Zeit für die Entwicklung in den einzelnen Larvenstadien. Bei Medien, in denen Seren von helminthenfreien und infizierten Jungrindern sowie Leberextrakt von verschieden alten Schweinen verwendet wurden, konnte keine unterschiedliche Beeinflussung der Entwicklungsabläufe der Larven in vitro festgestellt werden. Gleichfalls war das Alter und die Anzahl der zu Zuchtbeginn verwendeten entscheideten infektiösen Larven sowie die Übertragungsfrequenz der Larven in frische Medien ohne Einfluß auf die Larvenentwicklung. In unverdünnten Kulturmedien mit Vitaminzusatz erfolgte bei 38,5 °C die Entwicklung zur 4. Larve schneller als bei 35° oder 37 °C. In mit Darmextrakt verdünnten Zuchtmedien erreichten mehr Larven das 4. Stadium als in mit Pufferlösungen verdünnten Medien. Keine Unterschiede im Zuchtergebnis konnten bei der Verwendung von unverdünnten und mit Pufferlösung verdünnten Medien mit Vitaminzusatz sowie den Medien ohne Vitaminzusatz festgestellt werden. S. Nickel. 9353.

Douvres, Frank W.; Beltsville, Md., U. S. Dep. of Agric., A. R. S., Animal Disease and Parasite Res. Div., Parasitol. Lab. The in vitro cultivation of Oesophagostomum radiatum, the nodular worm of cattle. II. The use of this technique to study immune responses of host tissue extracts against the developing nematode. **(Über die Züchtung von Oesophagostomum radiatum, dem Knötchenwurm des Rindes in vitro. 2. Mitt. Die Anwendung dieses Verfahrens zur Untersuchung der Immunitätsreaktionen der Wirtstiergewebeextrakte auf die sich entwickelnden Nematoden.)** J. Parasitol. [Lancaster] 48 (1962) Nr. 6. S. 852–864. – 2 Abb., 4 Tab., 40 Lit. 1. Mitt. vgl. vorst. Ref.
Bei Untersuchungen zur Klärung noch unbekannter Reaktionen und Beziehungen zwischen Wirt und Parasit mit Hilfe des Züchtungsverfahrens in vitro beobachtete Vf. bei dem Knötchenwurm *O. radiatum* Immunitätsreaktionen in Kulturmedien, die Darmgewebeextrakte verschiedener Zubereitung und Zusammensetzung von Rindern enthielten, die resistent gegen oder mit *O. radiatum* befallen waren. An den Körperöffnungen der 3. Lavern und den in der 3. Häutung befindlichen Stadien (Gewebe-Phase) kam es zur Bildung von Präzipitaten, die die gesamte Körperoberfläche der Nematoden überdeckten. In Medien mit entsprechenden Darmgewebeextrakten von helminthenfreien Rindern wurden die genannten Reaktionen nicht wahrgenommen. Vf. deutet die Präzipitatbildung als eine spezifische Reaktion zwischen den Antigenen, die von den wachsenden Larven während ihrer Entwicklung in vitro gebildet wurden, und den extrahierbaren Antikörpern, die im Darmgewebe von Rindern vorhanden sind, die resistent gegen oder mit einem Nematoden befallen sind, der keine Migrationsphase in seiner Entwicklung aufweist und nur geringe Gewebeinvasionen ausführt. Das Bestreben der 3. Larven in vivo in den Dünndarm einzudringen, äußerte sich in vitro durch erhöhte Entwicklung 3. Larven in Zuchtmedien mit Extrakten von Dünndarmgewebe, -schleimhaut und -nahrungsbrei. *O. radiatum*, bakterien- und pilzfrei, entwickelte sich in 23 zellfreien Kulturmedien benannter Zusammensetzung. In 16 von 18 Medien, die Darmextrakte enthielten, entwickelten sich die Larven bis zur 4. Häutung. Eine weitere Entwicklung des Nematoden in vitro wurde nicht erreicht. Einzelheiten über Zusammensetzung und Zubereitung der verwendeten Kulturmedien können dem Original entnommen werden. S. Nickel. 9353.

Dimitrova, E. (Dimitrowa, E.) Revizija na predstavitelite na rod Simondsia Cobbold, 1864, podsem. Ascaropinae. **(Revision der Vertreter der Gattung Simondsia Cobbold, 1864, Unterfamilie Ascaropinae.)** Izvestija na Centralnata chelmintologična laboratorija. Bŭlgarska akademija na naukite, Sofija 7 (1962) S. 43–50. – 2 Abb., 1 Tab., 7 Lit. Zus. in Russ., Engl.
Eingehend untersucht werden die anatomisch-morphologischen diagnostischen Zeichen von *Simondsia paradoxa* und *S. petrovi*, indem außer Literaturangaben auch eigenes und Material von Komandarew (1960) benutzt wird. Es wird festgestellt, daß die sowohl der ersten als auch der zweiten Art zugeordneten männlichen Exemplare in Wirklichkeit alle ein Gubernaculum besitzen und keine Unterschiede in der Zahl der Geschlechtspapillen und im Ausmaß der Spicula bestehen. Deswegen gibt es keinen Grund, die Simondsien in zwei Arten einzuteilen. Die bisher bekannten Simondsien gehören zu ein und derselben Art, und zwar zur *S. paradoxa*. Z. Tomow. 9353.

Threadgold, L. T.; Belfast, Northern Ireland, Queen's Univ., Dep. of Zool. The ultrastructure of the „cuticle" of fasciola hepatica. **(Die Ultrastruktur der „Cuticula" von Fasciola hepatica.)** Exp. Cell Res. **30** (1963) Nr. 1. S. 238 bis 242. – 4 Abb., 3 Lit.

In Ergänzung zu den vorliegenden Angaben über die Ultrastruktur der Cuticula von Cestoden der Gattung *Hymenolepis*, *Raillietina* und *Dipylidium* sowie von dem Trematoden *Schistosoma mansoni* untersuchte Vf. elektronenmikroskopisch die Cuticula von *Fasciola hepatica* und beschreibt ausführlich die erkannte Gliederung dieser Körperschicht. So wird die aus Cuticularzellen und Protoplasmaschläuchen bestehende, Mitochondrien und Membranen enthaltende Außenschicht als Bildungsprodukt von Zellen gedeutet, die zwischen den Parenchymzellen liegen und anders gestaltet sind. Diese Annahme unterstützt den gemachten Vorschlag, für den Namen „Cuticula" bei Trematoden und Cestoden den Begriff „Tegument" zu verwenden.

S. Nickel. 9372.

Kendall, S. B. und Ollerenshaw, C. B.; New Haw, Weybridge, Surrey, Min. of Agric., Fisheries and Food, Centr. Veterin Lab. The effect of nutrition on the growth of Fasciola hepatica in its snail host. **(Der Einfluß der Ernährung auf das Wachstum von Fasciola hepatica in seiner Wirtsschnecke.)** Proc. Nutrit. Soc. **22** (1963) Nr. 1. S. 41–46. – 3 Abb., 2 Tab., 5 Lit.

Die Schnecke *Limnaea truncatula* spielt in der Epidemiologie der Leberegelkrankheit eine wesentliche Rolle als Zwischenwirt. Auf der Suche nach Bekämpfungsmöglichkeiten dieses Parasiten wichtiger Nutztiere wurden eine Anzahl von Wohnplätzen des Zwischenwirtes auf seine Schneckenpopulation hin untersucht und diese Beobachtungen mit dem Befallsgrad mit *Fasciola hepatica*-Larven kombiniert. Die eine Probe wurde in einem von Gräben durchzogenen Niederungsgebiet in Wales, die andere in einem hügeligen Flußgebiet Schottlands durchgeführt. In Schottland wurden im Mai 1953 989 Schnecken pro m² gefunden und pro Schnecke 5 Redien gezählt. Im Dezember 1953 waren es 1720 Schnecken/m² und 15 Redien/Schnecke, im Mai 1954 1230 Schnecken/m² und 15 Redien/Schnecke und im November 1954 2020 Schnecken/m² und 13 Redien/Schnecke. Die Vergleichsziffern für Wales waren: im Mai 1955 200 Schnecken/m² und 18 Redien/Schnecke, im Oktober 1955 397 Schnecken je m² und 4 Redien/Schnecke, im April 1956 190 Schnecken/m² und 7 Redien/Schnecke und im November 1956 392 Schnecken/m² und 35 Redien pro Schnecke. Die größeren Schnecken zeigten stets einen dichteren Redienbefall. Diese Exemplare sind entweder ältere oder besser ernährte Tiere. *L. truncatula* ist gewöhnlich einjährig. Das Ausschlüpfen beginnt im Frühjahr und geht den Sommer hindurch weiter. Während dieser Periode stirbt die Elterngeneration und verschwindet im Herbst gänzlich. Die Tochtergeneration überwintert und bildet die Elterngeneration des folgenden Jahres. Deshalb bestanden die Frühjahrsproben hauptsächlich aus alten, die Herbst- und Winterproben überwiegend aus jungen Schnecken. Die Größe der Schnecken geht nicht unbedingt mit dem Alter parallel, sondern hängt entscheidend von geeigneten Umweltbedingungen ab. In den größeren Schnecken enthielten die Redien bereits wieder Cercarien. Es gibt also eine direkte Beziehung zwischen dem Ernährungsstadium des Schneckenwirtes und der Entwicklung des Parasiten in ihm. In Laboratoriumsuntersuchungen konnte ebenfalls gezeigt werden, daß gut ernährte Schnecken viel mehr mature Cercarien beherbergen als solche, die unter Hungerbedingungen aufwachsen. Nach multipler Infektion mit Miracidien von *F. hepatica* enthielten guternährte Schnecken durchschnittlich 185,5 Redien und 1442,6 Cercarien/Schnecke. Unter Hungerbedingungen aufgewachsene Limnaeen enthielten nur 224,3 Cercarien/Tier. Das gute Futter beschleunigt den Reifeprozeß der Leberegellarven im Zwischenwirt.

G. Diez. 9372.

Matov, K. und **Komandarev, S.** (Matow, K. und Komandarew, S.) Epizootologično značenie na intrauterinnata invazija s Fasciola hepatica pri govedoto i ovcata. **(Epizootiologische Bedeutung der intrauterinen Invasion mit Fasciola hepatica beim Rind und Schaf.)** Izvestija na Centralnata chelmintologična laboratorija. Bŭlgarska akademija na naukite, Sofija 7 (1962) S. 91–94. – 1 Tab., 4 Lit. Zus. in Russ., Dtsch.
Rectale Kotproben von bis zu zwei Monate alten Kälbern wurden durch ovoskopische Bearbeitung nach dem Verfahren aufeinanderfolgender Aufschwemmungen untersucht. Unter 121 aus einer stark invadierten Wirtschaft stammenden Kälbern erwiesen sich als invadiert 5 (4,13%), während unter 101 im nächsten Jahre geborenen (von September 1960 bis September 1961) – nur 1 (0,99%) befallen waren. Als Grund für den Rückgang des Befalles wird die Durchführung organisierter Leberegel-Bekämpfungsmaßnahmen in der betreffenden Wirtschaft angegeben. Das jüngste der Kälber, bei dem die Invasion koprologisch nachgewiesen wurde, war 15 und die übrigen entsprechend 25, 35, 50 und 65 Tage alt. Außerdem wurden noch 403 aus verschiedenen leberegelverseuchten Landesgebieten stammende Lämmer untersucht. Zu diesem Zwecke wurden ihre Gallenblasen durchspült und auf Leberegeleier untersucht. Das Ergebnis war negativ. Z. Tomow. 9372.

Kakačeva-Avramova, D. (Kakatschewa-Awramowa, D.) Temperaturni granici na preživjaemost na adoleskariite na Fasciola hepatica. **(Temperaturgrenzen der Überlebensdauer der Adolescarien von Fasciola hepatica.)** Izvestija na Centralnata chelmintolgična laboratorija. Bŭlgarska akademija na naukite, Sofija 7 (1962) S. 51–57. – 2 Tab., 10 Lit. Zus. in Russ., Engl.
Bei 100%iger relativer Feuchtigkeit und Temperaturen zwischen $-18°$ und 42 °C erhalten die Adolescarien von *Fasciola hepatica* ihre Lebensfähigkeit 24 Stunden lang. Bei einer relativen Luftfeuchtigkeit von 20–35% wird die Temperaturwiderstandsfähigkeit der Adolescarien erheblich vermindert. Bei +36 °C und einer 30,5%igen Feuchtigkeit verlieren sie nach 24 Stunden ihre Invasionsfähigkeit vollkommen. Z. Tomow. 9372.

Honer, M. R. und **Vink, L. A.**; Wageningen, Netherlands, Agric. Univ., Zool. Lab. Contributions to the epidemiology of fascioliasis hepatica in the Netherlands. I. Studies on the dynamics of fascioliasis in lambs. **(Beitrag zur Epidemiologie der Fasciolose hepatica in den Niederlanden. 1. Mitt. Untersuchungen über die Dynamik der Fasciolose bei Lämmern.)** Z. Parasitenkunde 22 (1963) Nr. 4. S. 292–302. – 3 Abb., 2 Tab., 11 Lit.
In den Niederlanden ist der Leberegel bei Rindern und Schafen weit verbreitet. Zur Feststellung der Dynamik der Fasciolose im Jahresablauf registrierten Vff. von Jan. 1957 bis Juni 1962 an den drei größten Schlachthöfen des Landes, wo 45% aller Schafe zumeist für den Export geschlachtet werden, die monatlichen Schlachtungen der 3 bis 5 Mon. alten Lämmer und ermittelten gleichzeitig den Prozentsatz der von diesen Tieren wegen *Fasciola hepatica*-Befall verworfenen Lebern, der immer im Winter/Frühjahr von Dez. bis April am höchsten und im Sommer von Juni bis August am niedrigsten war, wobei die Extremwerte unterschiedlich hoch oder niedrig lagen. Als die wichtigsten Faktoren, die sich auf die Entwicklung bzw. Verbreitung des Parasiten hemmend oder fördernd auswirken und zu kurz oder länger andauernden Veränderungen in der Populationsdynamik des Trematoden führen können, werden die klimatischen Verhältnisse der Umwelt, die Dichte der Zwischenwirtpopulation, die Maßnahmen des Menschen, aber auch das Wirt-Parasit-Verhältnis angesehen. Das Zusammenwirken dieser Faktoren wird von den Vff. ausführlich besprochen und durch schematische und graphische Darstellungen erläutert. S. Nickel. 9372.

Dewhirst, L. W., Cramer, J. D. und **Pistor, W. J.**; Tucson, Ariz., Univ., Dep. of Animal Pathol. Bovine cysticercosis. I. Longevity of cysticerci of Taenia saginata. **(Rindercysticercose. 1. Mitt. Die Lebensdauer der Finnen von Taenia saginata.)** J. Parasitol. [Lancaster] **49** (1963) Nr. 2. S. 297–300. – 3 Abb., 2 Tab., 9 Lit.

Die Ansichten der Autoren über die Lebensdauer von *Cysticercus bovis* sind sehr unterschiedlich. Die vorherrschende Meinung, daß die Finne nur wenige Monate lebensfähig ist, hat dazu geführt, daß in manchen Gegenden die künstliche Infektion von Kälbern zwecks Herausbildung einer Immunität als Bekämpfungsmaßnahme gegen die Rindercysticercose eingeführt wurde. Vff. infizierten 4–6 Mon. alte Bullenkälber einmalig mit je 100 000 Eiern von *Taenia saginata*. Die Tiere wurden in bestimmten Abständen geschlachtet und die ermittelten Finnen auf ihre Lebensfähigkeit untersucht. Die hierbei angewendeten Kriterien sind eingehend beschrieben. Es konnte festgestellt werden, daß *Cysticercus bovis* bis zu 639 Tagen lebensfähig bleiben kann. Die starken Schwankungen in der Anzahl der bei den einzelnen Tieren ermittelten Finnen sowie die Unterschiede in deren Lebensfähigkeit erklären Vff. mit dem unterschiedlichen Immunitätsgrad der Wirtsorganismen.

R. Buchwalder. 9387.

Matov, K. und Kolev, G. (Matow, K. und Kolew, G.) Sravnitelni izpitvanija na Arecolinum hydrobromicum, Extractum filicis Maris i Anthelin sreštu echinokokozata po kučetata. **(Vergleichsuntersuchungen von Arecolinum hydrobromicum, Extractum Filicis und Anthelin gegen die Blasenwurmkrankheit bei Hunden.)** Izvestija na Centralnata chelmintologična laboratorija. Bülgarska akademija na naukite, Sofija **7** (1962) S. 95–101. – 1 Tab., 9 Lit. Zus. in Russ., Dtsch.

Die an 20 mit *Echinococcus granulosus* versuchsweise infizierten Hunden angestellten Dehelminthisationsversuche haben folgendes Ergebnis gezeigt; bei den 4 mit Arecolin (0,004 mg je kg Lebendgewicht) behandelten Hunden waren die Intensitäts-(IW) und die Extensitätswirksamkeit (EW) 100%. Bei anderen zwei, bei vollem Magen behandelten Hunden wurde keine befriedigende Wirkung erzielt. Bei acht einmalig mit Anthelin behandelten Hunden (13,4 mg je kg Kgw.) waren IW und EW nach 24stündigem vorherigem Hungern ebenfalls 100%. Unter den restlichen, in derselben Weise behandelten Hunden trat bei Nr. 14 bis 24 Stunden nach dem Verabreichen des Anthelins keine Defäkation ein, Hund Nr. 15 zeigte eine IW von 81%, Nr. 16 von 84,65% und Nr. 18 von 84%, d.h. die einmalige Anthelinbehandlung zeigte bei allen 11 Hunden eine durchschnittliche IW von 88,06 und eine EW von 72,72%. Bei 2 Hunden mittlerer Größe, die mit 4 bzw. 5 ml Extractum Filicis behandelt wurden, war die Wirkung ebenfalls unbefriedigend. Seiner Wirksamkeit nach nähert sich das Anthelin dem Arecolinum hydrobromicum, nur tritt seine Wirkung langsamer und später ein. Die Wirkung von Extractum Filicis ist gegenüber *Echinococcus granulosus* unvollständiger, schwächer und langsamer als die von Arecolin und Anthelin.

Z. Tomow. 9387.

Campbell, William C.; Rahway, N. J., Merck Inst. for Therapeutic Res. The efficacy of surface-active agents in stimulating the evagination of cysticerci in vitro. **(Die stimulierende Wirkung oberflächenaktiver Mittel auf die Evagination bei Cysticercen in vitro.)** J. Parasitol. [Lancaster] **49** (1963) Nr. 1. S. 81 bis 84. – 9 Lit.

Etwa 150 aus Kaninchen isolierte Cysticercen von *Taenia sp.* wurden, von der Hüllmembran befreit, in verschiedene oberflächenaktive auf 35° bis 38 °C erwärmte Mittel geringer Konzentration (0,0005 bis 0,1%ig) gebracht und der Einfluß der wässerigen Lösungen auf die Ausstülpung des Skolex beobachtet. Zur Feststellung des pH-Wertes mischte Vf. den Lösungen, soweit erforderlich, Phenolrot bei und machte saure Lösungen durch Zugabe von Natriumbicarbonat leicht basisch. Vor Überführung in die einzelnen Testlösungen wurde jede Finne in warmer Ringer-Lösung kontrolliert. Für die Versuche fanden noch nicht benutzte Plasteschalen Verwendung. Es zeigte sich, daß durch chemische oberflächenaktive Mittel unterschiedlicher Zusammensetzung die Evagination angeregt werden kann, und es werden die Gründe besprochen, die zum Ausbleiben der Ausstülpung des Scolex führen können. Vf. folgert, daß die oberflächenaktive Wirksamkeit der Gallensalze verantwortlich gemacht werden muß für die bekannte Aktivierung der Cysticercen in vitro und daß auch wahrscheinlich die Evagination in vivo im wesentlichen durch die Gallensalze stimuliert wird. S. Nickel. 9387.

Little, D. A.; Univ. of Queensland, Veterin. School, Dep. of Preventive Med. The effect of cattle tick infestation on the growth rate of cattle. **(Der Einfluß eines Rinderzecken-Befalles auf die Wachstumsrate der Rinder.)** Austral. veterin. J. **39** (1963) Nr. 1. S. 6–10. — 2 Abb., 3 Tab., 6 Lit.
Die Rinderzecke *Boophilus microplus* ist wahrscheinlich erst im Jahre 1872 mit Zebu-Rindern aus Java nach Australien eingeschleppt worden. Seitdem hat sich dieser Parasit weit ausgebreitet. Im Jahre 1943 wurde der durch die Rinderzecke in Australien hervorgerufene wirtschaftliche Schaden bereits auf 600000 austral. Pfund jährlich geschätzt. Im Jahre 1959 betrug der jährliche Verlust allein in Queensland nahezu 10 Mill. Pfund. Die direkten Verluste infolge Zeckenbefalles enthalten Einbußen an Rindfleisch und Milch. Daneben gibt es viele andere Faktoren, die mit dem Zeckenbefall verbunden sind und enorme Geldsummen verschlingen. Vf. verwendete in seinen Untersuchungen 19 Hereford- und 10 Friesenfärsen, die zur Hälfte in Gruppe A (15 Tiere) und zur anderen in Gruppe B (14 Tiere) eingeteilt wurden. Gruppe A wurde einem Zeckenbefall ausgesetzt und Gruppe B in 14tägigen Intervallen mit DDT (Endkonzentration 0,5%) besprüht, um sie parasitenfrei zu halten. Einmal wöchentlich wurde jedes Tier gewogen und eine Blutprobe genommen; letztere zur Bestimmung des Hämoglobingehaltes und des Hämatokrits. Gezählt wurden nur die prallen weiblichen Zecken über 0,5 cm im Durchmesser. Es wurde festgestellt, daß im ersten Teil des Versuches (vom 9.2. bis 31.5. 1960) die Tiere der Gruppe B um durchschnittlich 30,4 kg, die der infizierten Gruppe A nur um 20 kg an Gewicht zunahmen. So verzögerte also eine durchschnittliche tägliche Zeckenpopulation von 60,1 Zecken die Wachstumsrate der Gruppe A um 10,4 kg. Ähnliche Ergebnisse wurden in der zweiten Versuchsperiode vom 31.5. bis 20. 12. 1960 erhalten. Dieses Mal wurde Gruppe A durch Spray parasitenfrei gemacht und Gruppe B infiziert. Bei einem durchschnittlichen täglichen Zeckenbefall von rund 37 Parasiten wurde der Gewichtsgewinn der Gruppe B gegenüber der Gruppe A um 14,5 kg vermindert. Für die Gesamtversuchsperiode von 45 Wochen nahmen die Kontrollgruppen 24,9 kg mehr an Gewicht zu als die befallenen Gruppen. Unter solchen Bedingungen verzögert ein durchschnittlicher täglicher Befall mit 48 prallen Zeckenweibchen die Wachstumsrate um 28,5 kg pro Jahr. Diese Unterschiede in beiden Gruppen ließen sich statistisch hoch sichern. Während des gesamten Versuchsverlaufes waren die Hämoglobin- und die Hämatokritwerte jeweils in der befallenen Gruppe niedriger als bei den Kontrolltieren. G. Diez. 9405.

Petrov, D. (Petrow, D.) Vlijanieto na fizični faktori i chimični sredstva vŭrchu Dermanyssus gallinae. **(Einwirkung physischer Faktoren und chemischer Mittel auf Dermanyssus gallinae.)** Izvestija na Centralnija veterinaren institut za zarazni i parazitni bolesti, Sofija **6** (1962) S. 207–212. — 6 Lit. Zus. in Russ., Engl.
Die Versuche bestätigten die Schlußfolgerungen Steinegger's u.a., daß sich der Entwicklungszyklus von *D. gallinae* bei Temperatursenkung verzögert. In den vorliegenden Versuchen wurde festgestellt, daß sich der volle Entwicklungszyklus vom Ei bis zur Imago bei einer Temperatur von 24–28 °C in 6–8, bei 15–17 °C in 10–12 und bei 13–15 °C in 12–15 Tagen vollzieht. Bei einer Tempe-

ratur unter 12 °C embryonieren sich die Eier nicht, und unter 10 °C legen die Weibchen keine Eier ab. Beim Vergleich der Wirkung von in Bulgarien angewandten Insektiziden wie Akarizid, Gammatox, Neguvon, Nicotinsulfat, Hexachloran, Mikrotox und DDT wurde festgestellt, daß Akarizid, als 2,5–3% Wasseremulsion angewandt, bei der Bekämpfung von *D. gallinae* zu besten Ergebnissen führt. Das Präparat besitzt außerdem gleichzeitig akaricide und ovocide Wirkung. Die Wirkung der vorgenannten Präparate wurde im Laboratorium in kleinen Glasgefäßen, auf Holz und Ziegelstein sowie unter Praxisverhältnissen in Hühnerställen geprüft. Z. Tomow. 9432.

Patnaik, M. M.; Bhubaneswar, Orissa. Some observations on the biology and control of Solenopotes capillatus Enderlein 1904, a sucking louse of cattle in Orissa. **(Einige Beobachtungen über die Biologie und Bekämpfung von Solenopotes capillatus Enderlein [1904], einer Sauglaus der Rinder in Orissa.)** Indian veterin. J. **40** (1963) Nr. 1. S. 33–37. – 6 Abb., 18 Lit.
Eine 6½-jährige Kuh mit schwerem, natürlichen *Solenopotes capillatus*-Befall stand für die Untersuchungen zur Verfügung. Nacken-, Bauch-, Hals- und Brustregion waren am meisten befallen. Die ausgerissenen Haare mit Eiern und Parasiten verschiedener Entwicklungsstadien wurden gesammelt und in einzelnen Röhrchen zur Untersuchung des lebenden Objektes gehalten. Außerdem wurden Dauerpräparate angefertigt. Das Verhältnis der Männchen zu den Weibchen war 28:100. Die männlichen Parasiten waren 1,2 mm, die weiblichen 1,65 mm groß. Erstere sind also zwar kleiner, aber verhältnismäßig breiter als die Weibchen. Der Kopf ist bei beiden sehr kurz und die 5 Segmente zählende Antenne 0,19 mm lang. Der Thorax ist breiter und kürzer als der Kopf, das Abdomen schlank-oval. Das adulte Männchen lebt ohne den Wirt etwa 2 Tage und das Weibchen etwa 3½ Tage bei einer Temperatur von 35 °C. Die Weibchen legen pro Tag ein Ei, das 0,6 mm mißt und etwas oval ist. Seine Bedeckelung ist charakteristisch und das untere schmale Ende an den Regionen zwischen Wurzel und Mitte des Haares in einem Winkel von 35° angekittet. Die abgelegten Eier sind von gelblich-weißlicher Farbe und werden allmählich mattgelb. Das 1. Nymphenstadium ist blaßgelb, mit gut entwickelten Beinen und Krallen. Nach einem Tag wird es grau, und die Cuticula wird härter. In etwa 3 Tagen ist das 2. Nymphenstadium erreicht. Dieses kann in vitro nicht weiter gezüchtet werden, es stirbt während der ersten Häutung. Aus dem 3. Nymphenstadium entwickelt sich am Wirt das adulte Tier. Die Parasiten wurden schließlich einer einmaligen Applikation einer Mischung von Lorexane und Asuntol (0,02 bzw. 0,1%) als wäßrige Emulsion ausgesetzt. An den behandelten Körperstellen des Wirtes starben die adulten Parasiten bald, und die Eier wurden nicht ausgebrütet. G. Diez. 9440.

Lang, Calvin A.; Baltimore, Johns Hopkins Univ., School of Hyg. and Public Health, Dep. of Pathol., Lab. of Med. Entomol. The accumulation of zinc by the mosquito. **(Die Speicherung von Zink durch die Stechmücke.)** J. gen. Physiol. **46** (1963) Nr. 3. S. 617–627. – 7 Tab., 19 Lit.
Es wurde der Zinkgehalt von Stechmücken (*Aedes aegypti, Culex pipiens* und *C. molestus*) verschiedener Entwicklungsstadien durch spektrographische und mikrochemische Analyse und Verwendung von Zink 65 bestimmt. Der Zinkgehalt liegt fünf- bis zehnmal höher als der anderer Spurenelemente. Auch ist die Zinkkonzentration in der Stechmücke viel höher als in anderen Insekten verschiedener biologischer Ordnungen. Über 90% dieses Metalls wurde in den Malphigischen Gefäßen in einer Konzentration von 32 μg/mg Trockengewicht festgestellt. Die nicht dialysierbare Form des Zinks ist locker gebunden, denn es wurde auf Dialyse gegen Aethylendiamintetraazetat dissoziiert. Die Aufnahme dieses Spurenelementes steht während des Larvenwachstums in Wechselbeziehung mit der Gewichtszunahme und bedarf der Anwesenheit von Futterpartikeln. Außerdem ist diese Aufnahme von der des Kobalts ver-

schieden, welches nicht gespeichert wird, wenn es als anorganisches Salz oder als Vitamin B 12 angeboten wird. Zink war nicht nachweisbar in angehäuften Eimassen. Durch die Larven einmal dem Körper einverleibt, wird das Zink auch unter Hungerbedingungen auf einem konstanten Niveau während des Puppenstadiums bis zum 14 Tage alten adulten Stadium gehalten. Ein Zusatz von Aethylendiamintetraessigsäure zu den Medien verursachte eine merkliche Wachstumshemmung, die durch Zusatz von Zink oder Zink plus Blei völlig umgekehrt werden konnte. Die so entstehenden Puppen enthielten jedoch weniger als 5% der normalen Zinkmenge und waren im wesentlichen zinkfrei. Ihre Wachstumsrate und ihr Gesamthabitus waren normal.
G. Diez. 9446.

Šerkov, Š. (Scherkow, Sch.) Vŭrchu alergijata pri chipodermozata u govedata. Pŭrvo sŭobštenie. **(Über die Allergie bei der Rinderhypodermose. 1. Mitt.)** Izvestija na Centralnija veterinaren institut za zarazni i parazitni bolesti, Sofija **6** (1962) S. 191–197. — 3 Abb., 4 Tab., 5 Lit. Zus. in Russ., Engl.

Aus 5 g einer aus Dassellarven hergestellten, mit in 100 ml destilliertem Wasser verdünnten, mit 0,5 konzentr. Schwefelsäure übergossenen, homogenisierten Masse wurde ein Antigen erhalten. Das Gemisch wird gut geschüttelt, 1 Std. lang im Autoklav bei 120 °C aufbewahrt und vor voller Abkühlung filtriert. Das Filtrat wird mit 10%iger NaOH-Lösung alkalisiert bis Kongorotpapier sich schwach blau verfärbt (pH 4,5), bei 4 °C 20 Stunden lang im Kühlschrank aufbewahrt, erneut filtriert und mit 10%iger NaOH neutralisiert. Nach Verbleib von 12 Stunden im Kühlschrank wird filtriert, mit Mertiolat 1:10000 konserviert und mittels Seitz-Filter filtriert. Das klare Filtrat wird als Allergen intradermal angewendet. Das Antigen ist spezifisch, und wenn die Larven sich unter der Haut oder im Migrationsprozeß befinden, reagieren die Tiere zu 100%. Die Reaktion steht in gerader Abhängigkeit von der Zahl der Larven im Wirtsorganismus. Mit der Zeit nimmt die Empfindlichkeit dem Allergen gegenüber ab, und gegen Ende des 4. Monates nach der Larvenvernichtung oder nachdem die Larven den Körper verlassen haben, verschwindet sie fast gänzlich.
Z. Tomow. 9460.

Kamarli, A. P.; Kirgis. Forsch.-Inst. für Tierzucht und Veterinärmed. Primenenie chlorofosa pri podkožnoovodovoj invazii krupnogo rogatogo skota. **(Die Anwendung von Dipterex [Chlorophos] gegen Hautdasselbefall bei Rindern.)** Veterinarija, Moskva **39** (1962) Nr. 7. S. 80.

In den vergangenen Jahren kam in immer größerem Maße, bedingt durch die gute Wasserlöslichkeit des Präparates, Dipterex zur Bekämpfung des Hautdasselbefalls zur Anwendung. Eine 3% Lösung (300 g Dipterex auf 9,7 Liter Wasser) wird mit einem Sprühgerät bei einem Druck von 2 Atmosphären auf die Haut des Rindes in der Rücken- und Kreuzgegend aufgetragen. Danach wird die Lösung in die befallenen Stellen eingerieben. Der Verbrauch der Lösung beträgt pro Kalb 150 ml, pro erwachsenes Rind 200 ml. Die Behandlung erfolgt beim Auftreten der ersten Larven und ist nach 35–40 Tagen zu wiederholen. Es ist besser, die 2. Behandlung mit einer 4% Lösung durchzuführen, da die Larven durch das Wachstum gegen die Wirkung des Präparates widerstandsfähiger werden. Bei einer Behandlung mit einer 4% Lösung sterben alle Larven nach etwa 5 Tagen ab.
V. Palm. 9460.

Klesov, M. D. (Klessow, M. D.); Charkow, Ukrain. Forsch.-Inst. für Exp. Veterinärmed. Novye napravlenija v bor̂be s parazitozami sel'skochozjajstvennych životnych. **(Neue Richtungen bei der Bekämpfung von Parasiten bei Haustieren.)** Vestnik sel'skochozjajstvennoj nauki, Kiev **4** (1961) Nr. 5. S. 80–85.

Eine erhöhte Wirksamkeit in der Bekämpfung der Helminthosen, besonders der Fasciolose, konnte erreicht werden durch die Anwendung neuer prophylaktischer und therapeutischer Methoden. Hierbei war es notwendig, die Biologie der einzelnen Parasiten, ihre Lebenszyklen in Abhängigkeit von den örtlichen Bedingungen genau zu untersuchen, um den Lebenszyklus durch Vernichtung eines seiner Kettenglieder zu unterbrechen. Diese Kenntnisse ermöglichten die spezifische Anwendung von biologischen, chemischen und mechanischen Bekämpfungsmethoden, um z. B. die Larven der Parasiten schon in ihren Zwischenwirten oder Transportwirten oder andere Infektionskeime des Außenmilieus zu vernichten. V. Palm. 9472.

Pavlov, P., Dimitrov, G. und Stoev, P. (Pawlow, P., Dimitrow, G. und Stoew, P.) Izsledvane žiznesposobnostta na nematodni formijajca i ličinki – v silažirani furaži. III. sŭobštenie. Izsledvane žiznesposobnostta na neembrionirani i embrionirani jajca ot Nematodirus Spathiger (Raillet, 1896). **(Untersuchung der Lebensfähigkeit der Nematodenformen – Eier und Larven – in Gärfutter. 3. Mitt. Untersuchung der Lebensfähigkeit der embryonierten und nichtembryonierten Eier von Nematodirus Spathiger [Raillet, 1896].)** Naučni trudove. Visš selskostopanski institut „Georgi Dimitrov". Zootechničeski fakultet, Sofija **12** (1963) S. 143–148. – 12 Abb., 4 Lit. Zus. in Russ., Dtsch. 2. Mitt. vgl. LZ. Abt. IV **7** (1962) Nr. 8. S. 1767.

Eier mit und ohne Embryonen, die 35 Tage lang und darüber im Gärfutter gelegen haben, verlieren ihre Fortpflanzungsfähigkeit. Bei manchen nichtembryonierten Eiern treten Entartungsprozesse ein, die sich in Vacuolenbildung und Schrumpfungen des Inhalts äußern. Die Larven in den embryonierten Eiern wie auch deren restlicher Inhalt werden ebenfalls von geringgradiger Vacoulenbildung erfaßt, die als Ausdruck eingetretener dystrophischer Veränderungen zu werten ist. Z. Tomow. 9472.

Somasundararao, G.; Banswada, Nizamabad, Andhra Pradesh. A preliminary note on the biological control of fresh water snails by aquatic insects. **(Eine vorläufige Bemerkung über die biologische Bekämpfung von Frischwasserschnecken durch Wasserinsekten.)** Indian veterin. J. **40** (1963) Nr. 1. S. 50–52. – 5 Abb., 2 Tab., 1 Lit.

Nach Vf. scheint die biologische Bekämpfung der Leberegelkrankheit der einzig erfolgversprechende Weg. Es ist beobachtet worden, daß sich das Wasserinsekt *Sphaerodema rusticum* (Ordnung: *Hemiptera*, Familie: *Belostomatidae*) als Schneckenräuber betätigt. Das unter dem volkstümlichen Namen Riesenwasserwanze bekannte Insekt ist ockerfarben oder ockerbraun, eiförmig und 2,4 cm lang und 1,2 cm breit. Der Kopf zeigt dreieckige Form, trägt einen 0,5 cm langen chitinisierten Rüssel mit zwei Stiletten und Facettenaugen. Der Thorax ist nur 0,4 cm lang und 1 cm breit. Er trägt ventral 3 Beinpaare. Am 2. und 3. Thoraxsegment sitzen dorsal die Flügel, das Vorderpaar ist klein und transparent, das hintere Paar stark chitinisiert und groß. Das Abdomen ist 1,6 cm lang, und sein letztes Segment trägt zwei Anhänge und eine Öffnung für die Exkretion. Die männlichen Wanzen haben keine Caudalanhänge. Den Ausschlag zu Laboratoriumsuntersuchungen über die Nützlichkeit dieser Wanzen gab die Tatsache, daß eine Wanze mit dem Kopf in die Öffnung einer Schnecke (*Indoplenorbis*) eingebohrt und ihr Rüssel bis in deren flüssige Substanz vorgedrungen gefunden wurde. In Glasgefäßen, mit Bodensand und Wasser versehen, wurden Frischwasserschnecken der Gattungen *Limnaea* und *Indoplenorbis* und Wasserwanzen ausgesetzt. Es konnte festgestellt werden, daß 39 Insekten in 5 Tagen 309 Schnecken zerstörten. Das bedeutet umgerechnet, daß ein Insekt pro Monat 45 Schnecken tötet. Die bevorzugt angegriffenen Schneckenarten waren: zuerst *L. luteola*, *I. corneus* und an dritter Stelle *L. acuminata*. Alle 3 Arten dienen als Zwischenwirte von *Fasciola hepatica*. G. Diez. 9472.

Gibson, T. E.; New Haw, Weybridge, Surrey, Min. of Agric., Fisheries and Food, Centr. Veterin. Lab. The influence of nutrition on the relationships between gastro-intestinal parasites and their hosts. **(Der Einfluß der Ernährung auf das Verhältnis zwischen Magen-Darm-Parasiten und ihren Wirten.)** Proc. Nutrit. Soc. **22** (1963) Nr. 1. S. 15–20. – 2 Tab., 29 Lit.

Vf. führt aus, daß unser Wissen über die Ernährung von Parasiten noch lückenhaft ist. Man weiß wenig darüber, welchen Einfluß ein Parasit auf die Ernährung seines Wirtes haben kann. Meistens ist ja das Parasitenvolumen, auch eines schwer befallenen Tieres, im Vergleich mit der Größe des Wirtes klein, und man kann sich nur schwer vorstellen, daß die Bedürfnisse der Parasiten für Kohlenhydrate, Eiweiße oder Fette einen merklichen Einfluß auf diese dem Wirt verfügbaren Substanzmengen ausüben. Es ist allerdings möglich, daß die Parasiten einer realiv großen Menge von Vitaminen und Spurenelementen bedürfen und den Wirt durch bevorzugte Absorption aus dem Chylus um einige davon berauben. Eine der auffallendsten Wirkungen der Magen-Darm-Parasiten auf ihre Wirte ist deren mangelnder Appetit. Die Tiere verbrauchen weniger Futter. Ursache dafür sind die von den Parasiten hervorgerufenen mehr oder weniger schweren Entzündungen des Magen-Darm-Traktes. Außerdem wurde festgestellt, daß ein gastrointestinaler Parasitenbefall auch die Verdaulichkeit (Protein) und die Verwertung des aufgenommenen Futters (Calcium, Phosphor) beim Wirt sehr herabsetzen kann. Schließlich weiß man, daß gut ernährte Tiere nicht so sehr von schweren Parasiteninvasionen heimgesucht werden wie schlecht ernährte und im allgemeinen auch den Befall besser überstehen. Eine gute Ernährung kann die sich festsetzenden Parasiten in einem Wirt reduzieren oder kann die Wirkungen einer großen Parasitenzahl, die sich festgesetzt hat, vermindern.

G. Diez. 9472.

Jarrett, William F. H. und Sharp, N. C.; Glasgow, Scotland, Univ., Veterin. School, Dep. of Hospital Pathol. Vaccination against parasitic disease: Reactions in vaccinated and immune hosts in Dictyocaulus viviparus infection. **(Vaccinierung bei parasitären Erkrankungen: Die Reaktion vaccinierter und immunisierter Wirtsorganismen bei einer Dictyocaulus viviparus-Infektion.)** J. Parasitol. [Lancaster] **49** (1963) Nr. 2. S. 177–189. – 13 Abb., 1 Tab., 11 Lit.

Die Methode der Vaccinierung bei der parasitären Bronchitis des Rindes wird bereits vielerorts mit Erfolg angewendet. Während der Entwicklung der Vaccine konnten über ihren Wirkungsmechanismus sowie über die Gewebsreaktionen des Wirtsorganismus lediglich Hypothesen aufgestellt werden. Vff. versuchten in der vorliegenden Arbeit, an Hand experimenteller Untersuchungen einige wichtige Fragen zu klären. Ein Vergleich der Infektion von Rindern mit je 1000 „normalen" bzw. mit 40 kr bestrahlten Larven ergab folgendes. Alle Würmer, die bis zum 11. Tage p.i. in den Lungen gefunden wurden, waren in der 4. Häutungsperiode bzw. im 5. Stadium. Etwa ein Viertel der bestrahlten Larven erreichte die Lungen. Ihre Zahl nahm jedoch rapide ab, so daß lediglich einige sterile Exemplare übrigblieben. Das Verhältnis Männchen: Weibchen lag bei 1:10. Zu dem Zeitpunkt, an dem die Infektion normalerweise patent wird, konnten keine Würmer mehr festgestellt werden. In einem weiteren Versuch wurden die histologischen Reaktionen in den Lymphknoten und Lungen nach Verabreichung von jeweils 1000, 50000 und 250000 „normalen" bzw. bestrahlten Larven untersucht und verglichen. 3 Tage p.i. wurden in den Mesenteriallymphknoten, vor allem in der Region des Ileum und Caecum sowie am Anfangsteil des Colons, Läsionen festgestellt, die jedoch keine lebenden Larven enthielten. Vom 7. Tage p.i. an zeigten sich sowohl bei den Kontrolltieren als auch bei den mit bestrahlten Larven infizierten Rindern Veränderungen in den Lungen, die auf die Einwanderung der Larven in die Alveolen zurückzuführen waren. Bei den mit bestrahlten Larven infizierten Tieren konnten jedoch lebende Larven nur in äußerst geringer Zahl festgestellt werden. Die Mediastinallymphknoten waren deutlich vergrößert und enthielten in einigen Fällen in Form von Fremdkörperreaktion abgekapselte Larven. Außerdem traten an den Wänden der Bronchien und Bronchiolen lymphoreticuläre Knötchen auf, in deren Zentrum Larven eingeschlossen waren. Die Knötchen waren – wie ein weiterer Versuch ergab – vor allem nach einer zweimaligen Vaccinierung vorhanden. Die Versuche ergaben, daß das Schicksal der bestrahlten Larven innerhalb des Wirtsorganismus noch immer ungewiß ist. Wenn auch einige tote Larven in den Mesenteriallymphknoten gefunden werden konnten, so war ihre Zahl doch klein und nicht konstant. Der Grund dafür ist vor allem darin zu suchen, daß bei Großtieren die Lymphknoten zu umfangreich sind, um die Larven quantitativ zu erfassen. Die Verwendung kleiner Laboratoriumstiere könnte hier Abhilfe schaffen. Als immunitätsauslösende Stadien können die Larven III und IV angesehen werden, aber die Lokalisation der Antikörperproduktion im Wirtsorganismus kann noch nicht endgültig festgelegt werden. Sicherlich spielen die Mesenteriallymphknoten eine Rolle, aber auch die Mediastinallymphknoten müssen in Betracht gezogen werden. Außerdem weisen auch die lymphoreticulären Knötchen in den Bronchien und Bronchiolen morphologische Charakteristika der Produktionsstätten von Antikörpern auf. Jedenfalls kann die Hypothese, daß bestrahlte Larven sowie „normale" Larven in immunisierten Tieren nicht über die Mesenteriallymphknoten hinaus vorzudringen vermögen, auf Grund der vorliegenden Untersuchungsergebnisse nicht länger aufrecht erhalten werden. R. Buchwalder. 9472.

Sharma, R. M., Chhabra, R. C. und Bhatnagar, V. K.; Hissar, Government Livestock Farm. Trolene (Dow-ET-57) in the control of ox-warbles (Hypoderma lineatum). **(Trolene [Dow-ET-57] bei der Bekämpfung von Rinderdasselbeulen [Hypoderma lineatum].)** Veterin. Rec. **75** (1963) Nr. 14. S. 371–374. – 3 Tab., 19 Lit.

Es wird über Ergebnisse der Behandlung junger Rinder mit einmaligen Dosen von Trolene gegen Rinderdasselbeulen berichtet. Das Insektizid wurde oral in einer Dosierung von 110 mg/kg Kgw. verabreicht. Die Beulen wurden alle 14 Tage gezählt und die Tiere alle 3–4 Wochen gewogen. Die Beulenverminderung variierte, je nachdem, in welchem Monat das Insektizid verabfolgt wurde. Die Verminderung betrug im Vergleich zu den Kontrollen 47,97% im Juli, 23,53% im August, 40,52% im September und 36,67% im Oktober. Die verwendete Tierzahl betrug in den 4 Gruppen 10, 10, 10 und 63. Die Zahl der Kontrolltiere zu jeder behandelten Gruppe war gleich, nur die letzte Kontrollgruppe umfaßte 66 Tiere. In einem zweiten Versuch wurde die Wirkung von Einzeldosen Trolene (110 mg/kg), Ruelene (100 mg/kg) und Neguvon (75 mg/kg) auf die Dasselbeulen verglichen. Die Verminderung betrug in der angeführten Reihenfolge 55,50%, 51,83% und 42,80% im Vergleich zu den 28 Kontrolltieren. Die behandelten Gruppen umfaßten je 25 Tiere. Auf die Zweckmäßigkeit der Verabfolgung von 2–3 Dosierungen Trolene wird hingewiesen. G. Diez. 9480.

Frick, W.; Potsdam, Veterinäruntersuchungs- und Tiergesundheitsamt. **Labormäßige Haltung der Bodennematode Rhabditis axei (Cobbold, 1884) zur Nematizidprüfung.** Arch. exp. Veterinärmed. **17** (1963) Nr. 2. S. 419–437. – 8 Abb., 49 Lit.

Die Bodennematode *Rhabditis axei* ist in dem von Weiden gesammelten Schafkot fast regelmäßig nachzuweisen. Vf. führte Untersuchungen durch zur Ermittlung der optimalen Haltungsbedingungen der Nematode auf Kulturböden und zur Feststellung ihrer Verwendbarkeit als Testtier für die Nematizidprüfung. In Normalagar (200 ml Fleischwasser – 4fach konzentriert, 100 ml Hefewasser, 10 g Pepton, 20 g Agar, 5 g NaCl, 700 ml Aqua dest., pH-Wert 7,6), in Petrischalen in 2 mm hoher Schicht ausgegossen, konnten bei einer anfänglichen Besatzdichte von 2000–4000 Individuen in 14–16 Tagen die größte Vermehrungsquote erreicht werden. Die schädigenden und fördernden Einflüsse der Begleitbakterien (zu 90% aërobe Sporenbildner) wurden durch Zusatz von Antibiotica geregelt. Von den unter Luftabschluß auf Kulturböden gehaltenen Nematoden starben in 24 Std. 80% ab. Bei Temperaturen zwischen 18° und 27 °C, verbunden mit ausreichender Luftzufuhr und wiederholtem Besprühen der Kulturen mit Wasser, lagen für die Nematoden optimale Entwicklungsbedingungen vor. Während von den Lichtfaktoren kein Einfluß auf die Entwicklungsabläufe der Nematode nachgewiesen werden konnte, so war doch eine gewisse Empfindlichkeit gegenüber osmotisch wirkenden Substanzen zu erkennen, deren Grenze bei 0,3%iger NaCl-Lösung lag. Vf. prüfte an *R. axei* auf Agarkulturen sowie vergleichend an *Dictyocaulus*-Larven die nematizide Wirkung (Mortalität und notwendige Einwirkungszeit) einiger als Molluskizide und Anthelminthica verwendeten Präparate in ähnlicher Weise wie unter praktischen Bedingungen und stellte fest, daß von den in der Aërosoltherapie verwendeten Mitteln Kreosot und Thymol vor „Ascaridol" und Terpentinöl sich durch gute Wirkungen auf beide Nematodengruppen auszeichneten. Toluol wies eine ähnliche Wirkung auf. Von den wasserlöslichen Mitteln zeigte die 6%ige Jod-Jodkalium-Lösung die stärkste Wirkung. Resorcin und Piperazinhydrat erreichten entsprechende Wirkungen erst bei höheren Konzentrationen. Ohne Letaleffekt, sondern nur stark bewegungshemmend wirkte Cyanessigsäurehydrazid (Benezid) auf beide Versuchsgruppen. Gleicher Effekt wurde bei Phosphonsäureestern beobachtet. Natriumpentachlorphenolat war ohne Wirkung auf beide Nematodengruppen. Die abtötende Wirkung der geprüften Mittel konnte durch die Farbreaktionen der Methylblaufärbung zuverlässig eingeschätzt werden. S. Nickel. 9485.

XXIII. HAUTKRANKHEITEN

Walton, G. S.; Cambridge, Univ., Dep. of Veterin. Clin. Studies. The use of 0,0-dimethyl 0-2,4,5, trichlorophenyl phosphorothioate in the treatment of demodectic mange in the dog. **(Die Anwendung von 0,0-Dimethyl 0-2,4,5,-trichlorphenylphosphorthioat bei der Behandlung der Demodex-Räude beim Hund.)** Veterin. Rec. **75** (1963) Nr. 13. S. 355–357. – 3 Tab., 10 Lit. Insgesamt 30 Hunde, die von der Haarbalgmilbe Demodex folliculorum befallen waren, wurden behandelt. Die Behandlung mit dem auch als „Ectoral" (Dow Chemical Company, London) bezeichneten Mittel geschah in zwei Formen; je nachdem, ob ein lokaler oder allgemeiner Milbenbefall vorlag. Für den ersten Fall wurde eine 1%ige Emulsion (eine Verdünnung des 33$^1/_3$%igen emulgierbaren Konzentrates) einmal jeden 4. Tag auf und rund um die Befallsstelle herum aufgetragen. Bei allgemeinem oder diffusem Befall wurde das Medikament jeden 4. Tag oral in Tablettenform in einer Dosierung von 500 mg/4,5 kg Kgw. verabreicht. Der Behandlungserfolg wurde an der Rückkehr eines normalen Felles und dem Fehlen neuer Hautschäden abgeschätzt. Durch lokale Anwendung des Medikamentes wurden 11 von 18 Tieren (= 61%) und durch systemische Behandlung 17 von 18 Tieren (= 94%) geheilt. G. Diez. 9630.

Scarnell, J.; Newmarket, Animal Health Trust, Equine Res. Stat. Clinical observations on dermatitis of the horse caused by Dermatophilus sp. **(Klinische Beobachtungen über die durch Dermatophilus sp. verursachte Dermatitis der Pferdes.)** Veterin. Rec. **73** (1961) Nr. 33. S. 795–797. – 4 Abb., 14 Lit. Die Beobachtungen des Vf. basieren auf 10 natürlichen Fällen von Dermatitis und 48 experimentell induzierten. Die Krankheit ist auf den Strahlenpilz *Dermatophilus* zurückzuführen. Beim Pferd gibt es von der akuten bis zur chronischen Form alle Stadien der Dermatitis. Die akute Form verläuft dramatisch und ist klinisch leicht erkennbar; die chronische Form ist weniger gut diagnostizierbar und kann mit anderen Hauterkrankungen verwechselt werden. Eines der ersten Symptome dieser Krankheit bei experimenteller Infektion ist der Verlust der normalen Hautelastizität. Die akute Dermatitis kann lokal oder diffus am Körper verteilt sein, meistens an den oberen Bezirken. Für den Laien sind die Befallsstellen nicht leicht erkennbar, da sie oft als harmlose Scheuerung des Felles in Erscheinung treten. Allerdings erheben sich die Haare an diesen Stellen büschelartig aus der normalen Haaroberfläche heraus. Diese Art Räudebildung wird wahrscheinlich durch eine gestörte Keratinisierung der Hornhaut (Stratum corneum), verbunden mit einer entzündlichen Exsudation und Infiltration mit Leukocyten, verursacht. Die Oberflächenform der Schäden ist oft kreisförmig oder elliptisch, etwa 25 mm im Durchmesser und ca. 6 mm tief; ihre konkave inwendige Oberfläche besteht aus gelbem, beinahe flüssigem Eiter. Beim chronischen Typ der Krankheit geht die normale Hautelastizität völlig verloren, die Schadstellen sind fleckähnlich und hart bei der Palpation. In vitro sind diese Strahlenpilze empfindlich gegen Penicillin, Aureomycin, Terramycin, Chloramphenicol und Dihydrostreptomycin. G. Diez. 9645.

XXIV. GEFLÜGELZUCHT, GEFLÜGELKRANKHEITEN

Strecker, O.; Bonn, Univ., Inst. für Agrarpolitik und Marktforsch. **Die agrarpolitische und marktwirtschaftliche Situation der modernen Geflügelwirtschaft.** Dtsch. tierärztl. Wschr. **70** (1963) Nr. 2. S. 33–38. 9700.

Wilcox, F. H., Cherms jun., F. L., Vleck, L. D. van, Harvey, W. R. und Shaffner, C. S.; College Park, Univ. of Maryland, Dep. of Poultry Husbandry. Estimates of genetic parameters of serum cholesterol level. **(Die Bestimmung von genetischen Parametern des Serum-Cholesterin-Spiegels.)** Poultry Sci. **42** (1963) Nr. 1. S. 37–42. – 6 Tab., 17 Lit.

Die phänotypischen, genetischen und umweltbedingten Beziehungen zwischen dem Serum-Cholesterin-Spiegel und verschiedenen Produktionsmerkmalen weißer Leghorn-Hühner sowie die Heritabilität des Cholesterin-Spiegels wurden bestimmt. Letztere lag bei Junghühnern (6 Wochen alt) im Durchschnitt bei 0,25. Die phänotypischen Beziehungen zwischen Cholesterinspiegel und verschiedenen Produktionsmerkmalen wurden bei 2 Altersstufen (6 Wochen und 8 Mon. alt) ermittelt. Signifikante Beziehungen bestanden hierbei nur zwischen dem Cholesterinspiegel alter Tiere einerseits und dem junger Tiere (positiv) sowie dem Eigewicht (negativ) und der Albuminqualität (negativ) andererseits. Genetische Beziehungen zwischen dem Cholesterinspiegel der Junghühner und einigen Produktionsmerkmalen wurden errechnet; sie waren positiv für das Körpergewicht der Küken, das Alter zum Zeitpunkt der ersten Eiablage, die Eiproduktion und die Albuminqualität und negativ für das Körpergewicht der erwachsenen Tiere. Die mittleren Cholesterinwerte von 2 Tiergruppen, die aus reziproken Kreuzungen von 2 Linien mit hohem bzw. niedrigem Cholesterinspiegel hervorgegangen waren, entsprachen einander sowie dem Durchschnittswert der beiden Ausgangslinien. E. Grün. 9700.

Samusenko, A. L., Griń, G. M. und Zacharčenko, V. P. (Samussenko, A. L., Grin, G. M. und Sachartschenko, W. P.) Ul'trafioletove oprominjuvannja v ptachivnyctvi. **(Ultraviolettbestrahlung in der Geflügelzucht.)** Socialistyčne tvarynnyctvo, Kyïv **1962** Nr. 11. S. 55.

Vff. berichten über die Anwendung der sowjetischen Quecksilber-Quarz-Lampen PRK-2 und PRK-7 in Incubatorstationen während der Bebrütung von Hühner-, Enten- und Gänseeiern. Neben der desinfizierenden Wirkung des UV-Lichtes beobachtete man einen günstigen Einfluß auf die Entwicklung der Embryonen. W. Bathke. 9710.

Boyd, Frank M. und Edwards jun., Hardy M.; Athens, Univ. of Georgia, Poultry Disease Res. Center; Poultry Dep. The effect of dietary protein on the course of various infections in the chick. **(Der Einfluß des diätetischen Proteins auf den Verlauf verschiedener Kükenkrankheiten.)** J. infect. Diseases **112** (1963) Nr. 1. S. 53-56. – 6 Tab., 6 Lit.

Eintagsküken von Weißen Plymouth Rocks werden in die Versuche eingestellt und erhalten ohne die Kontrollgruppen, 15 bzw. 30% Protein für 2 Wochen verabreicht. Bei der 1. Gruppe wird 0,1 ml einer Bouillonkultur von *Escherichia coli* intraabdominal inoculiert, bei der 2. Gruppe 0,1 ml Kultur von *Mycoplasma gallisepticum*, bei der 3. Gruppe 0,2 ml einer Mischung beider Mikroorganismen auf die gleiche Art wie bei den ersten Tieren. Die 4. Gruppe dient als Kontrolle. Das Gewicht der Tiere ändert sich bei beiden Proteingaben und der Infektion mit *Mycoplasma gallisepticum* nur gering wie bei den Kontrollen, während es bei der Infektion mit *Escherichia coli* und der Mischinfektion innerhalb von 2 Wochen nur wenig ansteigt. Die Mortalität ist bei der Coli-Infektion bei 15% Protein höher als bei 30%, dagegen bei einer Infektion mit *Salmonella gallinarum* oder Newcastle disease-Virus bei 30% Protein höher. Wenn der Proteinzusatz zur Zeit der Inoculation von *Escherichia coli* von 15 auf 30% erhöht wird, dann wird die Mortalität herabgesetzt im Vergleich zu einem Versuch, bei dem 30% Protein vor der Infektion verabreicht werden. E. Tempel. 9760.

Chrustaleva, L. A. (Chrustalewa, L. A.) Ėpizootija salmonelleza (S. typhimurium) sredi porodistich golubej. **(Salmonellenepizootie [S. typhimurium] unter Rassetauben.)** Žurnal mikrobiologii, ėpidemiologii i immunobiologii, Moskva **33** (1962) Nr. 6. S. 96.

Bericht über den Ausbruch einer Salmonellose unter den Rassetauben eines Taubenzüchters. Von Juli bis Okt. 1959 erkrankten 50 Tauben, von denen 14 starben. Klinisch bestand Futterverweigerung, Trägheit, Absetzen flüssiger, z. T. schleimiger Kotmassen und Versteifung der Gelenke. Kotproben von 30 erkrankten Tieren sowie parenchymatöse Organe, Blut und Darminhalt von drei verendeten Tieren wurden einer ausführlichen bakteriologischen Untersuchung unterzogen. Aus 10 Kotproben und den Organen der drei verendeten Tiere gelang der Nachweis von *S. typhimurium* mit eindeutigem serologischen und biochemischen Verhalten. Die Behandlung mit Terramycin und Knoblauchlösung führte zum Sistieren der Krankheit. Im folgenden Frühjahr rief der gleiche Erreger unter den Jungtauben klinische Erscheinungen hervor. Während bei diesen *S. typhimurium* nachweisbar war, konnten bei 14 der im Vorjahr erkrankt gewesenen Tauben und bei 10 Taubeneiern keine Salmonellen ermittelt werden. Der zweite Ausbruch wurde durch Verabreichung eines Bakteriophagen eingedämmt. W. Bathke. 9768.

Popov, T. (Popow, T.) Opiti za izpitvane lečebnoto dejstvie na penicilin, streptomicin, biomicin, bakteriofag pri chronična puloroza pri kokoškite. **(Versuche zur Prüfung der Heilwirkung von Penicillin, Streptomycin, Biomycin und Bakteriophagen bei chronischer Hühnerpullorose.)** Izvestija na Centralnija veterinaren institut za zarazni i parazitni bolesti, Sofija **6** (1962) S. 165 bis 169. – 3 Tab., 4 Lit. Zus. in Russ., Engl.

Die Versuche wurden an insgesamt 55 pullorosekranken Leghornhühnern (5 Gruppen), im Alter von 1-1½ Jahren und 1-1,5 kg Kgw. durchgeführt. Die innerhalb von 13 Tagen durchgeführte tägliche Behandlung des kranken Geflügels mit 36000 IE Penicillin, 0,05 g Streptomycin oder 0,03 g Biomycin je kg Kgw. zeigte keine Heilwirkung. Auch innerhalb von 6 Tagen in Mengen von 2-3 ml täglich verabreichte Bakteriophagen hatten keine Heilwirkung. Z. Tomow. 9768.

Gorbań, M. I. (Gorban, M. I.); Ukrain. Landwirtsch. Akad. Pro epizootologiju pasterel'ozu ptyci. **(Zur Epizootiologie der Geflügelpasteurellose.)** Socialistyčne tvarynnyctvo, Kyïv **1962** Nr. 11. S. 53–54.

Zur erfolgreichen Bekämpfung der immer noch große ökonomische Verluste verursachenden Geflügelpasteurellose ist die genaue Kenntnis der Epizootiologie unerläßlich. Vf. stellte im ukrainischen Bezirk Odessa eingehende epizootiologische Untersuchungen an. Die Infektion tritt zu jeder Jahreszeit, besonders aber im Frühjahr und Herbst auf. Als Ansteckungsquellen ermittelte man: Verpackungsmaterial für Eier, langsamfließende oder stehende Gewässer, Geflügelschlachthöfe bei Notschlachtungen, Kadavergruben (in alten Steinbrüchen) und Wildgeflügel. Der Erreger ist besonders für Hühner virulent, weniger dagegen für Puten und Gänse. W. Bathke. 9772.

Popchristov, A., Obreškov, K. und Denovski, D. (Popchristow, A., Obreschkow, K. und Denowski, D.) Proučvanija vŭrchu roljata na vitaminite A i D vŭrchu imunogenezata pri cholera i psevdočuma po pticite. **(Untersuchungen über die Wirkung der Vitamine A und D auf die Immunogenese bei Geflügelcholera und Pseudogeflügelpest.)** Izvestija na Naučnoizsledovatelskija institut za nezarazni bolesti i zoochigiena, Sofija **2** (1962) S. 113–117. – 1 Tab., 1 Lit. Zus. in Russ., Dtsch.

In mit 5 Gruppen zu 50 Küken angestellten Versuchen wurde festgestellt, daß bei der Kontrollinfektion von gegen Pseudogeflügelpest immunisierten und Vitamin A und D erhaltenden Küken die Sterblichkeit bei 11% lag, während bei den grüne Luzerne erhaltenden Küken eine sehr gute Immunität aufgebaut wurde und kein einziges Küken einging. Bei den nur Vitamin A und nur Vitamin D erhaltenden Küken war die Sterblichkeit bei einer Impfung von 50 DLM 33% und bei einer solchen von 100 DLM 44%. Bei kein Vitamin erhaltenden Küken bewegte sich die Sterblichkeit von 44% bis 66%. Bei der mit *Pasteurella multocida* vorgenommenen Kontrollinfizierung der Küken von der täglich Vitamin A und D erhaltenden Gruppe lag die Sterblichkeit bei 0–22%, während sie bei den grüne Luzerne erhaltenden bei 0–15% lag. Bei den nur Vitamin A erhaltenden Küken betrug die Sterblichkeit 10% bis 55% und bei den nur Vitamin D erhaltenden 20% bis 55%. Bei der keines der beiden Vitamine erhaltenden Kükengruppe lag die Sterblichkeit bei über 60%. Bei der gegen Cholera und Pseudogeflügelpest vorgenommenen Schutzimpfung des Geflügels wie auch bei seiner Versuchsinfektion mit *Pasteurella multocida* oder dem Pseudogeflügelpestvirus wurde eine Abnahme des Calciums und eine Zunahme des Gehaltes an nichtorganischem Phosphor nachgewiesen, die bei den keine Vitamine erhaltenden Küken deutlicher ausgeprägt waren. Z. Tomow. 9772.

Toneva, V. (Tonewa, W.) Živa avirulentna vaksina protiv cholera po pticite. III. Vaksinirane na pileta ot po-mladata vŭzrast. **(Lebende avirulente Vaccine gegen Geflügelcholera. 3. Mitt. Schutzimpfung von jüngeren Küken.)** Izvestija na Centralnija veterinaren institut za zarazni i parazitni bolesti, Sofija **6** (1962) S. 143–149. – 4 Tab., 4 Lit. Zus. in Russ., Engl.

Auf Grund der durchgeführten Gelände- und Laborversuche wird die Applikation der lebenden avirulenten Vaccine in kleineren Dosen an Küken s.c. am Flügel in Abständen von 8 Tagen empfohlen. Für 2–$3^1/_2$, sogar für etwa über 4 Monate alte, schwächere Küken darf die Dosis bei der ersten Vaccinierung 0,5 ml mit physiologischer Kochsalzlösung 10^{-1} verdünnter Vaccine nicht übersteigen. Bei der zweiten Impfung appliziert man dieselbe Menge unverdünnter Vaccine. Bei 50 Tage bis 2 Monate alten Küken impft man 0,3 ml der Vaccine. Z. Tomow. 9772.

Nagy, G. Vizsgálatok a fermentációs uton előállitott baromfityphus-antigénnel. **(Untersuchungen mit dem durch Fermentation hergestellen Geflügel-**

typhus-Antigen.) Magyar Állatorvosok Lapja [Ung. veterinärmed. Bl.] **17** (1962) Nr. 10. S. 370–371. – Aus: Ung. Agrar-Rdsch. **1963** Nr. 2.
Vf. untersuchte die Herstellungsbedingungen des Standard-Geflügeltyphus-antigens. Unmittelbar nach dem Abschluß der Fermentation beimpfte er aus der fermentierten Kultur gewöhnliche Bouillon, gewöhnlichen Agar und Drigalski-Nährböden. Gemeinsam mit Kontrollkulturen, die aus einer von festem Nährboden abgewaschenen Suspension beimpft wurden, bebrütete er diese 48 Std. im Thermostaten. Die Beurteilung der beiden Serien geschah gleichzeitig. In Kulturen aus festem Nährboden und fermentierten Suspensionen wuchsen die Bakterien in Kolonien des S-Typs. In beiden Fällen wuchs der Stamm auf Drigalski-Nährboden in blauen Kolonien. Suspensionen von festen Nährböden sowie diejenigen aus fermentierten Kulturen ergaben mit physiol. Kochsalzlösung und der zur Antigenherstellung verwendeten Verdünnungsflüssigkeit sowie mit negativen Blutseren keine Agglutination. Die nach beiden Verfahren hergestellten Suspensionen ergaben ebenso starke Reaktionen wie typenspezifische Seren. Der *Salmonella gallinarum*-Stamm vom S-Typ erleidet bei der Vermehrung im Fermentator keine biologischen Änderungen. Die auf diese Weise erhaltene Suspension erwies sich nach Filtrieren, Zentrifugieren und Resuspension in einer Verdünnungsflüssigkeit mit dem pH-Wert von 6,5 als gänzlich homogen und frei von jeglicher Fällung. Zur Färbung einer derartigen Suspension genügen 0,2 ml durch Filterpapier filtrierte wäßrige Kristallviolettlösung. Vf. stellte fest, daß sich zur Untersuchung ein Antigen am besten eignet, das 40 Milliarden Keime je ml enthält. Die Qualität des Antigens wird systematisch in der Ganzblut-Tropfenagglutinationsprobe mit dem Ganzblut bzw. Blutserum negativer, schwach positiver und stark positiver Individuen geprüft. Das auf diese Weise hergestellte Antigen war nach Erfahrungen des Vf. sowie der in der Praxis tätigen Tierärzte zur Untersuchung gut geeignet. 9775.

Ványi, A. und Tóth, I. A furazolidon-etetés értéke a baromfityphus elleni küzdelemben. **(Der Wert der Furazolidon-Fütterung bei der Bekämpfung des Geflügeltyphus.)** Magyar Állatorvosok Lapja [Ung. veterinärmed. Bl.] **17** (1962) Nr. 10. S. 367–369. – Aus: Ung. Agrar-Rdsch. **1963** Nr. 2.
Der Wert der Furazolidon-Fütterung bei der Bekämpfung des Geflügeltyphus wurde geprüft. Die Verluste durch diese Infektion können durch präventive Fütterung von Furazolidon in beträchtlichem Maße vermindert werden. Es unterlagen der Infektion 10% der nicht behandelten, aber nur 3% der mit Furazolidon behandelten Küken. In mit Typhus infizierten und mit Furazolidon behandelten Gruppen konnten Keimträger nachgewiesen werden. Diese Keimträger wurden in serologischen Prüfungen erkannt, die in einem Alter von 6 Wochen bzw. 8 Mon. vorgenommen wurden. Bei jungem Geflügel kann das Blutserum infizierter Tiere negative Ergebnisse liefern. Aus diesem Grunde eignet sich eine serologische Prüfung in einem Alter von 3 Mon. nicht immer zum Nachweis der Infektion. Die Infektion erwachsener Hähne und Hennen kann auch durch eine mehrere Monate dauernde Furazolidon-Behandlung nicht abgeheilt werden. Von 30 derartigen Tieren wurden nach Furazolidon-Behandlung nur 2 Hennen und 2 Hähne serologisch negativ. 9775.

Genov, I. und Savov, D. (Genow, I. und Sawow, D.) Proučvane na ornitozata po pticite u nas i danni vŭrchu epidemiologijata i v edna pticeklanica. **(Untersuchung der Geflügelornithose in Bulgarien und Angaben über ihre Epidemiologie in einem Geflügelschlachthof.)** Izvestija na Centralnija veterinaren institut za zarazni i parazitni bolesti, Sofija **6** (1962) S. 151–158. – 2 Tab., 10 Lit. Zus. in Russ., Engl.
Die Krankheit wurde an Küken in 6 LPG und VEG und an Papageien sowie Kanarienvögeln im Zoologischen Garten von Sofia untersucht. Unter den

Papageien und den Kanarienvögeln erkrankten sowohl die jungen wie auch die erwachsenen Tiere, während bei den Küken die Erkrankung nur an den 25- bis 40tägigen beobachtet wurde. Bei den letzteren schwankte die Sterblichkeit zwischen 20 und 30%, und außerdem verkümmerte ein gewisser Teil der Küken. Die pathologisch-anatomischen Veränderungen beim verendeten Geflügel waren für Ornithose typisch. Mittels 5 Tage alter Hühnerembryonen wurden aus Material (Emulsion aus verändertem Pericardium, Leber, Milz und Lunge) von Küken aus drei Geflügelfarmen und einem Jungpapagei vier Virusstämme der Gruppe Ornithose-Psittakose-Lymphogranulomatose isoliert. Mit Material aus spontan erkranktem Geflügel wurde die Krankheit an weißen Mäusen und mit Eidotterflüssigkeit aus Hühnerembryonen auch an einen Monat alten Küken mit typisch klinischen und pathologisch-anatomischen Zeichen künstlich erzeugt. Bei den Hühnerembryonen und bei manchen der künstlich infizierten weißen Mäuse wurden im entsprechenden Material (und Färbung nach dem Machiavello-Verfahren) die spezifischen Elementarkörperchen beobachtet. Der bei −40 °C gelagerte „M. Butschino"-Stamm hat seine Virulenz 10 Monate lang erhalten, während bei Temperaturen von 0° bis 4 °C diese durchschnittlich in 36–48 Tagen verlorenging. Die über Hühnerembryonen vorgenommenen Passagen setzten die Virusvirulenz allmählich herab. Mit Dekking-Antigen (Holland) wurden außer Geflügel auch Menschen untersucht, z. B. Arbeiter aus einem Geflügelschlachthof, in dessen Umgebung die Krankheit beim Geflügel festgestellt worden war. Von den ursprünglich untersuchten 25 Blutproben von Menschen, die im Sommer mit grippeähnlichen Zeichen erkrankt waren, haben 17 (68%) positiv reagiert. Die zweite Untersuchung umfaßte andere 36 Personen, die im gleichen Schlachthof beschäftigt waren, von denen 9 positiv reagierten. Von den insgesamt 61 untersuchten, im Schlachthof beschäftigten Personen haben 26 (42%) auf Ornithose positiv reagiert. Z. Tomow. 9784.

Terskich, I. I. Reakcija aggljutinacii ėlementarnych telec virusa ornitoza. **(Agglutinationstest mit Ornithose-Virus-Elementarkörperchen.)** Voprosy virusologii, Moskva **7** (1962) Nr. 2. S. 215–219. – 2 Tab., 5 Lit.
Gewaschene Elementarkörperchen aus Mäusemilz oder Hühnerembryonen fanden als Antigen im Agglutinationstest mit Geflügel- und Meerschweinchenserum Verwendung. Positive Agglutinationen ließen sich mit Serum von experimentell infizierten, immunen Tieren (Hähnchen und Meerschweinchen) und mit Seren von natürlich infizierten Tauben und Papageien erzielen. Die Spezifität der Agglutination mit Seren von Vögeln aus Naturherden wurde durch virologische und Kontrolltests gesichert. Der Agglutinationstest ist somit zur Auffindung von Infektionsquellen, zur Feststellung von Kontaktinfektionen und besonders für Mäuseuntersuchungen auf Ornithose geeignet. K.-H. Pehl. 9784.

Arbeiten zur Pathogenese und zur Bekämpfung der Geflügelpest. Insel Riems, Friedrich-Löffler-Inst. Dtsch. Akad. Landwirtsch.-Wiss. Berlin Plan-Nr.: 1701 20 h–2–01e–6. Teil-Abschlußber. (20/6. 1963). – 14 Anlagen.
Wissenschaftliche Berichte zu den Ergebnissen der Untersuchungen über Epizootiologie, Pathogenese, Immunitätsbildung bei Geflügelpest sowie ihre Prophylaxe und Bekämpfung. 9785.

Oláh, P. und Palatka, Z. Baromfipestis-virustörzsek patogenitásának ellenőrzése galambon intracerebrális oltás utján. **(Prüfung der Pathogenität von Geflügelpest-Virusstämmen an Tauben durch intracerebrale Injektion.)** Mayar Állatorvosok Lapja [Ung. veterinärmed. Bl.] **17** (1962) Sonderh. Sept. S. 15–16. – Aus: Ung. Agrar-Rdsch. **1963** Nr. 2.
Durch Verwendung verschiedener Geflügelpest-Virusstämme wurden 569 Tauben infiziert. Alle mit virulentem Geflügelpestvirus intracerebral geimpften Tauben unterlagen der Infektion in 5–6 Tagen. Tauben, die mit den der

mesogenen Gruppe der Geflügelpest-Virusstämme angehörenden Roakin-, H- und L-Stämmen infiziert wurden, erkrankten mit nervösen Symptomen, es gingen aber nur 30–60% dieser Tiere ein. Der Tod dieser Tiere ereignete sich am 7.–20. Tag nach der Infektion. Die gleiche Infektion mit den lentogenen Stämmen (B_1, F, La Sota) des Geflügelpestvirus wurde von den Tauben ohne jegliche Schädigung überstanden. Der intracerebrale pathogene Index betrug im Falle des vollvirulenten Stammes 3, bei L-Stamm 2, beim H-Stamm 1,9, beim Roakin-Stamm 0,9, bei den Stämmen B_1, F_1 und La Sota aber 0. Der virulente Stamm konnte auf diese Weise ohne Schwierigkeiten von Tauben zu Tauben weitergeimpft werden. Die Stämme H, L und Roakin verschwanden aber nach 1 bis 3 direkten Taubenpassagen. Die intracerebrale Infektion von Tauben kann zur Unschädlichkeitsprüfung von B_1-Vaccinen verwendet werden. Virulentes Virus, das dem B_1-Virus in einem Verhältnis von 1:10000 beigemischt wurde, konnte auf diese Weise noch nachgewiesen werden. Große Mengen des B_1-Virus aber interferierten mit der pathogenen Wirksamkeit des virulenten Virus. Dies kam auch im pathogenen Index zum Ausdruck, in höheren Verdünnungen des Gemisches war nämlich der pathogene Index niedriger als in Fällen, in denen dieselbe Menge des virulenten Virus in physiologischer Kochsalzlösung verdünnt wurde. 9785.

Želtvaj, V. V. und Katasonov, M. S. (Sheltvaj, W. W. und Katassonow, M. S.) Vakcynacija kurčat proty čumy. **(Vaccinierung der Hühner gegen Geflügelpest.)** Socialistyčne tvarynnyctvo, Kyïv **1962** Nr. 11. S. 52–53. — 1 Abb., 2 Tab.

Zur Aërosolimmunisierung der Küken gegen Geflügelpest mit dem Stamm B_1 schufen Vff. ein Behelfsgerät unter Benutzung einer Handspritze. Mit dem Gerät, das näher erläutert wird, lassen sich Aërosolteilchen von 15–40 μ erreichen. 1960 wurden 25000 Küken (1–20 Tage alt) behandelt und 1961 47000 Küken verschiedener Altersgruppen (1, 3, 7, 14, 15–30 Tage und $1^1/_2$ bis 2 Monate). Impfreaktionen traten nur bei 7tägigen Küken als Tracheitis 6 Tage p.i. bei 5–10% der Tiere auf. Die 77 Tage p.i. durchgeführten Immunitätskontrollen mit virulentem Geflügelpestvirus bestätigten die Wirksamkeit dieses Immunisierungsverfahrens, das sich durch seine Einfachheit und den geringen Arbeitsaufwand auszeichnet. W. Bathke. 9785.

Michalov, J. und Vrtiak, J.; Košice. Prežívanie vírusu pseudomoru v hlbokej podstielke. **(Das Überleben von Pseudogeflügelpest-Virus in Tiefstreu.)** Veterinářství **13** (1963) Nr. 1. S. 9–10. — 1 Tab.

In einer Geflügelhaltung auf Tiefstreu (40–50 cm) erforschte man die Persistenz eines virulenten Pseudopeststammes, und zwar in der tiefen und mittleren und oberen Schicht. Die relative Luftfeuchtigkeit des Raumes war 45–67%, Temperatur 0–21 °C, die relative Luftfeuchtigkeit der mitteltiefen Streuschicht betrug 41–60%, die Temperatur 11–20 °C. Der Virus blieb in allen Streuschichten 43–53 Tage virulent. Bei einem Kontrollversuch hielt sich die Virulenz auch noch nach dem 53. Tage. ČSSR/ÚVTI. 9790.

Panduranga P., Rajeshwary, V. R. und Sivaramakrishnan; Hyderabad, Veterin. Biol. and Res. Inst. Day old chick vaccination with „F" strain of Newcastle disease virus. **(Vaccinierung von Eintagsküken mit dem „F"-Stamm des Newcastle disease-Virus.)** Indian veterin. J. 40 (1963) Nr. 3. S. 148–153. — 4 Tab., 10 Lit. Zus. in Franz.

Die „F"-Vaccine wird gewonnen durch Infektion von 9 Tage alten embryonierten Eiern. Die Technik wird eingehend geschildert. Eintagsküken von Hühnern, die 4 Wochen vorher schutzgeimpft wurden gegen Newcastle disease, werden in 4 Gruppen eingeteilt und folgendermaßen behandelt: 1) Spray von 1/200 Verdünnung der infizierten Allantoisflüssigkeit, 2) Spray mit unverdünnter infizierter Allantoisflüssigkeit, 3) Spray mit 1/200 gefrorener, getrockneter Vaccine, 4) Insufflation von unverdünnter infizierter Allantoisflüssigkeit in die Nase. Wenn 9 Tage alte embryonierte Eier gleichzeitig mit dem „F"-Stamm und 1/100 Verdünnung von virulentem Newcastle disease-Virus behandelt werden, sterben sie innerhalb von 36–48 Std.; wenn sie 48 Std. nach der Behandlung mit dem „F"-Stamm mit ND-Virus infiziert werden, überstehen sie die Infektion. In der Gruppe 1 sind die Küken zu 33% zwischen 48–120 Std. nach der Vaccinierung immun, vom 6. Tag bis 4 Wochen ist die Immunität voll entwickelt. In der 2. Gruppe sind 64% 48–120 Std. nach der Vaccinierung geschützt, bis zum Ende der 4. Woche 100%. Nur 20% der 3. Gruppe zeigen nach 48–72 Std. Immunität; nach 7 Tagen ist voller Schutz entwickelt, der am Ende der 5. Woche aufhört. Den bestentwickelten Schutz weist die 4. Gruppe bereits nach 48 Std. auf, der bis zum Ende der 6. Woche anhält. Dies beweist, daß eine intranasale Verabreichung mit der Pipette wirkungsvoller als ein Spray ist.

E. Tempel. 9790.

Ahmed, A. A. S. und Monreal, G.; Koblenz, Landes-Veterinäruntersuchungsamt für Rheinland-Pfalz, Virol. Abt. **Über den Nachweis der latenten Formen der infektiösen Laryngo-Tracheitis der Hühner mittels des Agar-Gel-Praezipitationstestes.** Zbl. Veterinärmed., R. B **10** (1963) Nr. 2. S. 110–120. – 2 Tab., 15 Lit.

Seren von lebenden, dem Veterinäruntersuchungsamt zur Untersuchung und Diagnosestellung eingesandten Hühnern und von Blutproben aus verschiedenen Beständen, in denen klinische und chronische Atmungsorganerkrankungen vorlagen, wurden auf ihren Gehalt an präzipitierenden Antikörpern untersucht. Als präzipitierende Antigene dienten Chorioallantoismembranen von Embryonen, die mit 2 verschiedenen ILT-Stämmen infiziert waren und nach 96 Std. bei 37 °C dem Brutschrank lebend entnommen wurden. Das Agar-Medium enthält 1,5% Agar (Difco) und 8 NaCl, ist phenolfrei. Von 495 Seren aus diagnostischen Einsendungen reagieren 127 (25,6%) positiv. Von 139 Seren aus Einzelbeständen reagieren 57 (41%) positiv. Durch die Versuchsergebnisse wird bestätigt, daß die ILT in Deutschland verbreitet ist und subklinisch bzw. in klinisch milden Formen, kombiniert mit anderen Erkrankungen der Atmungsorgane der Hühner, vorkommt. E. Wittmann. 9791.

Idomskij, B. M. und Kolotij, N. A. (Idomski, B. M. und Koloti, N. A.) Vakcinacija pticy protiv infekcionnogo laringotracheita. **(Vaccination des Geflügels gegen infektiöse Laryngotracheitis.)** Veterinarija, Moskva **40** (1963) Nr. 5. S. 38–39.

Da die Laryngotracheitis des Geflügels große Verluste verursachte, entschlossen sich Vff. zur Durchführung einer spezifischen Immunprophylaxe. Mit verschiedenen Versuchschargen der Virusvaccine wurden in drei Serien 246115 Küken geimpft. Die Applikation des Impfstoffes erfolgte mit einem Glasstab in die Kloake, wodurch Reibung eine ausgeprägte Hyperämie erzeugt wurde. Nach 4–5 Tagen wurde die Reaktion abgelesen. Bei schwacher Ausprägung wurde nochmals geimpft (bei 3–13% der Tiere). Die tödlichen Verluste nach der Vaccination betrugen 4–10%, wobei die Tiere am 7.–15. Tage p.i. unter typischen Erscheinungen erkrankten. In der nicht behandelten Kontrollgruppe von 7500 Küken traten am 55.–57. Lebenstage Blindheiten auf. Eine Impfung der bedingt gesunden Tiere zeigte keinen Erfolg. Das beste Impfalter beträgt 30 Tage.

W. Bathke. 9791.

Ivanov, K., Mladenov, Z., Nedjalkov, S. und Todorov, T. (Iwanow, K., Mladenow, S., Nedjalkow, S. und Todorow, T.) Eksperimentalni izsledvanija vŭrchu levkozite po pticite. I. Opiti za prenasjane na njakoi sreštani u nas levkozni formi. **(Experimentelle Untersuchungen über die Geflügelleukosen. 1. Mitt. Übertragungsversuche mit manchen in Bulgarien vorkommenden Leukoseformen.)**. Izvestija na Instituta po sravnitelna patologija na domašnite životni. Bŭlgarska akademija na naukite, Sofija 9 (1962) S. 5–36. – 8 Abb., 4 Tab., 44 Lit. Zus. in Russ., Engl.

Auf Grund hämatologischer und pathomorphologischer Auswertung von 345 Fällen spontaner Hühnerleukose aus verschiedenen Wirtschaften im ganzen Lande wurden alle in der Literatur beschriebenen Formen des Leukosegeschehens einschließlich der Endotheliose festgestellt. Es wurden Versuche zur experimentellen Auslösung der im Lande vorkommenden Leukoseformen vorgenommen, die bei 8 von den 14 Ausgangsmaterialien erfolgreich waren. Die künstliche Auslösung der Leukoseerkrankungen bei den ersten 7 Ausgangsmaterialien war nur bei 14 von den insgesamt 217 Versuchsküken erfolgreich. Alle Versuche zur Gewinnung von zweiten und nachfolgenden Passagen des Erregers aus den 14 auf das Inoculum positiv reagierenden Küken waren negativ. Nur mit dem achten, vom Spender Nr. 118 stammenden Ausgangsmaterial wurde auch eine zweite und dritte Passage ausgeführt, und zwar bei einer bedeutenden Anzahl von Versuchsküken. Dieser Stamm wurde als „E-26" bezeichnet. Bei diesem Stamm, besonders bei den Passagen, gleicht die künstlich ausgelegte Form (die Erythroblastose) der Ausgangsform. Nur bei 2 von den 7 (bei insgesamt 48) noch bei der ersten Passage positiv reagierenden Versuchsküken wurden gleichzeitig Erythroblastose und Osteopetrose bzw. Lymphomatose nachgewiesen. Bei den darauf folgenden Passagen mit E 26 stieg der Prozentsatz der Infektion bis auf 60. Die kennzeichnenden Eigenschaften dieses Stammes bestehen in dem verhältnismäßig langen Incubations- (Latenz-)Stadium (in allen Fällen über 20 Tage). Empfindlicher gegen diesen Stamm sind die jüngeren (Eintags-) und nicht die älteren (45-tägigen) Versuchsküken. Bei den verendeten und in der Agonie getöteten Versuchsküken (von insgesamt 52 untersuchten Fällen) bewegte sich das prozentual auf das Gesamtgewicht des Tieres bezogene Lebergewicht von 4,7 bis 13, durchschnittlich 8,5% und das Milzgewicht entsprechend von 0,5 bis 2,6, im Mittel 1,1% (von insgesamt 42 untersuchten Fällen). Junge Erythrocyten wurden im peripheren Blute frühestens 10 und spätestens 64 Tage nach der Inoculation beobachtet, wobei der Tod der Tiere 3 bis 25 Tage danach eintrat. Z. Tomow. 9792.

Nedjalkov, S. und Todorov, T. (Nedjalkow, S. und Todorow, T.) Eksperimentalni izsledvanija vŭrchu levkozite po pticite. II. Izsledvanija vŭrchu otnasianijata na dva eritroblastozni štama pri mestni pileta. **(Experimentelle Untersuchungen über die Geflügelleukose. 2. Mitt. Untersuchungen über das Verhalten zweier Erythroblastose-Stämme bei heimischen Küken.)** Izvestija na Instituta po sravnitelna patologija na domašnite životni. Bŭlgarska akademija na naukite, Sofija 9 (1962) S. 37–42. – 2 Tab., 13 Lit. Zus. in Russ., Engl. 1. Mitt. vgl. vorst. Ref.

Zwecks Vergleich des heimischen Erythroblastose-Stammes und des Originalstammes R von Engelberth-Holm wurden 142 Versuchsküken verwandt. Die nach der Gard-Methode bestimmte Virulenz des E 26-Stammes ist bedeutend niedriger (zwischen 0,005 und 0,020) als die des Virus R (zwischen 0,027–0,048). Von der höheren Aktivität des R-Stammes zeugen sowohl die Zahlenwerte der mittleren Reaktionszeit wie auch der Prozentsatz der positiv reagierenden Küken. Gegenüber beiden Stämmen wurde bei den heimischen Küken eine altersbedingte, unterschiedliche Empfindlichkeit festgestellt. Gegen den heimischen Stamm E 26 sind die jüngeren Hühnchen anfälliger als die älteren. Mit der Alterszunahme nimmt ihre Empfindlichkeit gegen diesen Stamm ab. Von den 2tägigen Küken reagierten 60% und gingen in durchschnittlich 53 Tagen ein, während von den 45tägigen 40% reagierten und in durchschnittlich 68,3 Tagen starben. Umgekehrt sind die jüngeren heimischen Küken gegen den R-Stamm resistenter als die älteren, ähnlich wie die Küken aus den anfälligen Linien. Von den 7 Tage alten Küken reagierten 61,9%

und gingen in durchschnittlich 30 Tagen ein, während von den 60tägigen 68,4% reagierten und in durchschnittlich 17,7 Tagen starben.

Z. Tomow. 9792.

Živkov, V. und Trifonov, S. (Shiwkow, W. und Trifonow, S.) Eksperimentalni issledvanija vŭrchu levkozite po pticite. III. Sŭdŭržanie na njakoi kiselinoraztvorimi fosforni sŭedinenija v černija drob na zdravi i bolni ot eritroblastoza pileta. **(Experimentelle Untersuchungen über die Geflügelleukosen. 3. Mitt. Gehalt einiger säurelöslicher Phosphorverbindungen in der Leber gesunder und an Erythroblastose erkrankter Küken.)** Izvestija na Instituta po sravnitelna patologija na domašnite životni. Bŭlgarska akademija na naukite, Sofija **9** (1962) S. 43–48. – 2 Abb., 1 Tab., 9 Lit. Zus. in Russ., Engl. 2. Mitt. vgl. vorst. Ref.

Untersucht wurde der Gehalt an Gesamt-, organischem, nichtorganischem und Nucleotid-Phosphor im sauren Extrakt aus der Leber acht gesunder und sechs an Erythroblastose erkrankter Küken durch Anwendung des Verfahrens von Berenblum und Chain. Der säurelösliche Gesamtphosphor wurde nach Verbrennen eines Teiles des Extraktes bestimmt. Bei den kranken Küken war er um 215 Mikrogramm niedriger als bei den gesunden. Der nichtorganische und Nucleotid-Phosphor wurden papierchromatographisch getrennt. Die Menge des nichtorganischen Phosphors in der Leber der kranken Küken war um 50,5 μg höher als bei den gesunden; dagegen war die Menge des säurelöslichen Gesamtphosphors in der Leber der kranken Küken um 22% geringer als bei den gesunden. Seine Abnahme bei den kranken Küken erfolgt auf Rechnung des niedrigeren Gehalts sowohl des organischen wie auch des Nucleotid-Phosphors. Durch qualitative Papierchromatographie wurde nachgewiesen, daß der saure Leberextrakt gesunder Küken 11 Nucleotide enthält, von denen ein Teil nicht identifiziert werden konnte. Z. Tomow. 9792.

Redaktionsschluß: 18. 9. 1963

Herausgeber: Deutsche Demokratische Republik · Deutsche Akademie der Landwirtschaftswissenschaften zu Berlin, Institut für Landwirtschaftliche Information und Dokumentation, Berlin W 8, Krausenstraße 38/39; Fernsprecher: 22 51 61. Chefredakteur: Dr. Ursula Wittbrodt, stellvertretender Chefredakteur: Dr. Werner Kleeberg, Berlin W 8, Krausenstraße 38/39; Fernsprecher: 22 51 61. Redaktion der Abteilung IV-Veterinärmedizin: Oberveterinärrat Dr. Kurt Reinhardt und Prof. Dr. Ekkehard Wiesner, Berlin W 8, Krausenstraße 38/39; Fernsprecher 22 51 51. Verlag: Akademie-Verlag GmbH, Berlin W 8, Leipziger Straße 3–4; Fernsprecher: 22 04 41, Telex-Nr. 01 17 73, Postscheckkonto: Berlin 350 21. Bestellnummer dieses Heftes: 1030 IV – VIII/12. Das Landwirtschaftliche Zentralblatt, Abt. Veterinärmedizin, erscheint monatlich. Einzelheft DM 16,–; einseitig bedruckte Ausgabe DM 20,–. Jahresbezugspreis DM 192,–; einseitig bedruckte Ausgabe DM 240,– einschl. Register, zuzüglich Porto- und Versandkosten. Gesamtherstellung: VEB Druckerei „Thomas Müntzer" Bad Langensalza. Veröffentlicht unter der Lizenznummer 1292 des Presseamtes beim Vorsitzenden des Ministerrates der Deutschen Demokratischen Republik.

www.ingramcontent.com/pod-product-compliance
Lightning Source LLC
LaVergne TN
LVHW042238300926
849161LV00003B/394
* 9 7 8 3 1 1 2 6 4 0 4 7 0 *